前线外科学

Front Line Surgery
A Practical Approach

原著者　Matthew Martin　Alec Beekley

主　译　张连阳　董海龙　王志农

U0296359

科学出版社

北　京

图字：01-2019-3051

内 容 简 介

本书共分41章，主要包括战场检伤分类、初次评估、影像学评估、紧急救治策略和围术期处理，并分别阐述了战场上常见部位、脏器损伤的评估、手术策略和技术细节等。全书配有战场救治的照片、示意图和流程图，每章还概括了关键点，并有相应小结，全面翔实地阐述了现代战争中各类严重战伤的救治心得和要点。

本书适合从事军事医学相关的外科医师、护士及技师阅读使用。

图书在版编目(CIP)数据

前线外科学/（美）马修·马丁（Matthew Martin），（美）亚力克·比克利（Alec Beekley）著；张连阳，董海龙，王志农主译. —北京：科学出版社，2020.11
书名原文：Front Line Surgery: A Practical Approach
ISBN 978-7-03-066522-5

Ⅰ.前⋯ Ⅱ.①马⋯ ②亚⋯ ③张⋯ ④董⋯ ⑤王⋯ Ⅲ.损伤—外科手术—军事医学 Ⅳ. R826.2

中国版本图书馆CIP数据核字（2020）第204553号

策划编辑：肖　芳　梁紫岩/责任校对：张　娟
责任印制：赵　博/封面设计：吴朝洪

First published in English under the title
Front Line Surgery: A Practical Approach (1st Edition and Updated)
edited by Matthew J. Martin, MD, FACS, Alec C. Beekley, MD, FACS
Copyright © Springer science+Business Media, LLC 2011
This edition has been translated and published under licence from Springer Nature.
All Rights Reserved.

斜 学 出 版 社 出版
北京东黄城根北街16号
邮政编码：100717
http://www.sciencep.com

北京中科印刷有限公司印刷
科学出版社发行　各地新华书店经销
*
2020年11月第 一 版　开本：787×1092　1/16
2024年 1 月第三次印刷　印张：24 1/2
字数：586 000
定价：248.00 元
（如有印装质量问题，我社负责调换）

译者名单

主 译

张连阳　陆军特色医学中心
董海龙　空军军医大学西京医院
王志农　海军军医大学第二附属医院

译 者（以姓氏笔画为序）

于　铭　空军军医大学西京医院
马　兵　海军军医大学第一附属医院
马　锐　西安市儿童医院
王　哲　空军军医大学西京医院
王　培　海军军医大学第二附属医院
王　婧　海军军医大学第二附属医院
王　擎　海军军医大学第二附属医院
王苏豫　海军军医大学第二附属医院
王俊男　海军军医大学第二附属医院
王晶晶　海军军医大学第二附属医院
王燎原　海军军医大学第二附属医院
王耀丽　陆军特色医学中心
乌立晖　海军军医大学第二附属医院
方宗平　空军军医大学西京医院
尹昌林　陆军军医大学第一附属医院
孔　亮　空军军医大学口腔医院
乐士冠　海军军医大学第二附属医院
冯亚非　空军军医大学西京医院
刘　冬　陆军特色医学中心
刘　凯　海军军医大学第二附属医院
纪广玉　海军军医大学第二附属医院
严亚波　空军军医大学西京医院
苏斌虓　空军军医大学西京医院
李　文　海军军医大学第二附属医院
李　阳　陆军特色医学中心
李　新　空军军医大学西京医院
李沙丹　西部战区总医院

李培源　陆军特色医学中心
杨　潜　海军军医大学第二附属医院
肖　健　海军军医大学第二附属医院
肖仕初　海军军医大学第一附属医院
吴　曦　海军军医大学第一附属医院
闵　捷　海军军医大学第二附属医院
初　坤　海军军医大学第二附属医院
张　鹏　海军军医大学第二附属医院
张宇峰　海军军医大学第二附属医院
张画羽　陆军特色医学中心
张昊鹏　空军军医大学西京医院
张岫竹　陆军特色医学中心
陈　宇　空军军医大学西京医院
陈　实　西安市红会医院
金红旭　北部战区总医院
屈纪富　陆军特色医学中心
赵　威　空军军医大学西京医院
胡学昱　空军军医大学西京医院
胡章雪　陆军特色医学中心
姜耀男　海军军医大学第一附属医院
姚　远　联勤保障部队第903医院
贺　晨　空军军医大学西京医院
聂　鑫　温州医科大学附属口腔医院
莫　非　空军军医大学西京医院
顾　楠　空军军医大学西京医院
徐激斌　海军军医大学第二附属医院
殷　亮　海军军医大学第二附属医院
奚　望　海军军医大学第二附属医院
高　阳　海军军医大学第二附属医院
郭　勇　陆军特色医学中心
唐　昊　陆军特色医学中心
彭晓玉　陆军特色医学中心
温鑫鑫　空军军医大学西京医院
谭　浩　陆军特色医学中心
樊俊俊　空军军医大学西京医院
戴春秋　空军军医大学西京医院

主译助理
秦　楠　陆军特色医学中心

战伤十大教训排名

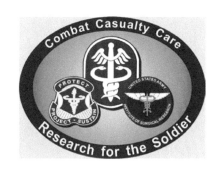

1. 患者死于急诊室。

2. 患者死于 CT 室。

3. 低血压创伤患者要尽可能快地送入手术室。

4. 大部分爆炸伤或火器伤患者需要血液制品，而不是晶体液。避免尝试"低血压复苏"——那只适用于平时创伤。

5. 对于肢体碾轧伤和创伤性截肢，每一肢体对应需要 1 个血液套装（4U 浓缩红细胞 +2U 新鲜冷冻血浆），患者一到达就启动。

6. 危重患者在快速插管时也可能出现紧急情况，要时刻准备进行抢救，并且在可能的情况下尽量在手术室（而不是急诊室）进行插管。

7. 医院可能在数小时内就从空到满，不要受慢节奏影响。

8. 关键不在于救治的连贯性，而是进出量。如果 ICU 或病房患者都已收满，你就什么都做不了了。

9. 大规模伤亡出现后，患者死亡或存活取决于正确的分检和根据优先权进行救治——从进门就开始，并同时进行 X 线检查、实验室检查和处置。

10. 没有个人主义！他们将阻碍整个系统、浪费资源并惹恼他人。参见以上第 8 条。

转载自"The Volume of Experience（2008 年 1 月版）"由伊拉克巴格达 Ibn Sina 医院工作的美军创伤外科医师撰写并不断更新的文件。

译者前言

在强军事业跨进新时代、迈上新起点的关键时刻，如何做好现代战争中的卫勤保障是我们必须面对的严峻挑战。

美军在各种战争冲突中，虽然在战争中所用武器的杀伤力越来越大，但是依靠其机动、灵活和高效的前线外科手术队 (forward surgical team，FST) 靠近前线展开并实施紧急救命复苏性手术等，显著提升了战伤救治能力。在伊拉克和阿富汗战争期间，FST 的表现加上伤员快速后送和个人防护装备改进等变革，使美军战伤死亡率降至历史最低水平。

由 Madigan 陆军医学中心 Martin M 和 Beekley A 医师主编的 *Front Line Surgery* 于 2011 年出版，该书是由亲临战场有丰富战伤救治经验的创伤专家书写，详细介绍了这些战伤救治专家的亲身经验，而这些经验是与和平时期创伤救治完全不同的。全书共分 41 章，包括战场检伤分类、初次评估、影像学评估、紧急救治策略和围术期处理，并分别阐述了战场上常见部位、脏器损伤的评估、手术策略和技术细节等。全书有 250 余幅照片、示意图和流程图，每章还概括了 10 项左右的关键点，并有相应小结。非常生动形象、全面详细地传递了现代战争中各类严重战伤的救治心得和要点。

基于引进外军实战化原版专著的思路，我们组织了以新改制后的陆军军医大学、空军军医大学和海军军医大学为主的，包括全国范围的从事创伤医学、急诊医学和重症医学的 60 多位专家与青年骨干组成了翻译团队翻译本书，希望本书能帮助我军同道借鉴外军先进经验，引进战伤救治先进理念和技术，为进一步激发全军实战化军事训练的积极性、主动性和创造性，全面提高我军新时代卫勤备战和保障打赢能力做出贡献。

由于译者水平有限，且本书涉及面广，译文中难免存在不足之处，欢迎广大读者指正，以便再版时修正。

中国医师协会创伤外科分会会长

原著前言一

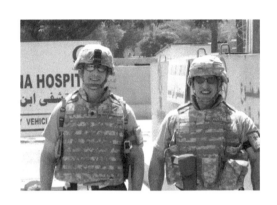

当离开飞机时，热浪扑面而来，但最吸引注意力的并不是这个，而是对眼前这片土地的陌生感——陌生的地貌、噪声、奇怪而拥挤的帐篷和建筑物、战争中人们严肃和坚定的样子。我已经在美国最忙碌的创伤中心完成创伤专科培训，并认为自己已经做好了一切准备，很快这就被证明是一大错误。但幸运的是，至少有好几天的时间与即将离任的外科医师进行工作交接。

我与即将离任的外科医师第一次见面是在伊拉克 Tikrit 的一间布满灰尘的帐篷里。对于我个人来说，我很幸运遇到 Marty Schreiber，据我所知他是最好的创伤外科医师之一。他战场之旅最后最重要的工作就是将所有工作交接给一个新的没有经验的战地外科医师，教会他如何在这种环境条件下生存和工作。在后来的 72h，我接受了一次关于前线医学和战地创伤外科的"迷你专科培训"。在那之后的第 1 个月，我们就开始了一门关于如何管理你所见过的最严重受伤患者的课程。我有许多棘手的病例、困难的决策，也犯过新手的错误。我清楚地记得对于我这样刚完成 2 年创伤和危重症专科培训医师接手此类工作时的艰难，更不用说对于刚毕业的住院医师，甚至是多年未救治创伤患者的有经验外科医师了。而这就是我写本书的初衷。

我的目标是写一本我希望在到达任务区之前有人交给我的书。在每一组新的外科医师到来时，能有一个非正式的经验传递手段。本书中既无基础科学，也无广泛的参考书目；只有实用的信息、技术和经验教训。本书各章均由相关领域的专家撰写，他们也曾在战地手术室中经历并做过"那些事"。对于这本书来说，可能再也找不到比像他们更好的作者和同事了，在阅读他们撰写的章节时我也学到了很多战创伤的知识。我希望读者喜欢它，发现它有用，并继续把这些经验传授给后来人。

Matthew Martin

Tacoma，WA

原著前言二

2004 年我加入前线外科手术队后，在伊拉克治疗的前 5 名患者中，有 2 人死亡，1 人失去了一条腿。其中有 4 名患者是同时抵达的，他们的伤口非常可怕。爆炸后 1 名患者被抛出到车辆外，他身体里所有的器官都破裂了，两条腿也断了，另一名患者存在头部创伤、进行性的气道阻塞、连枷胸、胸主动脉破裂、脾脏破裂、开放性股骨和胫腓骨骨折。我们总共只有 20U 的血液。对于一支只有两名外科医师的前线外科手术队来说，这是一次令人羞愧且难以应对的经历。

第二天，我第一次见到了 John Holcomb，他作为军医总监的创伤顾问参观了手术室的所有手术间。在与我讨论了前一天的大规模伤亡事故后，他鼓励我们继续收集我们的经验，把它们写下来，然后将其传递下去。他提醒我，不久之前，另一名陆军少校写下了他在索马里处理伤亡事故的经历。

我们着手写的这本书，可为每位已部署到任务区的外科医师提供设计精良且易于阅读的参考资料，从而让他们避免不必要的麻烦。这些经验教训不是理论上的，而是由实践经验总结出，并且与所有从事创伤救治的外科医师有关。这些章节写得好像你正在和创伤复苏单元的同事在桌旁或在地堡里交谈。本书的作者背景不尽相同，许多人不仅是创伤而且还是其他领域的专家。然而，他们都有丰富的战伤救治经验，并对研究和教学充满热情。

当你读到这些章节的时候，你会发现书中的经验和观点适用于任何背景下救治创伤患者。作者还分享了一个共同的理念——战斗中受伤的军人都应得到相应的救治。

Alec Beekley

Tacoma，WA

目　录

第 1 章

战术战伤救治

Frank K. Butler Jr. and Russ S. Kotwal

概要框

1. 好药物可能是糟糕的战术。糟糕的战术会导致任务中的所有人死亡。

2. 基于战术的考虑，战术战伤救治第一优先要做的是控制出血。

3. 一开始就积极使用战术战伤救治委员会（Committee on Tactical Combat Casualty Care, CoTCCC）推荐的止血带控制致命性的肢体出血。

4. 使用战斗敷料（combat gauze）和其他 CoTCCC 推荐的止血敷料控制不适合肢体止血带的外出血。

5. 交界部位的止血装置，如战斗钳（combat ready clamp，CRoC）、Sam 交界部止血带及交界部急救设备（junctional emergency treatment tool，JETT）可以用于控制腋窝或腹股沟区的外出血。

6. 当伤员清醒时，采用坐立前倾位作为控制创伤性气道的体位，有助于利用重力和保护性咳嗽反射清除气道内的血液和组织。

7. 疑似张力性气胸时使用 14 号、8cm 长的针进行减压。因不能可靠穿入胸腔，不应使用 5cm 长的针。

8. 在院前阶段，除非伤员已经休克、需要液体复苏或需要静脉给药，否则不需要建立静脉通路。建立静脉通路耗时可导致不必要的战术延迟。

9. 如果需要建立静脉通路但外周静脉难以实现时，可使用骨内输液途径。此类装置可以通过直接穿刺胫骨、肱骨或胸骨建立血管通路。

10. 已证实伤后 3h 内给予氨甲环酸（TXA）可减少失血，并降低已经或将要发生失血性休克的伤员死亡率。如果需要，伤后尽早给予 TXA。

11. CoTCCC 继续研究并推广在战场上使用成熟或创新的干预措施（如止血带、止血敷料、1 : 1 的损害控制复苏策略、新鲜全血）。

一、1 例发生在阿富汗的可预防死亡

部署在阿富汗的 1 名特种部队中士因火箭推进手榴弹（rocket-propelled grenade，RPG）爆炸导致右上臂和右腿受伤，腿部受伤外出血明显。那是在 2003 年，美军没有开始采用现代的野战和商用的止血带。所在部队的医务官在袭击初始就战死了，其他战友临时制作了 3

次止血带未能控制出血，这名特种部队战士最终因腿伤失血死亡。如果有设计很好的商用止血带就可能挽救该生命，但是不仅是他还是其单位的其他人都没有。

二、引言

多个研究表明绝大部分在战场上死亡的伤员都发生在院前阶段 [或称阵亡（killed in action，KIA），如上所述被称为伤亡]。大部分阵亡是严重创伤的结果，不因医学救治进步而可避免，因此被称为"不可预防"的死亡。但是，有些死亡，如果提供最佳的救治并迅速转送至具备外科能力的医疗机构，却是可以存活的。因为绝大部分（97%）伤员要是活着到达医疗处置机构将能存活下来，救治的院前阶段是减少战斗死亡的关键机会。

与由医院管理层监管的医院医疗工作相比，战线上的指挥官全面负责战场上各单位的行为，包括伤员救治。如果医务人员不能向指挥官强调战术救治的重要性，这可能导致战术战伤救治训练和装备，以及这些理念在战场上不能很好地被执行。反过来，如果指挥官没有从指挥的角度看到战术战伤救治训练和设备的重要性，就可能出现各单位潜在可存活的战伤人员的不必要死亡。

在 1996 ～ 2016 年的 20 年间，战术战伤救治（TCCC）已经转为美军战场创伤救治。TCCC 是一套基于循证医学、最佳实践的院前创伤救治指南，是为战场使用而制订的。其概念的建立是将很好的医学知识与小规模战术单元相结合，在战伤发生的即刻就对伤员实施救治。在那种情况下，实施救治有三个目标，而不是仅有一个目标：①救命；②预防其他伤害；③完成任务。

战术战伤救治是联合创伤救治体系（joint trauma system，JTS）的院前部分。美军在阿富汗和伊拉克战争中建立了 JTS，目的是监督伤员救治、病历记录及寻找提高创伤救治水平的机会，并就如何从系统层面优化战伤救治为美军中央指挥的外科医师提供建议。

三、止血带使用的再思考：对于 TCCC 的推动

在越南战争结束时，海军上校 J. S. Maughon 注意到在过去 100 年内，战伤伤员的救治几乎没有发生任何变化。1992 年，仍然如此。实现战场上的创伤救治进步具有挑战性，因为几乎没有关于战场上采取的措施及其带来的益处的高水平证据。此外，战时医务兵不是具备创伤救治的专门学术知识的专家；另外，创伤外科医师和急诊医师不擅长在致命性的混乱战场中实施救治。具有最高权威性的一线指挥官也根本不是医学专家。这一系列情形完全就是临床停滞不前的最佳组合，这也是 1992 年美军（其他军事力量也是一样）的真实写照。

由于美军没有一个团体负责为战时伤员院前救治制订具有循证医学证据的最佳实践创伤救治指南的使命，因此这一领域的培训主要基于平民创伤课程。1992 年军队创伤救治的原则如下：

- 不鼓励使用止血带，没有给医务工作者或战士配备有效的止血带。
- 战场上没有止血敷料。
- 对失血性休克战伤伤员救治进行复苏的建议是尽可能迅速地给予 2L 晶体液（生理盐水或乳酸林格液）。
- 训练战伤救治人员对所有重伤员建立 2 条粗的静脉通路。
- 战场镇痛基于内战时期的技术（肌内注射吗啡）。

- 院前救治没有关注创伤相关凝血障碍的预防。
- 没有关于医疗救治方面的战术背景考虑。因此，当海军医务员、陆军医务兵、空降救援人员学习对伤员的二次评估时，没有任何关于直到战术情况允许时再实施救治相关方面的知识。
- 在战场上必须建立静脉通路但无法实现时，特种部队医务兵可行静脉切开。
- 尽管完全没有证据表明，战时医务人员能够在气道受到创伤的情况下可靠地完成干预，但仍强调气管内插管是战伤伤员气道管理的一种选择。

最初 TCCC 的动机是观察到高级创伤生命支持（advanced trauma life support，ATLS）课程及同时代的其他创伤教育课程，关于避免使用止血带的建议，缺乏有效的证据支撑。无论是军方还是民用的院前创伤救治都曾强烈不鼓励使用止血带，尽管存在以下情况：①已很好地认识到肢体活动性出血是战时伤员可预防死亡的主要死亡原因；②止血带可以确定性地对肢体出血进行止血；③止血带一直都在常规骨科手术中短时间使用，并没有因为止血带缺血造成肢体丢失。因此，如果能够在手术室使用止血带来实现没有血液影响的肢体手术视野是合适的，为什么战时医务兵、医务官和空降救援人员在战场上使用止血带挽救生命是不合适的呢？

关于将止血带应用范围拓展至战场救治领域的认识，促使海军特种作战生物医学研究项目于 1992 年对美军战场创伤救治建议进行全面审查。该项目得到了特种部队医学人员和美军三军联勤大学，以及一批自愿加入的地方咨询人员的合作。3 年期间，根据现有的证据、战场条件和战斗医务人员独特的视角，对院前战斗伤亡救治的各个方面进行了审查。海军医务员、陆军医务兵、空降救援人员通过一系列致力于获取他们对该项目投入的工作，从而在制定这些指南方面发挥了重要的作用。

此外，正如 Ron Bellamy 上校、Maughon 上尉及其他越南战争时期的军事家所描述的那样，TCCC 提倡的干预措施聚焦于战场上可预防死亡的原因：出血、气道阻塞和张力性气胸。此外，证据规则适用于院前创伤救治的所有现有建议，而不是只要求提出新干预措施的明确证据。当时，许多院前救治，不仅仅是止血带，都缺乏证据的充分支持。

这个项目最初形成的 TCCC 文章发表于 1996 年的《军事医学》杂志的特别增刊中，包括许多在当时既有新意又有争议的建议，如积极使用止血带实现致命性肢体出血的最初控制，对于控制出血的休克伤员使用羟基淀粉而不是晶体液进行复苏，对于不能压迫止血的出血患者不在院前输注液体，战场上采用静脉而不是肌内注射吗啡镇痛，这里仅是不全的举例。

四、TCCC（1996 ～ 2001 年）

TCCC 在国防部内部进行了很好的推广，但从 1996 年最初版本公布到 2001 年阿富汗战争开始的这一阶段，TCCC 并没有在美军中得到广泛使用。TCCC 提出的新建议让美军医疗决策者踌躇不前。给高级军官和前线领导的简报并没有使他们对国防部战时创伤救治理念产生任何广泛的改变。

1997 ～ 1998 年，TCCC 通过一系列向几个特种部队单位——海豹突击队、第 75 游骑兵团、陆军特种任务单位的医疗人员和一线指挥官进行了简要说明后，第一次实际应用。TCCC 也受到空军特种部队的好评，并被纳入空降救援人员手册。在阿富汗战争爆发之前，只有这些部队和美国军方的其他一些新组建部队采用了 TCCC。

五、战争早期的 TCCC（2001 ~ 2005 年）

2001 年 9 月"基地"组织袭击纽约市的双子塔后，美军开始赴阿富汗作战，并开始持续发生伤亡。但是，在战争的前几年中没有军事创伤系统，且没有有组织的质控管理来提高阿富汗伤员的救治能力。

2004 年，美军特种部队司令部要求美军外科研究所（US Army Institute of Surgical Research，USAISR）对 82 名在战争中死亡的特种作战人员进行分析，并研究如何防止这些人员的死亡。这一研究发现大部分特种部队的死亡原因是严重创伤且不可预防的。但是，有些死亡却是可以通过止血带等进行简单的 TCCC 干预来避免。

不久之后，美国特种作战司令部（USSOCOM）TCCC 项目启动。USSOCOM 再次与 USAISR 合作。确定及联络部队的部署情况，确定 TCCC 装备的缺陷，这些部队在参加战斗行动之前，有机会获得 TCCC 装备和培训。当参加任务结束回国后，由 USAISR 进行联络，他们向项目领导反馈战时 TCCC 的装备和技术应用情况。

六、战争中期的 TCCC（2005 ~ 2010 年）

随着阿富汗战争和伊拉克战争的进展，早于 2001 年就开始使用 TCCC 的特种部队和作为 TCCC 转换计划一部分的配备 TCCC 装备及接受了培训的部队单位开始积累在战斗中成功采用 TCCC 的报告。相反，在没有装备止血带和其他 TCCC 装备的部队也开始报告出现明显的由肢体出血导致的可预防死亡。在这 5 年中，TCCC 在美国军队中的使用稳步增加。美国陆军外科研究所的 John Kragh 上校的论文是止血带成功应用的最著名的报告。他对这一领域的广泛研究最终提供了确凿的证据证明，肢体止血带是战场上的主要救命工具，且不会因止血带使用导致缺血而截肢。

七、TCCC 被接受成为战场创伤救治标准

在阿富汗和伊拉克的战争总结中，TCCC 被接受成为整个美军和很多友军在院前救治阶段处置战伤伤员的标准救治。这很大程度上归结于来自战场医务工作者令人信服的共识，即 TCCC 指南中的建议让他们具备了对战斗中受伤的战友实施最佳的救治所需的工具。

战伤救治研究领域的文章也支持这一共识意见。2011 年 Russ Kotwal 上校等的一篇文章介绍了第 75 游骑兵团，整个团的每个人员——并非只有医务兵——都接受了对其战友实施救命的 TCCC 干预措施的训练，整个团的可预防死亡率是现代战争部队中有报道的文章中的最低值——零。这一突出的成绩是其单位独特的游骑兵急救人员项目（ranger first responder program），其不仅仅着重于救治的 TCCC 原则，还教育战斗指挥官将这些原则整合进入整个战伤伤员救治过程的战术流程。越南战争和伊拉克与阿富汗战争早期的研究报道表明，战伤死亡中由肢体出血导致的可预防死亡的发生率约为 8%，第 75 游骑兵团在整个阿富汗和伊拉克战争服役期间没有在战场上损失一名肢体出血的战士。类似的，加拿大军方在 1999 年启动了他们自己的 TCCC 项目，正如第 75 游骑兵团，他们既对医务人员也对非医务战士进行训练。2011 年，Savage 和同事报道了加拿大军队历史上最高的存活率。他们将其原因大部分归结于"综合的、多层面的 TCCC 战士和医务官的一系列训练计划"。

2012 年，Brian Eastridge 和同事发表了一篇值得注意的文章，他们调查了 2001 ~ 2011

年在阿富汗和伊拉克战场上的 4596 名美军死亡情况，其重要的结果之一是 87% 在战斗中受伤的人员在院前救治阶段死亡——在他们能到战场外科医师工作处之前。此外，24% 因创伤过重的院前死亡属于潜在可存活的。这些结果强调了由海军医务员、陆军医务兵、空降救援人员实施救治的重要性。Eastridge 关于使用止血带救命的结果与 Kelly 等的研究结果大相径庭，2008 年 Eastridge 等发表一项从 2006 年开始的序列研究结果，约每 100 名美军战伤死亡中有 8 名由于肢体出血死亡。在 Kelly 等的文章中，与 Maughon 发表的越南战争的结果类似。但是，2005 年以后，随着美军使用止血带的不断增加，肢体出血导致的战伤死亡率显著下降。在 Eastridge 研究的结束阶段（2011 年），由肢体出血导致的死亡率下降到占总死亡的 2.6%，下降了 67%。

八、2016 年版 TCCC 中战场创伤救治的要素

什么是 TCCC？2016 年版 TCCC 指南中的建议举例说明，包括以下方面：

● 构建战场创伤救治，使其在救治战场伤员时考虑到不断发展的、经常是复杂的战术环境。良药苦口利于病，糟糕的策略会导致任务中的每个人死亡。

● 为了最初控制威胁生命的肢体出血要积极使用 CoTCCC 推荐的止血带。

● 不适合使用止血带的区域要使用战斗敷料和其他 CoTCCC 推荐的止血敷料。

● 腋窝和腹股沟区的外出血建议使用交界部位止血带，如即用战斗钳、Sam 交界部位止血带及交界部位急救装置等。

● 另一个推荐外出血时使用的止血附加物是 Xstat。在该装置中，压缩的小海绵涂有壳聚糖（一种止血物质），并通过注射器注射到创道内，当海绵接触液体（血液）时，它们会膨胀并对伤口内部和出血部位施加压力。

● 当伤员清醒时，采用坐立前倾位作为控制创伤性气道的体位，有助于利用重力和保护性咳嗽反射地清除气道内的血液和组织。

● 如果上述措施不能保证气道足够通畅，则需要更确定性的处置，采用 CricKey 工具建立外科气道优于由一名没有气管插管经验的医务工作者试图对气管有直接损伤的伤员进行气管插管。

● 怀疑有张力性气胸者要用 14 号、8cm 长的针头进行减压。以前用的 5cm 长的针不能有效地穿进胸膜腔，不宜使用。

● 除非休克且需要液体复苏或需要静脉给药者，否则不需要建立静脉通路。建立静脉通路需要时间且可能造成不必要的战术延误。

● 如果需要建立血管通路，但是通过外周建立遇到困难时，可以使用骨内通路。这些装置可以通过穿入胫骨、肱骨或胸骨直接入血。

● 伤后很快给予 TXA（伤后 1h 或择期手术术前）被证实可以减少择期手术的失血并减少已经或有可能失血性休克的创伤患者死亡率。如有需要，伤后应尽早使用 TXA。

● 一旦后勤可行，要用全血或 1 ：1 比例的红细胞和血浆进行失血性休克伤员复苏。

● 对于很多战地医师，任何需要冷藏的血液制品都是不可行的。对于这些人来说，冻干血浆是一种选择。但是，在撰写本文之际，美国仍是不能向医务兵提供经过批准的冻干血浆制品的少数国家之一。

● 当无法获得全血、红细胞或血浆时，需要用羟乙基淀粉进行可允许性低血压的限制性

液体复苏，因为与晶体液相比，其在血管内的停留时间更长。如果羟乙基淀粉也没有，可选择的晶体液是乳酸林格液或复方电解质溶液。

● 必须注意不能过度复苏伤员潜在加重的不能加压控制的出血部位的失血。

● 要用 TCCC "三阶梯镇痛"方案实现迅速、有效、安全的战场镇痛。肌内注射吗啡起效时间较长，可能导致血流动力学紊乱和呼吸抑制。延迟的镇痛效果可能导致反复使用并过量致死。相反，三阶梯方案提倡口服镇痛药、经黏膜吸收的芬太尼，或者根据伤员的个体差异使用氯胺酮。芬太尼和氯胺酮比肌内注射吗啡能更迅速地缓解严重疼痛。由阿片类药物或其他战伤本身导致的恶心、呕吐建议使用昂丹司琼。

● 体温过低在战伤伤员中很常见，可能会加重创伤性凝血病，从而增加出血死亡的风险。TCCC 建议使用包括主动和被动加热措施在内的低温预防方案。

● 开放性战伤需要抗生素，应在受伤后尽快使用。莫西沙星是院前口服药物的首选抗生素。当不能口服时，予以肌内注射或静脉滴注厄他培南。选择两种抗生素的原因是因为其良好的抗菌谱和相对较小的副作用。此外，莫西沙星口服时有良好的生物利用度。

● 尽管不断强调对眼睛的保护，眼伤还是战场上常见的损伤。急救人员处置眼伤的关键是记录视力，伤眼用硬的眼罩覆盖，立即予以 TCCC 推荐的抗生素。

● 凝血功能障碍是战场特有的，并且成为战伤可预防死亡最常见的原因——失血性休克的重要因素。必须在战场条件下避免使用破坏血小板功能的药物，如阿司匹林或布洛芬。不能使用损害血小板功能的镇痛药物，如对乙酰氨基酚和美洛昔康。这对非战斗情况和轻伤战伤人员同样适用，如果不给予改变感觉的镇痛药物，他们仍可继续战斗。

● 每例战伤员必须完成国防部 1380（TCCC 伤情卡——2014 年 6 月）和电子版的 TCCC 行动后报告。院前救治的文书不仅有助于指导后续治疗，还有助于提高联合创伤系统战伤救治的绩效。

● TCCC 指南为海军医疗员、陆军医务兵、空降救援人员提供了一套在战场上使用综合的基于循证医学的创伤救治最佳实践建议。但是，每一战术战伤场景都具备其特有的考量，TCCC 的原则是进行必需的调整以适应每一特别的战伤情况。因此，战术战斗场景无论是已经发生的还是假设的，在 TCCC 培训中都被强调，以帮助陆军医务兵、海军医疗员、空降救援人员获得专门根据具体情况调整 TCCC 指南的经验，以确保提供的救治与良好的小单位战术和每个战伤场景的细节相适应。

九、TCCC 委员会，TCCC 工作组及战略信息传递

基于所有循证医学的最佳实践指南，包括 TCCC，必须经常更新，因为总有新的证据出现和不断积累的经验。TCCC 委员会（CoTCCC）要求更新 TCCC 指南。CoTCCC 由来自各个武装部队分支的创伤救治领域相关的专家组成，包括创伤外科医师、急诊医师、重症医学科医师、手术室人员、医师助理、医学教育者及最重要的——陆军医疗兵、海军医务员和空降救援人员。正是战时医务人员使用 TCCC 在战场上挽救生命，他们的经验和战术智慧对 TCCC 的成功至关重要。CoTCCC 与一组指定的 TCCC 问题专家紧密合作，并与其他政府机构都具有联络人联系并与其他国家合作。通过共同努力，这些战场创伤救治专家定期作为 TCCC 工作组举行会议来帮助定义我国伤员救治的最佳救治措施。

2016 年 TCCC 采用一系列不同的战略信息传递战术。CoTCCC 精雕细琢 TCCC 指南，

包含 TCCC 必不可少的要素。一旦 TCCC 指南进行了更新，TCCC 修订的文章就会在《特种作战医学杂志》(*Journal of Special Operation Medicine*) 发表。这些文章包括支持 TCCC 指南更新证据的详细综述，并成为永久性的公开发表资料的一部分，因此为见证 TCCC 蜕变的确定性记录。TCCC 课程由 CoTCCC 发展编辑部管理，这是一组专门为陆军医疗兵、海军医务员和空降救援人员进行 TCCC 培训设计的教育材料。为了适应这类人员需求，TCCC 课程并没有包含支持 TCCC 建议的循证医学证据。但是，在《院前创伤生命支持》(Prehospital Trauma Life Support，PHTLS) 教材中，TCCC 这一章则同时对 TCCC 建议及支撑的相关文献进行了简明扼要的阐述。在 PHTLS 教材中，TCCC 这一章内容没有 TCCC 修订内容详细，但确是一种让医师、助理医师及高年资医学军士 (non-commissioned officer，NCO) 了解 TCCC 建议的循证医学证据概述的有效方式。最后，TCCC 移动版是新兴出现的提供 TCCC 建议的一种方式，专门设计用于在个人电子设备上使用，已经成为绝大部分战场医务人员获取 CoTCCC 知识产品的首要来源。监督这种信息传递工具的战场医务人员按照所要求的详细程度可以量身定制，并由所招募的 TCCC 相关利益体提供服务。

十、直到 2016 年都没能学习到的战场创伤救治教训

TCCC 在某些方面的功能已经非常成功。对战伤救治的文献和经验持续进行的重要综述已经转化成美军、不断增加的友军及美国国内外的平时创伤救治中实施院前救治的方式。但是具有远见的思想家，如 Bob Mabry 上校指出，战伤救治责任分治和权力分散对实现所需的改变提出挑战。在当前而言，在连续 14 年的阿富汗和伊拉克战争中获得的经验明确了很多可以改进的机会，但仍然还没有进行很有效的处理。具体如下：

1. 需要制定一套可以快速部署新方案的装备，以加快将新推荐的战伤救治装备快速野战化部署到战斗单元并训练使用，且在派遣任务结束后从部队收集对这些新型野战装备的反馈。

2. 在 2016 年，国防部的 "TCCC 培训" 可以是任何形式的，从 1h 的幻灯片培训到 10d 完全不一样的战伤救治培训，或者介于两者之间的任何形式。联合创伤系统有每年更新的 TCCC 课程。本教材应在军队培训网络 (military training network) 和（或）全国急诊医学人员委员会的主办下进行教授，以确保所提供的教材和 TCCC 讲师的质量。

3. 需要面向医师、护士及医师助理培训 TCCC，使得他们了解医务员、医务兵和空降救援人员在战场上如何救治伤员。

4. 国防部和美国食品药品监督管理局 (FDA) 应相互建立一个军事用途项目，以基于现有证据和军方战场经验支持的，用于战伤救治的特殊用途的药物和血液制品。

5. 联合创伤系统、联合武装部队医学监督体系，应该一起对所有战场死亡进行分析，以确定哪些死亡属于通过改进救治或更快转运到外科救治单元的潜在可预防死亡。

6. 通过使用制式的国防部 1380 和电子版 TCCC 行动后表格能更可靠地完成战伤伤员院前创伤救治的记录。

十一、将 TCCC 的概念向平时转化

平时平民的创伤死亡流行病学与战时差别显著。在平时条件下，更多的死亡原因是交通事故导致的钝性伤，而在战时，爆炸是主要原因。两者都有受伤和枪伤死亡的经历。然而，救治中有一种情况是相同的，那就是使用止血带和止血敷料控制危及生命的外出血的至关重

要性。一个人在亚特兰大和在阿富汗流血致死一样容易。

从 1999 年开始,CoTCCC 与美国外科医师协会创伤委员会、院前生命支持委员会之间建立了强大的合作关系,这在很大程度上归功于 Norman McSwain 医师的领导。院前生命支持委员会是全国急诊医务人员委员会的常驻部门,且最近被再次任命为院前创伤生命支持委员会,并继续承担常驻任务。CoTCCC 与美国外科医师协会创伤委员会、院前生命支持委员会之间牢靠的工作纽带显著地促进了持续将 TCCC 倡导的院前创伤救治措施的转化。这些所提倡的措施包括止血带、止血敷料、骨内输液装置、低血压复苏及针对头颈部穿透伤改进的脊柱保护技术。

近年来,平时炸弹袭击和过激的枪击事件发生不断增加,使得美国外科医师协会和 Hartford 共识工作组在倡导 TCCC 的战术警惕性理念和急救人员在平时大规模伤亡事件中使用止血带及止血敷料中担任了领导角色。Lenworth Jacobs 医师是一名创伤外科医师,也是康涅狄格州 Hartford 医院创伤研究所的主任,同样也是美国外科医师协会评议委员会委员。在 Jacobs 医师的领导下,在 2013 ~ 2016 年召开的一系列会议最终成为 Hartford 共识。参加者包括来自白宫、美国外科医师协会、国防部 TCCC 委员会、国土安全部及消防和执法部门的代表。基于伊拉克和阿富汗战争的军方循证医学证据证实了当人人都接受培训并配备止血工具,而不是仅仅只是医师、护士、医师助理或医务兵配备时,伤员存活将会大大改善。由白宫领导的全国范围内"停止出血"运动巩固了 Hartford 共识的工作。国家安全人员部在此运动后召集了一系列会议来探讨提高激进枪击案和恐怖爆炸事件中伤员的存活率。"停止出血"运动强调了通过鼓励公众在需要时作为"即刻响应者"使用止血带和止血敷料。这些东西目前越来越多出现在创伤急救包中,并预先放置在特定的公众区域,正如与自动体外除颤器(automated external defibrillator, AED)放置在一起。

十二、前方的路

TCCC 永远都需要进步,也将会有新的战场创伤救治的文章发表,新的技术和新的领导的出现,每一代 TCCC 的使用者都会产生新的和有价值的对如何最好地救治伤员的思考。CoTCCC 独特的功能立场——持续再评估院前创伤救治文献和在可靠循证医学证据和集众家相关人员的集体智慧的基础上深思熟虑制定建议方案——将会帮助确保这些建议一直保持与时代同步。我们的军队人员在战场上受伤后依赖于军队健康系统(military health system)对他们实施可能最好的救治,JTS 和 TCCC 工作组是美国最根本的武器,从而制定了对得起这一信任所需的相关理念。此外,海豹突击队和第 75 游骑兵团的经验突出了事实,知识渊博和具有远见的军事领导在确保未来战场上创伤救治理念得到很好的执行是必不可少的。

(张岫竹)

第 2 章

战场检伤分类和批量患者救治

John J. Lammie, Joseph G. Kotora Jr., and Jamie C. Riesberg

概要框

1. 5R 要素：资源、预演、响应、路径、重置。
2. 安全工作是可靠、有效救治的基础：战场上最好的医疗是火力优势。冲上去救治前应确定已结束对敌的军事行动。
3. 患者到达前就要做好计划，并对计划进行预演，以构建"肌肉记忆"。
4. 按照 ABCDE 阶段，快速对患者进行分检：首先为 2A，即动脉出血＋气道，其次为 B+C，再次为 D+E（15s）。
5. 快速再次评估患者，以防病情变化或检伤分类错误。
6. 检伤分检官（triage officer，TO）应是经验最丰富、组织力最强的人员。
7. 检伤分类的目的是为最大数量的患者提供最好的救治，而不是先救治最严重的患者。
8. 合理利用一切资源（血液、X 线、后送、人员）。
9. 患者管理人员和持续记录对大规模伤亡的响应至关重要。
10. 时刻以爱心和热情对待患者和团队。

> 任何紧急情况下，混乱所导致的后果与涉及人数的函数关系都是立方关系。
>
> Clement A. Hiebert

一、引言

虽然本书的重点是个体层面的战伤救治准备，但对分队的战斗伤亡处理来说，最关键的训练是检伤分类和大规模伤亡管理。本章将从代表不同救治级别的三个战斗角度阐述检伤分类和大规模伤亡的应急手段。每个患者都需要进行检伤分类，以便根据所需匹配可用的资源。当救治需求明显超过可用资源时，我们就会宣布发生大规模伤亡，并采取一系列预演策略，尽可能多地给患者提供最好的治疗。根据强度、伤亡人数、环境都能预估出"超负荷"：单个复杂伤情患者就可使分队无法提供额外的伤亡救治，两个需要立即手术的患者就能使许多二级设施满负荷运转。因为"机会总是留给准备好的人"，为了提升分队能力，医疗领导人会对分队的创伤救治准备进行反复训练。本章回顾了医疗分队成功应对战斗创伤响应的 5R 要素：资源、预演、响应、路径、重置。

二、资源

(一) 安全工作

安全工作虽然可能不是直接的医疗责任,但当前战场的不对称性造成从前线救治站到战地医院不同级别的救治都存在危险,因此必须始终关注安全工作。战场上不间断的敌军行动迫使"火力下救治"的响应效果有限。在战地安全前,火力优势是"最佳的救治",只有当安全要素不能满足需求时,医务人员才会出动,可避免的受伤会使医疗分队的任务失败。安全部队应尽快对毁灭性的中等攻击进行评估,并为治疗设施或检伤分类场所建立安全的周边环境。如果存在化学污染的风险,可能还需要对患者进行检查,但化学探测器会减缓分检和诊疗过程。

大规模伤亡计划是包含为患者及设施人员提供安全措施的全面计划。重点是保护区域安全、控制车辆和行人进入、协助进行敌人或可疑敌人的伤亡管理。在常规战中,虽然医院分队一直是作战禁区,但在作战行动中它一直被敌军视为高价值目标。所有未知车辆或人员在进入设施前,必须接受检查和搜身。即使会延误治疗,敌军患者也应接受搜查以确保安全。在大规模伤亡情况下,人们自然会前往医院,控制出入成为最重要的安全手段。如果允许旁观者、非核心人员进入医院(尽管大部分人都是善意的),只会让本已混乱的情况变得更糟。

(二) 场景

当前美军检伤分类和撤离体系使用的是从受伤地(1级)到5级医院(表 2.1)的、功能逐级递升的分级救治模式。无论是1级战场前沿救治、2级救命损害控制外科,还是3级

表 2.1　军事救治级别分类

救治级别	例子	外科能力	能力	评价
1级	营救护所、休克和创伤救治排	无	救护包、超声波类的有限供给	医师、助理医师或初级保健医师,无收治能力
2级	前线外科手术队(FST)、空军野战手术队、海军前沿复苏外科系统(FRSS)	有限	控制损害的手术、基本的实验室、X线和超声波、氧气、血液 FRSS 有外科、骨科、麻醉、急诊或管理人员、心理、牙科	患者收治床位、救伤直升机将患者运输至此;可移动,可分解地向前线运送包扎物资
3级	战斗支援医院、战地医院、医院船	普通外科和整形外科(通常为分支学科)	各类专家、先进的实验室和血液产品支持,先进的放射学和CT、物理治疗	控制损害的手术、更明确的管理;稳定和撤离直至4级机构
4级	区域医疗中心(德国兰施图尔)	全面、优秀的分支学科保障能力	主要医疗中心功能	更明确的手术干预,烧伤患者可能直接送到 Brooke 烧伤中心
5级	美国本土国家医疗转诊中心(Walter Reed, Bethesda, Balboa, Brooke)	完整救治	全面的康复和专业干预	执行大多数延迟性和"重建"救治

血管重建，医疗分队在军民伤亡救治体系中的角色分配直接决定其创伤响应。1 级分队往往是民事和军事事件的第一响应者，主要进行现场救治和火线急救（虽然不是铁定的）；2 级分队经常接收地面和空中转运的患者；3 级设施主要接收空运撤离的患者，这些患者可能来自受伤地或 1 级分队，未经救治；或来自 2 级分队，接受过初步手术救治。为提高分队对大规模伤亡的响应能力，战争发生地国家的医院可接收和管理本国患者。

（三）受训和预备人员

部署前的创伤救治经验会使医务人员受益匪浅。他们除了必须接受高级创伤生命支持（ATLS）培训，还应参加特定、额外的战斗和服役课程。分队通常由部署前很少在一起的人员组建，共同训练可增加他们在战场的凝聚力。一定要对分队人员进行调查，在此基础上找到其他分队、兵团、兵舍中有潜能的人。通常可发现一些人，其具备的医疗技能超出了本职工作所需，在大规模伤亡情况下这些技能将很有帮助。因为很多分队会接收和治疗平民患者，人数可能比军事患者更多，因此儿科、妇产科、烧伤救治等专业技能也很重要。

（四）文化

创伤响应中，足够的国际文化援助至关重要。在诊断和治疗过程中，床边有医学经验丰富的翻译团队成员很重要，他们在保护文化敏感方面将发挥巨大作用。分队成员可学习当地基本的问候语和健康相关语，以获取当地患者更多的信任感，提高救治效率。了解双方文化的人员或战争发生国的医疗人员、当地官员可在患者中快速识别出家庭组，高级政府官员、名人等关键人员。如果医务人员已与患者有文化共情，就可帮助处理受伤的当地公民，协助他们转移到能够提供国家级医疗救治的机构。在阿富汗，与当地医院主管喝茶等沟通，可在繁忙的夏季快速转移 20 余名患者到该医院，能够使联合作战行动设施更快恢复，以提供更好的医疗保障。在巴格达，我们为当地医师举办了用以构建信任关系的继续医学教育会议，会议由一个合同制、伊拉克籍的地方医疗联络医师精心策划。构建信任关系后，在伊拉克当地医师的支持下，美国海军部队在阿尔安巴尔省执行任务时增强了医疗行动，为医疗保健基础设施提供缺乏的资源、医疗用品及后勤物资。

（五）供给和运输

伤亡救治要消耗大量的供给，补给将成为分队伤亡响应的主要决定因素。许多分队创建了创伤响应的供给物资列表，并将其存储在战略位置。如果应急存储物资中有静脉输液或药物，一定要注意保质期。确定好要运输和撤离的资源与路径。运输对战术情况、地形和天气等因素极其敏感。沙尘暴天气下，不能采用旋翼机撤离患者。1 级机构及不做手术的 2 级机构因为没有收治患者的能力，也没有可"延缓"伤情发展的物资，主要任务是保证患者病情稳定，并快速转移至上一级救治机构。如果依赖旋翼机撤离，要准备地面撤离或患者收治的应急预案，以防飞机停飞。

三、预演

计划

分析任务计划，所有相关者精心策划协同响应，使计划能灵活匹配特定事件（如图 2.1 所示的简单计划模板）。大规模伤亡记忆法（减少混乱、评估、安全、通信、警报和丢失）是不错的起始和指导（图 2.2）。重点需要注意的是安全与保护需求、指挥和控制、通信方式和频率、伤亡收治点（casualty collection points，CCP）、医疗补给、担架和肩带、个人防护设备。要划定着陆区，标记已准备好的物资设备，需要准备室外夜间手术需要的灯。必须清晰划定进出的安全运输路线，特别注意不要危及地面患者和治疗领域。需要解除患者武装，适当监控疑似敌方战斗人员。许多美国医院修改了应急响应中使用的事故指挥结构，事故指挥官指挥协调员担负特定的责任，如检伤分类、治疗团队、安全、后勤、公共事务、人力资源、交通和撤离。

大规模伤亡计划   分队

地点

日期

参考：

    a. MAP 8

    b. 作战命令

命令使用的时区：

任务组织：见分队组织基础指令

1. 情境：在战术和非战术灾难中，基本分队准备紧急医疗协同响应手术

    A. 敌军（威胁评估）

2. 任务：按命令执行大规模伤亡手术，以快速治疗和后送患者

3. 执行

    a. 所有医疗分队——明确任务、后送、目标

    b. 大规模伤亡——定义、识别宣告的权威性

根据大规模伤亡处置的 4 个阶段来界定：

        阶段 1- 准备阶段

            准备和培训

            明确通信系统

        阶段 2- 即时响应和事件通知

            第一响应者救治

            通知基本安全要素

            派遣事件指挥官到现场

            通过通信网络通知医疗分队

            为现场安全、军械清除、人群和交通控制分派要素

        阶段 3- 协调医疗响应

            在大规模伤亡现场提供救治：所有患者的检伤分类、挽救生命治疗

            启动紧急后送和紧急手术

        阶段 4- 接收、分阶段进行和撤离

            撤离和越级后送患者

            救治文档和准确的报告，确保对患者 100% 的问责制

4. 服务保障：明确事件过程中和过程后分队的再补给程序

5. 命令和信号

    a. 命令——明确负责人

    b. 信号——明确频率、数字、通信手段

                指挥官签名：

附件：

    响应地图

    地面撤离计划（如果不能进行空中撤离）

    通知矩阵（带频率、数字的电话树、无线电）职责

    各分队矩阵（责任或特定角色的地理区域）

    患者救治矩阵，符合战争发生国患者、战斗人员交战规则

图 2.1 大规模伤亡计划模板

减少混乱——保持冷静和自信
评估——执行准确、不间断的检伤分类；评估天气、供求状况、人员等
安全——不制造额外的患者，照顾好自己和员工
通信——永远都不嫌多；尽量清晰简洁
警觉——做好接收更多患者的准备；重建和补给
丢失——不要丢失患者或医护人员；对患者使用跟踪系统；保持团队问责制
（由 Evans 陆军社区医院外科主任 Jorge Klajnbart 中校提供）

图 2.2　大规模伤亡灾难场景管理的要点说明助记符

每天的当务之急是关注创伤准备，特别是很少处理创伤或很少有机会将创伤救治计划付诸实践的分队。使用躺在担架或病床的真人进行大规模伤亡计划预演，比头脑风暴或桌面推演更能发现创伤准备计划的漏洞。因为不同条件下救治需求不同，预演中必须安排连续到达和突然激增的患者。几乎所有预演都需要事后回顾以发现命令、控制、协调和通信中的漏洞，这是改进大规模伤亡计划的主要途径。

四、响应

（一）事件中的响应

成功的创伤响应取决于有效的通信和可获得资源的使用。为应对更大规模伤亡事件，要将大规模伤亡计划中的每个患者、每个要素、每个程序都用起来，以构建"肌肉记忆"。因为只有当首席医疗官员确定资源无法满足医疗需求时，才启动正式的大规模伤亡计划，所以许多分队根本无须启动完整计划。如果患者数量持续且缓慢增长，机构的负荷超载就很难被及时发现，增加单个患者本身并不会造成医疗设施负荷过载，但会持续不断消耗资源直至耗尽（这是 1 级和 2 级机构的常见危险）。即使患者还未到达救治所，但大规模伤亡患者的井喷式爆发已很容易辨识。

如果提前收到预警，根据大规模伤亡计划和预期需求，可让人员提前到位。通知所有当值人员，确保手边就有可靠工具（寻呼机、送信人、扩声系统）用于召回所有关键离岗人员。生活区附近的人员可将通知和响应时间缩到最短。医院闲置时，很少发生大规模伤亡，所以必须做好扩大床位能力、重新安置、撤离住院患者的计划。可提前部署安全部队，动员人力作为送信人、担架搬运工、献血者及其他非预备响应人员。

任何分队可快速发现其正处于"伤亡现场"响应，如突然接收了大量当地患者，1 级分队在敌方火力附近更频繁地进行紧急现场检伤分类和响应。快速进行现场调查，可明确安全问题、患者数量和伤情性质。进行户外响应的有效工具是三角检伤分类系统（图 2.3），它可使分检官围绕中心向周边移动，快速评估每个患者，发现需要治疗和运输时直接进行干预。

因治疗设施内预先部署了人员和设备，2 级和 3 级分检可得到更好的优化。几乎不会出现电视节目（如大众节目 M.A.S.H）中的那种检伤分类——所有患者一次性到达，分检官需要从一个患者身边跑到另一个患者身边，并大声吼叫着发号施令。通常患者会分批次间隔到达，视撤离交通工具的运载能力，一次可能到达 2 ～ 8 人。不要期望患者能按照伤情轻重顺序到达，这也是持续进行检伤分类和再评估的至关重要的原因。患者到达的间隔允许每组有时间进行接收、评估和治疗，但必须将已完成评估的患者迅速移出分检区，以做好迎接下一批患者的准备。

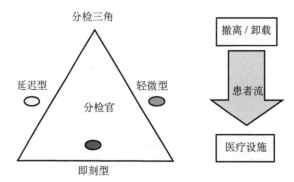

用颜色标记边界，保证每边有足够大的地方放置担架，保证患者头部朝向中心位置。 按照经典的 ABC 进行检伤分类，每个患者花费 10 ~ 15s。1 次检视：评估 / 治疗 2A，如动脉出血和气道。2 次检视：呼吸和循环、伤情记录文档、生命体征，创伤卡或创伤表上的治疗和次数。 3 次检视：伤残，快速神经学检查、格拉斯哥昏迷指数；关注，寻找遗漏损伤，防止低体温
任何地点发现需要手术和运输的患者，应使用静脉注射治疗休克，仔细进行低血压复苏，使用滴定液保持平均动脉压大于 60mmHg，以防止器官损伤，同时减少因更高循环压力造成的失血

图 2.3 战地批量伤员分检、后送人员优先的检伤分类三角系统

（二）各医院级别的检伤分类和分检官

高效的分检官（TO）是大规模伤亡救治成功的关键，应由分队最有经验的战伤救治者担任。如果手术室有其他手术人员，资深外科医师是 TO 的理想人选，但不应该是唯一的外科医师。TO 指挥创伤分检现场，但需要安排其他协调员负责通信、安全、运输等。TO 必须快速进行评估和决策，"对或错，但不能模棱两可"，唯一错误的决定是优柔寡断，动脉出血和气道是最重要的评估项，患者被分为即刻型、延迟型、轻微型、预期型——北约经典分检（图 2.4）。TO 进行检伤分类，发现直接的生命威胁，立即指挥其他团队成员实施关键干预措施，如止血带止血、气道管理、建立血管通路、行胸廓造口术。

分检和后送分类

- 北约标准术语，常称为 DIME
  - 延迟型（黄色标签）——可能危及生命，但频繁重新评估可延迟干预数小时——骨折、止血带控制出血、头或颌面损伤、烧伤
  - 即刻型（红色标签）——需要立即干预防止死亡——通常是 AABC 问题——气道、动脉出血、通气、循环
  - 轻微型（绿色标签）——可走动的轻伤，如撕裂伤、轻微烧伤、肌肉骨骼损伤——可等待进一步确诊
  - 预期型（黑色标签）——不太可能生存，如广泛烧伤、严重颅脑损伤

- 检伤分类不同于医疗后送分检：
  - 紧急类——拯救生命或肢体，2h 内撤离
  - 紧急手术类——情况同上，但必须去具备更高级别手术能力的机构
  - 优先类——4h 内撤离，否则可能恶化成紧急类
  - 常规类——24h 内撤离以接受继续治疗
  - 便利类——非战斗行军

图 2.4 DIME 系统检伤分类等级的颜色编码（上）及用于医疗撤离（MEDEVAC）链的单独分检系统

　　TO 应位于伤亡患者的入口，这个位置要容易与其他关键人员及大规模伤亡救治的指挥官进行联络。最好在运输患者进入设施的入口处建造一个漏斗形通道，一次只允许 1 ～ 2 个患者通过，TO 位于通道的最窄点，这个点处于或接近设施中心位置的伤亡跟踪公告牌。要保证分检、治疗、救治的管理人员都能看见公告牌上的患者信息，以更新关键信息和协调救治。TO 的工作不只是进行初始分检，还包括进行连续分检，决定患者做 CT 扫描、手术，以及进入 ICU、病房的优先顺序。我们发现，TO、急诊科护士长、医院病床管理者、高级麻醉师同时位于这个位置，可改善沟通情况，有助于患者分检、病床分配及 ER、OR、病房的患者运送。

　　检伤分检官行动迅速，集中对单个患者进行评估，每个患者每个阶段通常花费约 15s。患者分检后得到适当治疗，轻伤患者被移出，死亡或无法救治的患者撤离至期待治疗区或停尸房。TO 再次进行检伤分类，迅速检查伤情是否有变，添加细节检查，寻找是否存在其他伤情。分检错误总会存在，关键是要有一套恰当的体系，能尽早发现错误，通知 TO 重新进行分检。

　　图 2.5 列出了巴格达 3 级医院使用的设置和分检操作。这个模型中，当患者进入紧急接收区时，高级外科医师进行初步分检，快速评估意识、损伤机制、明显伤口的范围。最严重的、需要立即手术的患者被送到三个深度复苏区中的其中一个，稍微轻点的重伤患者送到有 7 张床位、具备类似深度复苏能力的延迟区。其他延迟型患者、非走动型患者分配到远离急诊室的走廊担架上。轻伤型患者可引至门诊，进行评估和治疗。别忘了使用初级救治室和门诊部，它们是收治轻伤患者的重要场所。位于入口处的患者管理人员为每个患者配置创伤包，救治协调员在伤亡跟踪公告牌登记创伤号、伤情性质、分配的床号。患者到达指定担架时，医护人员立即给其系好带创伤号的手环。到达的患者流的理想状态应是线性的，一条进入通道，一条通往诊断和治疗区的输出通道（配有安全控制措施）。解除所有患者的武装，确认其在创伤床的"安全"状态。由患者管理人员负责维修保养军事装备和武器。确保个人物品（包括断肢、带有清晰患者创伤号的标签）的安全。

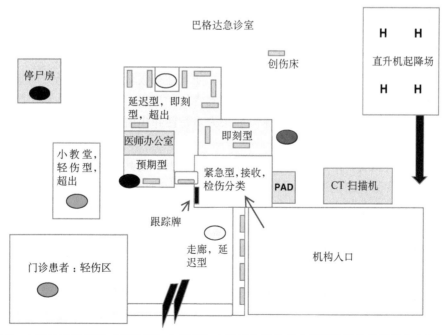

图 2.5　在伊拉克巴格达"伊拉克自由行动"中用于 3 级战斗支援医院检伤分类的布局和组织

因为存在社会保险号、创伤注册号等不同系统号，识别患者身份至关重要。没有哪个系统号是绝对可靠的，必须非常小心，以免混淆患者身份。例如，混淆3个相邻数字或相似严重伤情的患者会导致输血配型错误，最好随机地分配数字，以便明显地区别患者。进行输血等干预治疗前，必须通过手环仔细确认创伤号，这点的重要性再怎么强调都不为过。

2级或3级的分检官还要考虑患者手术的优先顺序。如果患者大波抵达，会导致分检官决定困难，因为更严重的患者可能下一波抵达。一旦手术床位已满，对需要紧急手术的患者必须采取高级创伤生命支持、战术作战伤亡救治等延迟措施，直至手术室可用。分检官要给创伤治疗床分配特定负责人，在执行另一个不同任务前，要命令各负责人对其分配的患者进行充分评估，并确保其伤情稳定。要避免"蝴蝶效应"，救治者没有被赋予明确责任（如指挥医疗救治、寻找记录文件），而是在各个床位间来回穿梭，进行无价值的重复评估，延误了对患者的适当治疗。

一些患者到达前可能已做过各种入院前治疗，甚至在2级或当地地方医院已进行了手术治疗，但通常没有记录治疗过程的文档。即使患者到达时记录完整，也要将其当成新患者重新进行评估和分检，因为设施之间的运输和撤离会导致偏离原位、呼吸道堵塞、反复冲击、错误或不当的损伤管理描述。

多创伤或大规模伤亡事件的管理规则只规定了生命救治或断肢再植的干预措施。高级创伤生命支持的规则还规定了控制主动脉出血的首要任务。穿透伤患者往往不需要颈椎稳定，但爆炸和交通事故患者则需要。创伤超声重点评估有助于快速识别腹腔出血及需要手术的患者，但机器识别结果并不是决定性的，主要依赖手术医师进行判断。诊断和治疗阶段只进行胸部和骨盆影像检查，其他影像检查可稍后进行。患者在创伤链移动中很容易漏掉检查，所以一定要进行影像检查。许多患者都需要进行CT扫描，CT可帮助对创伤进行更准确的诊断和管理，但很少患者需要通过CT扫描进行直接分检。需要CT扫描的患者检查前必须病情稳定，并有知觉。现场配备放射科医师可加快扫描仪的工作能力。

军队内科医师的任务是在部署地提供与在美国一样的救治。在紧急复苏1级环境中，治疗者可能被迫进行超出其专业训练能力的拯救生命治疗，大多数2级和3级分队都配备了具备足够能力的专家。大规模伤亡中无法学习新技术，一个有能力的医师必须尽快进入角色，特别是当其遇见治疗困难或程序困难时。例如，如果在初级救治或紧急治疗时遇到保持气道顺畅的困难，应立刻召集麻醉师。需要事先明确责任和权力：通常急救内科医师进行分检和救治决策时应听从手术外科医师的意见。如果人员行使超出所分配的职权，可能会降低分队的救治表现。

救治文档至关重要。给每个记录者分配一个创伤表，让其准确完成记录。如果事件后才开始记录文档，疲劳和回忆退化会导致几乎无法进行准确记录。在巴格达，虽然我们尽了最大的努力，但是当紧急手术患者被送往手术室时，仍然没有进行文档记录（这是导致输血不匹配的另一个因素）。我们发明了一个简单的表格，带亮黄色封面页，附有虚拟社保号、关键研究、药物、血液制品和诊断。表格始终位于患者身边，可在需要时添加更详细的创伤表。

除了TO，事件现场的指挥官或协调员要持续关注全局，发出特定的额外援助请求，持续将患者从急诊区移出，以准备下一波患者的到来。当OR和CT需求放缓时，血液循环稳定的延迟型患者可被接收至固定床位或病房，完成检查、治疗或手术。非手术医师可在远离紧急区的地方，救治延迟型和轻微型患者，以减轻现场压力。手术医师应考虑等待手术的延迟型患者的优先次序，并重新对其进行临床状态评估。

高能见度事件可能引发更高总部或政府官员的直接调查，尤其是涉及"高价值"人员或高关注度的受害者。可能需要频繁补充更新高级官员和指挥官的相关信息；在事件发生前制作"必知"官员联系表。

（三）特殊考虑：精神、行为、心理需求

教牧职员对安慰和鼓励患者很有帮助，他们也是帮助安慰陪伴分队患者和家庭成员的非常重要的助手，因为这些人在等待消息时也有焦虑和悲伤情绪，牧师可不断帮助他们矫正情绪。其他富有同情心的人员也能胜任这个任务。救治受伤同伴的分队成员由于战斗高度紧张，可能没有意识到自己受伤。要记录这些分队成员的创伤号，将其当作患者一样进行适当评估。

精神损伤是目前大规模伤亡管理面临的挑战。虽然分队成员身体上没有受伤，但精神损伤可极大地扰乱团队功能，占用所需关键人员的时间。应对此有充分准备，在大规模伤亡预演中加入破坏性精神损伤（分队成员会很快意识到管控情绪的困难性），将心理康复专业人员或团队作为大规模伤亡标准响应的一部分。

照顾己方受伤人员可能是最困难的任务之一。在紧急评估和治疗期间可能会持续关注己方受伤人员，当"重置"阶段压力和损失达到最大时，要特别关注团队自身人员，这点至关重要。团队人员精神损失的常见反应可能是不恰当或不相称的愤怒爆发、疲劳造成的睡眠障碍和抑郁症状。不要忽视这些警告信号，或只是束手希望这些反应会自行消失。

五、路径

运输和责任相互交织。专职运输人员应细致记录来自分检区和治疗区的每个患者的运送情况，并在跟踪公告牌或日志上标明运送终点。在混乱的大事件中，对患者的运送记录很容易失控。在巴格达，高级官员的家遭到轰炸后，由于记录不准确，统计人员的伤亡数量和伤情处理花了 2d 多的时间。任何军队或合作人员的运送必须得到分队指挥官或上级的通知。

患者转移决策必须考虑诊断、条件、所需救治水平、预期的预后和恢复。大部分联合作战的患者需要撤离至 3 级机构，随后的救治和康复需要后送至 4 级或 5 级机构。一旦患者到达 4 级机构，就不太可能回到战场。从受伤地将患者撤离至 2 级或 3 级机构与将重病人员或患者在机构间的运送有很大的区别。将患者从更高一级机构向另一个机构运送需要特殊的规划和协调，因为途中需要复杂的监测和救治。如果可能的话，避免运送病情不稳定的患者，因为军用直升机和战术车辆很难用作复苏平台（参见第 3、4 章）。必须保证急救救治服务人员使用监控器时有足够的空间。

六、重置

当最后一个患者已撤离紧急分检区和治疗区，检伤分类停止。一旦运送结束，患者文档完成，救治队应开始恢复，准备下一个事件。回顾事件并确认所有伤亡的职责。向更高级别总部进行电话报告。进行事后回顾，找到值得表扬的地方、需要改善的问题，以使下一个响应更有效。不要忽视对个人和患者安全的担忧。需要清洗治疗区，迅速补充物资。记得"专家讨论后勤，外行讨论战略"——如果关键用品和设备耗尽，就无法完成任务。

道德和复原

　　检伤分类的本质提出了分配的正义和仁慈问题。分检时可能面对的挑战是，要在美军士兵和可疑或已知的敌人之间确定救治的优先顺序。预期型患者，尤其是烧伤和毁灭性头部损伤的患者，会给治疗分队、其所在分队及家庭成员造成巨大的损失。如果没有 4 级或 5 级烧伤中心的保障，"伊拉克自由行动"中的非盟军人员，体表总面积严重烧伤超过 50% 的，几乎不可能幸存下来。拒绝对患者进行救治会很艰难。专设特别道德委员会至关重要，可以帮助批准这些艰难决定。

　　如果可能的话，预期型患者和停尸房应隐蔽且远离其他患者。配备一个护士或医师，在需要的情况下给予镇痛药或液体，利用教牧职员或其他能胜任的人员来缓解他们的焦虑、恐惧，并提供安慰。像尊重其他患者一样尊重他们，并维护其尊严。临床状态可能会有所改变，因此要在对其他患者进行分检后对预期型患者进行再评估，事后处理分队可提供更深度的关注和救治。

　　应对多个压力创伤事件时很有压力，对响应团队成员的救治也至关重要。睡眠休息周期和用餐不容忽视。同情和认知对团队的恢复不可或缺，以解决对严重或致命伤害恐惧的情感需求。对分队牧师和行为健康团队的关注与医疗补给一样重要。如果因设施内人员精疲力竭或资源耗尽而影响救治质量，应通知你的上级总部。

七、小结

　　创伤分检和响应是美国医疗部队最重要的任务之一。每个分队都有独特的视角和经验，对资源、预演、响应、路径、重置的仔细考虑将使所有分队受益。我们已经描述了灵活的系统响应，范围从一个到几十个患者。要认识到创伤救治的成本，保证能快速恢复分队的功能、信心和精神。你将体会到出色完成任务的胜利和兴奋，并时刻准备再次领受任务。

（赵　威）

第 3 章

初期处理优先权：超越ABCDE

Alec Beekley

概要框

1. 通过阅读、审查受伤现场和视诊完成战伤手术准备。

2. 一次重点关注一名患者。在多人伤亡事件中，陪伴并关注分配给你的患者。

3. 在战伤中，C 一定放在 A 和 B 之前，要立即评估和控制可能致死性的出血。多数患者会死于没有及时控制出血。

4. 气道评估（A）应在战伤患者中快速实施；它通常是"全或无"现象。插管通常可以等到你到达手术室。

5. B 是针对张力性气胸。听诊、结合超声或胸部 X 线片判断。

6. 检查止血带是否充分及有效，必要时可使用气动止血带进一步收紧，特别是近端截肢的患者。

7. 提早进行创伤超声重点评估法（focused assessment with sonography for trauma, FAST）检查。不稳定的明显腹部创伤患者应迅速放弃 FAST 检查并快速送至手术室。

8. 在创伤复苏单元可行便携式的胸部和骨盆 X 线片检查，然后带到手术室，可提供有价值的信息。

9. 在手术室中寻求帮助，特别是对于多系统的战伤。多学科同时进行损害控制的创伤救治，而不是一个接一个。

10. 术中所见应与患者生理学相匹配，如果不是这样，则需要结束你正在进行的手术操作，同时寻找真正的出血原因。

是战士的鲜血培育了外科医师在战场上的丰富经验。

Thomas Clifford Allbutt

多名患者同时到达，你可以听到更多的直升机在外面降落到停机坪上。第一名患者已经被分诊人员转交给同事，进入另一个创伤病床，你可以看到患者额骨上锯齿状孔暴露出的脑组织，网膜悬挂在左侧的伤口上，大腿左下肢自大腿中段以下毁损，两条止血带紧邻着……繁忙的救援活动在垃圾场的周围展开。

接下来患者被带到你身边，你内心开始泛起一阵焦虑，你初到这里工作。患者正在说话，除了右腿明显的开放性胫骨、腓骨骨折外，他告诉你他还好，可以先帮助他的战友。你对他进行了粗略的检查，气道完整，呼吸音清晰，可触及脉搏。你开始检查另一名患者，他显然需要很多的操作，你周围的同事也在很努力地工作……

阿富汗、伊拉克或任何其他现代冲突的任何一个外科手术单位，都可能发生任何形式的情况。你可能会发现自己是唯一的外科医师，也可能只有两名外科医师中的一名可立即处理多名严重受伤的患者。因此，关于"初期处理优先权"的任何讨论都必须考虑到这些优先事项可能会根据严重的比例而改变。第一天，脑损伤的患者可能会得到充分的复苏努力；第二天，由于其他伤亡的性质和可用资源，同样的伤亡情况可能会有其他的治疗方式。因此，审查和初始管理优先事项并不是一成不变的，而是始终把当地条件和能力纳入考虑的一种动态过程。

在多人伤亡救治时，一个简单的排序和优先次序的确定过程就是分类。本课题将在另一章中进一步讨论。然而，外科医师接近个体多发伤战伤患者的过程也应被视为排序和优先排序。你所做的每一个动作，特别是在创伤评估的最初数分钟，应优先考虑危及生命的伤害和出血，然后是需要立即干预的可能的伤害，最后进行详细的调查，以确定隐匿性或低优先级的伤害。即使患者"稳定"，但他在下一分钟内可能快速变得不稳定，当患者变得不稳定时，你不想拍摄股骨 X 线片，并且意识到尚未完成 FAST 检查或胸部 X 线检查。像所有的外科医师一样，这个练习可以简化为一系列的步骤。

第一步，也许是最重要的，你的患者是焦点。我最好的外科医师朋友之一曾经说过，外科医师必须锻炼出阻止内部和外部分心的能力。心跳加速，手心出汗及自我怀疑，都是外科医师内在分心的表现。每个外科医师必须自己弄清楚如何最大限度地减轻和克服因关心严重受伤的兄弟姐妹而产生的压力。一些外科医师不会怀疑（"经常是错误的，从不怀疑"），但是我们中的许多人还是会怀疑（如果我们诚实地对待自己）。一些外科医师选择准备阅读教科书；其他人通过提出假设的手术挑战，并弄清楚如何处理。提前选择一种方法和准备。无论你的背景，先前部署（或缺乏）和平民创伤经验（或缺乏），你将受到战伤患者的挑战。精神准备，学习和见习可以在一开始减轻压力，但你总会需要帮助，因为创伤是战斗或灾难环境中的团队运动。

暴露的大脑、内脏流出和肢体缺损是外部的分心因素。外部干扰必须最小化，以便你最好地为患者服务。外科医师在新战斗环境中学习的关键在于与患者保持联系，特别是在多发伤亡事件（频繁发生）时，要时刻伴随你的患者。在本章一开始描述的场景，因为缺少重要的发现，外科医师可能忽视所分管的患者。如果其他地方需要你或者你的患者真的很稳定，那么分诊人员将重新分配你的任务，但在此期间，请照顾好你的患者，直到你确信自己的任务完成，或者将患者适当地交给另一个施救者。

一、优先权初期管理

危重还是不危重？

当外科医师接近战伤患者进行初步评估时，他的首要决定应该是二进制的：这个患者危重还是不危重？换句话说，这名患者是否有死亡的风险？这应该是外科医师的首次评估，无论患者是否被判定为可延迟处理或轻微伤情。这一决定可能导致外科医师走上成功的道路，但如果这一决定是错误的话，则可能会导致失败。简单的技术大部分时间都是正确的，他们需要与患者进行接触，跟他说："你怎么样，伙计？你怎么了？你能握住两根手指吗？"当你问这些问题时，可以去感受患者的脉搏，当患者回答你，可以握住两个手指（GCS 的运动得分为 6 分），并且其脉搏易触及时通常不会太危重。

最初被视为"不危重"的患者通常可以进行相对彻底和详细的评估，包括 CT 扫描和可疑伤害部位的 X 线检查。如果患者初步评估失败，则应立即提高关注。之前的伤情应被视为不稳定和严重受伤，直到证明另有特殊情况。属于这一类别的患者（不稳定的"病情"）应该促使外科医师进行快速搜索，以找到病情的根源，并考虑将其快速转移到手术室。

二、控制出血高于一切

虽然高级创伤生命支持 ABCDE 中的 A 代表"气道"，但在战伤患者中，气道很少是生命威胁的根源。尤其是如果他们在后送过程中幸存下来，那么气道的功能多是完整的。当气道有明显问题时，通常是显而易见的，则必须首先处理。对战伤患者生命的最大威胁通常是出血，所以在战伤中，C 应先进行。因此，对不稳定患者进行初期评估时必须迅速转向寻找和治疗出血来源。这些包括外出血和体腔内出血，如胸腔内、腹腔内或骨盆。在数分钟内，通过基本和快速的成像或体格检查，最终这些来源都可以很快被发现。图 3.1 概述了战伤患者的基本初始管理和有针对性的优先事项。

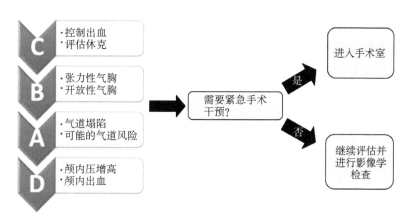

图 3.1　战术创伤初始管理和优先排序算法

战伤的一个特点是 95% 的伤情显而易见。患者的身上有伤洞，他们的伤势常是明显的、引人注目的。四肢毁损、流血不止、腹部脏器脱出或胸部大伤洞等不稳定患者几乎都要去一个地方——手术室。这些明显的伤情应该促使外科医师建立静脉通路，开始复苏，并启用手术室，但不应让外科医师不完全地评估患者。战伤患者也可能遭受钝性或冲击波致伤（这可能不会在身体中造成伤洞），或者他们可能从头到脚有伤洞。因此，经过快速的初期评估后，对这些患者至少应进行以下方面检查：①检查整个身体表面；②检查止血带是否充分结扎疑似肢端出血部位；③快速查体；④行便携式胸部 X 线检查；⑤行便携式骨盆 X 线检查；⑥快速扫描和手动触诊肢体损伤 / 长骨骨折；⑦建立大口径静脉或骨内输液通路。

所有这些诊断测试和操作均可以在患者床旁进行，下面将分别介绍：

1. 检查整个身体表面。患者必须暴露，并检查其身体表面。检查的关键是部位须逐一排查，这一步很容易被忽视，这可能对患者造成严重后果。患者可能会表现为前方正常，但背部毁坏，病情只有通过滚动翻转才知道。当爆炸发生在车辆下方或巡逻时，这些伤口的发生频率会更高。深度低血压患者背部创伤可能已经停止出血，但患者一旦复苏，伤口会再次出血。这些背部伤口对于手术外科医师来说可能是至关重要的，如腹部探查的结果与患者的休克水平不相符时，外科医师应重新检查伤情。

2. 患者已经低血压后可能仍会应用止血带，但可能需要较少的力量来阻止出血，或者如果出血自发停止，医师将无法告诉他止血带止血的紧张程度。复苏可能会引起再出血，所以应该检查所有的止血带，并给予考虑以补充气动止血带，止血带检查应该尽早进行，这将使你能够专注于寻找和治疗其他不可压缩的出血来源。

3. FAST 检查：这项工作可以在患者到达时立即完成，并允许评估腹部、心包及胸部。通常，在评估气道和胸部听诊后可以直接进行 FAST 检查。不稳定患者检查后需要快速转移到手术室。对于不稳定患者的不明确的 FAST 检查，如果出血源尚不清楚，可以用 20 号针进行诊断性腹腔穿刺（DPA），DPA 可以帮助排除腹部大出血。

4. 便携式胸部 X 线检查：可以在数分钟内完成，影像结果将直接被送到床边。结合胸腔听诊，容易排除张力性气胸或大量胸腔积液。通过便携式胸部 X 线检查评估胸部，可明确潜在的致命问题，如简单的气胸和血胸。如果不稳定患者有明确的胸部 X 线检查结果，则不会因胸腔内出血而死亡，可以寻找其他致伤原因。

5. 便携式骨盆 X 线检查：通常可在进行便携式胸部 X 线检查的同时行便携式骨盆 X 线检查，但是具有较低的优先级。它可以提供关于骨盆状态的有价值的信息，有时包括关于弹头的位置。如果没有明显影响如 FAST 检查和中心线的放置等其他评估和治疗时可以行此类影像学检查。然而，严重的足以导致出血的不稳定骨盆骨折通常在身体检查中是明显的，你不需要等待 X 线检查的结果即可开始干预。

6. 快速四肢评估可以发现长骨畸形。四肢中唯一存在大量隐性失血的位置在大腿上。如果发生明显的肢体创伤性截肢、肢体毁损伤、四肢活动性出血、扩展性血肿，则应立即行直接压迫和（或）安置止血带。

7. 建立大口径静脉通路。两个（14 ~ 16 号针）肘前线可以启用。通常外科医师可以迅速放置一个颈内静脉、锁骨下静脉或股静脉导管，用于快速输液。对于输注晶体液的不稳定患者，应给予紧急血液制品（PRBC 和解冻血浆）。记住，与平民创伤不同，外科医师经常须同时处理 3 ~ 4 名严重肢体创伤的患者，在这些情况下，不要浪费时间尝试建立外周静脉通路，应尽快获得可靠的大口径中心静脉。

三、张力性气胸

很不幸，仍然有士兵因张力性气胸未治疗而死于野外或急诊科。外科医师在作战患者的早期排除这个伤情是至关重要的。在垂死的患者中，经验性放置双侧胸腔减压针或胸管十分有效。此外，外科医师还必须记住通过听诊来评估胸腔。要知道大多数患者因穿透伤所致，所以胸部通常会有弹孔，但患者可在初始的穿透伤机制后发生碰撞或跌倒，或遭受原发性冲击伤或气压伤等致伤。了解如何对气胸进行快速超声扫描（参见第 6 章），它比 X 线检查可靠且更快。

四、开放性气胸

开放性气胸或"吮吸样胸部伤口"可以轻易地挫败外科医师的首次伤情评估。在平民创伤中很少见到这一点，通常没有太多的诊断挑战。胸部有一个大的伤洞，有声音空气运动和

（或）伤口发声。患者可以处在一个良好的补偿状态，在这种情况下，患者主要的问题是冲洗伤口，并找出如何建立手术胸壁覆盖或重建。请记住，开放性气胸患者通常胸部有严重损伤，严重的胸腔内损伤可能使这些患者存在极端状况。患者可以因开放性气胸生理变化发生窒息，简单的堵塞胸壁破损可能不会拯救这些患者。患者通常需要建立气道和正压通气，以及立即放置引流管，参见第 16 章介绍。

五、气道

相对遵守 ATLS 流程当然不是不鼓励的。作为评估创伤患者的框架，它是经过充分验证的。然而，战争的真实情况是从枪伤或爆炸碎片中运送的气道损伤患者很少使其进入外科手术，许多合并头部创伤的患者将在战场进行气管内插管或环甲膜切开术，并携带气管导管被送到外科医师面前。由于穿透性颈部损伤而导致的气道损失造成伤亡通常是瞬息万变的，因此显而易见需要实现气道控制。

因此，对绝大多数的战伤患者来说，气道是一个"全或无"的现象。当他们到达医院时，患者通常是无助的；即将出现气道损伤的人员通常是相当明显的，可以快速进行气管内插管或环甲膜切开术；完整气道的患者则不需要任何紧急气道干预。事实上，对有完整气道的不稳定战伤患者快速插管可能会引起腹肌肌张力的丧失、加速腹部出血及循环衰竭。只因为患者被送入手术室而给其气管内插管的冲动应抵制。如果可以，可在行手术的位置给予肌肉松弛药和血管扩张药物，避免将无关紧要的问题恶化为危及患者生命的真正问题。

接下来的问题是，谁需要建立并控制气道？有几个特殊情况应该讨论：第一是持续严重下颌骨或上颌面部创伤的患者，他们在清醒时可能处于坐位或倾斜体位，并且可通过重力将受伤组织从气道中移出而维持气道。在短期内，就让患者维持现状。尝试让患者镇静或处于仰卧可能会出现误吸和（或）气道快速坍塌的情况。这些患者通常可以处于清醒状态，良好控制地给予鼻气管插管或在当地通过手术建立气道。如果遇到最严重的病例情况，无法获得气管内插管，则需要仪器的支持来进行快速手术建立气道。

获得早期气道控制的第二个特殊情况是怀疑吸入伤害性气体的患者。目前的战争中已经有使用燃烧和含氯炸弹的情况，且伤亡人员可能被困在燃烧的车辆或建筑物中。这些患者可能有面部烧伤、面部毛发烫伤、喉咙和鼻孔中存有烟灰，以及不明原因的心动过速等情况。由于气道肿胀、水肿或肺损伤，损伤后的前 12h 伤情可能会迅速恶化。根据患者的病史和对其身体的发现，外科医师应该有给予患者选择性插管的低标准，并立即进行支气管镜检查以评估气管和远端气道的受伤程度，这将大大有助于确定治疗及未来拔管的时间。

最后，头伤患者精神状况恶化或 GCS < 10 分，或患者有直接但非阻塞穿透性气道损伤，因其有突然气道失控或误吸的风险，应考虑早期建立气道控制，如为头部受伤患者应尽快通畅气道，避免缺氧事件。但是需再一次重申的原则是，如果患者需要立即进入手术室且其气道完好无损，给予其吸氧并在手术室中为其建立气道。

关于气道管理的最后一个注意事项：医师将通过使用球囊 - 阀门面罩（bag-valve mask，BVM）通气使更多的患者获益，随后医师将执行紧急手术气道。在最初的创伤环境中这种操作未充分利用，指定的"气道"人员专注于准备插管药物和设备，而无人进行简单的BVM 通气。医师应该能够无限期地利用良好的 BVM 技术将呼吸不畅和呼吸困难时间化，将恐慌的紧急程序变成平静和受控的操作。唯一真正的例外是真正的机械性气道阻塞，通常是由于异物阻塞或严重的面部骨折。关键技术方面是始终将患者面部抬起进入面罩，而不是将面罩推入脸部。将你的手指钩在下颌下方并向前提起，将面罩密封在嘴和鼻子周围。这时最好用双手（两人 BVM）完成，然后给予高流量氧气保证患者足够的呼吸。医师应立即看到氧饱和度改善且能听到足够的呼吸音。

六、严重肢体损伤

不管你的专业，你遇到的最常见的情况是患者肢体严重受伤、砍伤或离断的肢体。通常没有一个骨科医师可以立即协助你进行初步评估，所以你必须了解早期评估的基础和管理。与大多数平民创伤不同，受伤的肢体常是危及患者生命的出血来源，应该立即进行控制。这些伤口也通常需要在手术室进行紧急处理。完成肢体的感觉和运动功能的基础评估，血管状态也应该进行评估，但如果有近端止血带，可能会受到影响。除非你已准备好，否则不要松开止血带。如果你有时间，获得正位和侧位 X 线检查都将有助于评估骨伤，并确定异物的污染程度。不要因为肢体 X 线检查而延迟将患者送至手术室。大多数损伤不需要 X 线检查就可以得到初步的判定。用聚维酮碘冲洗伤口，将其包起来，夹住肢体帮助减少额外的运动伤害和疼痛，可使用对革兰氏阳性菌和革兰氏阴性菌敏感的抗生素进行预防感染。

七、未爆弹药

下一名患者到达，患者肢体有一个伤口且有一大块金属嵌入软组织。没有什么大不了的，直到你意识到它实际上是一个未爆炸的火箭推进手榴弹（图 3.2）。无论之前你经受了什么样的训练，但这是你以前没见过的或没有准备好的。测一下脉搏，深吸一口气，然后开始救治患者。将精力努力集中在：①保护自己和单位；②避免无意爆炸；③立即隔离这名患者，最好是将其他患者移出该地区。通知当地的排爆人员，他们对这种特殊爆炸物提供的协助和专业知识是非常宝贵的。如果在群体伤亡情况下发生这种情况，那么这名患者应该在优先级列表中下移，直到你完成了其他紧急患者的救治。如果需要，你可以安全地应用 X 线检查评估，但不要使用超声波，关闭手机或其他类似设备。然后准备人员和手术室以去除爆炸物。

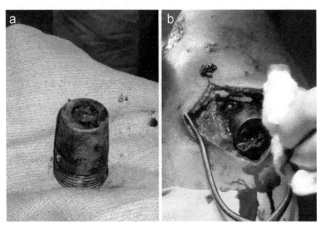

图 3.2　阿富汗前线外科手术队的外科医师从软组织伤口（b）中移除未爆炸的火箭推进手榴弹（a）

将涉及去除爆炸物过程的人员尽量减少到绝对必要的人员，所有人都应穿防爆服和防弹护目镜，在患者周围创造一个保护屏障（沙袋），高度至少到达腰部。

在开始前确保患者已全身麻醉，不要使用任何电灼设备，在去除爆炸物之前不要使用除颤器，应尽可能使用手动操作，避免用任何金属仪器接触爆炸物。如果需要，可以使用自动牵开器以避免与爆炸物接触，轻轻环绕爆炸物，将其从伤口上取下，交给排爆人员处理。现在你可以控制出血，并像对待其他任何患者一样进行后续操作。

八、手术室优先权

显然，在手术室中可能需要进行的全面讨论将远远超出本章和本书的限制。然而，几种简单的策略可以帮助外科医师优先考虑多系统患者的出血来源。

1. 得到帮助。再来一个外科医师或更多（6 名）。为获得尽可能多的协助，需要一名甚至两名外科医师处理每个出血来源，常是腹部安排两名外科医师，每下肢安排两名外科医师，面部伤安排一名外科医师。战伤手术是一项团队运动。古老的格言称你可以要求帮助，但它是软弱的迹象，应该被抛弃，如果你不要求帮助，你在帮患者的倒忙。

2. 有时，无法获得多余的外科医师。制订合理计划将解决每个出血来源。通常在别处寻找出血来源时，可用止血带控制肢端出血。如果腹部受伤，腹部探查通常是最好的起点。探查术能迅速告诉你腹部是否是不稳定的出血根源。如果腹部没有血液，骨盆中没有大量血肿，你在别处寻找不稳定患者出血的来源时探查不扩展的腹膜后小血肿或甚至控制肠道污染，都可能会延迟数分钟。将所有严重损伤（包括四肢）暴露在手术范围内，这样可以避免"手术单下的出血"现象而遗漏诊断。

3. 放置胸管的患者有一个容易判定出血位置的方法，看看他们是否存在胸部持续出血，当胸管发生凝血时，出血可相对较少。如果怀疑凝血可以放置第二根胸管，剖腹手术检查膈肌有助于识别张力性气胸或扩大血胸。

4. 还剩两个区域患者的四肢和背部的创伤。肢端出血除非未用止血带或夹钳控制，否则通常会迅速对复苏做出反应。战伤患者中的另一个隐藏的出血来源是臀大血管、头皮，胸部后方的伤洞可使胸腔血液流出。这个事实突出了在创伤后彻底检查患者身体的重要性。这些背部损伤可能在患者到达时特别是在休克患者身上未发生出血，但随着复苏开始，这些区域可能会开始出血。因此，如果腹部或胸部发现不符合患者恶化的生理情况，应停止手术，并开始查找其他出血（可能涉及撕除无菌敷料并再次翻转患者）。

5. 始终默认以损害控制措施开始，控制非确定性污染，暂时性关闭腹腔，分流主要动脉和静脉损伤，然后让患者证明你不需要使用损害控制措施。记住，损害控制是必需的，并不是因为患者的生理情况不同，而是因为其他患者可能需要手术。

九、回顾"致死三联征"

创伤中过度使用和理解不足的概念之一是"致死三联征"或出血、酸中毒和凝血病。每个医学生都可以将这些作为在创伤中应解决的三个优先事项，或作为最终从手术变为损害控制方法。这已经变得如此普遍，许多人已经忘记了三联征中的每一个因素均是其他有害过程的结果，而其本身并不一定是有害的。事实上，这三因素的每一个元素经常用于严重受损患者或危重患者的治疗。低体温对代谢和生理学具有多重有益作用，目前正在进行使用低体温作为初始干预在危重创伤患者中的救治研究。酸中毒将改善氧气输送，并且直到达到临界 pH（至少 7.2 或更低）时才被证明对酶或生理功能直接有害。最后，创伤患者的凝血病实际上是一低凝和高凝状态的复杂混合体，并且在许多情况下减少凝块形成可能在微血管和大血管水平上有益。

如果患者有这种致死三联征中的任何或所有因素，你应专注于解决根本原因并停止进展到不可逆性休克。试图直接纠正这三个因素会浪费时间和资源，实际上可能会使结果恶化。你可能会给患者保暖，如果你没有控制出血，那么患者死亡就和温度无关。但这其实可能会加速患者的死亡。注入碳酸氢钠后，虽可以使 pH 看起来更好，但你并没有对真正的问题或对患者做出任何改善。图 3.3 显示了致死三联征是创伤患者的几个核心过程驱动的外周因素。解决核心因素并且关注 pH、体温和凝血病的变化，将告诉你是赢还是败。解决这些核心因素是你打败"致死三联征"的唯一途径。

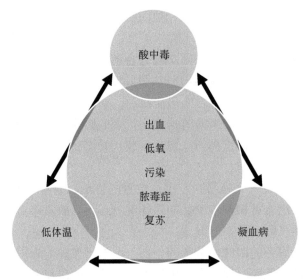

图 3.3 重新审视致死三联征。创伤患者的治疗应着重于中心圈所示的导致酸中毒、凝血病和低体温的核心原因

十、多系统战伤：把它们放在一起

你可能已经注意到，在初始管理优先权中，没有列出 CT 扫描。原因之一在于，经验丰富的外科医师可以通过直接的床边检查了解不稳定的患者，以便来决定是否进入手术室。头部受伤的不稳定患者最好首先治疗不稳定的来源，这个来源通常不是他的头部受伤。有时，这可能导致外科医师将患者带到手术室进行剖腹术，在剖腹术后 CT 扫描却发现患者有致命性脑伤。这不应该被认为是失败。这是基于外科医师可用数据的正确决策。失败的原因是将不稳定的患者带到 CT 室行头部 CT 扫描，错误地认为患者有不可救治的颅脑损伤，但发现患者并没有颅脑损伤。外科医师必须准备根据不完整的数据做出决定。这是对个别患者进行的分类，也是对伤害进行的排序和优先排序，以最大限度地利用资源。

外科医师评估多系统战伤患者的优先权流程总结如下：

1. 专注于你面前的患者。

2. 确定他们是"危重"还是"非危重"。

3. 如果危重：确定好处理出血来源。

4. 建立更明确的气胸控制（胸腔引流管）。

5. 确定和处理气道问题。

6. 在手术室中，坚持以损害控制措施为默认值，确保手术结果符合患者的生理学。如果创伤较小但患者仍然不稳定，说明你尚未找到并治疗所有出血来源。

7. 只有经过上述所有治疗，患者方可认为稳定，才能获得基于身体检查结果的选择性 CT 扫描和普通 X 线检查，以排除非危及生命的损伤。

（张昊鹏　方宗平　董海龙）

第4章

损害控制性复苏

John B. Holcomb and Timothy C. Nunez

概要框

1. 损害控制性复苏的目的是挽救战伤中10%需要大量输血的患者。
2. 损害控制性复苏是一个连续的过程，即从院前环境持续到患者抵达上一级救治阶梯。
3. 在患者入院时就应考虑到凝血病和酸中毒的可能。
4. 早期识别患者是否需要大量输血至关重要，有个说法称为"远离麻烦而不是摆脱困境"。
5. 允许性低血压、限制性晶体液复苏、等比例的快速成分输血或新鲜全血是损害控制性复苏的基础。
6. 如需使用重组Ⅶa因子（诺其），就应尽早使用，剂量为0.09～0.12mg/kg。
7. 在严峻的环境下库存血液是稀有的，必要时可早期利用移动血库。
8. 你的目标应该是平衡复苏，而不是武断地为了达到某个数值或比值。
9. 使复苏自动化和简易化！制订一个方案，如将使用的所有血液制品制作成含有按1：1：1配制的红细胞、血浆和血小板的"DCR（损害控制性复苏）包"。
10. 对创伤患者过量复苏和复苏不足都是不可取的，业余者能够进行复苏，而专家知道何时停止。

> 昏迷患者唯一可以立即回敬那些经验不足的外科医师的武器就是出血。
>
> William S. Halsted

一、引言

把战伤比作游戏，那么你的游戏任务就是治疗活动性出血、失血性休克及防止再出血。战场上有两大杀手：重型颅脑损伤和出血。对于前者，你可能无能为力。但对于后者，你做足了准备并且注意了细节，那么你可以有所作为。对于每一个你接收的患者都应考虑到活动性出血的可能性。当患者到达时，看一下你的手表，让指针的滴答声融入你创伤评估和复苏的过程中。损害控制性复苏（damage control resuscitation，DCR）的所有哲理可归纳到下面的理念中，患者流出的是温暖的全血，而不仅仅是红细胞。所以，从复苏的第一分钟开始我们应该使用温暖的全血或等价物，而不是又冷又无凝血功能的红细胞。

失血性休克和致死性出血是战伤与非战伤死亡的主要原因，占手术室内死亡的80%以上，以及创伤24h内死亡的70%。所幸只有约10%的战伤入院患者需要大量输血（目前定义是第一个 24h 内输注 10 个及以上单位的浓缩红细胞）。这一类需要大量输血的患者占用了医疗救治机构（military treatment facilities，MTF）配备用血的主要部分。近期，西南亚的武装冲突促进了 DCR 的快速发展，并加快了人们对它的接受和评价。许多学者证实，在战时或非战时的严重创伤患者的初期对其进行早期、大剂量的等比例成分输血可改善患者的生存率。如此快速在短时间内大量地输注血液或血制品是需要全面的计划及人员与资源的前期协调才能保证快速而稳定的执行。

之前提到的创伤性凝血病是基于手术室的实验数据，其结论是在受伤的前数小时并未发现异常凝血的实验数据，与血液稀释有关。然而，目前认为至少有 25% 的创伤患者在到达创伤中心时已经出现凝血病，并且此类患者的死亡率显著高于其他患者。创伤性凝血病是一个独立的概念，定义为非外科手术能控制的出血，伴随凝血因子浓度正常或不正常。因此，对于严重创伤的患者给予 DCR 时就应把凝血病划为重点。正如笔者时常提出的观点，严重创伤患者入院时多半已经出现凝血病，应给予相应的治疗措施。

二、损害控制

损害控制这个概念出现于 20 世纪 80 年代早期，作为一个替代管理方法用于剖腹手术中出现低体温和凝血病的过量失血创伤患者。20 世纪 90 年代，一些学者对于这种外科复苏策略提出了"损害控制"这个名词，并将其描述为 3 个独立而不同的阶段。第一阶段为简明剖腹术，处理伴有危及生命的出血和大量肠外露。第二阶段通过纠正酸中毒、低体温和创伤性凝血病使患者的生理状态恢复"正常"。第三阶段返回手术室，对第一阶段中未完成的损伤进行最后的修补和重建。第三阶段的前提是患者重建了"正常"的生理状态。DCR 包含了以上 3 个阶段。

DCR 的概念就是由损害控制发展而来的。对于需要一个特殊外科处理方法（损害控制外科）的患者，我们提出了这个特殊类型复苏（损害控制性复苏）的概念。DCR 由 3 个基本部分构成：①允许性低血压，清醒的患者可触及桡动脉的搏动；②最小化晶体液复苏策略（防止进行性低体温和血液稀释）；③立即使用等比成分血制品（浓缩红细胞、血浆和血小板）以类似于全血 1∶1∶1 的比例，或直接输注新鲜全血（当成分血制品不足时）。积极输注血液制品的措施应在贫血或凝血病的实验室结果出来之前就用于危及生命的大出血患者。此方法可直接解决严重创伤患者的致死三联征。然而，成功的复苏措施离不开同时对致死三联征的出血和严重污染的解决。

三、创伤休克急性凝血病

一些学者指出，在战伤或非战伤患者入院时已存在显著的凝血病，并且凝血病可导致死亡率的显著增加。目前清楚的是，在创伤患者中约 25% 的患者已出现创伤休克急性凝血病（acute coagulopathy of trauma shock，ACoTS），早期出现（无论是否进行复苏）且致命。DCR 主要针对的是 ACoTS 的早期治疗。早期凝血病的主要原因是休克。由于这个早期凝血病的存在，目前的技术水平就是在大量失血患者的管理中加入 DCR。

四、识别需要进行 DCR 的患者

让你立即识别出这类患者可能是有一些难度的。目前也没有一个统一认可的标准去识别需要进行 DCR 的患者。一些组织提出了相关的评分系统（使用病理、生理及实验数据）去准确地识别那些可能需要大量输血的患者。这些评分系统都相当精确，其中有两个评分系统最适合于战地后勤医院和前线外科手术队（表 4.1）。这些评分系统都依靠生理学数据，都有其自身的局限性。实施这些评分系统的可行性依赖于你所在军事医疗机构的资源。然而，需要重点注意的是，这些评分系统只是用于加强医师的临床判断而不是取代之。许多严重创伤的患者，如收缩压 50mmHg 的胸腹部创伤，显然是需要 DCR 的。然而，许多身形健壮的年轻患者在受伤初期会给你错觉，这些患者"看起来挺好"，直到出现循环衰竭。建议运用并相信你的完整全面的分析，找到一些受伤特点来帮助启动 DCR 的临床决定（表 4.2）。例如，有一个在巴格达战斗支援医院的经验性规则：不管起初的临床表现如何，每出现一个肢体的碾压伤或离断伤，直接给一个"红标"输血包（4 个单位浓缩红细胞、4 个单位新鲜冷冻血浆）。我们的观念是，初期积极地止血复苏，后续尽早停止，而不是等终于确认患者需要大量输血了才开始止血复苏。再次回到之前说过的哲理"远离麻烦而不是摆脱困境"。

表 4.1 预测大量输血的评分系统	表 4.2 需要大量输血的伤情特点
收缩压 ≤ 90mmHg	1. 无法控制的躯干、腋窝或腹股沟出血
心率 ≥ 120 次 / 分	2. 近端肢体毁损性截肢和躯干穿透伤
穿透性致伤机制	3. 两个及以上近端肢体毁损性截肢
腹部超声可见阳性积液	4. 失血所致严重低体温
或者	5. 大面积软组织缺损伴持续性出血
心率 > 105 次 / 分	6. 严重的会阴损伤或骨盆后环断裂的骨盆骨折
收缩压 < 110mmHg	
pH < 7.25	
血细胞比容 < 32%	
出现两个因素则需要大量输血的概率 > 35%	

五、何时启动 DCR

理想的 DCR 是从第一个接触患者的人和院前医疗人员就开始的。医疗官员有责任将 DCR 的基本原则教给并指导战地医务人员。战术战伤救治的原则是大量出血的患者在转运过程中输注限量的晶体液并保持允许性低血压。在转入上级医院的过程中，清醒的患者或者桡动脉搏动可触及的患者不需要太多的晶体液。因此，医务人员可集中精力用于止血（止血带 / 止血敷料）和预防低体温。可以看出，DCR 的三个重要部分中的两个已被医务人员掌握。DCR 的第三部分是快速给予血制品，目前由医疗救治机构级别的医师掌握着。

六、DCR 规程产生

部队中支持 DCR 策略有效性的早期经验和数据源自简单而又有些激进的主张，如给予更多的血制品，更早地使用血制品，在初期就配制血浆和浓缩血细胞制品。图 4.1 描述了在巴格达战斗支援医院一个手术室墙上贴的图表，其使用的方法比正式的 DCR 规程更早。标注了配比血制品（包括全血）的成分比例接近 1 : 1 : 1。对该操作方法结局的回顾分析支持了其更好的生存率，并刺激了对最佳成分比例和使用时机的相关前瞻性研究。

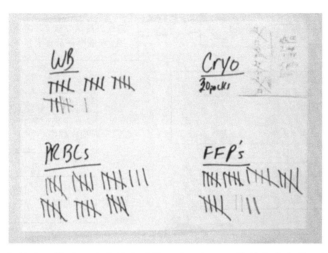

图 4.1　伊拉克巴格达手术室墙上贴的图表，记录了战地创伤复苏。标注了平衡血制品的使用，包括浓缩血细胞、血浆、冷沉淀和全血。如果未包括全血，那应加上血小板

目前对于需要大量输血的创伤患者所使用的输血成分的最佳比例问题还存在争议。由联合创伤手术系统（joint trauma theater system，JTTS）指定的临床操作指南提倡输注比例为1：1：1，本质上是想把输注液体复制成全血的成分。理解了配比良好并且积极复苏的概念要比确切的比例更重要，但设定一个 1：1 的目标更容易被理解。近期 JTTS 同样强烈建议使用库存保质期少于 14d 的红细胞。冷冻储存的红细胞会有明确的细胞损害。受血者大量输注储存过久的红细胞比输注小于 14d 的红细胞所遭受的有害作用会明显增加。在大量输血规程的框架中，输注血液制品时提倡"喜新厌旧"的策略。对于需要大量输血的患者，应尽可能地为其提供新鲜的血液。对于大量失血的患者，早期给予积极止血复苏措施可阻止凝血病的发展和恶化。

快速而持续地提供大量的预定比例成分血制品的"唯一"办法是充分执行大量输血的规程。在战区医院或战斗支持医院的理想环境中，此规程应该由多学科队伍，如急诊医学、创伤、重症监护、输血医学、护理、病理学及麻醉学科来制定和监督。血库不应仅仅当作储存血液制品的仓库来运作和管理。为这一目标，输血医学专家（条件允许的话）应积极参与到大量出血患者的复苏过程中。在偏僻严峻环境的前线手术队中，多学科团队人数会变得很少，只有外科医师作为执行大量输血规程的核心人物。在艰难的环境中你需要利用任何能用到的资源去执行大量输血规程。这同样包括了利用一个有组织的移动血库，本章节后续会提及（图 4.2）。

七、DCR 包的发放

下一个挑战是这些血液制品究竟如何发放。大量输血规程可由外科医师或急诊医师启动。你所在的机构应该有一套相关制度，关于如何通知血库，可通过电话、护工，或者血库就位于复苏的区域，作为复苏小队的一员。医师所做出的决定应基于之前提到的评分系统、致伤机制或临床经验。血型鉴定和抗体筛查应立即执行，以加快鉴定特殊血制品的操作。血库收到某个通知后便启动规程，通过提供一个冷藏箱，里面装有 4 个单位通用血型血浆和 4 个单

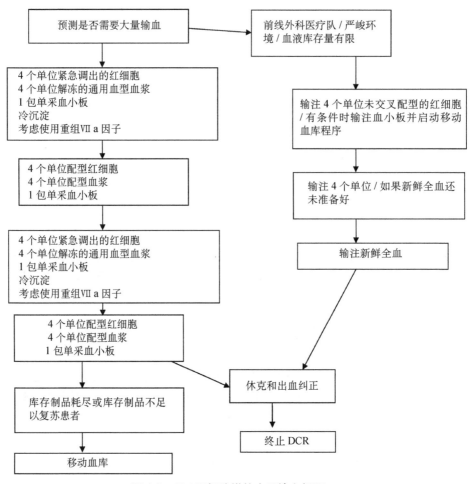

图 4.2 Ⅱ / Ⅲ级阶梯的大量输血规程

位未交叉配型的红细胞。忙碌的战斗支援医院无论在何时都应该备有一定量的解冻血浆。在一个忙碌的军事医疗机构应时刻保存有 4 ~ 6 个单位通用血型（AB）解冻血浆，可帮助早期配制所有血液成分，甚至可以减少血浆制品的损耗。另外，1 个单位的单采血小板应该和冷藏箱一起取出，而不能放在冷藏箱里面（冷藏会不可逆地损害血小板）。这个冷藏箱应该能够放在急诊科或手术室患者旁边。此时，血库开始自动准备第二个冷藏箱。包括 1 个单位单采血小板和装有 4 个单位血浆和 4 个单位红细胞的第二个冷藏箱（随后取出）。同样在你的大量输血规程中应该会有重组Ⅶ a 因子和冷沉淀的使用说明。当每个冷藏箱的血制品准备就绪时，血库会通知手术小组下一个冷藏箱已经在路上并确认是否需要继续配送冷藏箱。这个程序在每次配送血制品时都会继续。这些规程的一个关键原则是，血库不会干等着接收输送血制品冷藏箱的命令，而是源源不断地提供血制品，直到手术床旁的医师停止大量输血措施。

　　大多数大量输血规程会聚焦在血小板、血浆和红细胞上面，而常会忽略低纤维蛋白原血症的出现及哪种血制品替代纤维蛋白原最佳。在大量输血规程中，高比例的纤维蛋白原是必需的，这一点几乎没有争议。血小板和血浆会贡献相当数量的纤维蛋白原，但它们是最佳的纤维蛋白原供体吗？我们强烈建议在大量输血规程中预留冷沉淀（条件允许的话）。一袋 150ml 的冷沉淀可以提供比血小板或血浆多出 6 倍的纤维蛋白原。这样 10 个单位包装的冷沉淀理论上可提升 70mg/dl 的纤维蛋白原水平。在 DCR 过程中，医师总会关注血制品的输注量，冷沉淀可以额外提供大量纤维蛋白原，相当于 1/2 血浆和血小板的总量，以及 1/4 全血总量。建议在大量输血规程中默认在每一个冷藏箱内准备冷沉淀，而不是另外去单点它。

八、终止 DCR

血制品的输送及大量输血规程由手术小组决定是否继续。这个决定会在手术室或 ICU 中做出。该决定根本上是由手术医师结合麻醉师或重症监护人员的意见而做出的临床决定。利用常规的检查，如凝血酶原时间（TT）、国际标准化比值（IRN）和部分凝血活酶时间（APTT）并不能及时反映当时的状况而做出相应的决定。而快速血栓弹力图的使用也许能够填补这一空白，但它的作用还没有完全确定。DCR 一般在外科出血控制住时就停止，患者生理状况在此时也稳定下来，常规的实验室结果也接着恢复正常。不久的将来，我们也许会有更确切、更客观的数据，如无创血氧饱和度或快速床旁凝血功能信息来帮助是否终止大量输血规程的决定。在那之前，临床经验通常要比昂贵而费时的检测有过之而无不及。

九、新鲜全血

新鲜全血在本质上算是一种作战工具，它在战场手术室的使用可追溯到第一次世界大战。美国陆军在持续的西南亚冲突中大范围沿用了这一工具。比起传统的血液制品，军队更偏好于新鲜全血的"性价比"。新鲜全血是温热的，容量接近 500ml，血细胞比容为 38%～50%，含有 15 万～40 万个血小板，具有 100% 凝血活性及 1500mg 的纤维蛋白原，或者说它就是患者所丢失的东西。同时正如其名"新鲜全血"，它是新鲜的，不会有库存血带来的损害。新鲜全血的最终比例是 1：1：1。新鲜全血的使用需要依靠资源条件的允许。血液成分使用的可行性在不同救治阶梯中显然是不一样的。可能只有战斗支援医院和战地医院的血库会比较完善。前线外科手术队很可能只备有少量的红细胞，通常不会超过 10 个单位，而且还不一定有血浆。这其实是我们在伊拉克和阿富汗的真实写照。在这样的环境中，移动血库便成了一个绝佳的选择（常是唯一的选择）。我们在持续的伊拉克和阿富汗冲突中总共输注了 6000 个单位的新鲜全血，并且留下了极好的安全资料和数据，并提示可改善死亡率。然而，新鲜全血的使用也不是没有潜在风险的。几个使用新鲜全血的缺点如下：血型必须要配对；血液传播性疾病虽然少见，但是有可能的；在小规模的前线手术场地，献血者是很少的，并且你还要考虑对于献血者潜在的不良反应，毕竟献血者是一个有工作的士兵。即便有这些可知的风险，我们仍强烈推荐你在严峻环境下制订一个移动血库计划，并使用新鲜全血来应对大量输血或 DCR。

十、移动血库组织

获得新鲜全血的流程需要人员与当地机构的事先合作才能实现。预先筛选好的献血者名单是必须要有的，因为在患者到达医院时不可能等待你现场去筛选献血者，从而耽误止血复苏的启动时间。献血者名单一般包括了医院、前线外科手术队或当地机构的相关人员。你应该想方设法地去与当地相关机构的领导沟通，获得他们的认同。把他们纳入你的移动血库计划，当移动血库启动时，他们才能知道运作流程。计划还会包含一个预定的方式去帮助运作移动血库。你团队中的一个负责人（非外科医师）需要与献血者名单的人员建立联系，并且有能力去管理移动血库。在你需要动员献血者时，你也必须能够通知到你的作战基地。这个流程可以很简单，如传信人员跑到士兵的生活区、食堂或健身房进行召集，这个公共信息传播的能力是应该具备的。虽然部队里每个人员都事先筛查过艾滋病病毒，并进行了乙肝免疫，但是在移动血库名单的人员都需要使用艾滋病病毒、肝炎病毒和疱疹样病毒的筛查装置。这些免疫检测虽然没有我们期望的那样精确，但是还是可以减少一些风险。另外，所有准备献血者在献血之前最好先做一份标准问卷调查（DD572），以保证他们是低风险的合格献血者。因为人员的流动，献血者名单需要持续更新和核对。这个时间节点的把握可根据你的医疗救治机构所在地决定。

十一、新鲜全血采集

当缺乏成分血或血库资源已耗尽，并决定使用新鲜全血时，你可以通知你的预备人员或动员献血者并采集新鲜全血。此过程的推进可根据所在军事医疗机构的不同需求而因地制宜。其基本原则有献血名单中人员身份的确认，最新筛选问卷调查的确认，以及确认他们近期没有献过血。如果你所在地区有能力进行血液传播疾病的筛查，那就需要进行筛查，但所采标本仍然需要送至有资质的相关实验室检测。当患者确认需要用血时，移动血库人员就需要与受血者进行交叉配血（不能仅靠身份识别牌上的血型就直接确认），确认献血者是否有严重的贫血，然后收集血液至 CPDA-1 袋里（一种商品收集袋，内含枸橼酸 - 磷酸 - 葡萄糖 - 腺嘌呤抗凝成分）。尽可能保持采血区域的整洁、不凌乱，防止采血记录人员的记录错误而导致输注不同血型血液引起的致命的溶血性反应。采血区域离患者可能就几步之遥，但你仍然需要把所采集血液的信息用标签标记清楚。然后将所采集血液送至患者并进行输注。有报道（含我的经历）称此过程可以在 25min 内完成。终止移动血库的规程与成分输血的规程基本上一致。结合临床判断和常规检查去决定 DCR 是否终止。

十二、重组Ⅶa因子

Ⅶa因子的使用是目前我们所实施措施中最具争议的一项，但在战时和非战时 DCR 策略中已被广泛使用。联合创伤手术系统（JTTS）最新的临床操作指南仍提倡在大量输血规程中结合使用Ⅶa因子。对于大量失血且需要大量输血的战伤患者，我们强烈建议使用Ⅶa因子。目前没有关于Ⅶa因子的使用是否安全的报道，同时却有许多对其益处没有明确证据的争议。我们应当把它当作是损害控制性复苏过程中的一种工具，而不能把它当作大量失血患者的灵丹妙药，这是底线。

以下有几点需熟知的关于Ⅶa因子使用的基本原则。它不是外科手术止血的替代品，不能因为它的使用而姑息或拖延去手术室的时间。如果患者缺乏血小板或凝血因子，那么Ⅶa因子是无法起效的，只能成为昂贵的安慰剂。你应该在使用它的同时或者之前使用血浆和血小板。常用剂量是 0.1mg/kg，给药方式是静脉注射。用药适应证包括血液稀释性凝血功能障碍导致的出血；经过恰当的 DCR 而凝血病加重；创伤性出血伴随凝血病或使用了抗凝剂（尤指颅内出血）；在十分严峻的环境中血液制品紧缺而转运时间过长时。在给药前使患者的 pH

达到 7.2 以上，但 pH 小于 7.2 也不是用药的绝对禁忌证，只是其药效可能会打折扣。必要时可重复给药，但如果首次给药后无任何反应或者该失血患者已进入垂死状态则不应继续给药了。

十三、DCR 局限性

DCR 概念的提出和实施被誉为是战地和创伤医学近期的一个重大进步，但它不是"魔法"，不可能救治所有的出血患者，也不会弥补你的策略或技术的失误。同时你也应该注意DCR 策略的近期和远期影响。它会使你的血库不堪重负，特别是在无规划的用血情况下。血制品输注的理想比例和类型目前尚无定论。我们仍然不清楚输注额外血制品的长期并发症的全部影响，如传染性疾病的传播、院内感染率及免疫抑制等问题。DCR 相关的 ICU 并发症，如急性呼吸窘迫综合征（ARDS）和多器官功能衰竭的比率是显著增加的，有可能是因为和那些之前没有进行保命手术的重症患者相比较的结果。输注血浆可能是输液相关性急性肺损伤（TRALI）的驱动因素，因此 DCR 患者发生 TRALI 的概率在理论上会更高。只使用男性献血者血浆有可能会降低 TRALI 的发病概率（比起多次生产的女性，其抗体水平更低），但在实际的情况下也无法避免此因素的出现。你应该时刻注意以上这些因素，尽量去做好这个重要的救命措施。

十四、前线外科手术队的特殊性

一些前线外科手术队会与三级机构（战斗支援医院）或者医疗连队驻扎在一起，可以获得他们的资源和支持。但在偏远的战区，如阿富汗，前线外科手术队常会在严峻的环境下被分到两个地点，仅有 10 个成员，所得支持相当有限。但这些小队表现得十分出色。偏远地点的医师不可能有充足的血库给予患者成分输血。对于你认为需要大量输血的重症患者应给予新鲜全血。在共同驻地美军人员的充分准备和利用下，这些小队可以处理极其严重的战伤患者。

综上所述，DCR 的核心概念是积极给予成分输血或新鲜全血。有许多报道证实了此方法在战场上挽救了许多生命。笔者的观点是，初期积极止血复苏，后续尽早停止，而不是等你终于确认患者需要大量输血了才开始止血复苏。再次回到之前说过的检伤哲理"远离麻烦而不是摆脱困境"。

（陈　实　莫　非）

第 5 章

先手术还是先行影像学检查

Matthew Martin

概要框

1. 没有什么比是否立刻送入手术室或实施进一步评估和影像学检查更关键的早期决定了。

2. 时间是你的敌人：在患者到达医院后开始计时，就好比每过一分钟都意味着血液的流失。

3. 患者有可能死于 CT 扫描过程中，因此对于低血压的创伤患者应尽快送入手术室。

4. 从头到脚的影像学检查并不是抢救，且对几乎所有的致命创伤也不是必需的。

5. 除非有颅内压升高的临床证据，否则胸部、腹部创伤及 CT 扫描应优先于头部创伤和头颅 CT 扫描。

6. 要相信你的体格检查、受过的培训及直觉。

7. 摒弃对非战时创伤的迟钝反应状态，不然它会导致患者死亡。

8. 在缺少复苏室或手术室的情况下，要在 5min 或更短的时间内判断并且找出活动性出血的部位。

上帝赐予你耳朵、眼睛和手，按照这个顺序用它们救治患者。

William Kelsey Fry

  优秀的创伤外科医师都有一个共同的特性，就是他们似乎有神奇的能力在缺乏"新奇的技术"（可替代体格检查和帮助临床判断）的助力下，能够将需要紧急处理的患者区分出来。本章作者有幸接受过一位传奇人物的培训，当他把手术帽从后面口袋拿出来戴上时，他就很快明白患者需要紧急送入手术室进行手术。他通过简单的观察和体格检查就能极为准确地发现致命伤，因此我们都学会了对这个现象的密切关注。然而，随着进一步的观察，作者意识到他之所以能做到这些是因为他在很大程度上运用了基本的规则和原则，而这些又是基于他的常识和对致伤机制及解剖学的深刻理解。尽管没有章节或指南希望重现几十年来的经验及来之不易的教训，但医师要能够迅速地运用这些原则和程序来处理将会遇到的最具挑战性的患者：战伤患者。

  穿透伤数量的急剧下降和大多数创伤患者的非手术治疗的增加，给外科医师和接受外科培训的人在无意间造成了广泛的疾病病理学：紧张症（catatonia）。作者将这个定义为不做详细的 CT 扫描就无法给出明确的处理方案，再加害怕"探查性质"的手术。如果有关键的原则来指导你处理战伤，那么你应该摒弃或改变在地方医院所学关于处理战伤的理念。战伤主要由穿透机制占据主导地位，且严重的多体腔损伤更为常见，其中大部分患者都需要手术治疗，因此与普通创伤相比在很多方面都是截然相反的。本章的目的是帮助医师在早期评估创伤患者后尽快做出"下一步"的关键决定，并且学会即使在不确定的情况下，也可以掌握指征进行手术。对于稳定患者，这些方法可以节约你的时间或资源，而对于不稳定或流血不止的患者，这些方法可以挽救患者的生命。

一、稳定的患者

即使在战争或灾难的环境中，大多数来到医院的患者血流动力学都是相对稳定的，此时决定是做进一步的影像检查还是入手术室都要比不稳定的患者更紧急，尽管如此仍会导致并发症发生率和伤死率的增加。要记住年轻人与健康的创伤受害者（如士兵）能够在大出血时令人惊讶地维持正常生命体征，直到快速失代偿，所以应当对这些患者进行持续评估，就好像他们可能有持续性的出血一样。除非你确定他们是真正的稳定患者，且没有大量的胸部、腹部、盆腔出血，否则不要为了影像学检查而搬动他们。对出血的体格检查和基本的影像学（X 线和 B 超）检查会在后面"不稳定的患者"部分及图 5.1 中详细说明。

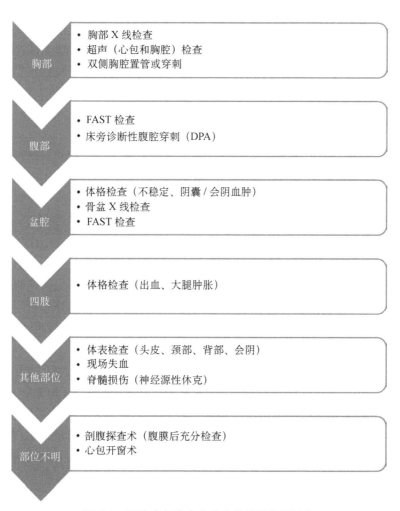

图 5.1　不稳定创伤患者出血的快速鉴别流程

假设这个检查是阴性结果，那么接下来你必须决定是做进一步的影像学检查还是入手术室。然而这一决定应建立在确定患者所受何种伤害和考虑不明原因受伤的可能性及其紧迫性或致命性的基础上。如果患者没有明确的损伤而需要手术治疗，那么就按照损伤机制和初步评估来进行影像学检查。如果患者有 1 个或多个损伤且需要手术治疗，那么有 3 个因素必须权衡考虑：①手术创伤的性质和紧迫性；②潜在伤害的其他方面；③忽视这些潜在伤害的致命性。最后，你所做的这些决定都应该是对每步处理的可能性和成功概率良好分析的总结，从而才能选择一个更妥善且更可接受的决策。

如果你将患者送入手术室，那应该始终有一项对突发失代偿或其他解剖区域出现损伤的处理方案。对突发的血流动力学不稳定患者，双侧胸腔放置引流管结合剖腹探查术和心包开窗术几乎可以排除手术所致的大量隐匿性出血。如果患者因颅内压增高（瞳孔散大、高血压、心动过缓）而出现神经系统恶化的突发情况时，必须终止手术，并决定是实施急诊头颅 CT 影像检查，还是盲目进行开颅或钻孔手术中的一项。第 24 章将会对这种情况进行详细讨论。寻求帮助则是你在那种情况下应该首先采取的最佳行动。

如果要给稳定的患者在入手术室前做其他的影像学检查，要记住以下的原则，患者在任何时候都可能情况恶化，要选择最佳的时间去做检查。在整个成像的过程中确保对患者进行持续的观察和监护。做好充分准备，一旦出现恶化的情况，速将患者从影像检查台转至手术室。在入手术室前只做你认为绝对需要的检查，而一旦出现情况恶化和终止影像学检查时要充分考虑这些检查的优先次序。

二、"排除"头颅或脊柱损伤

在激烈的创伤讨论会上，无意中最常听到的一句话就是"我关心的是严重的头部（或脊柱）损伤"。这通常是针对某个特殊的患者在做头颅 CT 扫描（获得正常脑部或非手术所致脑创伤的详细影像学资料）期间，又为什么在 CT 检查台上流血而亡这一询问的反应。在战争和灾难环境下，严重损伤和多系统损伤会更加普遍。"快速头颅 CT 扫描"的稳定期使许多创伤外科医师陷入灾难之中，所以要小心。与其他外科领域不同，在创伤外科你必须经常处理不完善及不完整的信息。在这种情况下，你必须回到常识中来，并通过概率和概率知识完善它。在头部和躯干皆损伤的患者中，挽救生命的手术总是倾向于先处理躯干伤。能够同时行躯干手术（剖腹或剖胸手术）和开颅手术的患者是幸运的，但又是非常罕见的。对于战争和灾难所致的损伤来说，清醒、警觉和同你交谈的患者是不可能有任何手术源性的脑损伤，因此头颅 CT 就不应该优先考虑。

在不稳定或貌似稳定的患者中，唯一能让你在手术前考虑做头颅 CT 的就是有灾难性颅内出血的证据。知道如何识别颅内压增高的临床症状，包括降低的 GCS 评分（＜ 10 分）或者合并一个或多个特异性体检结果出现的精神状态的迅速衰退；瞳孔散大固定，运动姿态，高血压和心动过缓及呼吸改变（Cushing 综合征）。如果颅内压增高到足以引起这些症状，那么精神状态就将被始终抑制。因此，在清醒和警觉的患者中单侧瞳孔的散大并不是由颅内压和脑疝引起的，而这些患者的低血压是由出血引起的，除非另有其他证据，否则当务之急应该是保护神经元（控制出血和提升血压）。

对严重的损伤患者来说，脊柱的影像学检查纯粹是浪费时间。如果你有的是时间可以挥霍，那就做吧；否则，当你在处理危及生命的损伤时，要保持对脊柱的警惕性，并在稍后对其进行充分评估。即使是有明确脊髓损伤的患者，你也不大可能在 CT 扫描中发现什么，而这又将会影响你的早期处理方案或手术的优先性。记住，你能为患者脊髓所做的最好的事就是预防低血压和缺氧，且应该是在手术室内而不是放射科。一旦出血和污染得到控制后，就可以处理脑或脊髓损伤。如果前期就有神经外科或脊柱外科的医师（如果你拥有一个）参与到救治中来，那会有很大的帮助，但你要始终关注于救治方案的优先次序及救治的重点。

三、不稳定的患者

这就是那些早期关键决策决定生与死的场景。一个血流动力学不稳定的战伤患者因流血而亡——就好像故事戛然而止。如果你能轻易地确认和发现出血灶，如双侧小腿创伤性截肢，那你可以先采取临时措施（上止血带），紧接着再进行最终的（外科手术）控制措施。但是你如何处理浑身都是弹孔又合并低血压的患者呢？第一步要意识到这种患者肯定是越快送入手术室越好，并开始调动你所拥有的能让患者朝着有利方向发展的资源。不要让患者去做 CT，即使只是一个"快速的头颅 CT"，你可能经常会后悔没给患者做 CT，但你几乎不会后悔将患者送入手术室。现在你需要弄清楚出血在哪里并且尽快控制住。在 3～5min，你应该仅利用体格检查、基本的 X 线和（或）超声、20 号针头就能从头到脚对出血部位进行快速检查。

图 5.1 已经说明了对这类患者简单的处理流程，而这又是基于两个主要原则：①有限的体内腔隙能够容纳大量的血液，从而出现贫血症状；②体内活动性出血的这种迹象是可以察觉的。如果对某个腔隙的体检及 X 线或 B 超无异常，那么出血灶很可能不在那。因颅骨不能容纳大量的血液，所以出血和脑损伤导致的低血压应该作为排除诊断，并且不能作为主要的假设。然而要小心头皮伤口或颅骨骨折出血在地板形成的无法辨认的血泊。

正常的胸部 X 线检查基本可以排除胸腔问题，所以要锻炼阅读 X 线片的水平，对于血胸和气胸，胸部超声检查是相当可靠的（对经验丰富者而言），应当纳入 FAST 检查之中（参见第 6 章）。此外，心包的超声影像应当观察到任何可引起心脏压塞的大量积液。如果你不擅长腹部或胸部超声，那么首要问题是你要熟练掌握它。还有一种方法就是双侧胸腔置管或双侧胸腔穿刺吸引（腋中线的第 5 肋间）也能够做出诊断并有潜在的治疗作用。对腹部和骨盆的体检有可能发现急剧膨隆的腹部或骨盆结构的不稳定，但是敏感度并不高。正常的骨盆 X 线可以排除骨盆骨折引起的出血。FAST 检查的阴性结果能让人稍许宽慰，但不能明确排除腹部问题。如果没有发现其他的出血灶，而患者仍然维持低血压，可以用 20 号针头进行诊断性腹腔穿刺。血液会积聚到结肠旁沟和骨盆内，所以可对这些部位进行一次或多次的穿刺吸引，一旦发现有明显积血就可以行剖腹探查术，不用担心穿刺吸引会损伤肠道，20 号针头穿刺遗留的孔洞可自行封闭。即使这些都是阴性结果，腹膜后仍然是潜在的出血灶。然而，大多数的腹膜后损伤出血都足以出现生命体征的不稳定并会流入腹膜腔，但只要对上述所列情况检查后都可产生积极的结果。

如果此时没有发现明显的出血灶，那么开始寻找其他不太可能的因素。下肢唯一可能储存大量血液而导致休克的部位在大腿，但这个在体检中明显会被发现。应对体表进行全面检查，包括背部和会阴区两大潜在出血灶。在到达前应考虑体表出血，通常这种情况很快就会得到纠正。如果出现截瘫或四肢瘫痪并排除了其他手术原因后，脊髓损伤所致的神经源性休克也要考虑到。最后，如果隐匿性出血仍然使患者不稳定时，一方面在手术室进行剖腹探查术，再者你还要考虑进行心包开窗术。

四、战伤影像学检查的诱惑（特殊陷阱及规避策略）

在希腊神话中，Sirens（海上女妖）利用她们魅惑的声音引诱毫无防备的水手前米，最后把他们杀死于周围岛屿的岩石之上。在处理战伤患者中，你必须抵挡住围绕在你旁边（或脑海里）的诱惑之歌——也就是对所有的患者应用"普遍的"影像评估。这常常需要你们的共同努力并可能会使那些使用万能方法的处理战伤患者的人感到惊愕。虽然个体情况和不同的损伤方式会让你遇见千变万化的患者，但作者会提供给你几个具体的例子，而这些例子又看似经常重复出现。

1.**肢体损伤** 患者一处或多处损伤，或者被截去四肢。通常有止血带可以应用，并在早期复苏阶段有助于快速稳定生命体征。很明显这类患者需要入手术室，但是通常也会把全身CT扫描的结果带进来。而此刻患者的伤口不停出血，当进行复苏时血压也会上升，伤口会再次出血。此外，这类患者经常需要插管以便于镇痛和CT扫描，因此你不可能进行体检，而且麻醉诱导又会产生严重的低血压。大多数患者应在早期评估及做完床旁影像后直接进入手术室，如果有需要可在术后再做CT。

2.**缓冲固定板** 患者躯干和四肢多处小伤口。CT扫描对此类患者很有帮助，尤其对于颈部，可将浅表伤口从严重的穿透伤中区分出来。然而，如果患者具有这种伤口且合并明显的腹痛或压痛，则在剖腹探查术前不必行CT检查。正常的胸部X线可以排除任何危及生命的胸部创伤，所以胸部CT不用急于一时。同样，正常的动脉搏动对排除大的四肢血管伤还是非常可靠的，因而在处理更危急的损伤之前，不用把时间浪费在CT血管影像扫描中。

3.**巨大的会阴伤口** 这可能是你曾经处理起来最棘手的一类患者，数分钟内的创口失血也许就会导致死亡（图5.2）。不幸的是，由于爆炸装置在客车座椅下部引爆使得该类患者越来越普遍，对于这种患者应该尽快送入手术室，而绝对不要为了获得影像学资料而耽误救治。腹部体检、FAST检查、盆腔X线检查可为开腹手术或不需开腹手术者提供救治所需要的信息，但是这些患者大多数需要行剖腹探查术，因此腹部CT就显得多余和不必要了。如果CT影像不可或缺，那么要在成像过程中做到对会阴部出血的密切观察。

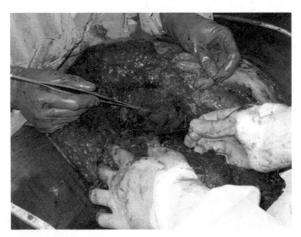

图5.2 巨大的会阴爆炸伤合并括约肌复合体毁损伤，直肠远端外露。这种患者应立即送入手术室以避免快速失血

4. 单纯枪击伤（GSW）　尽管这类患者不如爆炸伤患者普遍，但是在任何战场上都可以造成大量的弹道伤患者，其中大多数都需要对受伤部位进行手术治疗，因此不需要范围更广的影像学检查，一张平片就可以了。我经常听到有人把"不可预知的弹道轨迹"当作大范围CT扫描的理由，尽管我也认同受伤时的体位或骨头偏移会导致弹头出现不寻常的轨迹，但是子弹仍会遵守所有的物理定律，它不会停留在中间线路、相反的线路上或急转弯进入另一个腔隙里。以下的病例只涉及孤立的单纯枪击伤，几乎都不需要CT检查，应迅速进行手术治疗：①合并呼吸消化道或血管伤征象的颈部创伤；②胸部创伤合并大量失血（早期出血>1000ml或持续出血）；③需切除腹腔脏器或合并腹膜炎的腹部创伤；④四肢创伤合并血管伤或筋膜间室综合征。

五、小结

专业的创伤处理是对救治的优先次序、最坏情况的预测及发挥最大成功率的集合，而要提高成功率不仅在于早期的 ABCD 的评估，也取决于你在危急环境下所做的每项决定和干预措施。在信息缺乏和不完整的混乱情况下，你不会每次都是 100% 正确，通过采取某种方法来评估和预测每项决定的利弊，那患者的预后可以达到最佳，同时尽量减少任何不良事件的影响。而诊断医学及平民创伤医学所应用的缓慢及有条不紊的详尽评估方案并不能给患者带来益处，所以正如 Basil 国王所说："勇敢些，力量之神会助你一臂之力。"

（马　锐　陈　宇　董海龙）

第6章

战伤超声检查

Benjamin Harrison

概要框
1.有明确适应证，需要立即手术的患者千万不要因任何放射学检查而延误将其转运至手术室，因为超声检查可以在患者去手术室的途中，在 CT 扫描之前提供快速而有用的数据。
2.对经验丰富的操作者而言，在钝性伤／穿透伤的检查上，超声检查比仰卧位胸部 X 线检查更敏感。大多数情况下，不应因进行普通 X 线检查而延误超声检查。
3.超声检查应在 ABC 后进行，我们将其定义为"ABC-U"。
4.重复扩展的创伤超声重点评估法（extended FAST，EFAST）检查是有益的，即使初次检查正常也应尽早进行复查，因为腹腔和胸腔积血需要一定时间聚集。
5.超声检查依赖于检查者，因此需要考虑检查者的操作技能、经验及可信度。
6.如今，战伤主要包括各种各样的烧伤、穿透伤和钝性伤。在严重烧伤的患者中，当你在积极处理烧伤创面时，EFAST 可以快速识别其他危及生命的损伤。
7.检查者可依据超声提供的重要信息对处于危急状态中或心搏骤停的创伤患者立即做出分检决策。
8.利用空闲时间熟悉（或精通）超声检查。

创伤的悲剧是未能立即识别和治疗简单的致命伤，而不是无法应付灾难性或复杂性创伤。

F. William Blaisdell

一、为什么选择超声检查？

不管如何设定，超声检查都是创伤初期评估的重要组成部分。大多数外科医师将在战区的战斗支援医院（CSH）进行练习；然而，作为 FST 的一分子，你可能没有可用的 CT 扫描仪。在严峻的情况下，超声检查在指导复苏和手术治疗方面具有非常重要的作用，但超声检查也应该成为 CSH 或创伤评估中心的一部分。诚然，许多民营创伤中心能够快速进行 CT 扫描，"泛扫描"的出现导致超声检查被严重忽视。随着患者数量的急剧增加，CT 难负重荷；此时，超声检查对于快速获得患者的有用信息至关重要。

超声检查作为战时创伤管理的工具是从第一次海湾战争才开始真正被广泛应用，随着"伊拉克自由行为／持久自由行动"（OIF/OEF）的持续，它逐步走向前线。虽然最近毕业的外科医师和急诊医师似乎都信任超声检查，但对于没有接受超声培训的住院医师来说，这可能是具有挑战性的。大多数人都熟悉超声，但要真正擅长这项技能，他们还是缺乏培训和实践经验。创伤医师不仅需要知道如何解读超声图像，还要学习在有限的时间内获取可用图像的技能，而这才是真正的难点。虽然你不需要成为超声专家，但如果不勤加练习，知识和技能将会退步。

这个简短的章节不是为了代替超声检查培训或超声波课程，而是对超声检查应用进行概述并给出一些参考和提醒。作者自我感觉有能力进行超声检查，但是在工作的第 1 个月，虽然已经进行了数十次创伤的超声检查，但并没有真正精通。患者可能存在气胸与知道它实际存在（并且在没有获得其他放射学检查的情况下根据超声发现进行胸腔置管引流）之间有很大差异。如果你是正式的外科医师或是正在管理任何类型战伤患者的医师，那么在此之前，你必须熟悉超声波基础知识和创伤标准检查方法——创伤超声重点评估法（FAST）。只需少量额外的时间和精力，你就可以具备基本的胸部成像技能来实施扩展的 FAST 检查。

值得高兴的是，我们大多数人都可以轻松地使用超声波仪器，且工作期间是完善、维持超声检查能力的最佳时机。无论你是放射科医师、急诊医师还是创伤外科医师，你都可以从你所在单位的超声专家身上获得超声相关的专业知识。应用你所熟悉的技能，并在你的医师同事或急诊患者身上进行多次实践，直到你对探头放置和获得的图像感到满意。如果我们不能在创伤复苏中迅速做到这一点，那么团队成员就会感到烦躁，慢速的超声检查者通常会被排斥。我们必须能够及时获取信息，否则这种方式将毫无帮助。如果时间允许，你可以在已有 CT 阳性发现的伤情稳定的患者身上进行超声检查来提高你的技能。或者，将仪器带到 ICU，对已知有腹水（通常是术后的患者）或心包积液的患者进行检查。达到熟练程度的关键是要认识阳性发现，学习腹水、心包积血（积液）或胸腔积血（积气）在超声上的表现。除了在正常患者练习扫查之外，我们还需进行并掌握许多阳性的 EFAST 检查，否则我们大多数人都不会达到熟练掌握的程度。

部署前，你的单位至少得购买一台超声波仪器；无论什么样的战斗环境它都将是无价的。如果在 CSH 工作，我强烈建议你的领导和供应人员帮助购买多台设备。在 CSH，为了满足危重症护理人员、放射科医师和心脏病专家的需求，我们在急诊室放置了两台旧的超声仪器。有时当我们急需它们为关键患者进行 EFAST 检查时，它们却正在 ICU 中使用，所以请提前想一想，因为在手术室里可能很难获得额外的或升级的超声设备。你还需要请供应商考虑损耗的情况，并与制造商协调零件更换和提前维修。

（一）超声检查的优势

1. 大多数情况下，超声检查基本取代了 DPL（更快、非侵入性、不过分敏感）。

2. 超声检查可告诉你患者是否有明显的胸腔、腹腔或心包积血。如果有，能让你更加快速地进行必要的干预措施（包括剖腹探查术或紧急胸廓切开术）。

3. 可快速、轻松地识别气胸。这对于管理患者，以及在 I 级或 II 级阶梯中非常有用，因为在 I 级或 II 级阶梯中，超声是唯一可用的影像检查。

4. 告诉我们在特定的时间点发生了什么。在翻动患者身体后或将患者处于头低足高位后进行一系列的 EFAST 检查可增加稳定患者的检查敏感性。

5. 可在床边快速完成检查，不需要将不稳定的患者送去做放射学扫描的"黑洞"，另外可立即获得信息并将患者直接送入手术室。

6. 没有对比剂或射线暴露。

（二）超声检查的缺陷（普通超声检查者）

1. 可能遗漏极少量的腹腔积血（积液量大于 100 ～ 200ml 时超声检查才可发现）。

2. 通常不能确定腹腔出血的部位。

3. 不能显示空腔脏器的损伤。

4. 不能可靠地显示腹膜后出血。

5. 不能告诉我们游离液体是血液、腹水、尿液或胸腔积液。

6. 对儿科患者相对不敏感（虽然阳性时有帮助）。

7. 无法对某些患者执行超声检查，如身体状态受限、气体等。

（三）如何执行 EFAST 检查?

扩展的创伤超声重点评估法（EFAST）是用于评估胸腹损伤的基本检查。操作执行的顺序有所不同，但在此将阐述我的检查方式。传统的 FAST 检查通常可以获得 4 个基本切面：右上腹部（RUQ）、左上腹部（LUQ）、心包和盆腔。EFAST 的"E"或扩展的部分是后来加入胸腔扫查评估气胸。血胸的评估作为 EFAST 的一部分更为常见。在进行腹部 RUQ / LUQ 观察时，在膈肌上方寻找血液回声。以下是对上述观点中的基本技术进行解释，我们知道，EFAST 是一个动态过程，在我们寻找气体和血液时需要对每个切面的多个图像进行综合分析。滑动探头，通过从不同角度观察每个切面以提高灵敏度。如果你不确定盆腔切面中是否有液体，将患者放置在头低足高位可能会增加 RUQ 切面的敏感度。另外，回想一下，EFAST 检查阴性，可能是因为腹腔内血液还没有聚集在某一间隙，因此在处理这种类型的创伤患者时，不能仅依赖这个结果。如果最初是阴性结果，则应在某些确定的情况下重复进行 EFAST 检查。我们应该将超声检查视为一个动态过程，根据患者的临床情况和稳定性来解释检查结果。

二、基本术语与旋钮调节

虽然不用太过专业性，但我们在超声检查过程中仍需要使用某些特定术语来进行交流。从根本上说，超声波探头（换能器）发射声波并检测反射回超声探头的反射波（从致密物质反射）。通过均匀材料的超声波不会反射回探头，被称为无回声(完全黑色,提示为均匀的液体,如尿液、纯净的血液或水)。身体中的其他大多数器官和结构以灰阶（或回声程度）表示，因为声波通过它们会被不同程度反射返回到探头。组织结构回声越低，它们的液体成分含量和均匀性越高（在超声图像上表现得越暗）。高回声组织通常更为致密和有更多的反射（有较高声阻抗，如骨骼），在超声图像上呈现白色或浅灰色。等回声是指由于声阻抗程度相似，相邻组织具有相似的外观（或回声）。不同组织回声强度有所不同,如水 - 脂肪 - 肝脏 - 肌腱 - 骨骼的回声分别为从暗到明（即从无回声到高回声）。记住，气体是超声波的敌人；与液体和固体器官相比，声波通过气体传播差（由于散射），使我们的检查受限。如果我们不能避开肠道中的大量气体，那腹部的超声检查将毫无意义。相反，诸如肝脏之类的致密回声结构具有良好的声波传播性，还可作为更深层结构检查的声窗。

因仪器生产型号的不同，超声仪器上的旋钮也有很大差异，因此要了解你所用的仪器，知道哪个旋钮是做什么的。最重要的旋钮（电源开关除外）是增益调节。增益本质上是将来自换能器的信息放大。你调得越大，屏幕上所有结构将表现得越白。不正确的增益调节可以使诊断变得困难，所以适当调节增益直到图像看起来"正确"（确实，这是主观的，扫查次数越多，你就会知道图像应该是什么样更好）。另一个重要的旋钮是深度调节。通过调节深度旋钮来保证你的成像区域在屏幕中间且不会太深（感兴趣的图像在屏幕顶部显得很小，很难看到细节）或太浅（感兴趣区域延伸超出屏幕底部）。在图像的一侧通常有以厘米为单位的深度标尺。EFAST 腹部检查的正常起始深度在 12 ~ 19cm。其他按钮在某些情况下可能会很有用，但在基本的 EFAST 检查时不需要进行强制调节。

探头有不同的尺寸、形状和设计。探头的频率越高，穿透性越差，但你会得到更多的细节和分辨率。大多数 EFAST 切面应使用低频探头（2 ~ 5MHz）进行，高频探头（5 ~ 10MHz）适用于气胸的检查和浅表应用（软组织、血管）。我更喜欢用高频探头进行气胸的检查，但也可以使用腹部 / 低频探头。我建议使用较小尺寸的相控阵探头（看起来像一个方形盒），它可通过肋间隙进行扫查，而不影响 EFAST 切面，有些人喜欢更大的曲线形低频腹部探头，但它能获得更好的图像质量。所有探头都具有标记方向的指示，超声屏幕上的图像有与其相关联的彩色点。通常习惯将指示点定向到患者右侧（横向 / 轴向成像）或朝向患者头侧（用于矢状和冠状成像）。

熟悉每个探头的特性，并在执行检查时选择感觉最舒服的探头。除此之外，要确保创伤成员知道如何清洁探头，如何拆卸探头，移动设备时如何进行固定。如果碾压电线或探头掉落，损坏的探头可能耗费数万美元。

三、腹部

（一）RUQ（肝周或肝肾间隙）切面

游离的腹腔积血最常在肝肾间的 Morrison 陷窝被发现。这是一个相对容易发现的位置，即使是超声检查的新手也能在这个位置发现异常现象。该切面可有效检测出 600 ~ 700ml 的血液；如果患者处于头低足高位，400 ~ 500ml 也可被发现。将探头纵向（指示点指向颅脑）放置在第 8 ~ 11 肋间隙的腋中线附近，这是我喜欢的肋间扫查法。肋下扫查技术可能需要患者深吸气配合，这是许多人做不到的。变换探头的角度、滑动或摆动探头，直到在纵向（冠状）平面中看到右肾，其间的高回声是肝肾腹膜的反射（参见图 6.1，正常的 RUQ 切面）。正常图像表现（阴性检查）应该看起来像肾包膜直接抵靠在肝脏的边缘，没有空隙。腹腔积血（急性和典型）表现为肝肾间隙（Morrison 陷窝）出现无回声（黑色）条带，并可根据血液凝固和纤维蛋白含量程度的不同，具有不同的回声强度（图 6.2）。要评估其他部位出血，请将超声探头在膈肌上下向头侧和背侧进行冠状面的直接扫查或滑动扫查。这可让你评估肝实质和膈下间隙的出血及膈肌上方的血胸。胸腔积液、积血将呈现"V"形外观，而膈下积血呈月牙形（图 6.3）。在单侧胸腔内 20 ~ 50ml 血液检测的灵敏度 / 特异度 > 95%，远远优于仰卧位胸片。记住，利用 RUQ 和 LUQ 切面判定胸腔积血时，需要动态观察以识别正常呼吸间期膈肌的位置和运动。

（二）LUQ（脾周或脾肾间隙）切面

这是一种肋间扫查法，与 RUQ 切面相比，探头更靠后、靠上。我越过患者将右手放在轮床上，从左腋后线的第 9 ~ 10 肋间隙附近开始扫描，探头指示点指向头侧，观察脾肾间隙（参见图 6.4，正常的 LUQ 切面）。探头扫查腹侧和背侧的同时，也要扫查头侧和足侧，寻找脾损伤的出血点。类似于 RUQ 切面，你可在肾脏和脾脏之间寻找积血（黑色条带）。但你一般在此处常无阳性发现，因为血液最常聚集于膈下间隙，所以重要的还是要看脾脏上缘（图 6.5）。

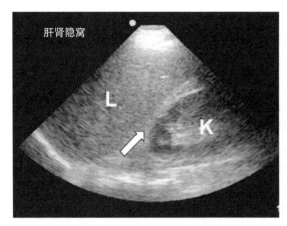

图 6.1　常规右上腹部（肝肾间隙）切面
注意在肝脏（L）和肾脏（K）间正常出现的高回声线（箭头所示）

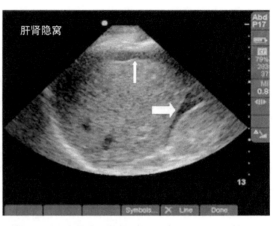

图 6.2　右上腹部阳性扫查，在 Morrison 陷窝（粗箭头所示）及右膈下肝前缘（细箭头所示）见到血液形成的黑色条带

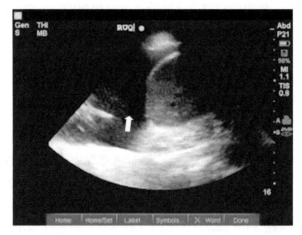

图 6.3　右侧血胸，膈肌上方血液聚集的低回声（箭头所示）

这样我们可以在此切面中看到膈肌下方（腹腔积血）和上方（胸腔积血）的低回声 / 无回声液体。虽然此不是 EFAST 的主要目的，但脾实质损伤也时常在此切面被发现。

（三）盆腔切面

在大多数患者中，盆腔切面是检测腹腔内出血最敏感的切面。而阳性扫查只需要 100 ～ 200ml 的积血。由于膀胱充盈有助于提高图像质量，因此在 Foley 导尿管放置前进行 EFAST 检查，或夹闭导尿管并将 200ml 液体注入膀胱后进行。将探头放在耻骨联合中线的上方，摆动探头以观察盆腔。获得纵向（探头指示点指向头侧）和横向（探头指示点指向患者右侧）切面（参见图 6.6 为正常切面）。在女性中，如果是少量积液，一般会在子宫的后方，如果积液量多，则可观察到液体环绕子宫周围。在男性中，可在膀胱后方或上方看到液体（图 6.7）。通常假阳性由于误将男性膀胱和前列腺之间的精囊腺当成积液，因此当你在扫查正常人时，要多注意精囊腺的表现和位置。与器官内部的液体不同，腹腔游离积液易在间隙沉积，因此更倾向于聚集形成具有尖锐边缘的形状或三角形，而不像在脏器中看到的类圆形。

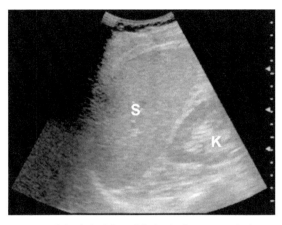

图 6.4　常规左上腹部(脾肾间隙)切面显示脾脏(S)和左肾（K)。注意脾上缘的高回声曲线（膈肌)

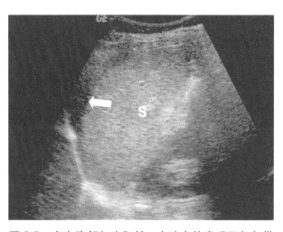

图 6.5　左上腹部扫查阳性，在脾上缘发现黑色条带的膈下积血（箭头所示)。发现新月形的积血时注意与尖锐或"V"形的血胸相区别

S. 脾脏

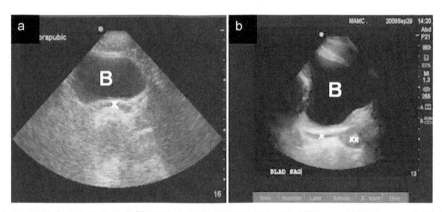

图 6.6　男性患者盆腔的正常横切面（a）和纵切面（b）（B. 膀胱；x. 精囊腺；xx. 前列腺)

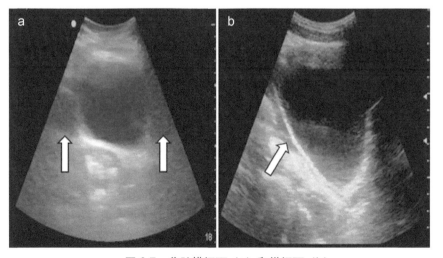

图 6.7　盆腔横切面（a）和纵切面（b)

在（a）中，较大的无回声区（黑色）是尿液充盈的膀胱，其两侧均可见到低回声积血（箭头所示)。在（b）中，与尿液的圆形高回声边缘（膀胱壁）不同，膀胱外的黑色条带（箭头所示）沿着肠管和膀胱后壁走行

游离液体会随着患者体位的改变而变化，液体可聚集于该间隙，也可从此间隙流出。

（四）心包切面

处于极端情况下的穿透伤患者，你需要首先进行心包切面的扫查。因为心包积血会促使你进行紧急胸廓切开术或胸骨切开术。心包积血可以采用肋缘下或经胸骨旁切面观察。如果患者可以忍受，可将探头放于剑突下，将声束指向左肩并将探头指示点朝向患者的右肩部进行肋缘下切面的扫查。对于病态肥胖患者或具有明显腹痛或上腹部损伤的患者，请尝试经胸骨旁切面扫查。通过将探头置于胸骨左侧第 4～5 肋间隙，获得心脏的胸骨旁长轴切面（图 6.8）。将探头指示点指向患者的右肩（10:00 方向）摆动探头，直到看到心脏的四个腔室。心包积血表现为心肌和高回声心外膜之间的黑色条带（图 6.9）。心包脂肪可表现为右心室前方的黑色条带，但它没有包绕整个心脏。如果你无法在该位置获得良好的声窗，那么缓慢而精细的手部动作或在不同的肋间隙移动探头，可以大大改善图像。

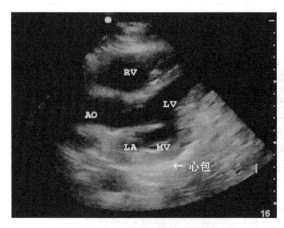

图 6.8 正常心脏胸骨旁长轴切面
RV，右心室；AO. 主动脉；LV. 左心室；LA. 左心房；MV. 二尖瓣

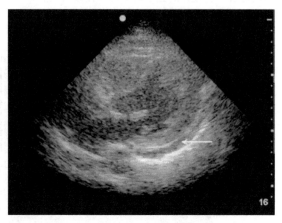

图 6.9 心脏胸骨旁长轴切面，黑色条带的心包积液（箭头所示）

（五）气胸扫描

在创伤患者的气胸评估中，超声检查的灵敏度及阴性预测值分别接近 90%～95% 和 100%，是仰卧位胸部 X 线检查的 2 倍。基本上，扫查时你要寻找相互滑动的正常胸膜界面（壁胸膜和脏胸膜）。这种胸膜线在肋骨阴影的深面，表现为白色或高回声线（图 6.10）。当在这个界面之间存在气体时，如气胸，就不存在正常的"肺滑动"。这种滑动可以使用彩色多普勒或 M 型超声进行评估，但如果你看到了正常的滑动，就没有必要了。另一个正常表现是彗星尾伪像，这是当超声波遇到正常胸膜界面时引起的白色投影。这些"射线"向下突出到屏幕的下缘，如果存在气体，则不会看到。彩色多普勒、M 型超声检查发现彗星尾伪像都要求患者静止不动，因此在恶劣的环境中（如在车上、直升机上或患者不能保持静止时），这些就没有用处了。

在大多数患者中，较高频率（5～10MHz）的探头与胸壁贴合良好，能显示出浅层解剖结构，因此可用于气胸的检查。处于仰卧位的患者，气体应先向前聚集，将探头放置于锁骨中线处，首先清晰显示肋骨，适当深度调节，然后识别刚刚处于肋骨深面的胸膜线，寻找正

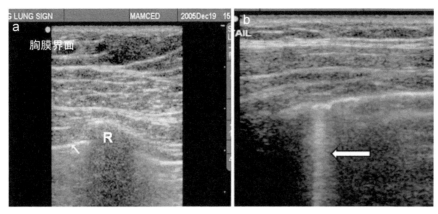

图 6.10　超声在前胸壁锁骨中线上检查气胸。(a) 在肋骨（R）深面识别出高回声胸膜线（箭头所示），肋骨表现为后方阴影。在此区域动态观察，可见胸膜滑动，从而排除气胸。(b) 阴性检查的另一个表现是彗星尾伪像（箭头所示）

常的肺部滑动。在单侧前胸壁的不同矢状面上重复扫查 2 ~ 3 次，每个扫查平面探头要从前胸壁滑动到肋缘。在每个肋间隙之间暂停以确认肺滑动，一旦看到正常的肺滑动，就继续下一个肋间隙的扫查。确认是否有正常的肺滑动，这只需要不到 1min 的时间。对于血流动力学不稳定或高度怀疑（有穿透弹片伤口、捻发音等）的患者，如果观察不到肺滑动，则需要进行胸腔置管术。偶尔，到达战斗支援医院的患者已经在野外进行胸腔置管，但是在超声检查时可观察到正常的肺滑动，表明没有气胸（随后用 CT 证实），因此立即避免了（或任何）胸腔置管的需要。以下情况可能出现假阳性结果：①主支气管插管（对侧正常肺无滑动）；②先前有潜在肺部疾病伴有胸膜粘连 / 瘢痕（通常年龄较大的平民）患者；③正常情况下，在左侧的心包 - 胸膜界面附近缺乏滑动。

四、根据 EFAST 发现做出临床诊断

在战场，超声发现主要基于受伤类型、临床稳定性和可用的手术环境。血流动力学不稳定和手术指征明确的患者应立即采取手术，不能因影像学检查造成手术时间的明显推迟。在穿透伤时，特别是存在多发穿透伤，或高速运行的枪弹可能穿过多个体腔时，若立即手术的指征不明确，应进行 EFAST 检查。超声检查有助于明确是否优先进行外科手术，如心包切开术、开胸手术、剖腹术或胸骨切开术。对于即将进行突发 / 紧急剖腹术的患者，在去手术室的途中或在手术室内，超声可以快速排除心包积血或气胸 / 胸腔积血。在大规模伤亡的情况下，结合 EFAST 检查结果可以优先考虑患者撤离。在稳定的钝性创伤患者中，如果考虑非手术治疗，EFAST 检查显示腹腔积血，则进行 CT 检查（如果有的话）是合理的选择。如果有 CT，对于可疑 / 不确定的 FAST 检查，都应进行 CT 检查。如果没有 CT，则可以通过连续检查或诊断性腹腔灌洗（DPL）来进行密切观察。在不稳定的患者中，FAST 检查结果可疑或不确定，你可以通过诊断性腹腔穿刺（DPA）来快速排除腹腔出血。当你用针穿透腹膜 [骨盆和（或）结肠旁沟] 时，使用标准 DPL 导管或仅使用 18G 针头的注射器抽吸。有任何血液回流时即为阳性，提示应该进行剖腹术。更多的手术决策参见第 5 章，但如果时间允许，甚至是最严重的患者，你也可尝试做一个快速的 EFAST 检查，因为你可以快速获得

大量有用的信息来指导初步手术复苏的顺序。

五、其他应用

（一）血流动力学状态 / 中心静脉压测量评估

超声在评估未分类休克患者中有更多的应用，如心脏挫伤 / 梗死、出血性休克、败血症、肺栓塞和心脏压塞等患者。虽然具体的超声图像不在本章的讨论范围内，但是这些技能可以通过重症护理人员、急诊医师和受过训练的外科医师进行一些"临时"训练而轻松获得。使用超声估测任何情况下的中心静脉压，可将低频探头放置在剑突下区域的矢状面上（探头纵切，指示点指向头侧），观察右心房 - 腔静脉连接处（图 6.11）。紧邻右心房（RA）的下腔静脉直接反映右心房的压力，这是右心房压力的粗略估计。可以通过下腔静脉（IVC）内径的变化（直径通常为 1.5 ～ 2.5cm）和以下方式估测中心静脉压。

（1）吸气时，IVC 内径全部或明显塌陷→右心房压力低的患者需要容积复苏和（或）控制出血。

（2）IVC 内径正常或中度塌陷（小于 50%）→右心房压力正常。

（3）IVC 内径大、IVC 管径少量或无塌陷→右心房压力高，容积超载，心脏压塞，心力衰竭。

IVC 评估可以是一个有用的辅助手段，但不应该作为早期复苏的唯一决定因素。根据患者血流动力学的稳定性、病史及创伤的临床评估进行最初的处理决策。在术后阶段及来自FST 损害控制性复苏后的患者，或其他"曾经"受过伤的平民和军人，IVC 评估肯定是有用的。这是非常主观的测量，识别异常的前提是你也见过足够多的正常表现。

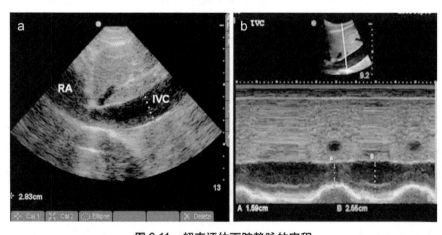

图 6.11 超声评估下腔静脉的容积

（a）纵切时，可观察到 IVC 进入右心房（RA），测量 IVC 内径约为 2.8cm，反映足够的血管内容积；（b）M 型超声评估 IVC，比较吸气末（A）和呼气末（B）的直径。请注意，该血管显示小于 50% 的塌陷，再次表明血管内容积状态是足够的

（二）分检

在今天的战场上，很有可能出现大量伤亡的情况。最常见的是，当遇到爆炸引起"小批量伤亡"的情况时，你会被叫去评估几个或多个患者。超声检查是可以在短时间内获得大量有用信息的宝贵工具。如果外科医师和急诊医师正在忙着指导复苏，其他受过训练的成员也

可以进行超声检查。放射科医师、妇产科医师、护士，甚至是战场医师都可以接受培训，以便你的创伤小组成员和常规的超声医师忙不过来时他们也能进行 EFAST 检查。

（三）程序化

超声引导下的胸腔穿刺置管逐渐成为标准，因为数据表明它的并发症少于盲穿。在稳定的患者中，如果时间允许，这是一个很好的提升这项技能的机会。其他常见的手术如胸腔穿刺术、穿刺抽液术、经皮脓肿引流术、心包穿刺术等都可以通过超声引导而大大提高成功率。

（四）异物 / 软组织 / 肌肉骨骼应用

你可能被分配在 CSH 外部工作，或者在没有放射成像或 CT 检查支持的其他情况下工作。超声可以用于鉴别软组织异物，区分蜂窝织炎与脓肿，并评估其他软组织损伤和感染。通过实践，即使在最严酷的环境中，你也可以在不需要普通 X 线检查的情况下评估长骨骨折和脱位。

（五）其他

除本章介绍的应用外，超声还可以在严酷环境中进行其他相对容易的扫查，如胆囊结石、感染，肾结石引起的肾积水，腹主动脉瘤宫内妊娠与异位妊娠的检查。许多其他应用，如视网膜脱离或眼外异物，下肢静脉系统深静脉血栓的检查和睾丸超声，OIF / OEF 的大多数单位中的基础超声系统就很容易进行。

总之，超声技术在战术创伤中的作用和应用得到了坚实的建立，并不断迅速扩大。现代超声平台的灵活性、便携性和易用性使其成为理想的成像模式，逐步成为身体检查的标准辅助手段。投入时间为超声技术打下坚实基础将在你可能面临的任何前瞻性部署或灾难情景中带来巨大的收益。

（于　铭）

第 7 章

肠：污染、造口和战场手术

Eric K. Johnson and Scott R. Steele

概要框
1. 控制来源于胃肠道损伤的污染是损害控制的重点，但首先要控制出血。
2. 战伤不同于任何平时创伤，应该以不同的方式处理。
3. 损害控制性肠道手术指的是缝合或快速缝闭。在不稳定的创伤患者中，应控制出血、控制污染，然后就撤退。
4. 高速度的损伤和多个小碎片会导致貌似并不严重的肠道损伤，应放宽二次探查手术的指征。
5. 漏诊损伤可导致死亡。应特别注意胃后壁、十二指肠和邻近 Trietz 韧带的空肠，以及肠系膜血管根部。
6. 是选择造口还是一期吻合仍争论不休，但对于战伤你可更积极地引流、造口，特别当存在腹部多处损伤时。

如果你做了造口，会有人问你为什么不一期吻合；如果你做了一期吻合，则有人问你为什么不造口。

Mosche Schein

战伤患者常有创伤性肠损伤，需要熟练应对。但幸运的是，虽然写的是基本原则，但是创伤性肠损伤的手术处理主要包括控制出血和污染、评估肠管活力，决定是否需要切除或修补，选择重建的方式。战伤患者往往伴随着大量不同机制的损伤，因此不能采用典型的平时创伤手术方式来处理。这不是"尝试"一些刚刚了解的伟大的新技术或是进行一期重建的时机。解决问题的方法多种多样，我们将会提供一些技巧和建议用于处理这些复杂损伤。

一、患者是否有胃肠道损伤？

这个问题的答案往往在手术室中得到，现代战斗支援医院常可行 CT 检查，可能术前就有答案。有待解决的更重要问题是患者需要手术吗？腹部穿透伤及伤口累及腹腔的战伤患者需行剖腹探查术。有时候，稳定的血流动力学会给你时间应用辅助检查以更好的评估。然而，如果血流动力学不稳的患者基于受伤模式和机制怀疑腹部创伤，则应行剖腹手术。在手术中会明确损伤的部位，术前影像学检查用处不大。事实上，"稳定"往往会让人觉得腹部穿透伤并不严重，此时临床表现不重，但这种情形很快就会改变。不幸的是，可能会遇到一种情况，当发生大规模伤亡事件或资源耗尽时，一名腹部穿透伤患者需要排队等候手术。不要忘记该患者，当你需要离开时要指派一名护士或医师经常重新评估，因为伤情变化使他们可能随时需要提前手术。

相信你自己的查体和临床判断，你很少会后悔。如果患者清醒并配合，就要仔细检查腹部。在大多数此类年轻且既往体健的患者中，腹部检查是非常可靠的鉴别腹膜炎的方法。如果按压腹部的不同部位时，患者有明确的剧痛反应，那就是有腹膜炎。此时不需要 CT 扫描来确认你的检查(判断)或寻找其他腹部损伤。细致的查体胜过任何 CT 扫描。如果不能进行查体，那么你必须依靠患者的损伤模式和可能的影像检查来判断，并放宽剖腹探查指征。

二、在手术室中该如何做？

切一个足够大的经中线切口，这样可以充分探查腹腔各处。你可能会发现大量的出血和污染，也可能会有大范围的腹膜后血肿，但不要受这些影响。要全面填塞腹腔，一次探查一个区域。先控制出血，然后再控制污染。很多患者需要采取"损害控制"方法救治。我们发现将房间里的煮蛋计时器设置为 45min 非常有用。当计时器结束时，我们就知道是时候开始"清理"并准备好将患者送去 ICU 了。你想加快速度，但不要急躁。冷静和专注能让你摆脱恐惧，可使手术更快、更安全。不要这么匆忙，一旦遗漏严重损伤可能导致患者死亡。遗漏轻的损伤以后可能还有机会去弥补，但遗漏严重的损伤则不可能再有机会了。

我们有两种有用的方法能快速控制肠道损伤所致的污染。脐带法是在损伤肠管的近侧和远侧系膜上分别开窗，然后分别将线穿过并结扎肠管（图 7.1）。这在损伤集中时很有效，但对一长段充满肠液或粪便的小肠或结肠损伤则无效。第二种方法需要使用胃肠自动缝合装置。这种方法可在损伤肠管的两侧肠系膜上迅速开窗，然后通过所开窗口置入并激发切割缝合器以闭合并离断肠管。然后用另一切割缝合器穿过损伤肠管的系膜间并激发，注意贴近肠壁并使用血管钉。用此技术可在 60s 内切除损伤的小肠段，也可以用血管钳连续钳夹处理肠系膜，为了更快，可每次钳夹 3 ~ 4cm 后行集束结扎，并仅钳夹系膜近端，用手控制远端出血直到标本切除。

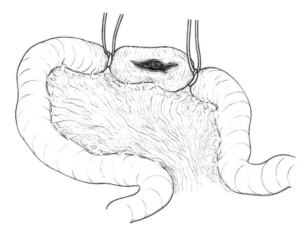

图 7.1　使用脐带法通过在肠系膜上小的开窗并结扎阻断肠腔以快速控制肠道污染

游离区域的结肠切除术可以用同样的技术迅速完成。如果结肠损伤是升结肠或降结肠等腹膜后固定段，适度的松解也可达到相同的目的。当多个区域的污染需要处理或闭合前壁小破洞时可以使用无损伤肠钳来完成。在采用"损害控制"策略时，这就是最初所要做的。将患者送至 ICU 行重症监护之前，剩下的就是快速冲洗和暂时性关闭腹腔。在这种状况下不要拘泥于处理小的出血点，而是要关注可导致死亡的低体温、凝血病和酸中毒，在 ICU 里这些问题能更有效地被解决。

三、胃损伤

必须显露整个胃，通过视诊和触诊来评估损伤。容易遗漏损伤的高危区域在胃食管交界处或胃小弯处。如果胃有一个破洞，则常能找到另一个，或者很好地显露胃以确信 100% 的没有另一个破洞。向前牵开肝左叶，打开无血管的肝胃韧带检查胃小弯。小网膜囊应切开检查，可评估胰腺和胃后壁。在中间部沿胃大弯打开胃结肠韧带进入网膜囊，向前、右牵开胃大弯检查胃后壁，将整个手插入网膜囊触诊是否存在损伤。可通过挤压胃部或通过鼻胃管吹入空气来寻找液体或食物残渣的外渗。

多数非毁损性胃体损伤可在简单游离后用单个闭合器或切割缝合器关闭。累及胃大弯、胃小弯的损伤可以通过使用两把胃肠吻合装置行楔形切除来解决。胃足够大，便于外科医师处理。胃大弯损毁伤可通过胃袖状切除术来解决，只要保留合理的胃腔即可（图 7.2）。从长远看，患者体重可能降低，但他们还活着。

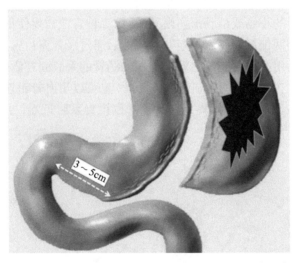

图 7.2　采用胃袖状切除术，应用缝合器迅速切除部分或全部的胃大弯，确定至少保留 3 ～ 5cm 胃窦以避免运动功能障碍和梗阻问题（经 Smith 等允许引自 Endocrinology and Metabolism Clinics of North America 2008；37：943-964.）

严重胃窦损伤可能需要切除胃窦与重建，我们的建议是手术尽量简化。如果准备使用襻式或 Roux-en-Y 重建，在切除端的十二指肠侧要避免残留胃窦。因为切除的指征是损伤，只切除需要切除的部分即可。Braun 肠肠吻合术操作简单，因此我们首选的重建方式是附加 Braun 肠肠吻合的胃空肠吻合术。如果可能应尽量使用胃肠道切割缝合器，但手法吻合水肿的肠管非常适用，而此时缝合器却不适用。胃食管连接处的损伤相当复杂，很难处理。因为操作困难，并且漏的风险很高，所以只在绝对必要的情况下才行胃食管吻合。圆形吻合器可以简化这个问题，但一期修补（在探条扩张器上）、鼻胃管减压及封闭引流可能是非毁损伤最好的处理方式。要评估迷走神经任何潜在的损伤，可能偶尔需行幽门成形术。但在损害控制过程中不要因此步骤而浪费时间。如果缺损能够缝闭，并计划行负压封闭的暂时性腹腔关闭和二次探查手术，则无须在首次损害控制手术中放置引流管。在关闭筋膜或进行最后一次探查前，于修补处附近放置封闭引流管，然后才后送患者。

四、小肠损伤

假设一名士兵被车底引爆的路边炸弹致伤，他的躯干和双侧截断的肢体上有约 100 个小弹片的伤口，你实施损害控制性剖腹手术，在临时关腹之前，你按标准的方式令其恢复肠道连续性，并搞定了几处肠系膜撕裂伤。但是现在，他在 ICU 中发热达 39.4℃ 并出现少尿。在手术室内再次剖腹时发现腹腔内都是从针眼大小的破洞处溢出的肠内容物。一定要尽量避免这种情形发生在患者身上。治疗小肠损伤的首要原则是找到所有的破洞，对于能炸毁末端回肠的高速枪伤来说很容易，但对多个数毫米大小的破片伤可能相当困难。这种机制在平时创伤中是看不到的。在这种情况下，可以用双手交替快速挤压肠管的方法来发现子弹大小的破洞。

对这种类型的战伤，必须辨认出明显的损伤，然后努力寻找那些不明显的伤处。破片造成针眼大小的肠损伤在肠浆膜面可能看起来像瘀斑或微小的血肿，容易忽略。另一个常见的漏诊部位是肠系膜边缘的破洞，其可能看起来像肠系膜小血肿或肠系膜缘变色，手法挤压仔细观察是否有溢出或漏气。即使在损害控制模式下，也要慢慢地、仔细地用 5min 时间来查遍整个小肠。探查有疑问的所有区域的浆膜面或肠系膜缘。如果仍然不确定是否有损伤，夹闭该段肠道的近端和远端后用 20 号针头向肠管内注入空气或生理盐水。顺着肠管操作，缝合任何有疑问的区域。当发现了损伤或浆膜撕裂，不要想着把整个肠管探查完再回头修补。要么马上修补，要么用缝线做好标记以便稍后处理。在激烈的战斗中，有很多分心的事情会导致你忘记该处损伤，这可能带来灾难性的后果。

从技术层面而言，这些损伤是容易处理的，但仍有一些陷阱需要熟知。创伤手术的首要目标是挽救患者的生命，但是也必须考虑你所做手术的远期后果。必须设法保留足够长度的小肠，但不能以牺牲患者的生命为代价。如果需要切除肠管，那就必须切除，以后再处理后续问题。一旦确定了损伤，第一步是在心里把它们区分为"毁损性"或"非毁损性"，这将决定处理方式。一般说来，毁损伤累及肠壁周径≥ 50%，或破坏了肠系膜血供导致缺血（图 7.3）。这些损伤应及时切除。肠切除的其他指征包括一段肠管有多处密集损伤、大的全系膜缺损（桶柄样畸形，图 7.4），或前次一期修补失败。

如果损伤适合一期修补，则可着手进行确定性修补手术。应切除损伤肠管直至有活性的、流血的锐缘，然后横向修补，以保证肠腔不缩窄。找出破洞周围变白的区域——这是热烧伤，必须完全切除后才能修补（图 7.5）。可用手法或自动缝合器行一期修补，但要记住使用自动缝合器时常比手法修补更易造成肠腔狭窄。不适合一期修补的肠损伤应予以切除，最后用直线型缝合器或手法行侧侧吻合。对于严重水肿的肠管用手法缝合可能更安全，但这基于医师的偏好和速度的重要性（自动缝合器总是更快）。图 7.6 显示了使用两个切割缝合器快速行切除吻合的技术。如果要切除一大段或多段，记得测量并记录所保留的小肠长度。如不保留回盲瓣则至少要保留 100cm 肠管，如回盲瓣完整则保留 75cm 以上的肠管才能保证通过肠内途径摄取充足的营养。尽可能保留较多的回肠末段，因其具有空肠所没有的特殊功能。

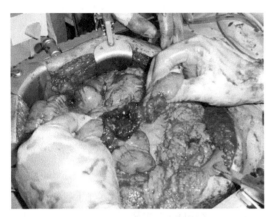

图 7.3　由高速枪弹伤造成的多处肠道毁损伤

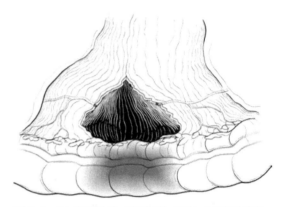

图 7.4　肠系膜损伤（桶柄样畸形）而肠壁完整，这种损伤应及时切除

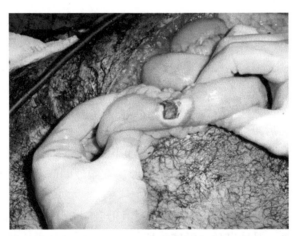

图 7.5　由爆炸碎片造成的小肠破口及其周边更大范围的热损伤（白色组织），必须清除整个热损伤区域

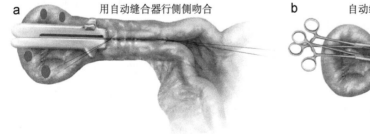

a　用自动缝合器行侧侧吻合　　　b　自动缝合器切除空肠襻完成吻合

图 7.6　双吻合器技术切除并吻合肠管。将受损肠段（肠圈处）的近端和远端相对，再用直线型切割缝合器（a）进行吻合。然后将受损肠段的两端包括正常肠管横向一并置入直线型切割缝合器，激发切割完成吻合（b）（经 Martel 等允许引自 Operative Techniques in General Surgery 2007；4：13-18）

我们经常遇到的另一个问题就是要不要保留回盲瓣。显然，首选保留。但当这部分小肠的完整性有疑问时，在战伤患者中就应予以切除。如果在初次剖腹手术时肠管接近失活，那么下一次剖腹则会更糟。高速的弹片会造成大量的继发性伤害，与平时创伤相比，常会被迫切除更多的肠管。如果可能的话，尽量保留该结构，但不要在距回盲瓣 5cm 以内进行吻合操作，以免吻合口远端潜在梗阻。如果回盲瓣本身受损，不建议尝试修补。根据临床指征进行回盲部切除吻合或转流性回肠造口术。

五、结肠损伤

结肠损伤较常见，同其他部位消化道损伤相比感染和术后并发症的发生率更高。你肯定会遇到诱人的可一期修补的结肠损伤。这并非和平时期的创伤！忘记你所学到的在和平时期创伤中对于结肠穿透伤的治疗建议。除了最小的损伤，我们建议切除由高速弹片引起的穿透性结肠损伤，甚至对于最小的损伤也考虑行结肠切除。不需要按经典的肿瘤方式实施手术，但你要切除至正常肠管。确保留存的肠管通过回结肠、中结肠的肠系膜下动脉及边缘动脉的侧支循环能有良好的血供。一个常见的情况是结肠的主要供血血管损伤。遇到这种情况时，必须评估受影响区域中结肠的活性。如果有问题，那么就应切除。边缘动脉弓可保证任何部位结肠的生机，其保留长度就是结肠可存活的范围。当遇到这种情况时，一定要仔细判断结肠的交界区域（脾曲结肠和乙状结肠）。

你将不可避免地遇到这样的情况，那就是弹丸穿过与结肠相邻的肠系膜，但并未导致结肠穿孔。在这种情况下要慎重，通常存在部分边缘动脉弓损伤和空腔效应所致肠壁损伤（图 7.4）。结肠看起来有活力，但当手术完成后可能坏死。在这里，战伤手术判断是最重要的。我们的建议是如果有临床指征，应施行结肠节段切除并吻合。回结肠和结直肠吻合术实行起来最简单，也最可靠。

所有战争相关的结肠损伤行强制性结肠造口术是历史上军方基于一期修补或吻合所导致的不良结局而实施的。与大多数"强制"手术一样，目前无论是战伤还是和平时期创伤，尚无足够的数据或经验支持，但仍有一些支持者。另外，目前和平时期创伤实践已经倾向于对几乎所有穿透性结肠损伤行一期吻合。战争导致的结肠损伤的"真相"位于这些意见的中间位置，但对于尝试一期吻合，我们显然应该比和平时期的同行们更加保守。做出吻合的决定往往是困难的，应基于良好的临床判断和对战术态势的评估。你必须考虑结肠损伤部位、患者稳定性、污染程度、致伤机制及有无合并损伤，还应该考虑是否能够在术后密切观察患者，还是将患者置入医疗后送链中。对于血流动力学稳定、无凝血障碍、无低体温及没有酸中毒的患者，右半结肠损伤往往可行吻合术。在大量输血、多处结肠损伤或合并胰腺等损伤的情况下，则不应行吻合术。对这类患者最好行回肠造口术 / 结肠造口术，或遵循肠道损害控制程序，初次手术不建立其连续性，待复苏后再次剖腹评估。执行暂时不处理的战术，等待将来再手术时确定。

总的来说，对于左半结肠损伤是造口还是一期吻合仍有很多争论。如上所述，在某些情况下应行造口术（如大量输血、多处损伤等）。对于其他类型的损伤，应该根据其他因素进行个体化评估。在战伤情况下，如果有任何怀疑，不应行左半结肠损伤吻合。某一次你可能会侥幸没出问题，但如果把这当成习惯，你会后悔的。在很多种情形下，其中只有少部分结肠需要切除，重建的最简单方法是进行结肠 - 结肠吻合术。另外，不要忘记也可选择进行附加近端造口（即回肠造口）的一期吻合，因为这可以转流粪便而使远端愈合。图 7.7 演示了一个实现彻底转流和容易还纳的"结肠端 - 襻式"造口的简单技术。记住，吻合仍可能漏，但近端转流可减少临床脓毒症的发生。也使得后续的造口还纳术更容易，风险更低。手法缝合或使用自动缝合器技术都可以，但是我们建议遵循上述原则完成吻合。

同时，在处理结肠损伤时也要注意当地民族的文化和支持的差异。在许多国家对造口术的看法不同，有时认为造口是不吉利的。因此，患者通常面临着有限的物资、技术和情感上的支持，并可能被视为本种族的弃儿。未来他们也将不会获得高质量的医疗保健和外科随访，可能永远不会有机会做造口还纳。作为一名外科医师虽然这可能会使你更倾向于选择一期吻合，但必须权衡可能因潜在的营养不良、并存疾病、吸烟，以及有限的医疗支持等导致漏的风险。根据你的抉择，许多当地居民由你负责治疗的时间更长，而不是在 24 ~ 36h 被置于后送链当中。基于不同的风险 / 效益分析（相比美国士兵或平民），许多部署的外科医师都根据当地患者情况而采用更自由的一期吻合策略。尽管这些问题都很少讨论，也更难把握，但当地人群中遇到此类受伤模式时你需要考虑到这些。

六、直肠损伤

一般来说，直肠损伤的诊断和定位往往很困难，但应对直肠损伤的方法是相当简单的。在大多数情况下，近端造口和远端灌洗的基本原则即可奏效。骶前引流争论已久，但在大多数情况下没有必要。唯一可能的情况是严重骶部损伤并伴大量肠内容物溢出时，为了短时间内排空溢出液而留置引流。识别这些损伤是处理的真正挑战。患者出现可疑致伤机制（臀部穿透伤、经骨盆创伤、多个会阴弹片伤）或便血的患者应行硬式直肠镜检查以确定损伤。直肠镜检查发现直肠内有血液，若能证明不是直肠近侧肠管来源，就预示着存在直肠损伤，除非经证实是其他原因，否则就应按照直肠损伤处置。对于进行术前 CT 扫描的患者，发现直肠周围水肿或积液、骨盆碎片及在直肠旁间隙存在气体或液体均提示可能存在直肠损伤。这些患者应按照直肠损伤进行处理。根据损伤部位是腹膜内还是腹膜外，直肠损伤的处理有所区别。腹膜内直肠损伤的处理与左半结肠损伤相同，应切除损伤段，远端留下 Hartmann 袋，近端结肠造口用乙状结肠容易完成。在有选择的情况下（战场中罕见）可以考虑结直肠吻合。如果这样选择，我们强烈建议行近侧转流性回肠造口。

腹膜外损伤存在不同的挑战。处理这些损伤最简单、最直接的方法是实施结肠端 - 襻式造口术（图 7.7），并进行远段直肠灌洗。选择乙状结肠造口，通过合适腹壁位置切口将其提出。用直线型自动缝合器闭合远端肠襻以阻止粪便流入。激发缝合器前，将一大口径导管置入造口远端肠襻，使肛门括约肌扩张以消除阻力（常使用硬式直肠镜），然后用生理盐水冲洗。达到清理远端直肠，从而无须骶前引流。将麻醉用的通气管道置入开放的肠管中，荷包缝合固定后进行术中灌洗（图 7.8）。激发自动缝合器并完成结肠造口。骶前引流常被提及但使用不多。骶前引流的问题是，你必须从会阴进入骶前间隙，且必须解剖至损伤区。引流必须放在这个区域才能有效。由于这种方法很有难度，引流经常放错位置和无效。没有必要显露和切除腹膜外损伤。那些无法处理的损伤通常会在造口后的一段时间内自行愈合。无论采取何种方式，不要花费任何额外的时间尝试辨别和修补那些通过改道即可愈合的腹膜外直肠损伤。显露和修补腹膜外损伤只会延长手术时间，增加失血量，并出现酸中毒、低体温、凝血功能障碍的致死三联征。

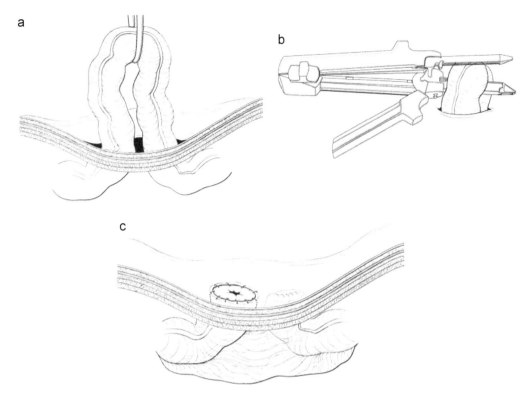

图 7.7 应用切割缝合器行 "端-襻式" 肠造口技术。造口肠襻通过筋膜切开处（a）牵出，用直线型切割缝合器离断（b）。将近端钉线切除，与皮肤行造口成形，而远端闭合端留在皮下位置便于将来还纳（c）

你可能会遇到的如下情况，患者存在合并盆腔出血或大面积会阴伤口的直肠毁损伤。这种情况更复杂，通常需要进行腹膜外切除操作和盆腔填塞控制出血。通常情况下，由投射物或弹片造成的损伤已经造成暴露。在这种情况下，最好的方法是用剖腹纱布垫填塞盆腔以控制出血，并尽最大努力控制污染。能遇到该情形的几乎一定是一个在 ICU 中进行复温与复苏的实施损害控制策略的患者。一旦患者已经稳定并达到了复苏标准，就可以回到手术室并开始 "清理"。这往往需要切除腹膜外坏死的直肠并行结肠造口。在这种情况下，通常会留下一个很短的 Hartmann 袋。盆腔结构常很难显露，可以通过下述简单方法有助于改善。我们用 Bookwalter 牵开器或

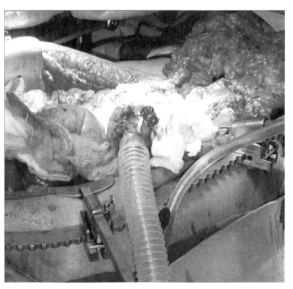

图 7.8 用脐带线固定通气管（一次性呼吸机管路），在肠腔里进行术中简单肠道灌洗技术

类似的自动牵开器系统来牵开中线切口，用湿纱布包裹肠管后推向头侧。将大型牵开器（译者注：类似压肠板）弯曲成 U 形或马蹄形放置在骨盆入口，这样可以显露盆腔入口，避免

肠管"蠕动"而进入术野。这种方法在任何情况下均可提供足够的盆腔以显露视野,特别当没有第二个外科医师协助手术时,这种方法尤为有效。

最后,对于大面积会阴损伤破坏肛门括约肌引起功能紊乱的患者,建议行结肠造口术。同样,那些复杂的骨盆骨折、脊髓损伤及开放性骨盆骨折患者,以及会阴伤口使粪便污染可能增加感染风险和护理难度大者,都应该接受造口处置。

七、损害控制后的重建时机

这一主题可能引起激烈的争论。我们认为应该总结为以下两个问题:什么时候重建胃肠道连续性和造口?如何决定是否恢复结肠的连续性?很明显恢复肠管连续性的时间越早越好。损害控制可避免患者不稳定而无法耐受手术室中长时间的初次手术过程。这类患者往往预示着或将会产生低体温、凝血障碍和酸中毒。他们很不稳定,往往需要输注大量的血液制品。他们伤情太重,无法耐受手术,在初次手术时进行的任何修补都有可能失败。由于这个原因,最初的目标只是简单地控制出血和污染,然后将其送出手术室。由 ICU 提供救治来最后纠正致死三联征,否则患者将死亡。无法预测患者回到手术室的时机。当低体温、凝血障碍和酸中毒纠正后可以准备进行二次手术。这个时限可能是 8h,也可能是 2d。通常来说,我们倾向于在 48h 内回到手术室,并至少进行一次冲洗。积极的复苏通常会加快这一进程,使其常在第一个 24h 内完成。然而,对患者生理环境的纠正是决定性的因素。

当患者达到返回手术室的标准时,可能达不到恢复胃肠道连续性的最佳状态。如果肠管明显水肿,可能不是进行吻合的最好时机。如果只需做结肠造口,则在第一次返回手术室时就能完成。手术常无法关腹,必须推迟到适当的时间,需采用暂时性腹腔关闭直至不再需要时。多段小肠和结肠不恢复其连续性时间超过 72h 是不明智的。一旦达到这一时限,就应该考虑开始重建了。胃和小肠重建的并发症较少,即使肠壁水肿也可以应用自动切割缝合器或手法完成。真正需要决断的是结肠连续性的恢复。如前所述,我们建议多数左半结肠切除后采用造口,这包括行一期结肠 - 结肠吻合术并用回肠襻式造口转流粪便。初次损害控制手术后如果病情允许可行右半结肠切除吻合术。如果患者复苏的时间延长,或在第一个 72h 后肠壁仍水肿严重,推荐用造口术,结合黏膜瘘或长的 Hartmann 袋。

八、已处理的创伤

某些时候,可能收治已经由于肠道或其他腹部损伤而在其他医疗机构进行剖腹手术的患者。如果是美国或监军医疗单位,通常会有足够的资料了解已经做了何种处置。然而,你也可能会接收一个在当地进行治疗的患者,与现代美国医疗部门相比,他们的手术方法、物质供给和创伤救治能力都大大不同。患者常被复苏得很差或处于很极端的状态,医疗记录无法解释甚至没有记载。经常遇到的两个对腹部损伤处置的做法如下:①保持结肠损伤伤口敞开,仅在附近留置小的引流并关腹;②将损伤肠管自腹部提出做临时造口,也会遇到按常规的创伤剖腹手术对没有肠损伤或真正造口指征的患者行结肠造口术。此类患者有时再次剖腹时可发现广泛肠坏死、进行性粪便污染,导致脓毒症甚至死亡。

对待这些转运来的患者要像处理新发创伤一样,不要做任何假设!开始复苏,使用抗生素,准备好手术室。从头到脚评估此类患者,就像他们刚刚受伤而并没有得到任何处置或评估一样。所有这类患者应立即接受剖腹探查来辨别腹腔结构、已处理的损伤、漏掉的损伤及腹部污染程度。在许多情况下，你会发现腹部灾难正在酝酿中或病情处于进展阶段，这时应启动完整的损害控制策略。而有时会发现患者并没有明显的损伤，此时甚至可以对不恰当的造口进行还纳。

九、对伤道出口和入口的处理

高速投射物（破片）造成的肠道穿透伤常导致感染，经常有大量的胃肠道内容物溢出，如果存在伤口，则常受到这些内容物的严重污染。处理了胃肠道损伤还不算完，必须处理伤口，尤其是伤道出口。在出口附近经常有相当严重的组织破坏。当合并胃肠道污染时，会出现感染发生的"完美风暴"。出口清创应确保清除所有坏死组织，然后广泛冲洗，有可能会使用脉冲式灌洗。此类伤口应动态观察以发现感染迹象。任何高热或创口引流不畅都应在手术室进行重新评估。坏死软组织的感染在这种情况下并不少见，最好早期和积极地进行治疗。

十、小结

正如步兵参加战斗需要各种武器、弹药和战斗技巧，进入手术室前必须要想到可能遇到的各种情况。不要犯像对待平时创伤那样对待战争创伤的错误。看起来很好的吻合可能在48 ~ 72h 发生吻合口漏，然后你会绞尽脑汁地想知道原因。他们是病情更重的患者，致伤机制更加严重，且常以相加或指数方式结合。患者常合并有钝性伤、爆炸伤、烧伤和穿透伤。他们不会像单纯的由于 9mm 手枪所致损伤或是在车祸中受伤那样反应或愈合。有时候可以使用标准的方法，但是当面对一个伤情很重并且病情不稳定的患者时，你必须跳出条条框框去思考。

（金红旭）

第 8 章

战场肝和脾损伤处理（旧学派）

Brian Eastridge and Lorne Blackbourne

概要框

1. 有时候你只能依靠你的临床判断。
2. 牢记当你接诊患者时，时间已过去很久——积极防治致死三联征。
3. 损害控制性复苏和损害控制性手术——暂时性治疗可以救命。
4. 战场上的腹部实质脏器损伤绝对是一种外科疾病。
5. 成功的外科手术的关键是显露、显露、显露。大问题需要大切口，而且它的愈合是一侧到另一侧，而非一端到另一端。
6. 脾脏：一旦损伤，它就应被切除并丢入垃圾桶内。
7. 肝脏：填塞、肝门阻断、祈祷。如果没有出血，就不要干扰它。
8. 填塞是一种艺术，要做一名艺术家。
9. 肝后出血：早诊断，与麻醉医师讨论，早期全肝阻断并修补。
10. 当你未完全游离时，修补和切除是困难的。不要追逐目标，而是把目标摆在你的面前。

术中出血有 4 种（让你绝望的）程度：①为什么我要上这台手术？②为什么我要当外科医师？③为什么我要学医？④为什么我要出生？

Alexander A. Artemiev

一、引言

自 20 世纪 90 年代中期以来，肝脏和脾脏损伤治疗的策略发生了巨大变化。这种变化的主要驱动力是诊断和介入能力改进，推动了腹部钝性伤非手术治疗策略的发展。本章的撰写与脑海中的"治疗策略"无关。前线部署的外科医师经常面临着复杂的挑战，必须基于少量的诊断信息做出临床判断。和平时期，我们大多数人基于清晰的影像，包括通过介入放射学控制活动性出血，已然成为治疗肝脾损伤的专家。然而在战场环境，你将实施脾脏手术或难度大的肝脏手术。所以必须在切皮前拟定手术计划，力求手术简单，只有这样你才能成为实质脏器的主宰。

二、基本概念

尽管每个患者和每个损伤都是独一无二的，但应用标准、保守的方法仍可优化治疗、减少漏诊的风险并改善预后。在这种场景下保守的意思是"手术"。所有腹腔穿透性损伤均要求探查。不同于和平时期的创伤处理，战场上脾钝性伤非手术治疗几乎没有作用，除非是腹腔无积液或很少积液的低级别损伤。脾损伤是一种"旧学派"的外科疾病。钝性肝损伤是可以非手术治疗的，尤其是肝实质内血肿、没有明显的造影剂外溢征象时。在救治阶梯成熟的战区，尽管具有快速的战略空中转运后送能力，但如果你不认为他们准备好了，就不要后送患者到Ⅳ级阶梯。

在探讨肝、脾损伤外科治疗的进一步细节前，熟悉腹部创伤的几个全局性概念非常重要。处理腹部创伤必须牢记几个关键点：手术指征、损害控制性复苏、手术显露。手术指征的问题在第 5 章已介绍，但是不要让皮肤影响你的诊断，尤其是不稳定的疑有腹部创伤的患者。战伤发生后，患者是战场救护人员在混乱的环境、有限的资源下抢救下来的。院前急救人员安置了气道管理和外周出血控制的器械，却不具备控制非压迫性躯干出血的能力。同时考虑到转运时间和应急外科措施，到达医疗机构的腹部创伤患者常存在休克，可能接着发生低体温、酸中毒、凝血病。外科医师需立即行动起来，积极预防或纠正致死三联征的进一步发展。代谢性酸中毒是低血容量和组织低灌注的结果。低体温是内源性体温调节功能丧失的结果。凝血病则是因为消耗、稀释、持续的血液丢失，与身体的体温调节、酸碱平衡的相互作用，以及理论上蛋白 C 活化有关。如果不予以纠正，致死三联征必将导致死亡。因此，除了现场实施外科救治的外科资源，还需要具备持续的复苏资源，这显得至关重要。

当代的军事资料显示通过简单的临床参数或医疗设备（medical treatment facility，MTF）的复苏区治疗检测就可决定是否进行超量复苏。

- 需识别的情况
- —双侧近端截肢
- —躯干出血合并一侧近端截肢
- —大量胸腔引流量
- BE $\geqslant$ 5mmol/L
- INR $\geqslant$ 1.5
- SBP $\leqslant$ 90mmHg
- T $\leqslant$ 35.6℃

根据外科医师的临床判断，如果需要大量输血，则需考虑损害控制性复苏，包括血浆、红细胞、血小板的比例需平衡（如果条件允许）。取决于冲突的阶段，在Ⅲ级医疗机构可能具备成分输血能力。但是Ⅱ级机构并不常规具备血液或血液制品，所以在这些地点应用损害控制性复苏方案时外科医师应刻意寻求新鲜温暖的全血。这些概念和实践的详细讨论见第 4 章。

三、诊断

穿透性腹部创伤不需要广泛的诊断评估，通常是到手术室行剖腹探查。但如果致伤机制是单个或几个投射物（子弹伤），则胸部、骨盆 X 线检查有助于确定投射物或碎片的位置。不要忘了进行心包超声检查，除非你已决定在手术室进行心包开窗。对于不稳定的患者，直接将其送往手术室，找出问题所在。在现代战争中更常见的场景是满身小伤口的爆炸伤患者出现在你面前。这些伤口通常表浅，伴随爆炸物或汽车事故的碎片残留。通过仔细体格检查和 FAST 检查评估这些患者，分检出需进行 CT 或手术的患者。不稳定或腹膜炎患者应立即送往手术室，其他患者则行 CT 扫描，可帮助确定投射物的数量、位置、穿透伤的深度和腹腔其他损伤。

一旦你诊断存在肝或脾损伤，就应立即决断。考量的首要因素是患者是否稳定，接下来是体格检查和影像学检查的结果。但是在战场环境中，也必须考虑到非手术干预的能力（通常没有），严密观察病情（通常有限），床位和 ICU 能力，血库容量，以及该患者是否需要立即后送（可能没有陪伴）。如果不是仅仅单纯观察，所有这些因素难度远超手术本身。当然也有例外，但相对少见。你可以考虑对于没有活动性出血、不伴有其他需要手术的低级别损伤（Ⅰ～Ⅱ级损伤）和至少可观察 48～72h 的患者进行非手术治疗。否则，最好的选择还是老方法，到手术室行手术治疗。

四、显露

尽管有多种切口的选择，但腹部正中切口最方便，可满足各种需要。必要时，该切口可向上延长，胸骨正中切口用于显露和控制下腔静脉，尤其是当发生肝后下腔静脉损伤时。一旦进入腹腔，必须全面有序探查，首要的是控制出血、控制污染，然后才是可能的或确定性修复。附加肋缘下切口，可有助于更好的显露，尤其是肝损伤时。

千万不要轻视显露。重复一下，千万不要轻视显露。试图做微小切口的剖腹探查或"偷窥"通常是浪费时间，但此类患者是没有多余的时间可以浪费的，要充分地填塞、游离。对肝脾进行手术时不得不将切口延至剑突，所以开腹时就应用大的探查切口。如果你上台手术晚或被叫去支援一台困难的剖腹探查手术，你通常可以做出的最大的贡献是延长切口以改善显露。这样做后，你会惊奇地发现，问题迅速由难变易。

五、你是填塞者还是吸引者？

剖腹探查开始时，你是先四个象限全部填塞还是吸引积血以找到出血来源，并开始手术？对于腹腔积血的创伤，剖腹探查的最佳手术方法在这两个派系中难以达成一致，但各有其应用的优势和适应证。许多经验极其丰富的创伤外科医师不会反复地在四个象限填塞或在损伤部位填塞，或一开始就在明显出血灶处进行吸引，寻找损伤部位。这些方法只适用于你能快速确定和控制的单一区域或血管损伤，以避免浪费时间和各种供给。但其不适合于经验不丰富的创伤外科医师、多个区域大量出血和血流动力学不稳定的患者。可以明确的是，随意往血池中放置一大沓纱布丝毫不会有助于显露和止血。填塞是一种艺术，做一名艺术家。

在你打开腹腔前，确保器械护士已准备好大量的、展开的填塞纱布。吸引器头会突发阻塞，至少应准备一个 Poole 吸引管。如果腹腔积血量大（Mt. Vesuvius 效应），那么起初的填塞并非止血，而是吸收和移除血液。一次快速置入 2～3 块填塞物并立即将积血移出腹腔，同时用吸引器抽吸腔隙积血，用手掏出大的凝血块。这有利于大出血时快速廓清术野并计划下一步动作。然后才是腹腔填塞的时机，通常填塞的区域为右上象限或左上象限，除非同时存在骨盆源性的出血。

填塞左上象限控制脾出血应达到两个目标：①控制出血；②将脾向外科术野移动以方便显露和操作。用手或自动牵拉器牵拉左侧肋缘，站在手术床右侧有助于实现上述目标（图 8.1）。用你的右手握住脾脏向下牵拉，在脾膈之间填入数块纱布；再用右手将脾脏抬向自己，将纱布填至其后方。通常这两步手法可控制出血。如仍不能控制出血，则在脾脏表面直接再填塞压迫或手法压迫止血。

　　右上象限填塞控制肝出血则更困难。它需要游离肝脏并恰当填塞以产生持续的压力控制出血（图 8.1 和图 8.2）。和脾脏一样，目标是控制出血和显露损伤器官，需要尽量将肝脏向下移位。记住，快速控制大的肝裂伤或碎裂伤的最好方法是用双手压迫止血。它应在全面游离肝脏之前应用，不稳定患者应填塞，以便为进一步麻醉争取时间。接下来电刀或剪刀直线切开镰状韧带并快速游离至冠状韧带，将肝脏从前腹壁松解游离。游离肝左叶，可从外侧切开三角韧带，向中线延伸；注意不要太靠近中线，以免损伤左肝静脉或下腔静脉。游离右肝叶，可向左牵拉肝脏，显露右侧三角韧带和冠状韧带，锐性或电刀切开这些外侧的附着韧带。注意，当向中线翻转肝脏时不要撕裂或损伤众多细小的下腔静脉直属分支。肝脏，尤其是右侧肝叶，现在能充分移动并可向下、向中线牵拉至术野（图 8.2）。填塞物可视需要置入肝右叶后方和上方，以及肝左叶。

六、脾

　　应通过向下和中线轻柔地牵拉脾脏并仔细地评估伤情。使用该手法，脾脏能以无创伤模式游离至中线。任何脾损伤均应全面探查。小的包膜撕裂或无活动性出血的裂伤或出血能通过电凝止血，通常脾脏可安全地放回原位。但是不能通过简单外科处理止血的高级别脾损伤应予以脾切除。不同于和平时期某些中间级别的脾损伤可采用半脾切除、广泛缝合修补或网兜等技术予以保脾。在不确定的战场环境下，尤其在不确定的转运间隔和没有外科能力的转运中，这类患者无法采用上述保脾措施。

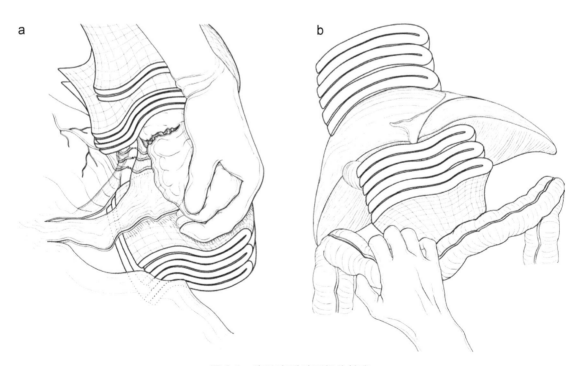

图 8.1　腹腔实质脏器损伤填塞

（a）首先向下和中线牵拉脾脏，从上方和后方填塞，然后可以再在上方填塞；（b）填塞肝脏需要从肝的上方、后方和下方进行，这将有助于将肝移至外科术野

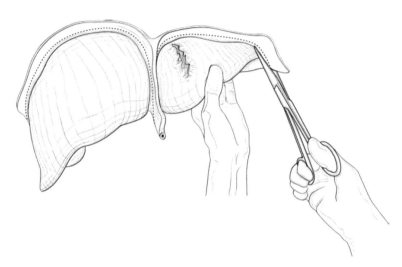

图 8.2 只有松解肝脏与前腹壁（镰状韧带）、膈肌和侧腹壁的附着韧带后才能使其游离

一旦决定行脾切除术，则向中线牵拉脾，切断其与结肠、左肾、腹腔表面和膈肌之间的韧带。有时脾出血形成了游离平面，可以直接经后者游离。一旦游离脾脏，脾的血管可独立结扎或整体结扎。脾门的主要血管应以粗丝线缝扎，也可采用带有血管缝钉的直线型切割缝合器快速处理脾门，控制出血（图 8.3）。应评估胰尾，如果胰尾损伤或非常靠近脾门，则可进行胰尾及脾切除术。此时，笔者喜留置闭式引流管，其他情况则无须使用。非常重要的是，不要低估胃短血管造成的出血。当移除脾脏后，需反复检查脾床和胃大弯侧以确保止血彻底。双手抓住胃大弯，按全长顺序挤压；你会挤出血凝块以发现可能漏诊的胃短血管活动性出血。小心可靠地结扎或夹闭这些血管，记住胃的扩张能破坏这些脆弱的结扎。

七、肝

如果出血来源于右上象限，则治疗策略不同。因为肝是不能整体切除的器官，所以力求原位控制出血。在损害控制情形下不要尝试做大的肝切除术，除非别无选择。出血控制的首要方法是肝周填塞，将剖腹纱布垫填塞于肝周，如前面描述整体恢复肝的解剖。这一技术的辅助方法是在肝裂伤处及其周围使用止血材料。在许多情况下，这是控制出血所需的唯一技术。对外科医师至关重要的是理解实质器官填塞的理念和熟悉此项操作。

如果通过压迫填塞或压迫重建肝解剖无法止血，那么接下来就采用 Pringle 手法。该方法是初步的肝血管控制技术。外科医师通过左手示指置于肝门后方 Morrison 窝，左手拇指置于肝胃韧带上方；此时左手拇指、示指间只有薄层的组织；在该位置进行肝胃韧带的开窗，安置脐带包绕肝门（图 8.4）。可用 Rummel 止血带临时阻断肝门，也能用血管钳阻断肝门，但由于不易操作显得累赘。Pringle 手法兼具诊断和治疗的作用。压迫肝门可阻断来自肝总动脉和门静脉的血流。作为诊断策略，此时如果出血控制，说明出血主要来自肝实质血管。如果出血控制不佳，则说明出血来自肝静脉或肝后下腔静脉。作为治疗手段，如果出血控制，这就允许外科医师完全阻断肝血流并试图进行更多的确定性控制手术。一般而言，Pringle 手法能应用近 60min。启动计时器并记录阻断持续的时间！

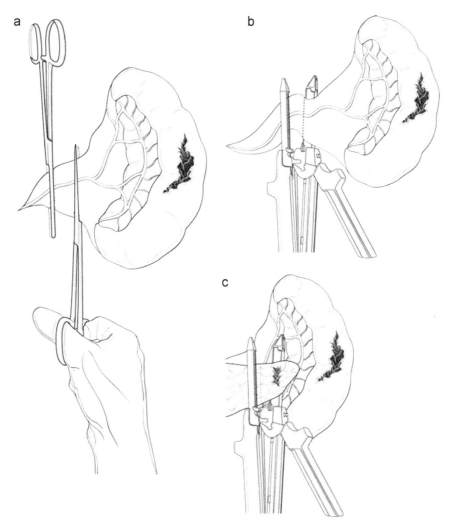

图 8.3　创伤性脾切除术的技术包括：（a）整体钳夹和结扎脾门；（b）用直线型切割缝合器行脾切除术；（c）用直线型切割缝合器行脾和胰尾切除术

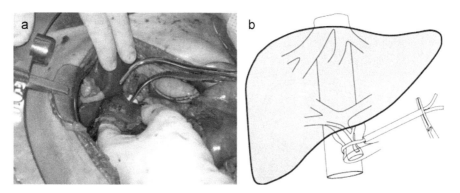

图 8.4　Pringle 手法的术中照片。其中胆总管、门静脉和肝动脉的肝门三件结构被环绕，准备采用血管阻断钳（a）或采用 Rummel 止血带（b）（图 b 经作者允许引自 Abdalla et al., Surgical Clinics of North America 2004；84：563–585.）

肝实质伤口的处理取决于损伤的位置和严重程度。无血供的外周或节段性损伤可进行清创性肝切除术。该术式可使用手碎法和直接缝扎残留的组织或使用带血管缝钉的 GIA 切割缝合器。总体而言，创伤时解剖性肝切除几乎无作用。如果出血来自深部肝实质，则肝叶切除需切开浅面的 Glisson 系统，再手碎肝实质，缝扎血管和胆管结构。一旦主要血管结构分离并控制，填塞和辅助局部止血技术常可帮助止血。大的肝切除后残留的无效腔可随后使用带血管蒂的大网膜组织填塞遮蔽肝实质创面，使用穿 0 号铬线的肝针从伤口周围经肝实质表面深入缝合以关闭创面。

在严峻的环境中，一种值得关注的损伤是贯穿肝实质的枪弹伤伴出血。此时的困惑是出血点无法确定，出血可能在伤道的任何位置，而大的肝叶切除又不可行。在此情形下，使用球囊压迫装置阻断深部肝出血是可行的（图 8.5）。该装置可通过将红尿管（或鼻肠管、Foley 尿管等）剪侧孔，穿入 Penrose 引流条，将其远近端扎紧于红尿管。然后将红尿管轻柔地穿过伤道。一旦进入伤道，便钳夹红尿管远端；Penrose 引流条注入生理盐水以达到压迫作用；再夹紧红尿管近端。对于肝脏深度或肝脏破坏程度难以控制的肝脏深层出血患者，最后一种潜在的治疗选择是选择性结扎肝大动脉分支。通常，门静脉能维持肝实质的生机。如果肝损伤合并膈肌损伤，则必须修补膈肌以减少可能出现的气管胆管瘘（一种非常严重和常致命的并发症）。

在 Pringle 手术应用情况下发生"听得见的出血"需要决断和行动。第一，你必须全面考虑。对肝后下腔静脉或肝静脉汇合处损伤的处理需要巨大的资源，包括全血/血液制品、手术时间、人力和装备，而这些资源在前线是有限的。如果需要救治批量患者时，可能不得不在手术台上将此类患者分检为"期待治疗"。这种难以置信的困难局面是外科医师很少准备或很少有经验予以应对的，但当一个严重患者需使用重要资源，且这些资源可救治其他多位患者时，你必须做出决定。第二，资源足够、诊断明确时，如果填塞可控制出血，那么赶紧填塞并出手术室。但填塞常不能减缓出血，那么外科医师必须快速采取全肝阻断措施（图 8.6）。外科医师需要与麻醉医师沟通患者损伤的严重程度。

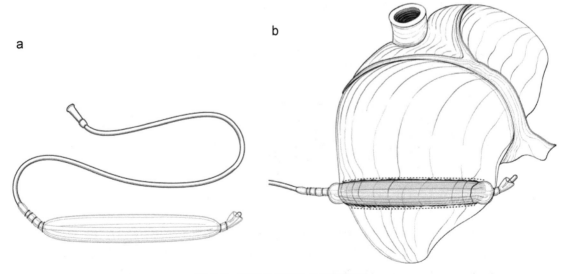

a

b

图 8.5　穿透性肝损伤的球囊压塞

　　这一操作步骤知易行难。刚开始时，应在膈肌裂孔处将主动脉钳夹阻断以保证心脑的血供。接着，将右侧脏器向中线翻转，Kocher 手法用于接近肝下 / 肾上下腔静脉，使用 Rummel 止血带或血管阻断钳环绕套住下腔静脉。为控制肝上、下腔静脉，经胸骨正中切口切开心包，然后在右心房下方行下腔静脉的缠绕。对于麻醉医师重要的是，建立多条膈上静脉通路为下腔静脉阻断做好准备。一旦肝血流完全控制，通过切断镰状韧带和右三角韧带而快速游离肝脏。做好这些后，肝脏可被转动并牵向左侧以显露肝后下腔静脉和肝静脉，并进行修补。房腔分流术可能是损害控制的一种方法，尤其在资源匮乏的场景下，但它只能是最后的努力（图 8.7）。在进行房腔分流时，外科医师会应用到上述全肝阻断技术。但是，不是阻断肝上和肝下下腔静脉的血流，而是用大的胸管（或气管插管），在其近端剪上几个侧孔以分流，且其位于右心房内。首先在右心房安置处顶点做荷包缝合，再切开心房。将胸管从心房放至下腔静脉，所有的引流孔均应位于肝下的下腔静脉，再用 Rummel 止血带扎紧胸管。胸管近端应先定位，以便新剪的侧孔能留在心房内。接下来，肝上 Rummel 止血带收紧，心房荷包缝线打结。此时，胸管的近端能用以高通量的灌注。综上所述，战场上肝后下腔静脉或肝静脉损伤常是致命的。

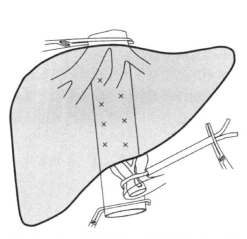

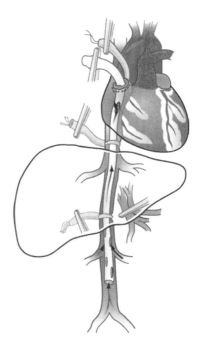

图 8.6　全肝血管隔离可通过控制肝门三结构、肝下下腔静脉和肝上下腔静脉实现。主动脉也应该横行钳夹阻断以避免该方法使用后可能出现的低血压（经 Abdalla 等允许引自 Surgical Clinics of North America 2004；84：563-585.）

图 8.7　将胸管从右心房穿入肝下下腔静脉，并安置房腔分流。气管插管也可用以房腔分流，此时球囊可充气闭塞管周血管腔（经允许引自 Townsend et al. eds，Sabiston Textbook of Surgery 18th edition，Elsevier Publishing 2007.）

　　一直要考虑患者的临床状况。是否需要补充麻醉，患者有无低体温、凝血障碍和代谢性酸中毒。如果控制出血，患者需要进一步的复苏，最好是终止手术到 ICU 进行进一步的复苏。应开放腹腔，用负压敷料、连续缝合或巾钳封闭皮肤。前者的优点，特别是如果封闭负压引流时，外科医师就可以根据持续的失血量来作为再次手术的诊断策略。后者的优点是腹壁暂时性关闭有助于维持填塞效果。如果关闭腹腔，应注意监测如腹胀、胸闷、进行性少尿、气道压力增加或困难通气，或者膀胱压力增加等腹腔间隙综合征的临床表现。在这种情况下，如你所愿，某种程度的腹部高压有助于控制出血。如果已经形成腹腔间隙综合征，则需要迅速释放腹内压。这需要在手术室安全地完成，特别是如果腹内压增加导致持续的出血时。

八、术后要点

肝脾损伤术后的复苏没有什么特别之处。其遵从第 30 章、第 31 章关于复苏的原则，以从而安全地恢复足够的血流灌注、纠正凝血病为主要目标。如果进行损害控制性剖腹术，二次剖腹探查的时机取决于患者的生理状态，而不是随意决定。在肝脾损伤术后可能会碰到的几个陷阱或错误。第一个错误是术后再出血，一旦发生就应尽快回到手术室。对于脾脏，出血几乎总来源于胃短血管或脾门血管的分支。对于肝脏，常是损伤区域再出血，不要回到手术室采用同样的方法而期望它这次能发挥神奇的作用。大的褥式缝合肝脏（使用或不使用脱脂棉衬垫）是控制肝实质出血的有效方法，使用局部止血剂或其他高级止血纱布（combat gauze、QuikClot 等）也有许多成功的案例。如果存在大的胆漏，应立即确定和缝扎漏液的胆管。如果无法确定，可使用大网膜覆盖并局部充分引流。

尽管目前无明显证据支持肝脾损伤术后例行影像学检查，笔者推荐对于所有严重肝损伤（≥ 3 级）的患者，术后 2 ~ 4 周对其进行 CT 复查。肝损伤后常见的并发症有胆汁瘤、脓肿、假性动脉瘤、动静脉瘘或胆瘘等。这些情况对于战场处于活动、移动的患者，及时识别和处理显得十分重要。脾切除后患者应接受疫苗治疗，在术后住院期间尽早开始为宜。等待 2 周的旧规则无助于改善免疫反应，但能确定性减少免疫接种患者的数量。这应在医疗文书中详细记录并移交给高级救治阶梯。应熟悉战场创伤系统的临床实践指南。

对于肝脾损伤治疗的基本教条能确保患者在本次手术中存活。记住你在战场环境下无法拥有在和平状态下所拥有的众多的"安全网"及其他非手术治疗严重创伤的安全方法。需果决，要有权威，记住历史悠久的技术和操作经常是有原因的。总要牢记：战场患者的存活是一条长链，每个连接环都必须足够强。

（谭　浩　屈纪富）

第9章

胰腺和十二指肠损伤（有空就睡）

Tommy A. Brown

概要框

1. 创伤 Whipple（译者注：指因胰十二指肠损伤行 Whipple 手术）的指征非常罕见。你不要想多了。

2. 创伤剖腹手术不是学习复杂胰腺手术的时候。

3. 对于胰腺和十二指肠损伤来说，引流是这个世界上你的最好的朋友。

4. 必须同时兼顾患者全身情况的稳定和局部损伤的复杂，才能做出正确决策。

5. 记住大多数累及胰头和十二指肠的损伤不需要直接修补或多次手术矫正。

6. 小心那些疏忽造成的创伤——每一次创伤探查都应包括胰腺和十二指肠。遗漏这些损伤将是致命的。

7. 假设十二指肠修补会漏，所以请看第 3 点。

8. 十二指肠的一期修补和广泛引流远胜于所读过的任何复杂重建方法。

9. 使用缝合器行远端胰腺部分切除术常是处理胰体尾严重损伤的最简单的选择。

10. 除非已除外，否则十二指肠旁血肿要考虑十二指肠或腔静脉损伤，应探查，但要做好血液和肠道准备。

胰腺损伤：像吃小龙虾一样处理，吸头……吃尾。

Timothy Fabian

　　我有一个独特的视角。我是一位外科肿瘤学家，有幸接触到激烈的战争创伤手术。我在一个 2 级创伤中心接受创伤呼叫，并已被部署到伊拉克最繁忙的战斗支援医院，此外被安排到阿富汗一个慌乱的前线外科手术队，在那里我唯一的依靠就是我拥有的技能。我记得告诉过本书的编辑（也是我的好朋友），任何外科肿瘤学家可以是一名创伤外科医师，因为我们轻松地完成身体任何部位的手术，包括经常做的胰腺和肝脏手术。显然，那是一个错误的说法，因为创伤患者有着非常不同寻常的生理状况，需要关注的远远不止是如何做一台复杂的手术。这是一个教训，我的教训。另外，如果你不经常进行这一部位的手术，可能很难处理胰腺和十二指肠损伤。对于一个没有复杂手术经历和胰腺及十二指肠手术经验的外科医师来说，处置急性创伤期间并不是试图学习的时机。因此，用极好的方案确保患者安全，并为其带来长期生存的最佳机会。如果你是外科医师，那你就知道"有空就吃，有空就睡，不要乱弄胰腺"。另一位明智的军医也告诉我，"我不像怕十二指肠一样怕胰腺"。这种情况从来没有像受到那种可怕的右上象限损伤的战伤患者一样真实。本章目标是从最简单的胰腺和十二指肠损伤开始,逐渐到更复杂的损伤,总结出最恰当的处置,并在选择每一种该类损伤的最佳治疗过程中要始终牢记需保持患者稳定。

一、做出诊断

大多数战斗情况下,因穿透伤和严重爆炸伤剖腹探查时,都会发现这类损伤。这些病例不需要采用任何诊断手段,需要的只是彻底探查。然而,也可能遇到很类似于平时创伤的患者,主要是腹部钝性伤,没有明显的急诊探查指征。如果对伤情有疑问,除非有更宽松的探查指征,否则应该按类似于平时的钝性伤处理这些患者。因为在接下来超过 24 ~ 48h 中,不会有外科医师密切观察,这对于即将后送的士兵或其他患者来说尤其重要。此外,现在有大量关于胰腺损伤非手术治疗的和平时期的文献。这通常依赖于各种先进辅助手段(血管造影、ERCP、介入放射学)和足够的人力、物力所提供的长期救治。这不会是前线野战医疗机构的情形,所以在许多情况下,对这类创伤的"保守"方法是手术一次搞定。

对于任何直接打击上腹部的爆炸伤或伴腰椎骨折的腹部钝性伤的患者,都应怀疑有钝性胰腺或十二指肠损伤。众所周知,由于位于腹膜后限制或延缓腹膜刺激征的发展,以及影像技术的局限性,这些损伤很难诊断。CT 扫描对除了胰腺和十二指肠的其他所有严重腹部损伤都有用,其敏感度为 40% ~ 70%,且不能发现胰管损伤,特别是在早期检查时。入院时酶(淀粉酶、脂肪酶)的水平在早期诊断中也有一定的价值,如有明显损伤常会在第一个 24h 内升高;如果怀疑有损伤,应观察最初 24 ~ 48h 酶的变化趋势。CT 扫描需要注意的征象包括胰腺周围血肿、网膜囊内游离液体或含胰腺组织的囊性积液。如果你怀疑诊断但不能确定,或最初 CT 扫描模棱两可,建议进行延迟(12 ~ 24h)CT 扫描,扫描前即刻少量口服造影剂以显示呈 C 形的十二指肠。同时也要继续关注酶水平(可能会升高)、腹部体征和尿量。如果临床评估和影像学检查均可疑,那么通常更好的方法是行腹部探查。胰腺或十二指肠损伤后不引流的时间越长,由酶或肠道内容物漏出造成的组织损害经成功修复的机会越少。

二、解剖:作战计划的关键

手术室里的激烈战斗不是试图让你记住你在医学院学的解剖学知识,或对照解剖图谱的时候。你应知道显露胰腺的基本操作、胰腺和十二指肠的关键外科解剖(图 9.1)。对于普通外科医师来说,这是一个相对陌生的领域,所以在手术之前,花点时间回顾一下,并在头脑中演练操作。

首先通过向下、内侧游离肝曲结肠显露胰腺的头部和十二指肠第二 / 第三段(图 9.2a)。沿升结肠锐性切开 Toldt 线,向下牵拉肝曲结肠,向上牵拉胆囊。一旦第一层被打开,其余的通常可以通过手指钝性解剖和分离迅速完成。沿结肠系膜到基底部,可直接显露十二指肠。现在十二指肠前面和胰头已显露。如果完全正常,就不需要进一步游离。如果需要完全显露或游离,则分离十二指肠后外侧的附着处将其向前内侧翻起(Kocher 手法)。要注意的是,当开始这项操作时十二指肠位于下腔静脉的上方。在胰头后方用手进行钝性分离和触摸。打开胃结肠韧带并把胃拉向上前方,可以很容易地显露胰体(图 9.2b)。通过网膜囊的这个窗口可以看到大部分胰尾。为了充分游离胰尾及脾门血管,需分开脾侧方附着处,将脾、胰一起向中线翻起(图 9.2c)。沿胰腺下缘打开后腹膜,并离断 Treitz 韧带,可进一步显露胰腺后方和十二指肠的升部。

图 9.1 显示了这一区域的关键解剖结构。下腔静脉及右肾静脉就在十二指肠的后方。显露胰体时遇到的第一条大血管是沿胰腺上缘走行（通常扭曲）的脾动脉。脾静脉在胰腺后方，所以需要额外地分离以显露这条血管，而环绕胰体周围分离时必须非常小心。有多根小胰腺分支进入脾静脉，这些血管常是分离时出血的来源。脾血管和胰尾部将在脾门处汇聚，有多种解剖变异。要注意的是，胰尾部可能紧贴脾，而且脾血管可能以多根较小分支而不是单根主干的形式进入脾门。

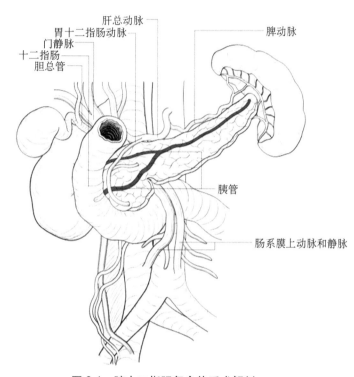

图9.1　胰十二指肠复合体手术解剖

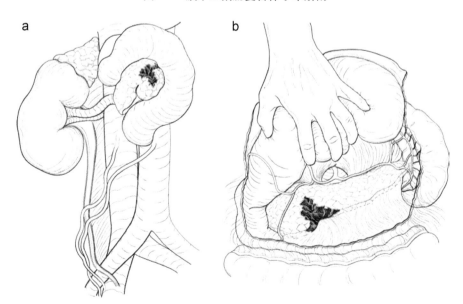

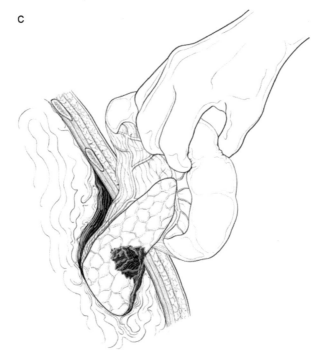

图 9.2　胰腺和十二指肠的手术显露

(a) 通过充分的 Kocher 手法显露胰头和十二指肠；(b) 通过小网膜囊显露胰
腺的体部和尾部；(c) 完整显露胰尾需要从外侧向内侧翻起脾脏

三、胰腺的体部和尾部

当我们说到胰腺的体部和尾部时，是指门静脉左侧的胰腺。这部分胰腺损伤包括单纯的挫伤、深的裂伤、完全断裂或胰腺碎裂。重点应关注胰管的损伤和胰瘘的可能性。胰体挫伤需要闭式引流。如果胰腺体部和尾部有深度裂伤或完全碎裂，应行远端胰腺切除术和脾切除术。战伤手术时没有保留脾脏的胰体尾切除术的空间。这种在择期手术中技术要求高和耗时的操作不适合战伤。远端胰腺切除术和脾切除术是安全、快速和确定性的。所有胰腺切除术后应放置闭式引流管。

远端胰腺切除术的技术非常简单（图 9.3）。通过分离胃结肠韧带并提起胃可显露胰腺前面。胰腺体尾部的血肿应切开以直接评估胰腺前表面。脾和胰腺尾部可以通过将手放在脾后面，把脾和胰尾一起提起，将手指放在胰腺后面的腹膜后间隙滑动，迅速地将其翻起到中线。一旦脾翻起后，脾和胃之间的胃短血管可以用血管钳迅速分离，腹膜后表面用纱布垫填塞。一个重要的解剖考虑是胰腺上、下缘到中结肠静脉左侧是一个"无血管区"，该区域内除脾动脉以外没有其他重要血管，可以很容易地游离胰腺体部。胰腺体尾部已游离，胃短血管也离断，沿胰腺上下缘用电刀切开腹膜后附着处，胰腺就可以用线型切割缝合器离断，我通常会使用中号钉仓（带蓝色钉仓的线型缝合器），并沿胰腺用直线型缝合器离断脾静脉和脾动脉。如果有出血，或者能沿着缝钉看到明确的结构，可再次缝合动脉、静脉及胰管。如果脾动脉明显沿胰腺上缘走行，就可以单独分离处理，但不应该浪费额外的时间去寻找它。应该提到的一个技术要点是，缝合器偶尔会压断胰腺体部，有时可能会看到胰腺的断缘。除了可以看到再次缝合的胰腺导管并在胰腺边缘留置引流管外，这种情况不必过度关注或处理。腹膜后出血常不严重且容易控制。如果有外用密封剂如纤维蛋白胶，可用于覆盖胰腺切缘，此可能有助于止血或封闭胰腺实质渗漏。

　　如前所述，胰瘘的可能性大，这里需要讨论胰瘘。这里重要的一点是胰瘘并没有生命危险，绝大多数可以通过非手术治疗而治愈。为了避免胰瘘而在胰腺手术中花费过多时间可能会危及患者生命。胰瘘早期处理就是充分引流。如果按损害控制模式并计划在 24h 内再次手术，那么就不必放置引流，只需填塞并暂时性关闭腹腔。进行确定的筋膜封闭或腹部最终探查前，需安置闭式引流管。

　　对胰体尾伤难以把握的是胰腺浅表裂伤时是否累及胰腺导管。在这些情况下笔者倾向于，如果因为脾损伤或累及胰腺血管需要脾切除，那么一般会切除胰尾部受累部分；如果没有这些因素，仅有浅表的胰腺裂伤或挫伤，则留置引流即可。前面的介绍适用于稳定和不稳定的创伤患者，因为远段胰腺切除术和脾切除术通常是迅速止血的快速步骤。

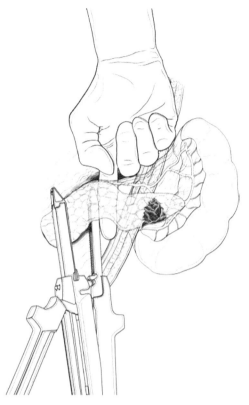

图 9.3　使用缝合器行远段胰腺切除术。用手指或钝性器械围绕胰腺并通过胰腺后隧道引导直线型缝合器

四、胰头损伤

　　典型的胰头损伤通常包括挫伤或深的裂伤，可能伴有十二指肠损伤。最重要的一点是，如果你不想与择期手术一样频繁地切除胰头，那么你的患者就可能在创伤手术中生存下来。鉴于这一事实，大多数胰头损伤的处理其实很简单，充分止血、放置引流后结束。胰头部出血多数可以通过简单缝扎而控制，由于肠系膜上动脉位于后方深部，几乎不涉及结扎肠系膜上动脉。如果必须止血时，才可结扎门静脉的一部分。离断位于门静脉上方的胰腺是显露胰腺后门静脉的唯一方法。此处出血的控制可以通过控制脾静脉、肠系膜上静脉、肝十二指肠韧带内门静脉及多个直接源自胰头的小分支等血管来实现。对于直接显露所需的广泛分离和门静脉损伤相关的大出血，通过胰腺实质缝扎可能是唯一的救命方法。对于非进展性血肿的胰头挫伤，不建议用 Kocher 手法游离胰头。然而，对于胰头活动性出血，Kocher 手法有助于前、后压迫胰头以暂时止血。一旦出血得到充分控制，就应该放置闭式引流，结束手术。总的来说，不建议在初次创伤手术时尝试肠 - 胰腺吻合。这常需要对胰腺进行更广泛的游离并离断肠道，导致较高的胰瘘发生率和更困难的后续手术。简单地在胰腺周围放置引流就能处理大部分的损伤，并能在患者稳定和具备所需的外科专家情况下对胰腺解剖进行后续的全面评估。

五、胰腺导管

很多平时的文献描述了试图评估胰腺导管状态的各种技术和流程。复杂的操作如术中ERCP或术中直接胰腺造影已被用于确定损伤是否累及主胰管。在战伤中很少有能力或需要这么做。大部分损伤可以通过直视检查以确定是否可能或不可能累及胰腺导管。累及胰管的毁损型损伤通常是明确的，而轻微的挫伤或裂伤不累及胰管。无论如何，应该广泛引流此区域，并在随后的剖腹术或非手术治疗中处理胰瘘。即使胰管的评估至关重要，但不建议试图经十二指肠切开处将导管插入胰管，除非十二指肠有裂伤（图9.4）。你可以用蝶形针或留置针穿入胆囊或胆总管，注射造影剂和（或）亚甲蓝染料，数分钟后观察是否有组织蓝染或造影剂外溢。

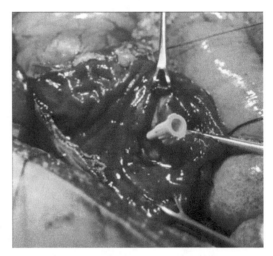

图9.4 Vater 壶腹插管行术中胆管造影，注意只在胆管真的有问题并有十二指肠裂伤存在的情况下进行

六、十二指肠损伤

十二指肠损伤包括从简单的裂伤到涉及十二指肠、胰腺和胆总管的复杂损伤（图9.5）。十二指肠损伤的全面评估应包括用 Kocher 手法充分检查十二指肠后壁（图9.6）。无论患者是否稳定，都应努力实现至少暂时性十二指肠损伤关闭。如果患者不稳定，那么将其连续缝合关闭并在二次手术探查时再进行确定性修补。对于确定性修补，必须评估损伤并决定是需要简单修补，还是需要更复杂的方法。目标是恰当关闭后肠腔口径足够（＞50%），保护周围组织，并充分引流。无论哪种方式，要充分考虑到修补后漏的可能性，在此区域常规留置一根（或两根）闭式引流管。

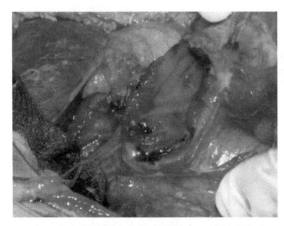

图9.5 十二指肠第二段的大裂伤（＞50% 周径）

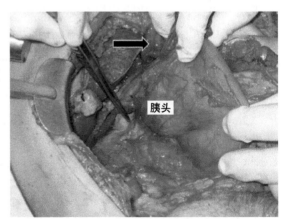

图9.6 用 Kocher 手法游离十二指肠和胰头后，如图9.5所示损伤（黑色箭头所示），平镊所指为下腔静脉

　　简单的十二指肠裂伤在伤口边缘清创后可行一层或两层的一期关闭（图 9.7）。笔者喜欢单层纵向间断丝线缝合关闭。小裂口可以横向关闭，但由于十二指肠相对固定的特点，要注意关闭后形成的"狗耳朵"处理以确保缝合处无漏液和无过度张力。不在十二指肠使用经典严格的"纵切横缝"技术，其将产生一个梗阻性皱褶。必须识别 Oddi 括约肌，缝合时避免损伤此结构。任何十二指肠、胰腺或胆道系统缝合后均应放置引流管。

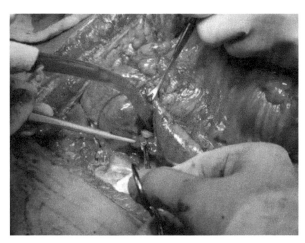

图 9.7　简单的十二指肠裂伤准备缝合修补，注意鼻胃管已经通过准备修补的区域以做术后减压

　　对于伴有肠壁部分缺失或肠壁需要复杂闭合的更广范围的十二指肠损伤，推荐行十二指肠转流。不能一期闭合的十二指肠肠壁可以用两种方式来处理。将粗的 Malecot 管插入十二指肠中，以丝线荷包缝合后通过腹壁引出形成可控的瘘管。请注意，在 Malecot 管周围通常有少量渗漏，所以还是应在该区域放置闭式引流。这是损害控制方案中最快、最简单的方法。如果你有更多一点时间，还有几个方案可供选择。一个经常被描述的方法是把部分空肠襻上提至十二指肠缺损处并将缺损边缘缝合到空肠浆膜表面的"浆膜补片"法，由于高失败和泄漏率，不推荐这种技术。更好的选择是将空肠襻上提至缺损处并行十二指肠和空肠间正规的侧 - 侧吻合。这比浆膜补片法引流更好，且肠腔梗阻的机会较少。

　　任何复杂或高风险的十二指肠修复术后都应该考虑是否增加做幽门旷置术。该理论认为，通过引流出胃酸和其他分泌物后可以保护修复处，降低漏的机会和严重性。记住，该步骤可在二次探查手术时完成，不需要在十二指肠修补时立即进行。没有幽门旷置术能减少并发症发生的明确证据，而且还肯定增加了手术时间和复杂性。我用"格式塔"途径（"gestalt" approach）来排除——如果我对修复相对有信心，那就不做。如果我有顾虑，必须做一个非常复杂的修复，或伴随胰腺损伤，那么则将做幽门旷置术。建议用横向非切割直线型缝合器（TA-60 蓝仓）跨过十二指肠近端行十二指肠旷置，并完成 Roux-en-Y 胃空肠吻合术。另一个很好的选择是在胃靠近幽门部做一个纵向切口，经胃切开处外翻幽门并缝合关闭（Prolene 线或 PDS 缝线），然后将胃切开处作为胃空肠吻合的部位（图 9.8）。对于确定性关闭的患者，也推荐一种喂养性的空肠造瘘进行营养支持。对于覆盖胰头的大的非扩展性血肿，推荐在靠近胰腺和十二指肠处放置引流管，同时放置胃造瘘和空肠造瘘管。如果没有进行性出血，不

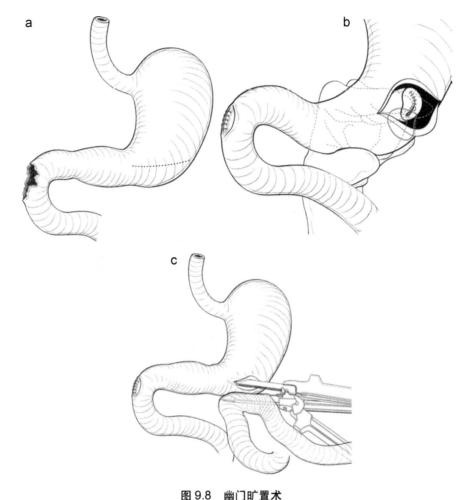

图 9.8　幽门旷置术

（a）切开胃窦；（b）使幽门外翻并缝合关闭；（c）经胃切开处行胃空肠吻合术，修补关闭十二指肠裂伤

应该切开探查此损伤血肿。如果非常担心血肿伴十二指肠损伤，可行术中上消化道内镜检查，将十二指肠浸入盐水中以评估是否存在肠瘘。

在战伤中，最后一种可能会遇到的独特伤型是十二指肠的多个小碎片伤。这可能导致大小不一的多个损伤，从明显的撕裂到细微的针孔缺损。应充分游离十二指肠，腔内充气或用亚甲蓝灌注以确定隐匿性穿孔。一种特别难以确定和处理的损伤是十二指肠系膜侧/胰腺壁穿孔。不能将胰头从十二指肠内侧壁游离以充分显露和修复这些损伤。如果怀疑或试图确认此类损伤，那么一个很好的选择是沿对系膜缘纵行切开十二指肠，检查损伤的内侧面。第二/第三段缝合关闭之前一定要找到大壶腹（译者注：十二指肠乳头）。可以从里面很容易地间断全层缝合修复这些缺损，然后连续或间断地用丝线缝合关闭十二指肠切开处。

七、创伤 Whipple（译者注：创伤患者的胰十二指肠切除术）

完整的创伤的胰十二指肠切除术的技术细节描述超出了本章的范围，99% 的这类损伤急性期都不应考虑。很少会遇到特别适合用这种方式处置的损伤。后者主要包括十二指肠第二

/ 三段严重血供障碍，伴或不伴十二指肠损伤的胰头毁损伤，或胰腺 / 十二指肠 / 胆总管的损伤，这些都不容易简单重建。即使明确存在此类损伤，最好的选择是控制出血和渗漏，充分引流，尽可能少地扰乱解剖结构。患者在 ICU 被复苏和稳定，同时你应与同事讨论这个案例，汇集最有经验者。如果确定了大范围的切除和重建是最佳选择，在稳定的患者中可择期进行（图 9.9）。记住，对于术后的问题，不会有马上可用的现代辅助手段，如经皮穿刺引流、逆行胰胆管造影和支架置入术。如果患者将被后送到更高级阶梯的救治机构，那么考虑保持腹腔开放以便下一阶梯机构再次探查和评估。确保在所有吻合部位放置充分的引流并建立安全的营养通路，通常是喂养性空肠造瘘术。

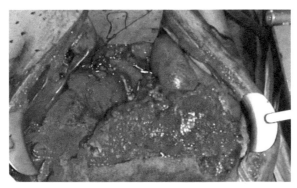

图 9.9 在一所战斗支援医院中切除胰头和十二指肠重建之前的术中照片。患者接受了最初的损害控制手术，没有尝试切除，随后其接受了延期的胰十二指肠切除术（48h 后），以使患者保持暂时稳定并做好术前准备

总之，这些损伤是在战争或灾难情况下遇到的最具压力和挑战性的事件之一。遵循本章阐述的基本原则，如果可能尽量寻求有经验者的帮助。对大部分胰腺损伤，广泛的引流是首要的初始治疗。简单的十二指肠损伤可以一期修补，但更广泛的损伤可能需要胃内容物转流和肠内喂养选择。在急性创伤的环境下不应行复杂的胰腺和十二指肠修补。记得有空就吃，有空就睡，不要乱弄胰腺。

（尹昌林）

第 10 章

肾损伤手术处理

Carlos V.R. Brown

概要框

1. 由于肾脏的腹膜后位置，使用 FAST 或 DPA 的腹部标准评估对于伴肾损伤的患者可能是不可靠的。

2. 在暴露准备修复任何一个肾，特别是准备实施肾切除术之前，你应该触诊对侧肾脏。

3. 如果肾脏有显著出血，可以通过手压肾实质来控制出血。

4. 患者的血流动力学状况是影响肾损伤手术中处理决定的最重要参数。

5. 不稳定或半稳定患者行复杂的肾修补或保肾手术是不可取的——当你试图保留肾脏时你将失去患者。

6. 对于肾脏严重损伤的患者，肾切除术是一种选择，不应该被认为是最后的手段，而是要作为一种挽救生命的方法。

7. 知道什么时候不捅马蜂窝——稳定患者的腹膜后外侧 II 区的非扩展性血肿不需要探查（记住，即使在穿透伤中）。

    一条链的强度是由它最弱的链环决定……在这场战争（第二次世界大战）中严重患者的最明显的薄弱环节是肾脏。

Edward D. Churchill

一、引言

本章包括战伤患者救治中肾脏损伤的手术处理。对于不熟悉腹膜后或泌尿生殖系统的普通外科医师而言，肾脏损伤令人生畏。然而，对于战地外科医师来说，必须掌握肾脏损伤的处理，因为肾脏可能由多种机制损伤造成，特别是在穿透伤或冲击伤的情况下。即使不可能立刻得到泌尿或移植外科医师的帮助，但你也能够在没有他们的情况下熟练地处理肾损伤。本章将回顾肾脏损伤的手术和肾脏探查适应证，显露和损伤评估，修补和切除（肾部分和全部切除），以及并发症。

二、手术和肾脏探查适应证

肾损伤患者最初表现通常不明显。患者将表现为腹部创伤，不论是钝性伤或穿透伤，必须高效地区分患者是需要急诊剖腹探查，还是应进一步评估。然而，同所有战伤一样，血流动力学的稳定性是确定手术适应证的驱动力。一个血流动力学不稳定的腹部穿透伤患者需要紧急剖腹探查。同样，钝性伤或冲击伤后血流动力学不稳定的患者，如果阳性的创伤超声重点评估（FAST）或诊断性腹腔穿刺（DPA）证实不稳定是由腹部原因所致,也需要紧急剖腹。然而通过 FAST 或 DPA 不容易评估腹膜后部，因此如果钝性伤或冲击伤患者的其他低血压原因被排除而持续不稳定，可能要求剖腹手术以明确排除腹腔内或腹膜后来源的出血。

　　在腹部创伤且血流动力学不稳定被直接送往手术室的患者中，在剖腹探查术中可发现肾脏损伤。然而，如果放置尿管并看见肉眼血尿，则怀疑泌尿生殖损伤可能性就会明显提高。诊断很可能会是膀胱损伤，但是通常必须考虑到发生严重肾脏损伤的可能性。相反的，不依赖于肉眼血尿作为线索——即使伴有高等级肾脏裂伤，尿液也经常表现为正常。同其他需要剖腹手术的患者一样，怀疑肾脏损伤的患者应该取仰卧位，双上肢外展，大范围的消毒铺单（下颌到大腿中部，两侧到手术台），从剑突下到耻骨的普通正中线剖腹进入腹腔。进入腹腔后应遵循其他腹腔内损伤患者的处理流程吸净腹腔积血、止血、控制污染和修复损伤。在 II 区（侧方到中线）存在腹膜后血肿时要怀疑有肾脏损伤。然而，在着手处理肾损伤前应该先处理所有的腹膜内出血，因为 Gerota 筋膜和后腹膜能为大多数肾脏损伤提供填塞作用。如果血肿已破裂或 Gerota 筋膜破口有活动性出血，常可直接用剖腹纱布垫压迫控制。

　　一旦处理完腹腔内出血，就可关注侧方的腹膜后间隙。无论是钝性伤还是穿透伤，应探查所有伴 II 区血肿的血流动力学不稳定患者的腹膜后间隙。钝性伤后，只要血肿无搏动、在观察期间未再扩大，对血流动力学稳定的 II 区血肿患者可选择观察。如果选择不探查 II 区血肿，需要术后 CT 检查以彻底明确肾脏损伤的程度。通常，应探查所有继发于穿透伤的 II 区腹膜后血肿。然而，如果血肿位于 II 区的外侧部（图 10.1），远离肾门结构（动脉、静脉、输尿管、肾盏），可以考虑不探查腹膜后间隙。这种方法只能在少数情况下被选择性地使用，只能在血流动力学稳定的患者中考虑。对腹膜后血肿探查时，应清楚在寻找什么或目的是什么。II 区血肿可能源于肾血管蒂损伤，也可来自肾实质损伤。如果血肿在肾门外侧，那么可以推定其代表不需外科干预处理的肾实质损伤。然而，在战场条件下，必须考虑到术后能否密切观察患者，以及患者多久能进入后送链。

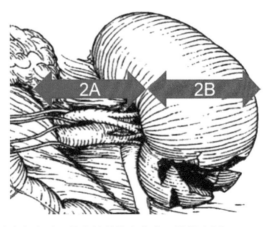

图 10.1　II 区腹膜后损伤可分为包含重要的血管结构和集合系统的内侧亚区（2A）及一个仅由肾实质构成的外侧亚区（2B）。对于稳定的穿透伤患者剖腹术中发现的非扩展性 2B 区血肿，可以考虑观察而不是强制性切开探查（经 Master 和 McAninch 允许并修改自 Urol Clin N Am 2006；33：21-31.）

怀疑存在腹腔内损伤而血流动力学稳定的患者，通常在腹部 CT 扫描时发现肾损伤。CT 扫描是用于评估肾脏损伤的确定性影像学检查，可以不再需要静脉内肾盂造影（intravenous pyelogram，IVP）等其他诊断方法。按照美国外科医师协会关于肾损伤的器官损伤严重度定级（表 10.1），使用 CT 扫描可以对肾脏损伤进行分级。能够根据 CT 扫描所见的损伤等级决定肾脏损伤是否需要手术处理。通常，Ⅰ级和Ⅱ级损伤可以非手术治疗，且大多数可治愈而无影响。Ⅲ级和Ⅳ级的裂伤也可以不手术。然而，如果在 CT 扫描时发现其他腹腔内损伤需要手术干预，应该在剖腹手术时探查肾脏Ⅲ级 / Ⅳ级的裂伤。如果在 CT 扫描时发现肾血管损伤（Ⅳ级 / Ⅴ级）或Ⅴ级裂伤（肾碎裂），应该对患者进行剖腹手术并探查肾脏。通常没有膀胱镜和支架置入等高级的放射学干预手段或辅助手段的支持。当使用平民的非手术方案处理这些损伤时应考虑到这种情况。

表 10.1　美国外科医师协会肾损伤的器官损伤严重度分级

分级 [a]	损伤类型	损伤描述
Ⅰ	挫伤	镜下或肉眼血尿，泌尿系统检查正常
	血肿	包膜下，非扩展性，不伴实质裂伤
Ⅱ	血肿	非扩展性肾周血肿，局限于腹膜后间隙
	裂伤	无尿外渗，肾皮质中，肾实质深度 < 1.0cm
Ⅲ	裂伤	无集合系统破裂，肾实质深度 > 1.0cm
Ⅳ	裂伤	肾实质裂伤扩大至肾皮质层、髓质和集合系统
	血管	主肾动静脉损伤伴出血
Ⅴ	裂伤	完全的肾脏碎裂
	血管	肾蒂撕裂，肾脏无血供

a 双侧损伤上升一级，直到Ⅲ级

三、显露和损伤评估

在剖腹手术起始阶段，使用自固定牵开器如 Balfour 或最好使用 Bookwalter 会使肾脏显露非常容易。手术设备可能因所在单位和供应链（特别是在前线先遣部队）情况而差别很大，因此建议在第一次手术前打开并熟悉外科器械和牵开器。在试图修复而显露任何一侧肾脏，特别是准备实施肾切除前应该触诊对侧的肾脏。如果确定在健侧有一正常的肾脏，就能根据需要行肾切除，而不用担心使患者依赖透析。在少数情况下，在健侧触诊到一个异常的肾脏(缺失、萎缩或多囊肾)，可以考虑行术中 IVP 以明确是否异常肾脏具有功能。然而，常规行术中 IVP 以评价健侧肾脏的功能是没有必要的，也是困难的，经常不充分，更重要的是浪费时间。在急诊室对穿透伤患者使用的经常被吹捧的"一次完成 IVP"也是同样的情况。不要在这些无用的检查上浪费时间和精力。

一旦在对侧触诊到正常的肾脏，就可准备进入伤侧，有两种显露肾脏方法可供选择。可以先控制肾脏血管后再探查肾脏；或先探查肾脏，完全游离肾脏后再控制肾脏血管。两种方法各有利弊，应该基于患者和外科医师的经验和技术做个体化的选择。通常，对于血流动力学稳定且没有进行性出血的患者，第一种方法应该作为更优的"择期"方法，第二种方法更适用于情况危急时。在显露损伤肾脏之前先处理血管以获得确定的血管控制是有益的，有助于在面对来自肾脏大出血时容易控制血流的进出。图 10.2 和图 10.3 显示了获得肾脏血管控制的方法和解剖。然而，在肾脏显露之前控制肾血管也存在一些缺点。首先，仅少数肾损伤要求在修补前控制肾血管，在大多数情况下这种方法都是不必要的。其次，在中线进行血管处理在技术上具有挑战性，特别是存在大的腹膜后血肿及对于没有血管外科和泌尿外科经验的外科医师来说。最后，最重要的是先处理血管是极其耗时的，即使是有经验的外科医师，也可能延误确定性的肾脏修补和可能挽救生命的肾切除。由于这些原因，当在战地手术处理肾脏损伤时，应该先高效地显露损伤的肾脏，如果必要再处理肾蒂的血管（图 10.4）。

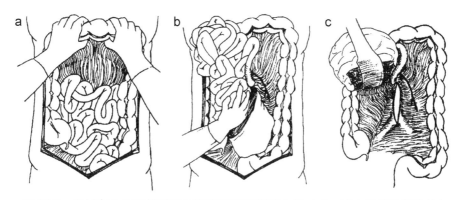

图 10.2 通过向上牵引横结肠显露处理肾脏近侧血管（a），将小肠娩出腹腔并向右上方牵拉（b），然后沿主动脉纵向切开后腹膜（c）（经 Master 和 McAninch 允许引自 Urol Clin N Am 2006；33：21-31.）

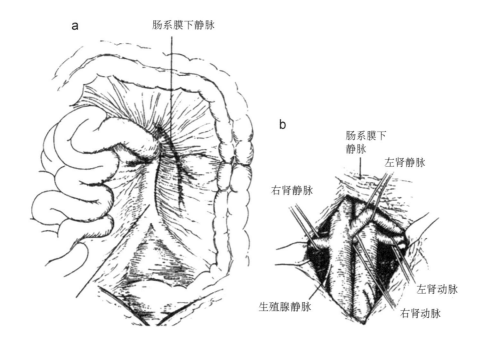

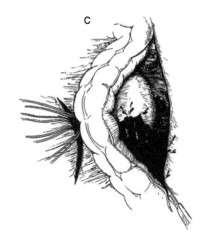

图 10.3　沿主动脉上方纵行切开后腹膜后（a），首先显露左肾静脉。肾静脉（前）和肾动脉（后）均可辨认并用血管吊带控制（b）。然后朝中线游离结肠并打开 Gerota 筋膜探查肾脏（c）（经 Master 和 McAninch 允许引自 Urol Clin N Am 2006；33：21-31.）

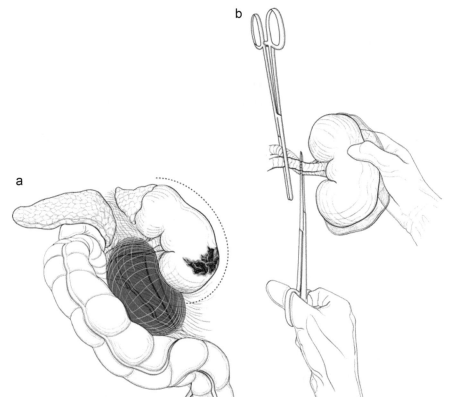

图 10.4　在肾脏的外侧缘打开 Gerota 筋膜快速游离肾脏，并将肾脏从腹膜后间隙拖出（a）。此时肾脏仅剩肾血管和输尿管未离断，如果需要切除肾脏可钳夹和离断（b）

　　以相同的方式显露左右两侧的肾脏。沿 Toldt 白线切开向中线游离右侧或左侧结肠是腹膜后血肿的一种便利的显露手法。向中线牵开结肠和结肠系膜，这种游离大部分可以用手和主动的钝性分离来快速完成。当向中线完成一侧结肠游离后，在肾脏外侧纵向广泛地锐性打开 Gerota 筋膜。一旦进入了 Gerota 筋膜，就能够轻松地钝性游离手术视野里的整个肾脏和肾门，并能完整地检查肾脏和血管结构的损伤程度。用整个手握住肾脏并将其托起到腹膜后间隙之外。通常会有上、下方纤维束，可用电刀快速离断以使肾脏完全游离。此时肾脏被悬挂在中线处，仅有包含动脉、静脉和输尿管的肾门连接。如果遇到来自肾脏的明显出血，可通过在手里压迫肾实质来控制出血。当医师（或助手）压迫肾脏时，可用手或血管钳横行将肾脏动脉和静脉一起钳夹控制肾脏血管。此时能够评估肾实质或血管的损伤程度，并规划修补或切除的外科手术方式。

四、修补和切除

为处理肾脏损伤制订手术计划时，有几个因素需要考虑。患者的血流动力学状态是在手术治疗肾脏损伤时最重要的影响决策的变量。一个血流动力学稳定的患者能允许医师必要的时候对损伤肾脏和其血管系统进行一个更为复杂（更多的时间消耗）的修补术。相反，如果面对一个肾脏损伤的低血压患者，不应试图进行复杂的修补术，唯一合理的选择是对低级别损伤进行快速简单的修补术或对更为严重的损伤进行切除术。对进行性出血的血流动力学不稳定的患者行复杂的肾脏修补术时，可能发生的严重且致命的错误是在试图保住肾脏时失去患者。最后，在未受伤一侧（对侧）触到正常的肾脏能使你从容地完成处理肾脏出血的任何必要的手术，包括肾切除术。

注意过多会诊的危害！如果有其他的外科亚专业专家可帮助会诊，根据需要用好这些专家。泌尿外科或血管外科医师当然能够增加显露的专业和熟悉度，以及超过大多数普外科或创伤外科医师的专科技术。如果打算用一些复杂的肾脏实质或血管修补方式来保留肾脏时尤为如此。然而，记住他们通常也会带来一种"择期"手术的倾向，并且不可能完全知道延长手术的影响或其他需要处理损伤的范围和程度。要有全局观，且对急诊创伤外科有深刻理解，因此应控制局面并确保手术维持在正确的轨道上。

（一）实质损伤

探查损伤肾脏时发现的多数肾实质损伤能够通过最小的干预来处理。所有的挫伤或包膜下血肿应该不干预。对于未涉及泌尿集合系统的实质裂伤，可锐性清除失活组织，如果需要进行电凝或缝扎止血，如可能的话，重新关闭肾包膜。包膜的缝合和关闭应该使用可吸收的单股缝线以避免将来形成肾结石。如果组织易碎或缝合收紧可能导致撕裂，应使用垫片。如果没有标准的垫片，可以切下一片腹膜并将其修剪成小方块代替。如果不能无张力关闭肾包膜，可以使用组织胶或局部止血材料，或者将大网膜缝合到肾包膜边缘以处理裸露的实质表面（图 10.5）。

如果肾脏损伤涉及集合系统，应该尽量用铬制羊肠线水密修补以避免术后尿漏。如果对集合系统是否损伤有疑问，可以往肾盂里注射数毫升亚甲蓝，观察肾实质有无染料外渗。一旦完成尿路修补，可以按照前面详尽描述的方法处理肾实质损伤。如果损伤涉及肾脏的上极或下极，可以对损伤一极进行切除，并按照前述处理尿路系统和肾实质。接下来对任何伴或不伴明显尿路损伤的肾脏进行修补时，都应在肾窝相关的部位留封闭式引流管，以引流术后的漏尿。

（二）血管损伤

肾血管损伤远较肾实质损伤少见，但是因为在野战外科中有很高的穿透伤发生率，作为一个战地外科医师，比和平时期更有可能面对这种损伤。肾血管损伤可以涉及肾动脉、肾静脉或同时合并损伤。肾动脉损伤处理遵循与其他动脉损伤相同的原则：损伤血管近端和远端

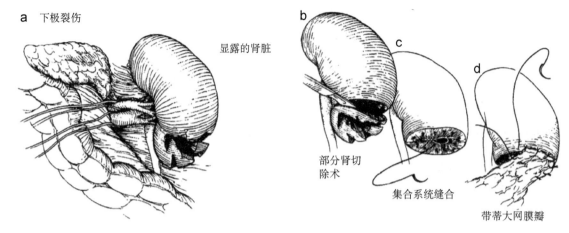

图 10.5 （a）肾下极裂伤显露；（b）损伤段锐性清创；（c）使用可吸收缝线水密修补关闭集合系统；（d）用带蒂大网膜瓣覆盖（经 Master 和 McAninch 允许引自 Urol Clin N Am 2006；33：21-31.）

控制，血栓摘除，失活组织清创，然后行确定性修补。

对于动脉损伤，应该按照前述方法游离肾脏后控制损伤肾动脉的近端和远端。游离肾脏后可用手或使用 DeBakey 钳控制来自损伤动脉的出血。要牢记一些关键解剖，如两侧的肾静脉均在肾动脉前方，可能需要游离后才能清楚显露动脉。另外，由于与下腔静脉和主动脉的关系，左肾静脉会比右肾静脉长，而右肾动脉会比左肾动脉长。为接近右侧血管，向侧方牵拉肾脏，沿腔静脉右侧缘纵向切开后腹膜。右肾静脉是遇到的第一个大分支，可在静脉后面发现动脉。在左侧，肾血管的显露需要游离 Treitz 韧带。切断 Treitz 韧带，向上牵拉十二指肠，即可见肾静脉。或者通过在下方识别生殖腺静脉，并跟随其汇入肾静脉来识别。再次重复，动脉位于静脉的后方。用血管吊带环绕阻断肾动脉，并用小血管钳钳夹；使用直角 DeBakey 钳或哈巴狗钳。不要忘记，常会遇到多条肾动脉或副肾动脉，但肾脏应该只有一条主要的血管。

一旦获得近端或远端动脉控制，就应检查顺行性或逆行性出血，必要时置入取栓导管。在动脉近端造成活动性出血和凝血块滞留的可能性较低，通常不需要在近端动脉置入导管。但是一般应在动脉的远端末梢里置入取栓导管以确保没有血栓。然后，清除损伤动脉边缘的失活组织。可用 5-0 Prolene 缝线修补动脉裂口和不全性横断。如果动脉完全横断，可行一期血管（无张力）吻合术，或以倒置隐静脉作为桥接移植物。如果没有血管吻合经验，应放置临时动脉分流器，并计划尽可能快地在更高一级救治阶梯给予确定性重建。遇到肾静脉损伤，如果只有小裂口和继发的小于 50% 的狭窄，可以行静脉修补（图 10.6）。如果静脉损伤严重，应结扎它而不是试图进行任何复杂的静脉重建。记住，在左侧位于下腔静脉的交界处结扎肾静脉优于靠近肾脏处结扎，因为这样可以允许经过肾上腺或生殖腺侧支回流。

（三）肾切除术

肾切除术通常是复杂肾脏损伤患者的一个选择，不应被认为是最后的手段，而是应该作为一个救命的治疗手段。肾切除术的指征包括血流动力学不稳定,进行性出血或需要输血(源自肾脏或其他部位的出血)，血管、实质或泌尿集合系统不可重建的肾损伤，患者无法耐受需要更多的手术时间修复的复杂肾脏损伤，以及合并的严重腹腔内损伤。为行肾切除术，应按之前描述用手抬起肾脏，以便能看见肾动脉和肾静脉。如果你有时间显露，分别单独显露

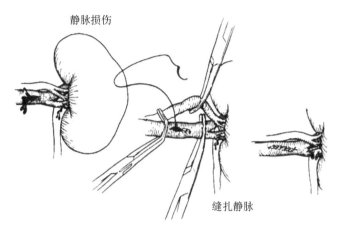

静脉损伤

缝扎静脉

图 10.6　左肾静脉裂伤（左图），控制静脉近端和远端，然后行静脉缝合修补（中图）。小的出血静脉予以缝扎，修补完成（右图）（经 Master 和 McAninch 允许引自 Urol Clin N Am 2006；33：21-31.）

动脉和静脉，在血管钳间离断，缝扎近端断端。如果没有时间显露，将肾蒂一块钳夹并将血管集束缝扎，或者用直线型缝合器横断肾蒂。现在肾脏仅剩输尿管附着，确认后离断、简单结扎。

五、并发症

　　和任何手术一样，损伤肾脏手术后可发生出血和感染（包括脓肿）等并发症。然而，一些肾脏损伤独有的并发症值得讨论。常见肾功能下降，术后前几天可能出现双倍的血浆肌酐。如果对侧肾功能正常，肾功能将恢复到基线或轻微高于基线。尿漏是肾脏手术后最常见的并发症。正如前述，任何肾脏修补后都应留置闭式引流管，引流出尿液可确诊尿漏。绝大多数尿漏能够在数天内自行愈合，不需要进行特殊干预。如果数周后漏尿持续存在，患者可能需要输尿管支架或采用经皮肾造瘘术帮助封闭尿漏。如果术后影像学检查中确认存在未引流的尿液集聚（尿性囊肿），应经皮穿刺引流尿性囊肿，并用尿漏同样的方法处理。如果进行了复杂的肾修补或重建，患者可能在术后远期有发展成为高血压的风险。患者应该接受长期血压升高风险的教育，并应该接受终身的高血压监测。

　　总之，相比于平时的同行，战地外科医师更可能在手术室里处理严重肾脏或肾血管损伤。成功的关键是在血肉模糊的术野中处理肾损伤之前熟悉局部解剖，并运用急诊创伤外科的主要原则：简化处理，聚焦于患者的整体而不是单一的器官，与团队交流并领导之，在灾难时总是留有备选方案。

（姚　远）

第 11 章

腹部大血管损伤

Niten Singh

概要框

1. 对怀疑存在腹部血管损伤的不稳定患者，应直接送入手术室。
2. 腹部血管损伤的最好影像学工具是你的双眼，不要因为一些不必要的影像学检查而延误。
3. 损害控制手术的首要任务是控制出血，如果髂动脉在出血，那么就先不要管肠道。
4. 允许性低血压耐受良好，并常使动脉出血更容易控制。
5. 填塞对于实质脏器损伤是非常有用的，然而对于部分横断的动脉来说是无效的。
6. 用手指控制出血比填塞和盲目钳夹更有效。
7. 如果怀疑钝性伤患者存在大血管损伤，在开腹前要确保有足够数量的静脉通路，血液制品应在手术室内悬挂好，因为开腹后填塞作用突然消失会导致血压突然下降。
8. 熟悉腹腔显露和脏器旋转手法。
9. 吸引不是控制血管出血的方法，如果在动脉损伤附近持续使用吸引器会"吸掉生命"，千万不要成为一个"吸掉生命"的傻瓜。
10. 在手术前应该考虑到如何控制血管远近端，术中应该想到流入和流出道，以及使用哪种血管移植。

出血的新鲜创面总是好的，除了腹部。

Hippocrates（公元前 460 ～ 公元前 377）

一、引言

得益于出色的影像学检查、经皮穿刺控制出血和血管修复能力，以及装备精良且能对患者进行持续严密监护的重症监护室，创伤患者的非手术治疗比例不断提高。例如，几年前一个血流动力学平稳的侧腹部枪伤患者很有可能直接送去手术室行剖腹探查手术，但是现在如果说患者的三期增强扫描 CT 是正常的，动态观察治疗是可以接受的。很不幸的是，这并不是在战场环境下。尽管可能拥有一台 CT 机，但是它可能过热；可能拥有一台 C 形臂并且觉得做血管介入操作是最合适的，但是战场周围没有一个人会；可能有一个高效的 ICU，但是会经常地被批量伤员所淹没。因此，手术团队必须做好准备处理急诊室的任何事情，因为在一家战斗支援医院就代表这个国家最高级别的救治水平。本章的目标是帮助医师处理腹部大血管损伤和学习战地手术的经验（通常是硬道理）。

二、急诊室基本原则

在急诊室有时会因为多个不稳定患者引发的混乱而导致遗忘，战场环境下大部分患者最好在手术室进行处理。这个概念和平时我们处理稳定的交通事故伤患者是截然相反的。在平时，这些患者可能会在急诊室待上一夜或等待 CT 扫描。在这里，患者时常会带着气管插管到达急诊室，并且医师可能无法获取致伤机制和主诉。决定患者是否应该立即送入手术室的最简单方法是看致伤机制是钝性伤还是穿透伤。腹部大的穿透伤合并有肠管外露的患者应立即送往手术室。那些腹部钝性伤并且 FAST 检查阴性的患者可以观察或必要时进一步做影像学检查。血流动力学不稳的腹部穿透伤患者应该立即送往手术室。神志清楚但血流动力学不稳定，且 FAST 检查阳性的腹部钝性伤患者也应该立即行剖腹探查。如果眼前的创伤（特别是对于穿透伤）患者生命体征消失，应在急诊室行紧急剖胸。

还有一些需要记住的战伤救治基本要点：①照一张胸部 X 线片花不了多少时间，并且让辅助人员采集血液标本也并不费时；②如果可能尽量找一个脉搏血氧监测仪（使用听诊器、多普勒探头难度更大）；③如果怀疑有腹部血管损伤，中心静脉导管应该安置在颈静脉或锁骨下静脉而不是股静脉。

三、手术室：启动

一般来说，如果患者双下肢全都消毒的话铺单会更容易一些。这听起来可能有些麻烦，但是随着手术室的人手增加这并不困难。铺两张中单在双腿下方，治疗巾包裹足部，但要注意方便显露大隐静脉以备不时之需，并允许另一组手术人员在不影响腹部手术人员的情况下工作。近侧准备范围应包括胸部至锁骨，如果存在胸部创伤则范围应扩大至下颌。两张中单和一张洞单以腹部为中心覆盖消毒区。如果需要切取下肢静脉或向上显露胸部，可以向上或向下剪开无菌单以显露相应区域。快速消毒可以仅用聚维酮碘消毒一次。在消毒时应该思考手术计划，让自己镇定下来，并且确认有足够的血液制品及血管通道。

四、手术室：发现的损伤

剖腹手术期间可能会遇到各种情形，但是大多数可以归纳为以下情况中的一种：

1. 孤立的大血管损伤所致腹腔积血（少见）。
2. 空腔或实质脏器损伤所致的腹腔内积血（更常见）。
3. 腹膜后血肿，无严重的腹腔脏器损伤。
4. 腹膜后血肿并腹腔脏器损伤。
5. 盆腔血肿。

在腹腔内腹膜后可分为 3 个区域（图 11.1）。记住这些区域均是主要血管的走行区域，这样如果看见一个大的血肿，一般就知道是哪根血管损伤了。一旦确定了损伤的区域，下一步便是探查或排除那个区域的主要大血管是否存在损伤。1 区包含整个腹膜后中央区域，可以分为结肠系膜上区和结肠系膜下区，该区域包含主动脉、下腔静脉、腹腔干、肠系膜上动脉和肠系膜下动脉，并且和胰腺、十二指肠毗邻。2 区为腹膜后两侧的区域，其中包括左右两个肾脏和肾血管。3 区是腹膜后的盆腔部分，其中包含髂血管和股血管。这样划分的主要目的在于剖腹过程中通过发现血肿所在区域启动相应的处置计划。很多情况下血肿可能是跨

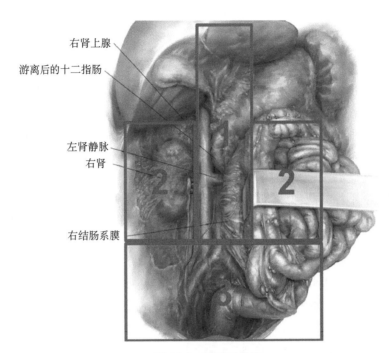

右肾上腺

游离后的十二指肠

左肾静脉
右肾

右结肠系膜

图 11.1　腹膜后分区

1 区：腹膜后中央区域，包含腔静脉、主动脉及其分支；2 区：两侧区域（肾区），包含肾血管和肾脏；3 区：盆腔区域，包含髂动脉和静脉系统（经授权引自 Cook et al., Operative Techniques in General Surgery 2008；10：154-163.）

区域的，但很容易判断其是从哪个区域起源的。并且在战伤，特别是多投射物的爆炸伤中，还没有听说过一个以上区域同时存在血管损伤的。各区域后腹膜血肿可能损伤的血管如下：

不同区域的血肿：

1. 对于钝性伤，除非血肿是扩展性或为搏动性，且排除其他出血源、血流动力学非常不稳定，否则不要打开 2 区、3 区的血肿和肝后血肿。

2. 打开并探查所有穿透伤所致血肿，除了肝后血肿（除非血肿破裂、搏动性或快速扩大）。

3. 还有以下讨论的一些例外，但都是不常见的。

尽管这是一个相当简单的流程，但鉴于所遇到的大多数损伤是穿透伤，医师常会去探查这些血肿。这些损伤通常不会"偷袭出现"，但是它们会让整个腹腔充满血液。

只有一种情况可能会延迟打开穿透伤患者血肿，即多发伤且非常不稳定者。如果血肿的大小和范围无法解释患者的不稳定生理状态，可以先不管血肿而去寻找真正致命的出血源。其他出血源可能包括之前肢体伤口的出血（无菌单下的出血）、其他体腔的出血（如胸腔）、头皮血肿或心脏压塞。

五、手术室：手术技巧

大部分腹部血管穿透伤与空腔脏器损伤并存。因此，如果发现大量血液与消化液并存时，首要任务是用纱布填塞 4 个象限，找到损伤的血管，并用手指压迫或在血管远近端控制后钳夹止血。通常处于休克状态的患者能够通过填塞临时稳定住，这使医师有时间找到损伤的脏器并快速吻合损伤的肠段。然后可移除填塞物，在移除过程中逐渐显露血管损伤处。

六、1 区结肠系膜上血管损伤

如果发现 1 区结肠系膜上的损伤或血肿,可以自左侧向中线翻转内脏(图 11.2)。该操作可以显露从贲门到远端分叉处的整条腹主动脉。显露过程包括游离左侧结肠、切断脾结肠韧带,钝性分离提起左侧结肠、左肾(如果需要的话)、胰腺和胃。一旦沿着 Toldt 线打开后腹膜,剩下的操作可以通过徒手钝性分离而快速完成。在触及脊柱前,将所有的东西扫向内侧。一旦所有脏器都跟着后腹膜一起被翻起,在主动脉前常有一薄层组织,必须要打开这层组织才能显露主动脉外膜及其分支。如果在进入腹腔或打开血肿的过程中该区域有活动性出血,可以让助手在主动脉裂孔处用手或大拉钩的钝头盲压住主动脉。为了在腹腔干上方钳夹主动脉,需要打开肝胃韧带,钝性分离左膈脚,在裂孔处显露主动脉(图 11.3)。关键点是如果食管内有一根鼻胃管(NGT),主动脉会更容易分辨,但这个区域往往不容易被钳夹,特别是肥胖患者。如果医师对血管钳夹控制出血的效果不满意,还可行前外侧剖胸术,即从更近端的部位进行主动脉钳夹以控制出血。永远记住当进行腹腔干近段主动脉钳夹后,在允许的情况下要将止血钳移到更低的位置以缩短脏器缺血时间。

1 区结肠系膜上特殊血管损伤

主动脉:小的主动脉损伤可以用 3-0 或 4-0 Prolene 线缝合。如果主动脉严重损伤,可以用 12 ~ 14mm 直径的人工血管代替,因为人体没有这么粗的静脉可供使用。用利福平浸泡移植物有助于抗感染。一个简单的实现方式就是在手术室内常备 1200mg 利福平(两片 600mg 的利福平片剂磨碎后放入 50ml 生理盐水混合 10 ~ 20min)。

腹腔干及其分支:所有腹腔干分支血管(胃左动脉、脾动脉和肝总动脉)都可以结扎。肝总动脉应在胃十二指肠动脉近端结扎,如果可能则尽量修补。

肠系膜上动、静脉:肠系膜上动脉损伤应尽量一期修补或行桥接。通常使用反转的大隐静脉作为移植物,用 5-0 或 6-0 Prolene 线缝合。要避免肠管放回原位后移植血管发生扭曲。大网膜可置于缝合线周围。这个区域胰腺及十二指肠损伤常见,如果有此类损伤,桥接静脉应该避开胰腺损伤部位,以防胰漏腐蚀血管。肠系膜上静脉损伤可以通过缝合静脉壁修补,

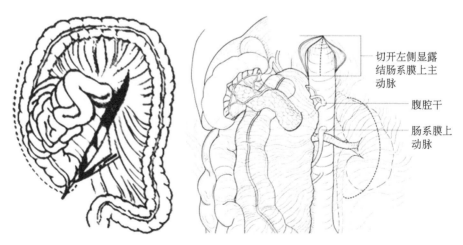

图 11.2　自左侧向中线翻转内脏。锐性打开降结肠和脾脏侧腹膜(Toldt 筋膜白线)后钝性分离,并将这些结构翻向前内侧(朝向自己)直到显露主动脉和脊柱

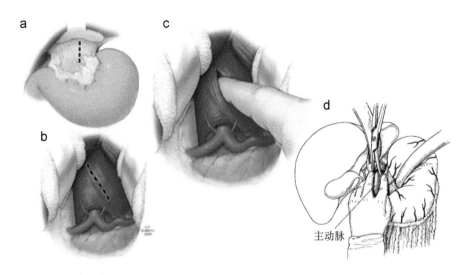

图 11.3 通过打开肝胃韧带，在腹腔干上控制（a），向外侧牵开胃和肝左叶，切开膈脚肌纤维（b）后用手指分离（c）出主动脉旁可供钳夹的空间（d）（经 Lin 等允许引自 Surgical Clinics of North America 2000；80：417-433.）

但是如果损伤复杂则可直接结扎。如果结扎肠系膜上静脉，患者可能因此出现肠系膜水肿和全身血容量减少，故需积极的液体复苏。如果对肠系膜上动、静脉的损伤处理仍不放心，一定要计划第二次剖腹手术来评估受累肠道及移植血管是否成功。

七、1 区结肠系膜下血管损伤

与腹主动脉瘤修补的显露方法一样。这包括将横结肠牵向头侧、将小肠拨向腹部右上象限，显露区域的上界为左肾静脉（图 10.2）。与肾平面以上主动脉修复方法相反，肾平面以下主动脉是可以结扎的，而且如果污染严重还可以进行额外的切除。

1 区结肠系膜下特殊血管损伤

主动脉：显露方法如前所述。处理的原则与结肠系膜上主动脉修补或移植的原则相同。采用 24 ~ 32 号（直径 8 ~ 10mm）的胸腔管作为临时血管桥接物常被讨论但很少实施。如果有时间去阻断并修补，尽量去做。记住，如果发现了一个破口，应该再去找第二个破口，特别是血管的后壁。

下腔静脉：下腔静脉的显露可以通过右侧向内侧翻转腹腔脏器来完成，这个动作包括 Kocher 手法和游离右半结肠（图 11.4）。对于简单的前壁裂伤或分支血管撕脱，单侧钳夹可控制出血并维持腔内血流（图 11.5a）。然而这在满是血液的术野常无法实现，需要采用"海绵棒"压迫控制出血，再用 3-0 或 4-0 的 Prolene 线缝合修补，这是重要的办法（图 11.5b）。记住正如肠管一样，如果你发现了一个破口，一定要确保没有遗漏另一个破口。此外，还要检查是否存在后壁损伤（反复彻底）。但是后壁通常难以游离，可通过延长血管前壁开口从血管内来修补后壁（图 11.6）。如果修补困难并且患者不稳定，可以行肾脏平面以下的下腔静脉结扎术。如果在肾脏平面以上结扎了下腔静脉，一定要关注术后肾功能，因为其可能恶化（但通常不会）。

结扎下腔静脉后下肢要加压包扎并抬高，血管重建可以稍后再做。结扎肾脏平面以上的下腔静脉使患者具有很高的死亡率，但是对于不稳定的患者来说可以适当扩大适应证。

八、2 区血管损伤

应探查腹部钝性伤后扩展性和搏动性的 2 区血肿，稳定的血肿无须处理。住院医师课程中严格的规则是所有穿透伤所致的 2 区血肿都应探查。此规则虽然普遍适用，但是在一些特殊情况下即使是穿透伤也最好不去探查，如血肿明显位于肾门外侧并且没有扩大趋势，这一

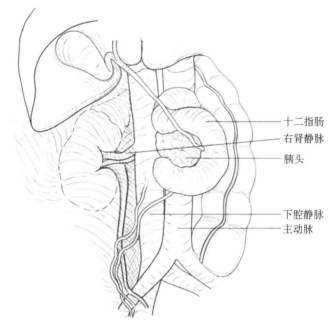

十二指肠
右肾静脉
胰头

下腔静脉
主动脉

图 11.4　右侧腹腔脏器向中线翻转可以充分暴露十二指肠、胰头、肝下的下腔静脉和右肾

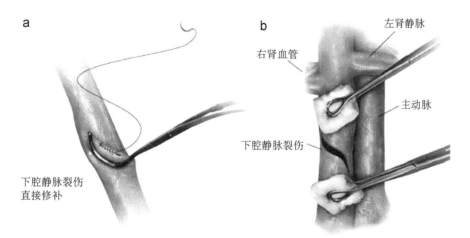

a

b

左肾静脉

右肾血管

主动脉

下腔静脉裂伤

下腔静脉裂伤
直接修补

图 11.5　下腔静脉前壁裂伤的控制出血和修补可采用侧壁钳夹（a）或用两个纱布团压迫近端和远端（b）（经授权引自 Cook et at., Operative Techniques in General Surgery 2008；10：154-163.）

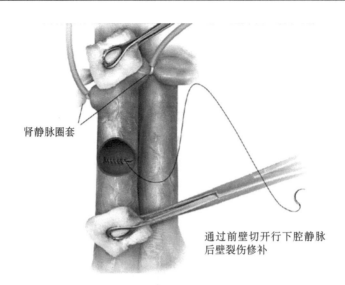

肾静脉圈套

通过前壁切开行下腔静脉
后壁裂伤修补

图 11.6 用 "海绵棒" 控制后，通过前壁切开行下腔静脉后壁裂伤修补（经授权引自 Cook et al., Operative Techniques in General Surgery 2008；10：154-163.）

般是软组织损伤或肾实质损伤。治疗此类损伤没有必要区别于钝性伤，探查它们只会增加出血甚至不得不行肾切除术。大部分 2 区穿透伤所致血肿确实需要手术探查，最好通过上述的左侧或右侧向内翻转脏器显露后方结构（详见第 10 章 "肾损伤手术处理"）。肾动脉侧壁缝合可以用 5-0 或 6-0 Prolene 线。大隐静脉移植在稳定的情况下可以采用。对于肾静脉，因为没有侧支循环，所以如果确实需要结扎右肾静脉，一般要做肾切除。左肾静脉可以在远端安全地结扎（靠近下腔静脉处结扎），因为肾上腺静脉、腰静脉、生殖腺静脉都可以为左肾提供侧支循环。

九、3 区血管损伤

盆部（髂）血管损伤常伴肠道和泌尿系统结构损伤，修补的决策更加困难。远端血管的显露一般很困难，尤其是位于动脉深面的静脉损伤（图 11.7）。在钝性伤中，血肿不应被打开，除非有前文所述的几种特殊情况。战伤往往更关注骨盆穿透伤。对于动脉损伤，如果没有完全横断，常会造成大量失血。相反，完全横断的动脉损伤会痉挛回缩，特别在低血压患者中更容易找到断端并钳夹住。显露远端主动脉和髂血管的方法如图 11.8 所示。记住首先要夹闭远端主动脉和（或）腔静脉，然后再进行髂血管探查。因为有广泛的交通支，髂内动脉可以结扎，但是一般不主张双侧结扎。相反，髂总动脉和髂外动脉结扎后肢体坏死率非常高，因此应该尽量修复或桥接。血管壁侧方缝合可以用于髂动脉的小损伤，而大的损伤则需要移植利福平浸泡的 8mm 涤纶人工血管。髂总动脉近端损伤或撕裂可以适当游离后于较低水平再移植（图 11.9）。如果没有血管移植材料或局部污染严重，髂外动脉损伤处理的另一个选择是将髂内动脉转位与髂外动脉吻合（图 11.10）。清创，将损伤的髂外动脉完全离断，近端结扎，髂内动脉离断后将近断端转位，与髂外动脉行端端或端侧吻合以恢复腿部的血流。在极端的情况下还可以使用临时血管分流装置。在污染严重和不稳定的患者中，可以从髂血管根部进行结扎，在残端放置一些有活力的组织（如大网膜等），等待患者稳定后再做股动脉 -

股动脉旁路移植术。如果髂静脉只有轻微损伤，可以用 3-0 和 4-0 Prolene 线修补。对于沿纵轴的静脉损伤，用示指和中指按压静脉以控制血流，再连续缝合静脉壁是有效的。如果髂总静脉需要被结扎，要将患侧肢体加压包扎抬高，并警惕筋膜间室综合征的发生。如果同时存在动静脉损伤，要常规预防性行小腿筋膜切开减压术。

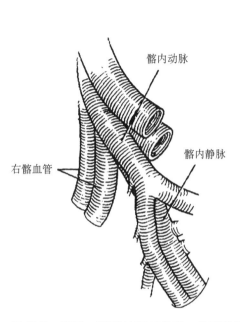

图 11.7　髂动、静脉的解剖关系，注意静脉位于动脉深面（经允许引自 Lee and Bongard, Surgical Clinics of North America, 2002；82：21-48.）

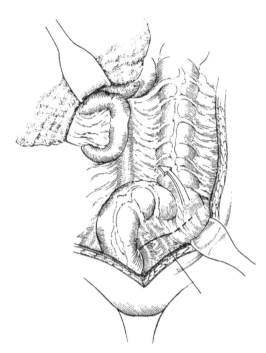

图 11.8　主动脉远端和髂血管显露。小肠被推向右上腹，离断乙状结肠外侧附着处（虚线处）以显露髂血管远端（经允许引自 Lee and Bongard, Surgical Clinics of North America, 2002；82：21-48.）

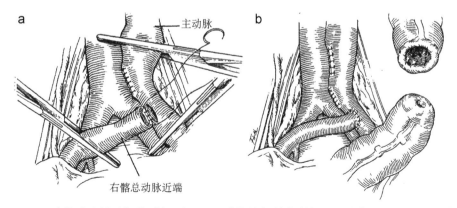

图 11.9　髂总动脉近端损伤或撕裂可以通过将缺损缝合封闭，远端与另一侧髂总动脉进行端侧吻合（a）。这相当于创造了一个更低位的髂血管分叉（b），并且这特别适用于存在肠道损伤（图示肠切除）或其他存在污染不适合使用人工血管的情况（经允许引自 Lee and Bongard, Surgical Clinics of North America, 2002；82：21-48.）

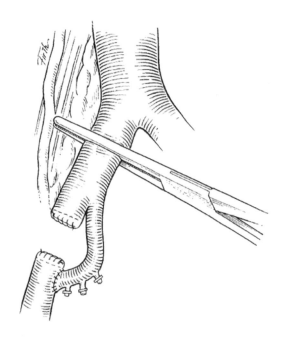

图 11.10 髂外动脉近端损伤，利用髂内动脉转位修复髂外动脉以恢复下肢血流（经允许引自 Lee and Bongard Surgical Clinics of North America，2002；82：21-48.）

最令人头痛的一个问题是穿透性骨盆损伤中的骶前静脉丛损伤。大多数时候这个区域的出血是难以控制的，只能填塞。我所遇到的大多数这类损伤的患者都存在乙状结肠或直肠损伤。在损伤下方切断直肠后在直肠后间隙游离直肠残端有助于更好地显露并填塞这个区域。如果那个区域有可见的静脉大出血，采用 4-0 的 Prolene 线 8 字缝合或 U 形缝合是有效的止血方法。虽然这个区域的静脉出血非常麻烦，但是髂内动脉血流控制可以减慢出血速度，在极端的情况下可以结扎髂内动脉。通过钳夹双侧髂总动、静脉可阻断全骨盆血管。同时辅以盆腔填塞，这项操作可能最终有效地控制这棘手的情况。另一个已经在一些骨盆大出血病例中成功使用的方法就是止血材料填塞，如 QuikClot，这些止血材料可以在 24～48h 后再次手术探查时移除。

腹部血管损伤损害控制

所有腹部大血管损伤都应该有一个计划性再次探查的步骤。腹腔可以通过各种方法暂时性关闭。正如前述，有一些动脉可以结扎而没有大的影响（腹腔干及其分支和髂内动脉），而其他一些动脉必须修复或旁路移植（如肠系膜上动脉、髂总动脉、髂外动脉）。血管腔内分流装置可以临时安置并在二次探查时进行血管修补。要注意一旦患者稳定就应马上进行修补。因为安置分流装置不是没有风险的，特别是腹腔内分流装置。分流装置如果在搬动中脱落将会导致大出血，且如果在确定性血管修补前堵塞了将会导致严重后果。

十、严重骨盆损伤

众所周知，严重骨盆骨折伴出血的患者处理起来非常困难。一般来说，在平时的处理流程中主要是非手术治疗，包括骨盆外固定、骨盆带或介入血管栓塞控制出血。住院医师常被警告打开钝性伤患者 3 区血肿的严重后果。尽管在战场上不一定能遇到钝性骨盆骨折，但是在爆炸或机动车事故中并不罕见。二者的区别在于战场上的骨盆骨折一般更为严重，常有破片穿透伤，并且所处环境非常严峻。在战场环境中，可能没有条件做血管介入栓塞控制出血，也没有骨科医师安置骨盆外支架。这时必须用旧的方式在手术室控制出血。在这种情况下医师需要记住以下关键点：①如果患者不稳定，应该随时准备剖腹探查排除腹腔内出血；②在骨盆血肿表面加多层纱布并不能达到填塞止血的目的，应该违背直觉打开它；③广泛打开血肿后再进行填塞；④如果患者仍然不稳定，结扎损伤严重侧的髂内动脉；⑤如果患者仍不稳定，结扎另一侧。

十一、提示和技巧

我们都听说过一些外科医师在膀胱以外部位使用 Foley 管救活患者的故事。轶事式的"把戏"可以在一段时间内奏效，但是没有什么比标准的手术显露和控制更有效。唯一的例外是如果医师对血管介入技术十分擅长，可以通过血管内阻球囊阻塞，或在主动脉和髂血管放置长鞘控制远端出血。然而，在国内 I 级创伤中心所认为正确的处理与战地医院可能并不一样。第一，房间内可能有两个患者同时需要处理，可能连摆 C 形臂机的位置都没有；第二，除非有一支经验丰富的血管介入外科医师团队，准备好相应设备（导丝、血管穿刺鞘和动脉导管），临时准备常会耽误更多时间。如动脉造影等简单的操作常能在常规不忙时完成，但是如果现场一片混乱并且患者不稳定，该操作是非常难以完成的。

十二、小结

在大考前记住你的外科导师的箴言是非常有用的，其中最重要的一课就是"不要发明手术！"。相信你之前所经受的培训，你将能够渡过难关。同时，你可能处于不舒服的境地，试图采用一种令你不适的方法只会将问题复杂化。例如，如果经腹入路显露髂动脉方便，就不要选择经腹膜外入路。你的服役期或前线经历会让你获得信心，磨炼你在住院医师期间所学习的技能，并让你对所有情况都可以妥善处理。最后，记住你母亲在你小时候被割伤时说的话，"按住它……"

（张画羽　李　阳）

第 12 章

关闭与不关闭：开放腹腔的管理

Amy Vertrees, Craig D. Shriver, and Ali Salim

无论你既往的经验或者手术技术如何，在战场上或灾难情况下，你将充分接触和运用到损害控制性腹部手术和腹腔开放手术。如果试图寻找如何治疗和管理这些患者的Ⅰ级证据，你会很失望。我们可能见过多种不同的暂时性腹部关闭术和实现最终腹部关闭的方法，其中许多都声称是最佳方法。如同大多数外科手术一样，成功救治患者的最佳方法不是唯一的。关键因素是充分理解开放腹腔的基本原则和缺点，以及自身的能力和局限性。本章概括了来源于伊拉克和阿富汗战争多年战伤救治经验的开放腹腔基本方法。这些基本原则是通用的，但是细节和技术应该根据自身经验和实际情况选择与调整使用。

概要框

1. 应从受伤起就开始关闭腹腔：避免液体过载，控制脓毒症。
2. 腹腔开放的目的是节约关闭所需的时间，允许二次探查，预防腹腔间隙综合征。
3. 提前准备暂时性腹腔关闭的材料，准备所有物资，特别是可以快速就位的负压吸引器。
4. 根据患者生理情况而不单纯因时间来决定是否返回手术室。
5. 暂时性腹腔关闭需要控制热量和液体丢失，容纳并保护内脏。
6. 如果能够，尽量关闭腹腔。当存在疑问时，开放腹腔。
7. 注意腹腔间隙综合征的危险信号：尿量减少、腹部膨隆和呼吸机参数升高。
8. 持续纠正腹腔开放的病因：控制污染和脓毒症，限制液体及改善通气。
9. 避免进一步的腹腔失容——运用辅助材料预防筋膜回缩。
10. 决定筋膜关闭成功或者失败的主要因素是你自身积极且努力达成伤后 5 ～ 7d 关闭的目的。
11. 避免计划性腹疝和伴随的肠瘘的高发率。

一、为什么进行腹腔开放？

特殊环境下的腹腔开放：作为损害控制策略的一部分，计划二次探查手术和预防腹腔间隙综合征。然而，在战场情况下，由于额外的原因，腹腔开放将更为广泛地被应用。总的来说，战伤更为严重，通常是多系统损伤，但资源和人员有限。前线战场不能进行 CT 检查。多弹片损伤或爆炸伤有较高的需要二次手术探查的遗漏损伤或损伤进展的可能性。在有限时间、有限资源和大量等待手术的伤员情形下将对通常在其他地方会进行确定性关闭的手术进行快速暂时性关闭手术。不要忘记考虑后送程序，当伤员在直升机或者飞机上时，不能进行监护而可能会发生损伤遗漏或者灾难性腹部并发症或腹部间隙综合征。

严重创伤患者需要外科控制损害，这点对于代谢性酸中毒、凝血病和低体温的致命三联征的预防与治疗非常重要。初次简明手术有着特殊目的：通过结扎、修复、转流损伤血管和（或）填塞实质脏器或者骨盆损伤控制出血，探查和修补肠管损伤，不是直接吻合，而采用修补、转流或订合盲端的方法控制污染。完成必要手术后，伤员可以送往 ICU 进行持续复苏，等待进一步稳定之后再行其他的确定性手术。暂时性腹腔关闭的方法如前描述，如果有必要可以仅仅缝合皮肤，如果仅有巾钳也可直接使用。

如果存在实质性脏器或静脉损伤出血，填塞是损害控制的必要组成部分。腹部填塞并暂时性关闭腹腔，待患者稳定之后对损伤进行进一步治疗。填塞需要提供足够压力直至止血，但应小心避免压迫下腔静脉而减少回心血量，如果发生常伴有低血容量，则形成恶性循环。如果填塞后患者病情没有稳定，再次评估填塞并暂时性关闭腹腔。尽管对于这些患者时间是关键因素，但惊慌失措的腹部填塞不是有效的损害控制方式。手术室中用额外的 10min 或者 20min 评估是否已经充分止血和控制污染，优于在 ICU 观察患者腹部损伤的出血。腹腔间隙综合征在负压封闭及其他暂时性腹腔关闭后仍可能发生，并可能促使更早回到手术室或在 ICU 床旁手术。

如果计划二次探查，建议保持腹腔开放。这点对于另外一个更高级别医疗中心的外科医师进行二次探查特别有用。明确的肠坏死需要切除，但是肠管是否能保留常是不明确的。如果初次手术时肠道的生机不确定，应避免大范围切除有潜在存活可能的肠道，应再次探查确定。随着持续性复苏，肠管活性可能会改善，需要避免广泛的肠道切除而致短肠综合征。对于有恶化可能的患者来说，吻合是有风险的，建议推迟到二次手术时进行。初次手术后如果患者依然稳定，应该避免造口；如果二次探查时仍不适合吻合，则需要行造口术。吻合失败通常不会立即发现，而且可能会导致需要大量液体复苏的致命性脓毒症和腹腔开放关闭困难。

识别及预测腹腔间隙综合征（abdominal compartment syndrome，ACS）非常重要。不幸的是，我们不能有效地预测哪位伤员会发生 ACS。酸中毒、低体温和凝血功能紊乱是 ACS 发生的高危因素，应该行腹腔开放。其他的高危因素包括大量输液或者液体复苏、大量热量丢失、高级别肝脏损伤和肠系膜血管损伤。腹腔容积是有限的，过多的内脏或腹膜后水肿、积血、积气、腹水或者粪便都可能会引起危及生命的全身性问题。在大量液体复苏或系统性炎症反应毛细血管渗漏引起肠道过度水肿的患者中，即使没有腹腔内损伤也可能发生 ACS（继发性 ACS）。ACS 的临床征象包括腹部紧张、膨隆，低血压，少尿和机械通气的通气峰压增加。这些临床征象需要立即或再次进行腹腔开放。唯一的例外是常见于大面积烧伤患者的由大量液体复苏和张力性腹水引起的单纯继发性 ACS。大面积烧伤患者进行紧急剖腹手术有着非常高的死亡率。采用其他方法进行腹腔减压是最佳选择。快速床旁超声或诊断性触诊可以发现大量腹水，然后进行大口径穿刺引流或者放置经皮引流管。改善通气、减少液体负荷、优化镇静方案、胃肠减压能够缓解腹腔高压。

腹腔内压测量是识别即将发生或正在发生的 ACS 的有效方法，通常采用间接测量方法。通常采用测量膀胱内压的方法（图 12.1）：放置 Foley 导管后排空膀胱，注射 50 ~ 200ml 生理盐水，随后关闭末端进行压力测量。针型的压力传感器（类似动脉压力测量器）与 Foley

导管相连。传感器零点位于患者仰卧位时的耻骨联合，然后让波形平衡。尽管通常使用膀胱内压，但也可以通过任何腹腔的空腔结构测量腹腔内压。替代的间接腹腔内压测量方法包括经胃（NG 导管）或股静脉置管下腔静脉测量压力。如果没有压力传感器，参见附录 A 中的低技术含量的床旁膀胱内压估计方法。

尽管每个患者反应不同，腹腔压力会伴随脏器功能不全，压力大于 25mmHg 是进行减压的指征。压力大于 35mmHg 需要进行再次开放或者再次探查。压力截断值的缺点在于仅适用于血压正常的患者。腹腔间隙综合征可以在腹腔压力小于 20mmHg 的低血压患者中发生。把腹腔想象成颅腔，灌注压等于平均动脉血压减腹腔内压。因此，如果平均动脉血压低于 15mmHg，腹腔内压也可能引起灌注不足。记住腹腔间隙综合征是一个临床诊断——没有一个单一的检查对于 ACS 诊断和治疗的决定是绝对必要的。对于伴有呼吸困难的腹部高张力患者应该考虑进行腹腔开放。当存在疑虑时，开放腹腔或者保持腹腔开放。

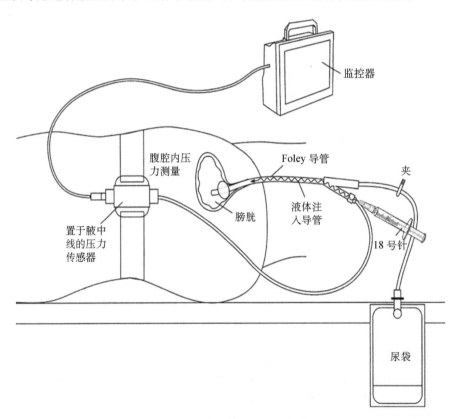

图 12.1　膀胱内压测量示意图

（来源于 Journal of the American College of Cardiology, 51（3）, Wilfried Mullens, Zuheir Abrahams, Hadi N. Skouri, GaryS. Francis, David O. Taylor, Randall C. Starling, et al., Elevated Intra-Abdominal Pressure in Acute Decompensated Heart Failure A Potential Contributor to Worsening Renal Function? 300-306, Copyright 2008.）

二、如何进行暂时性腹腔关闭

腹腔内容物必须受到保护，避免不显性水分丢失。应用暂时性腹腔关闭可以达到这个目的，已经报道了许多不同类型的关闭方法。最常用的暂时腹腔关闭方法是使用剪有小裂口便于液体引流的大号无菌冲洗袋或者 Steri-Drape® 塑料袋。无菌 X 线盒盖式引流装置更为有效——用手术刀在塑料上切出多个切口让液体引流到真空负压吸引部分。这种材料可以放置在结肠旁沟（图 12.2），避免海绵材料直接接触，保护显露的肠管。手术海绵和手术敷料放置在塑料屏障上，引流管放在海绵上或者海绵与肠管之间。使用类似 Ioban® 的封闭敷料来密封创口。在敷料或纱布上放置大号引流管（通常是鼻胃管、胸腔引流管或者 2JP 引流管，将进气部分打结）作为引流液体出口，同时在封闭敷料下连接持续负压吸引。用 Ioban® 围绕引流管形成一个"隔膜"防止渗漏，同时压迫皮肤，这非常的重要（图 12.3）。使用适配器连接封闭口与负压，提前确定需要什么类型的适配器非常重要。

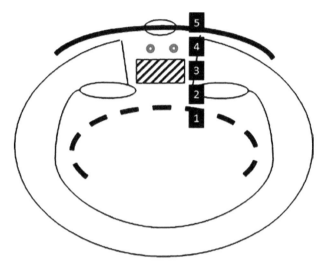

图 12.2 （1）筋膜下至结肠旁沟的塑料膜；（2）筋膜边缘与网片间连续缝合防止收缩；（3）毛巾、纱垫或 KCI® V.A.C. 海绵；（4）JP、NGT 或胸腔引流管引流；（5）Ioban® 或 KCI® 薄膜粘贴

较好的选择是商用的暂时腹腔关闭产品或者"腹部伤口负压吸引"。一体式无菌预包装装备提供了中间夹有聚氨酯泡沫敷料的有孔塑料敷料、大号椭圆真空海绵、黏合敷贴及连接负压吸引管的黏附垫。海绵可以用一些材料固定在皮肤边缘或者把皮肤紧密缝合（全部或部分）在海绵表面。吸引管连接至可提供不同等级间断或持续吸引力和液体存储的独立负压吸引设备上。根据我们的经验，暂时性腹腔封闭负压吸引设备极大程度地减轻了术后护理和伤口治疗工作，同时也能提高早期筋膜关闭成功率。

采用哪种闭合方法并不如遵循内脏覆盖和保护、液体和污染控制、维持腹腔容积、防止筋膜收缩和防止间隙综合征的基本原则重要。应该和你的同事团队在暂时腹腔关闭的方法上达成一致，同时准备好所有的包裹材料，尽量减少手术延误。如果发现了一个更佳的暂时腹腔关闭、开放腹腔管理和腹壁关闭标准方法，那么将改善患者预后、减少并发症和提高筋膜关闭成功率。

三、渐进性腹腔关闭

成功的最终关闭需要提前计划。致病因素的去除、筋膜回缩的预防和内脏大面积黏附至腹壁的避免是最重要的注意事项。致病因素的去除包括正确使用液体（策略和复苏终点在另外的章节中讨论），控制污染，预防和治疗脓毒症，调节呼吸机设置降低呼气末正压

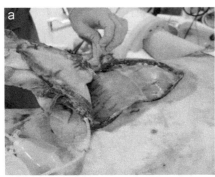
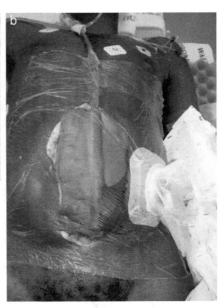
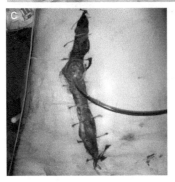

图 12.3　暂时腹腔关闭示例

（a）去除 Ioban 后的冲洗袋、纱布和 JP 引流管；（b）胸腔引流管上的蓝色手术巾和覆盖的 Ioban 敷料，包围 Ioban 敷料的预防渗漏的隔膜；（c）部分皮肤与腹部切口负压封闭缝合的边缘部分采用负压海绵关闭，以维持张力并预防回缩

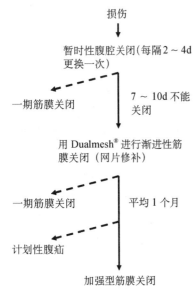

损伤
↓
暂时性腹腔关闭（每隔 2 ~ 4d 更换一次）
↓
一期筋膜关闭　　7 ~ 10d 不能关闭
↓
用 Dualmesh® 进行渐进性筋膜关闭（网片修补）
↓
一期筋膜关闭　　平均 1 个月
↓
计划性腹疝
↓
加强型筋膜关闭

图 12.4　腹腔关闭时间线

预防内脏水肿。图 12.4 概况了腹腔关闭的方法和流程时间线。理想中，一期关闭应该在 7 ~ 10d 进行，大多数开放腹腔（70% ~ 90%）应可完成。如果不能在这个时间内完成一期关闭，应该开始预防筋膜回缩和进行渐进性关闭。

预防筋膜回缩包括当不可避免性回缩发生时牵拉筋膜边缘的一些方法。我们通常使用网片作为渐进性关闭材料（图 12.5）。Goretex Dualmesh® 缝合至筋膜边缘以容纳腹腔内容物，预防筋膜回缩。切口负压敷料放置在网片上。切口负压海绵每 2 ~ 4d 更换一次，掀起网片确定腹部区域是否还可再次容纳。这项操作通常 1 周进行 1 ~ 2 次，每次在网片中间减掉数厘米，使用 Prolene® 或 PDS® 缝线重新缝合。渐进性关闭技术可以为筋膜边缘提供牵引，可能会需要切除软化的筋膜边缘，促进愈合，避免发生疝。之前的缝合需要加强材料，一旦连续缝合完成，就去除 Dualmesh® 材料。值得注意的是，Dualmesh® 材料通常是暂时性应用，不应该作为永久性材料保留。它是污染的（根据定义），一旦它作为暂时性腹部关闭材料和"桥梁"完成任务后就必须去除。

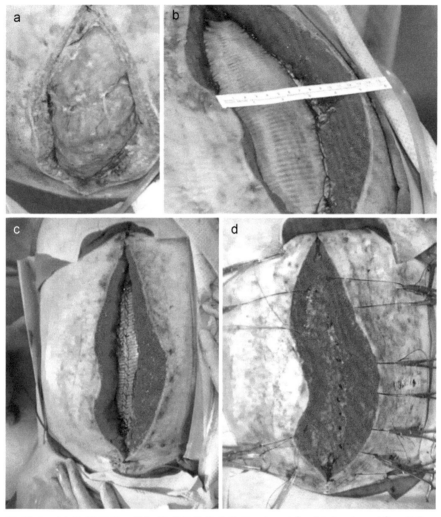

图 12.5　(a) 腹腔开放；(b) 筋膜边缘缝合的 Dualmesh®；(c) Dualmesh® 网修补；(d) Dualmesh® 网移除和筋膜早期关闭，患者使用了 FlexHD® 垫

　　改进了之前报道的技术后，在结肠至结肠旁沟的 Dualmesh® 下放置塑料洞巾，预防腹壁与内脏的粘连。这种方法给予腹壁更大活动空间，增加了早期关闭的成功率。如果需要，评估筋膜下的内置网片。每次修补网片更换手术洞巾时，需要避免损伤内脏。皮肤及皮下组织的张力对于最后关闭皮肤非常重要。伤口负压吸引的负压通常是不够的，但是敷料应该稍微比伤口小一些，而不是塞入间隙内。在 Jacob 阶梯模式中，血管环能够订入皮肤的边缘。如果筋膜不能牵拉到一起，需要为关闭提供足够的皮肤和皮下组织保护，减少肠道空气瘘的形成。

　　不能安置网片或进行连续缝合，需要行计划性腹疝（PVH）。按照这个技术，如果没有肉芽组织，vicryl 网片会缝合到筋膜边缘。如果有足够的皮肤和皮下组织可以移动覆盖伤口，早期皮肤关闭可以使用多个皮下闭式负压引流管。如果没有足够自体皮肤，那么需要用其他方法进行覆盖。一旦 vicryl 网片上形成足够的肉芽组织，刃厚皮片移植在肉芽组织及内脏上。需要 6 ~ 12 个月后修复巨大疝。关闭方法与肠瘘的高发生率有关。我们努力不惜一切代价避免计划性腹疝，根据经验及长期随访，这些方法对于伤员来说是不必要的。在本章及发表刊物中描述的避免 PVH 的技术是标准的。

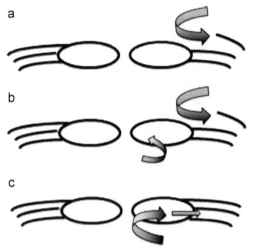

图 12.6　腹壁分离技术的变化

（a）松解外斜肌腱膜的传统腹壁分离；（b）松解外斜肌腱膜及腹直肌后鞘；（c）腹横肌松解（TAR）

四、复杂腹壁重建：腹壁分离

避免使用人工网片而使用自身组织进行筋膜重建是腹腔开放重建的理想目标。然而，腹部区域重建巨大筋膜缺损不能进行无张力重建，传统的答案依然是使用网片桥接。网片关闭的次要选择是优化腹壁层次，从而达到最佳关闭的目的。了解腹壁各层及如何进行操作有利于理解先进的结构分离技术（图 12.6 和图 12.7）。一些外科医师理论上可以采用腹壁分离技术完成 20cm 缺损的手术，但是疝的复发率高。这项技术有望用于 5 ~ 15cm 的缺损。腹壁分离技术有多种选择（图 12.6）。术前 CT 检查有助于识别可利用的层次，确定最佳选择。

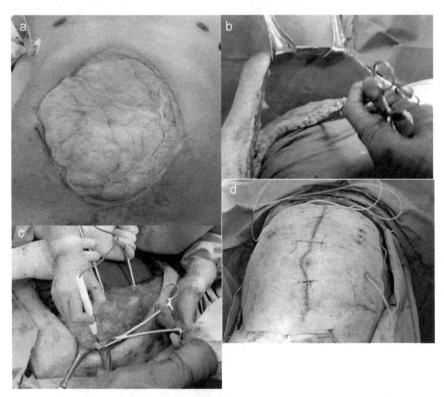

图 12.7　损害控制手术后的腹壁分离操作

（a）肠管上皮肤移植的巨大切口疝；（b）环绕腹直肌前鞘和外斜肌腱膜抬起的皮瓣；（c）在汇入腹直肌鞘处外侧离断腹外斜肌腱膜；（d）切除多余皮肤，置引流管后关闭

传统的腹壁分离包括辨认腹直肌鞘，沿四周向外游离皮瓣，直至可以分辨外斜肌边界

和外斜肌腱膜入口。从肋缘至腹股沟韧带纵向切开腹外斜肌。腱膜下可见薄的脂肪层及细的结缔组织——如果见到的是肌肉，那么就是太靠内侧或外侧了。当腹直肌均匀收缩时，从旁边提起筋膜切缘。筋膜下结缔组织的显露与分离可以一直至腋中线。如果不能提供充足的筋膜活动度，那么向前旋转腹直肌并纵向分离腹直肌后鞘。目的是每侧提供了额外的 2 ~ 3cm 边界。在皮瓣制作过程中，不要忽略穿支动脉。如有需要，应缝扎。电刀切割将导致不理想的止血和收缩进入肌壁，回到病房后可再次出血。最近后段分离伴腹横肌松解（transversus abdominis muscle release，TAR）很受欢迎。后直肌鞘被识别出来并沿外侧分离。腹横肌被识别出来并分离出来，像上面提到的那样横向运动。应小心以免伤及神经，否则当肌肉失去神经支配时，就会出现假疝。前部避免使用皮瓣，补片可以放置在腹横肌上方以减少复发，但尽量减少补片显露和并发症。

五、网片关闭

无论采用何种闭合方法，使用补片都会降低疝的发生率。关闭材料有多种选择，各有优点及并发症。网格位置也很重要。塑料网片（聚丙烯、Goretex®）会引起粘连、瘘和感染，最好用在没有污染的区域或间置腹膜或网膜等组织，以减少伤口的并发症。生物网片（Alloderm®、Surgisis®、FlexHD®）因宣传的力度及耐感染或污染能力的优势而迅速流行。然而，当其作为筋膜桥接或显露在干燥的开放伤口中，或用作"昂贵的疝囊"行负压封闭吸引时，这些材料有着高失败率（> 50%）。然而，在污染区域进行暂时关闭和保护可能是唯一选择。覆盖腹腔内容物的生物网片会减少下方肠管损伤及减少肠瘘。生物网片过度昂贵，这是其应用受到限制的原因。

网片可以放置在筋膜层上、桥接下或者腹直肌后位（图 12.8）。网片重叠 4 ~ 6cm 显著减少疝的发生率，因此内置网片是最佳选择。网片覆盖需要前部肌肉皮瓣，当已经有皮瓣时是最理想的选择（如传统的腹壁分离），由于筋膜下内脏的粘连，腹后部很难进行操作。下垫网片允许必要的重叠，但是网片邻近腹腔内容物增加了粘连和形成瘘的可能。腹直肌后放置需要与中线重叠，但其位于腹直肌后，因此网片不与腹腔内容物或皮下空间接触。后部放置网片能够轻易和 TAR 结构分离结合。

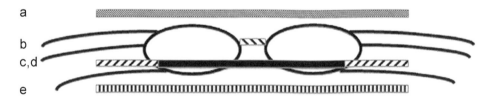

图 12.8　网片放置与腹壁筋膜层的关系

（a）在前筋膜上方；（b）间置桥接与筋膜层边缘中；（c）腹直肌后位；（d）腹直肌后扩展放置，腹横肌松解；（e）腹腔内放置

六、具体错误及避免方法

腹腔开放管理的具体错误包括应该开放时却关闭，没有认识到需要再次探查或调整敷料，形成肠瘘，内脏和腹壁下筋膜粘连，筋膜回缩，没有纠正病因和腹腔液体渗漏。所有的这些情况可以通过标准化和细心的团队化管理来避免和减少。

当发现 ACS 时，必须积极进行预防和治疗。如果外科治疗有必要时，暂时腹腔关闭不会阻止再次探查的需求，腹腔填塞仍然可能发生 ACS。创伤后腹腔开放患者发生 ACS 最常见的原因是再次发生腹腔出血。应通过血细胞比容下降、血流动力学改变、腹部伤口出血快速识别。同时也需要送入手术室进行再次手术探查。不能在床旁进行出血探查！如果怀疑暂时关闭过紧，就解除负压，拆除皮肤缝线或更换无张力的敷料。如果初次手术时，筋膜没有进行充分打开，可以延长切口。特别是当患者没有任何明显的应激或肌肉张力增加时，化学性腹壁分离可以明显改善症状或达到推迟，直至完成确定性干预。

开放腹腔患者发生的肠瘘是一个灾难性并发症，预防是最佳策略。进行任何类型的瘘修复注定是失败的，目的应该是达到充分的控制和引流。为了预防这些并发症，需要充足的营养支持，尽快关闭腹腔及随时保护下方肠管。如果发生瘘，通过在中线处充分外引流，设法将其转变为肠皮瘘。如果不能够做到这点，那么将会面临非常困难的问题，即肠道空气瘘，引流液直接进入腹部伤口。这是一个完全不同且更加困难的情况，因为这将持续污染腹腔、伤口和筋膜边缘。周围皮肤缺失妨碍了放置造口器具或其他设备以控制流出物。此时的目标是使瘘管与周围组织成熟到可以使用造口器具的程度，同时保护剩余的外露肠道。如果瘘的上下方皮肤能够闭合，那么可以在伤口中间转成"漂浮造口术"。如果都不行，可以直接在瘘上方放置一个中央有引流管和造口装置缺口且又能保护和支持周围组织的伤口负压海绵。或者，可以用穿过伤口负压海绵的引流管（Malecot 导管）引流肠瘘（图 12.9）。

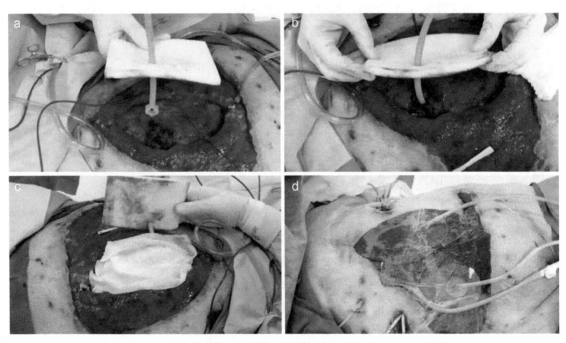

图 12.9 伴有肠瘘的开放性腹腔的伤口负压封闭和 Malecot 导管

（a）20F Malecot 导管穿过带孔的白色负压海绵；（b）引流管插入瘘中，经海绵戳孔引出；（c）在负压海绵和暴露内脏中应用无黏性敷料层（Xeroform 显示）；（d）标准黑色负压封闭海绵敷料覆盖

腹腔失容与筋膜回缩有关，为了预防回缩，如果有必要可以应用辅助材料。如果用负压海绵部分或完全关闭皮肤维持了一定程度张力，可以防止一定程度的筋膜回缩。内脏将黏附于腹壁下层，降低一期关闭的机会，必须确保塑料片向下达到结肠旁沟。最后，记住最终关

闭前，反复检查腹腔是否留有填塞物并进行 X 线检查；纱布计数在损害控制性手术中通常是不可信的。

七、要点

损害控制性手术是治疗严重创伤患者的有效方法。腹腔开放适用于大多数这类患者。如果怀疑有内脏水肿、污染，需要二次探查，那就需要做最坏的打算而开放腹腔。后送环节中存在救治中断，这一点尤其重要。最后，腹部应该在受伤后数周内关闭。牢记最终目标，通过保护内脏、避免筋膜回缩和内脏黏附于腹壁，控制引起腹腔容积丢失的因素，为成功关闭做准备。有许多辅助腹腔关闭的技术。渐进性腹腔关闭允许随着时间推移恢复腹腔容积。一期筋膜关闭是开放腹腔治疗最理想的目标。如果不能进行一期关闭，腹壁分离方法和网片修补是所有方法中的最后选择。最重要的是，如果有任何疑问，开放腹腔！

八、战伤救治经验和教训的民用转化

（一）重要的相似点
民用和军事实践中损害控制外科的目标是相似的。
民用和军事实践中腹腔关闭的暂时覆盖和渐进性关闭技术是相似的。
（二）重要的区别
军事经验中，损害控制指征更宽泛，包括需要后送过程。
军事实践中计划性腹疝修补并不常见。

在很大程度上，由于从军事同事那里吸取了教训，创伤救治方面的进步已经提高了许多严重创伤患者的存活率。如本章所述，这些进展包括"损害控制手术"或"简明剖腹手术"，有腹部填塞和对腹腔间隙综合征的认识。作为损害控制手术的一部分，以及为治疗腹腔间隙综合征，腹腔应经常开放。损害控制延伸至危及生命的腹腔出血、严重腹腔感染的治疗，导致急诊手术中腹腔开放患者的增加。尽管由于液体复苏和输血策略的进展，"开放腹腔"数量减少，但依然是一种复杂的、充满挑战的外科并发症。尽管困难，民用与军事经验中腹腔开放的管理是类似的。

九、损害控制

总的来说，10% ~ 15% 创伤剖腹手术采用损害控制技术。传统上，损害控制手术推荐用于"濒死"患者（生理代偿功能衰竭、即将不可逆的休克和死亡），但是更早启动损害控制——患者发生凝血障碍和"濒死"之前——可以改善预后。尽管适应证不如军事应用广泛（不用担心患者的后送），但对于困难的解剖区域出血时不能以简单手术处理的复杂损伤、转运至高级医疗中心前需要进行暂时性稳定的损伤应用损害控制技术。从军队战友学习到在患者达到"濒死"之前，应尽早考虑损害控制，要考虑到现有的资源、损伤性质、外科医师的经验、患者的临床情况和其他并存情况。在损害控制后，不应关闭筋膜或皮肤，因为这肯定会导致腹腔内高压症。然而，可以运用一种可获得的材料或技术进行暂时腹腔关闭。腹腔开放治疗的重要步骤包括保护内脏和腹膜连续缝合，筋膜向中线拉拢，渐进性筋膜关闭，首次住院期间的确定性筋膜关闭或者计划性腹疝的延迟修复。

（一）暂时性覆盖

描述暂时腹腔封闭的一系列广泛技术。笔者详细描述了负压封闭技术。这项技术材料容易获取且便宜。由于这个原因，即使民用条件下负压封闭也偶尔应用。采用负压封闭技术的暂时腹腔关闭材料得到越来越多商业化使用。我们推荐 ABThera® 伤口封闭材料。理想的关闭应该容易获取，快速应用可以重复用于腹腔，预防腹腔容积丢失，保护筋膜和有助于一期筋膜关闭。通过持续负压吸引，负压封闭材料及商业的 wound V.A.C™ 满足前面叙述的所有需求。

（二）渐进性关闭

任何腹腔开放的最终目标是达到一期筋膜关闭，这通常发生在二次手术期间。当腹腔由于持续肠道水肿或出血不能一期关闭时，可以采用一些技术进行渐进性关闭。商品化的 wound V.A.C™ 在筋膜边缘施加恒定的向内张力，可以防止筋膜收缩，促进一期筋膜关闭。运用这些技术，90% 腹腔开放可以进行早期筋膜关闭。开放腹腔 9d 后达到早期筋膜关闭的可能性降低，应用腹部 wound V.A.C™ 可以最多在损伤后 49d 成功进行关闭。

Wittmann Patch 是一种为了达到一期筋膜关闭的渐进性关闭商业产品。其他类似产品有 Goretex Dualmesh®。Velcro 类型的产品缝合至筋膜，用于渐进性筋膜靠近。不幸的是，缺乏相关应用数据。

（三）确定性关闭

民用情形下，小部分患者不能进行一期筋膜关闭。对于这类患者，已报道的一些技术取得了不同程度的成功。采用不可吸收网片（聚丙烯、聚四氟乙烯）或不可吸收生物补片（人和猪脱细胞真皮基质）取得了较好的效果。然而，生物材料缺乏长期应用的数据。尽管在军事经验中不常见，不可吸收网片或皮肤移植进行计划性腹疝关闭和 6～12 个月后运用不可吸收假体网片或腹壁分离技术的后期修复都取得了良好效果。

（四）最后要点

腹腔开放已经成为损害控制流程、腹腔高压症治疗、严重腹腔脓毒症的标准治疗方法。这种方法挽救了许多生命，但也产生了新的问题，如严重液体和蛋白丢失，营养问题，肠道空气瘘，伴有腹腔容积丢失的筋膜收缩和巨大切口疝的发生。一期确定性关闭是预防和减少并发症的基石。暂时和后续的确定性腹腔关闭新技术和材料的发现会改善这类患者的预后。

（唐　昊　李培源）

第 13 章

胸部切口选择

Jeffrey A. Bailey

概要框

1. 我们不是在这里治愈癌症或治疗心绞痛；创伤是我们要处理的主要问题。
2. 体位是保证你有更多选择的关键因素。
3. 面对探查性的创伤手术，对于处于仰卧位以外任何体位的患者，要特别慎重。
4. 永远保持一个开放的选择态度，你可能在众多的选择中第一步就犯错。
5. 时刻保持足够的显露以便进行初次评估。
6. 不要让解剖成为你初次评估挽救生命的阻碍（胸骨、锁骨只是普通的一块骨骼）。
7. 选择切口，知道何时及如何调整、延伸或放弃。
8. 不要担心你已发现的损伤，而要考虑那些你没发现的可能的损伤及如何去发现它。
9. 当发现手术探查困难时，第一步就是扩大手术切口。

> 在手术前祷告，但要记住上帝也改变不了错误的手术切口。
>
> Arthur Keeney, 1920

一、为什么这一章对你很重要

没有人会感谢你在尸体上留下更少或更小的伤口，将微创和美学技术手册抛在脑后吧，这不是精品课程。此外，不要困惑，我们不是在这里治愈癌症或治疗先天性或年龄相关的心血管疾病，那些是你在手册中能够找到的择期心胸外科手术，是在有专业的体外循环技术人员辅助下的心胸外科手术。外科医师极可能是胸外科创伤患者能否存活的唯一希望，这个希望将取决于你。幸运的是，在这样一个地方，经验丰富的普通外科医师同样了解胸外科创伤救治中的紧迫性与严重性。但是，即便是经验丰富的创伤或军队普通外科医师，其个人经验也是有限的。这是一个非常困难的领域，因为哪怕是一个微小的穿透伤也可能需要一个很大的手术，特别是穿透伤或战伤，手术风险相当高，在你完成手术的相当长的时间内，出现并发症甚至是死亡风险将常伴着患者。坦白地说，的确存在少数对战创伤精通的胸外科专家，但是他们不大可能出现在你的手术室。幸运的是，对我们普通人而言，有很多经验可以相互交流借鉴。因此，这一章就是由我们这些"初学者"所写，同时也是为了我们这些初学者和我们所需要治疗的患者，其目的是为这一类患者的治疗提供相对明晰的方向。

二、处理原则

本章内容的关键不在于手术时机的选择和手术的技巧，而在于如何基于你所面对的情况，根据自己的所学选择一个合适的手术方式。保证术中胸部血管和器官的充分显露并便于术中处理是选择手术切口最重要的因素。一些处理原则需要铭记于心。在剖胸之前不是一定要行影像学检查，尽管这些影像偶尔会对了解弹道及损伤的结构有帮助，但对重建气道、稳定呼吸和循环情况并无益处。因此，当患者没有足够的时间行 X 线检查时，应根据有限的信息剖胸探查。此外，随时准备调整、扩大甚至放弃你最初选择的手术切口，特别是当你没有足够的术前影像学资料时，你的切口选择甚至有可能跟实际需要完全相反（如显露程度和操作效果）。

（一）这兄弟快不行了，我要打开他的胸腔……

除了如何开始胸部手术外，决定在哪里开始操作则取决于你的初衷。如果你的意图是紧急复苏的话，你可以选择在一线急诊科即开始手术。当然在急诊科开展手术的决定除了取决于患者伤情外，还应取决于急诊科的实际情况，如可用的仪器、照明设备、吸引器和是否有技术娴熟的助手及距手术室的距离等。我个人的建议是如果手术室距离不远，应立即转移至手术室进行剖胸手术，手术切口可以选择左前外侧横向切口（图 13.1），这个切口可以充分显露包括左半胸和纵隔的结构，如心包、肺门、远端主动脉弓、近端左锁骨下动脉和降主动脉。如经左半胸切口仍无法充分显露或控制损伤，可将切口向右延伸（图 13.2）以便更好显露，甚至超越胸骨延伸至右半胸形成"蛤壳"样切口（图 13.3）。"蛤壳"样切口可以对胸腔内的心脏、大血管及胸腔内结构提供更充分的显露。前路剖胸术的局限性是对后纵隔内脏的暴露，特别是食管和气管及其主要分支的后壁，尽管这些组织的损伤也可能是致命性的，但是切口选择时更应综合考量到对于那些威胁生命的创伤部位的直接显露。

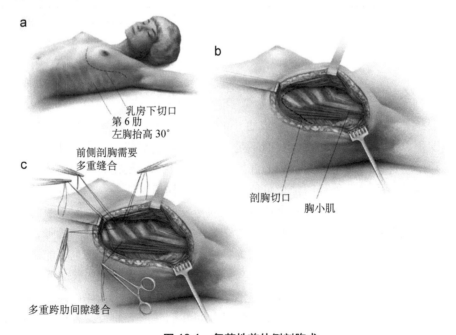

图 13.1　复苏性前外侧剖胸术

（a）患者取仰卧位，同侧手臂抬起，背部垫高将胸部向前抬起。女性选择乳房皱褶下切口，男性选择乳头下方的肋间隙切口，向上且横向延伸。（b）切口中间显露胸部肌肉。（c）跨肋间隙缝合以关闭肋间（经 Campell 允许引自 Operative Techniques in General Surgery 2008；10：778-786.）

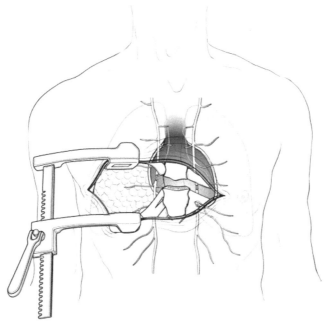

图 13.2　前外侧切口剖胸跨胸骨延长切口，注意应准确识别胸廓内动脉并予以结扎

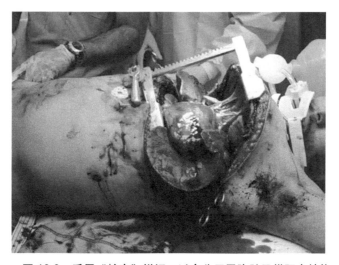

图 13.3　采用"蛤壳"样切口以充分显露胸腔及纵隔内结构

（二）"我们有压力，我们一起工作……"

由于早期的有效处理，患者的血流动力学状态可以支撑其到手术室，那么救治工作似乎转到了一个正确的方向，或许是你熟练地修复右心室损伤并解决了心脏压塞，或许是患者状态已经稳定到可以暂时不需要剖胸手术，但此时需要密切关注胸管引流情况。不要掉以轻心，虽然采用侧卧位剖胸从而实现更好观察患者出血情况的想法很美好，但是别忘了可能还有其他损伤，毕竟同时危及生命的颈部、胸部、腹部和肢体的损伤绝不少见。对于有多脏器损伤可能的患者，特别是那些情况并非非常稳定而你又没有确切的影像学证据时，千万不要在充分探查腹部、颈部之前轻易地关闭切口。正确的体位应便于可以迅速地进入胸腔（包括双侧胸腔和纵隔）、腹腔并可以充分显露颈部损伤的位置，即仰卧位。最常见的错误原因就是对胸管引流的判断失误及仅仅依赖体格检查就对腹部损伤进行判断，下面就是一个小案例，它同时也告诉我们保持开放的选择态度的重要性。

"患者什么情况？"我问当天的外科值班医师。

"右胸中弹，子弹从后部穿出，前线手术队做了剖腹探查，肝脏周围进行了填塞止血，胸腔和腹腔引流不多，胸部伤口也进行了包扎，患者一般状况尚可，但是胸部敷料已经湿透，所以我准备进行影像学扫描之后进手术室为患者更换胸部敷料。"

3h 后，我前往 ICU。患者在左边的第一个担架上。

我问值班医师："术后引流情况如何？"

他回答："胸腔引流 400ml 左右，腹腔引流 200ml 左右。"

护士紧接着说："我们把他翻转过来时，他的胸管一下引流出 300ml，后面引流就比较少了，但是敷料已经湿透了。"

我看了看患者的医嘱，输注的液体及药物包括红细胞悬液、血浆、芬太尼、劳拉西泮、左旋去甲肾上腺素，"他什么时候开始输注去甲肾上腺素的？"我问。"他的血压一直很好，直到一个小时前。我们刚刚开始输注，考虑会不会因为体温恢复之后的血管扩张导致的血压波动，同时也是为什么我找外科值班医师的原因。"ICU 医师回答。

我问外科值班医师："你术中发现了什么？"

"他胸壁伤口有出血，经过缝合后胸壁出血得到了有效控制，这就是为什么我没有叫你的原因，但我认为我们最好把他带回来给你再看看。"外科值班医师说。

我们将患者处于侧卧位并打开切口，发现纱布已完全湿透，患者胸腔内已全是血液，我们经后外侧切口进胸发现血液来自膈肌的一个大的破裂口。

"该死的，我们应该让他处于平卧位以便于能准确探查他的腹部损伤。"

就在我们关闭胸部切口并准备改成平卧位时，我发现患者的心率已经上升到 140 次/分，而收缩压已经降到了 70mmHg。"他快不行了！"麻醉师说，我们赶紧拆除手术巾，将患者改成仰卧位。

2h 后，在我们修复了肝脏右叶的损伤、控制出血并关闭了膈肌裂孔后，患者终于回到了 ICU。

（三）"似曾相识"

讲述这个故事的目的不仅在于阐述保持开放性的选择态度的重要性，还在于说明认清损伤类型的重要性。在上一个事例中，胸腹部的创伤类型已经在前线手术队中得到了确认，他们选择了经腹手术，事实证明是正确的。在第二个手术中，我们选择了经胸手术，主要是被胸腔积液引流及腹部体检误导了。胸部穿透伤合并腹部损伤的概率超过 40%，当伤口接近胸腹部区域（即靠近乳头边缘的肋间或背部肩胛骨尖端）时，其可能性最大。此外，胸腹部联合损伤需要行剖胸术和开腹探查术的患者其死亡率极高，在这些致命性损伤中，如果你没有把握，你在选择应首先探查的器官时犯错误的机会超过 30%。胸腹联合伤具备极大的致死可能性，手术体位要求对胸腹部脏器和血管进行良好显露以便于控制这些脏器的损伤。通常情况下会选择平卧位，这种体位下前外侧剖胸、正中剖胸、腹部探查等都便于实施，向上可以探查颈部，向外可以探查近端肢体。

（四）显露的优势

正中剖胸是显露心脏和大血管最有效的切口，同时可以显露肺门结构，也在一定程度上可以显露肺部组织（图 13.4），正中剖胸切口也可以向上延伸至颈部或显露胸膜顶，甚至显露近端上肢，胸膜顶切口还可以显露锁骨下动脉及其分支，包括脊椎动脉、胸廓内动脉和腋动脉（图 13.5），向下延伸可以探查腹部。正中剖胸切口不足之处在于对肺组织的显露不够彻底，特别是左下肺叶，同时对后纵隔组织无法显露，尤其是降主动脉。

成年患者的胸骨分离需要胸骨锯或 Lebske 刀，两种方法都需要掌握。而电力驱动锯由于战场条件的限制使其很难在一线推广。

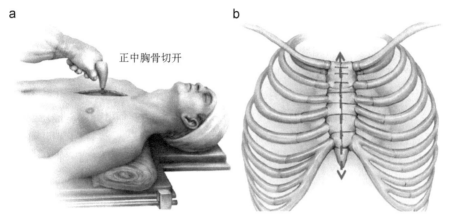

图 13.4　正中剖胸切口从胸骨上窝上 2cm 到剑突下 2cm（a），胸骨劈开采用电动胸骨锯或 Lebske 刀（b），胸骨劈开时注意暂时中断呼吸机通气（经 Campell 允许引自 Operative Techniques in General Surgery 2008；10：778-786.）

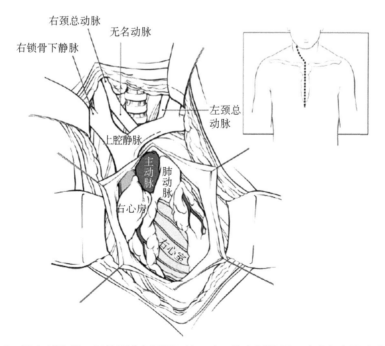

图 13.5　正中剖胸切口延伸到右侧颈部（入口），为右侧锁骨下动脉和右颈动脉远端提供良好的显露（经 Meredith 等允许引自 Surgical Clinics of North America 2007；87：95-118.）

三、单向入口及出口

如果你想熄灭房子里面的火，你会检查一遍房子里面的每一个房间，除非你确定火灾只发生在某一个房间且并没有向外蔓延。同样的原理也适用于战场上对于多发脏器损伤的患者进行手术探查时切口的选择。这就是选择后外侧切口时必须面临的问题（图 13.6），如果火灾已蔓延到另一个房间，而你却发现自己无法进入这个房间。虽然这样的切口对于后纵隔及胸壁的显露具有优势，对于肺部组织的修复也可以提供很好的视角，但这样的切口只有在不得已的情况下（如左锁骨下动脉远端损伤）使用，并且前提是有很大把握确定其他脏器完好不需要探查。在剖腹探查手术时我曾被问及（通常是住院医师）能否将患者体位进行部分旋转以便更好地看到腹部脏器。一旦处于这样的体位，患者将处于非平卧位或侧卧位的姿势，那么胸部和腹部的显露都将受到限制。姑且不说旋转体位可能对脊椎造成的伤害，单单是高致死性的胸腹部穿透伤探查手术的紧迫性也让我对这个体位心有余悸。所以请将这个体位仅用于那些已经明确只有单侧胸部损伤并只需要胸部手术的患者。最后一个提醒，支气管是没有阀门的，所以液体可以自由地由一个肺叶进入到另一个肺叶。因此，在没有支气管阻塞或双腔气管插管的前提下旋转患者体位是不明智的。明确一点，如果没有双腔气管插管或支气管阻塞，而你正在进行胸部的止血操作，请仔细考虑患者可能有被自己的血液窒息的风险。

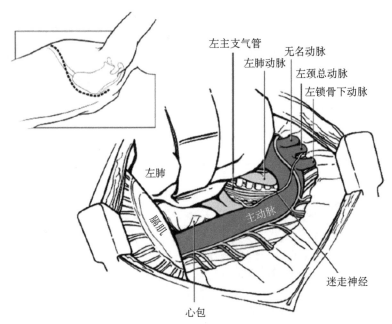

图 13.6　左后侧胸廓切开术提供了良性的后纵隔显露，特别是降主动脉、食管、左颈总动脉和左锁骨下动脉（经 Meredith 等允许引自 Surgical Clinics of North America 2007；87：95-118.）

四、后外则切口的变化：肋骨前缘只是软骨

胸腹联合切口是显露下胸部和上腹部损伤的良好方法，尽管紧急状况下很少使用这样一

个切口，但对于 $T_{10} \sim L_1$ 脊椎损伤的患者及胸腹部血管损伤的患者，这样的切口可以提供良好的显露。患者可以处于平卧位、半侧位及全侧位（图 13.7）。在左侧，打开膈肌即可对胃食管交界处进行良好的显露，其他后纵隔的结构包括脊柱、食管远端、降主动脉及左上 1/4 腹部脏器，胃、脾、结肠及肾等也可被充分地显露。而通过右侧胸腹切口则可以对右半边胸部脏器、上腔静脉、肝脏、肾脏进行良好的显露。切口的胸部部分一般位于第 6 或第 7 肋间隙并延伸至肋骨的软骨部分。这种切口的主要缺点是与软骨坏死相关的疼痛和发生膈神经损伤的可能性。当切口涉及膈肌中部时此可能性非常高。

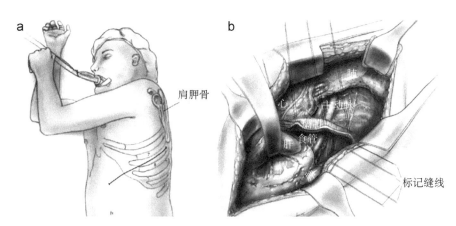

肩胛骨

肺

心 主动脉

肝 食管

标记缝线

图 13.7 胸腹部切口通过第 7 和第 8 肋间隙向前延伸到腹壁（a）。注意通过打开膈肌对胸腔和腹腔脏器进行充分的显露（b）。膈肌应沿圆周方向打开，且至少在胸腹壁处保留 2cm 以上的膈肌，使用标记缝合线以助于后续的膈肌修复（经 Gusani 等允许引自 Operative Techniques in General Surgery 2008；10：107-110.）

去除锁骨造成的干扰

正如你可能意识到的，腹腔手术可以选择一个切口探查所有的脏器，而胸部手术不能，所以你需要快速判断出血位置，尤其是该位置处于一个难以显露的解剖结构时。胸部上缘和颈部的交界就属于这样的一个解剖结构，当你想要显露锁骨下血管、颈动脉近端甚至椎动脉时，记住千万不要让皮肤或锁骨成为你显露上述结构的障碍。图 13.8a 显示了几个可以独立显示或与正中剖胸切口配合在一起显示上述结构的切口。如果损伤的血管或需要探查的部位位于锁骨后，毫不犹豫地切断锁骨或向上移位锁骨以获得充分显露，这将使手术难度大大降低（图 13.8b）。

五、底线

不要把创伤胸外科和战伤胸外科的实践相混淆，体位是确保手术成功的关键。时刻准备修正自己的错误，如果急救需要，就毫不犹豫地打开、延伸、调整或放弃你的手术切口。记住千万不要因为要做 X 线等检查而延误了患者的抢救时机。要深刻认识到胸部损伤的严重性及胸部手术的紧迫性，特别是胸腹联合伤需要同时探查胸腹腔的患者，你要明白你很可能在第一次的切口选择上犯错误，因为胸液引流和腹部体检具有很大的迷惑性。再次强调，请永远保持一个开放的选择状态，记住在战创伤外科方面几乎没有真正的专家，并且即便有也不大可能出现在你的手术室，所以你就是胸部战伤患者能否存活的希望所在。如果你从事这

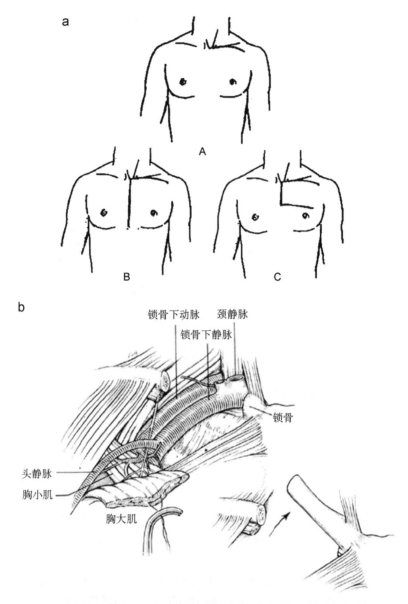

图 13.8 （a）为了充分显露胸腔入口，经锁骨切口及其延伸方式可有多种变化；（b）锁骨可切开或移位以方便对锁骨下血管的显露（经 Demetriades 等允许引自 Current Problems in Surgery 2007；44：1-73.）

锁骨切口（A）；锁骨和正中胸骨切口结合（B）；活板门切口（C）

项工作的时间足够长，你会得到一些自己的心得体会。但不要过分自信，把你的心得体会与大家一起分享。祝你在我们的崇高事业中取得成功，给那些战伤患者更好的生存和恢复的机会。

（张宇峰 奚 望 乐士冠 王志农）

第 14 章

战场肺损伤

Michael S. Meyer and Matthew Martin

概要框

1. 爆炸常导致钝性肺损伤（挫伤）和穿透性肺实质损伤的致命性联合。
2. 简单的胸管闭式引流术在战时的失败率要高于平时肺损伤——时刻准备手术！
3. 损害控制手术和暂时性切口关闭不仅适用于腹部，同样适用于胸部。
4. 战时通常不需要 CT 扫描来明确诊断或确定是否需要手术。
5. 侧卧位和双腔气管插管消耗时间较长，大多数出血患者无法承受。
6. 电视胸腔镜（very aggressive thoracic surgery，VATS）在战场中就是为了更积极地进行胸部手术。
7. 首次操作尽量避免发生血胸，其意思就是需要手术。
8. 肺叶切除术是一种很好的技术，但使用甚少。大多数战场肺损伤需要解剖或非解剖切除。
9. 自己复习胸部解剖和手术技巧，而不是咨询心胸外科医师。
10. 不要忘记空气栓塞，它会比出血更快使患者死亡。

> 机体遭受大面积损伤时，积极救治患者，以防止损伤导致进一步后果。
>
> Mark Ravitch（1910—1989）

本章基于战场创伤中的两个普遍真理：①你将面对的是需要快速决策和手术干预的严重胸部创伤；②大多数人不是训练有素的心胸外科医师，而且不会被立即召唤到现场。你可能会得到"胸部创伤损害控制就像腹部损害控制"的建议，不要因为自满而忽视它。胸部手术与腹部手术完全不同，且风险不可估量。为成功救治胸部创伤，你需要做好两件事，即准备和实践。通过解剖或手术图谱熟悉关键结构、相互关系及基本手术技术；此外，还可以通过参加择期胸外科手术，或通过复习常见的胸部创伤进行实践。不要忘记士兵最基本的一课，即如训练一样战斗。

一、手术入路（"不能从这到那"）

前一章详细介绍了如何选择战场胸部创伤的切口。请牢记，几乎所有损伤都可以通过仰卧位的前外侧胸部切口或正中胸骨切口来显露。缺乏经验的创伤外科医师通常使用"择期"手术入路，这样会牺牲灵活性和选择性，但容易度和显露性较好。优秀的外科医师可以接受不完善（尽管总是足够）的显露以保持最大的灵活性和选择性。如果打破这个基本原则，你可能不可避免地会遇到患者的出血实际上是来自腹部、纵隔或胸部的另一侧。只要切口长度足够并在足够的牵引下，你可以通过前外侧胸部切口完成所需要做的一切操作。使用手术刀快速切开皮肤、脂肪和肌肉，使用剪刀剪开剩余的肋间肌和胸膜便可快速进入胸腔，也可通过延长皮肤切口 5 ~ 10cm 到对侧的胸腔并离断胸骨进入胸腔。现在你已进入胸腔，确定处理的优先顺序并迅速完成。

二、胸部创伤损害控制原则（这不是腹部）

像战伤剖腹手术一样，在较大的肺部损伤手术时，损害控制手术是通常的选择。需要什么，患者能够耐受什么，就立即做什么，这是与腹部损害控制手术的相似之处。在腹部，你需要关注的唯一能够立即危及生命的是出血。胸部的情况则不一样。紧急致命的胸部创伤包括张力性气胸、心脏压塞、心律失常、难治性缺氧或高碳酸血症及空气栓塞，这些需要牢记并快速处理和预防。在这些胸部创伤情况下，与麻醉医师的密切合作至关重要。手术前，不要浪费时间苛求置入双腔气管插管或将支气管球囊置于完美的位置，这样做得不偿失，这些可以在控制出血之后考虑。调节潮气量、呼吸频率或气管插管的位置（即先进到右主气管）等，可以使操作更加容易，并摆脱膨胀的肺组织。

和腹部创伤一样，控制出血是第一目标。当胸腔充满血液时，无须多余动作！用手快速舀出血凝块，然后用干燥的纱布和吸引器吸掉剩下的血液。迅速评估出血量及出血是否可以按压止血或止血钳夹闭，如果可以，继续彻底止血。如果大量出血或多个部位出血，立刻填塞，并确保麻醉师准备充分后再行控制出血操作。如果出血量太大，不能进行填塞且视野模糊，使用手指作为止血钳，在肺门处阻断主要的肺动脉和静脉，另一助手使用纱布和吸引器清理血液。如果没有助手，可以使用大型血管夹取代你的手指以达到相同的目的。然后，逐渐松开肺门血管以更好地定位出血部位。野战情况下一般使用肾蒂夹控制出血；如果有更大的、更小幅度和创伤小的血管钳，也可选用。足够的显露、牵拉和填塞对于定位出血点和控制出血帮助很大。

除了出血，必须考虑并解决前面提到的其他几个致命问题。打开胸腔即已经消除了该侧张力性气胸的问题，但不能忘记对侧胸腔。可在对侧胸腔放置胸腔引流管以防止出血或气胸。如果是正中开胸，你可以用手指打开双侧胸膜。如果你面对的是致命性缺氧或高碳酸血症，快速寻找病因，如肺部的大量漏气或大气道的损伤等。此时可以通过推进气管插管、放置支气管阻断器或行双腔插管，以最大限度增加正常的肺通气。所有这些都需要一些时间，所以尽量夹闭靠近损伤部位的肺组织或气道来控制漏气。夹闭整个肺门以控制近端的损伤，甚至可以像上述一样使用手指进行阻断。如果显露良好，可以快速缝合损伤部位，稍后再行确定性修复。对于近端气道损伤，使用可吸收的缝线如 PDS 或 Maxon 进行缝合，使得快速修补缝合成为永久修复。

千万不要忘了空气栓塞！在肺破裂的患者中，气体很容易进入肺静脉而引起气体栓塞，这是常见但经常被忽视的问题。可以采取以下措施减少空气栓塞的发生：快速控制和压迫损伤的肺段，夹闭近端肺门，低压通气直到破损受到控制或将受伤肺浸在盐水中。如果患者突然心搏骤停且没有其他明显的原因，需要考虑空气栓塞，此时应遵循以下原则。

胸腔的损害控制手术比腹部复杂。不应简单地填塞和缝合胸腔，尤其是双侧肺损伤时，患者不能耐受完全压迫一侧肺。此外，如果没有足够的引流并保持一定程度的正常呼吸或胸壁动度，关闭胸腔可能会导致张力性气胸或心脏压塞。任何胸腔关闭时都应使用大号的胸腔引流管。一般来说，应使用至少两个 32F 胸腔引流管，尤其当患者转运出手术室时更需要大号引流管。暂时性关胸时，使用大号丝线将肌肉、筋膜和皮肤缝合并锁定在一起。这样缝合优于单纯皮肤缝合，可以形成一个紧闭的腔隙，便于伤口边缘止血。单纯皮肤缝合可以使用连续缝合、缝合钉或缝合夹，还可以将伤口两边对在一起，使用 Ioban 敷料覆盖伤口。Ioban 也可用于复杂的不易于合在一起的切口，但这会有漏气的风险。不要忘记切口的出血！如果在离开手术室之前未行适当评估和止血可能会导致胸壁肌肉组织、肋间血管及胸廓内动脉大出血。

三、气胸和血胸

尽管不伴血胸或其他明显胸伤的孤立的气胸比和平时期创伤少见，气胸在战伤中仍相对常见。在嘈杂和混乱的创伤复苏单元通过体格检查诊断往往很困难。因为现场可能没有 X 线，应该熟悉利用简单且可靠的超声诊断来确定气胸（参见第 6 章）。在战场上可能经常遇到患者带着细针穿刺，这些通常没有必要，因为大部分针没有穿透胸腔。先不考虑放置胸管，先对患者进行评估，如果肺部状态稳定，取出针头并进行超声或胸部 X 线检查。如果有出血，直接放置大口径胸管（朝向肺尖）。如果是单纯气胸，可以在更靠前的位置放置小号胸管引流，并引导胸管从前胸壁到肺尖部。

需时刻警惕血胸的发生，血胸常合并胸内的损伤及持续出血，通常需要手术治疗。虽然大多数普通血胸可以通过胸腔置管来处理，但我们发现这在处理战伤引起的血胸时常不能成功。牢记周围环境的局限性，如前线医疗机构的创伤复苏单元通常是高度污染、拥挤和未消毒的，不适合进行任何操作。现场也不会有电视胸腔镜，如果有便可以轻松处理血胸或脓胸。如果患者需要胸腔闭式引流，最好在易于控制感染的手术室进行。切口应足够大（3cm 最好），可以放置较大号的胸腔引流管以便彻底引流，或者在引流之前进行吸引和冲洗。这样你可以做好准备工作并快速进入胸腔以处理大量出血、大量漏气及其他需要外科干预的问题。

四、肺实质损伤

肺实质损伤是行胸部手术中最经常遇到的问题。幸运的是，快速判断损伤的部位并判断出血部位不是非常的困难。损伤部位通常会有持续的少量出血，或者有气体泄漏的声音或观察到气泡。在胸部手术中最先使用到的止血工具是你的手指。对受损部位行手指压迫通常能够起到止血目的，且用手压迫可以将气体挤出肺组织。麻醉医师降低潮气量或推进气管插管至对侧支气管将有利于显露。即使双肺通气，你可以在呼气时持续行肺压迫使同侧肺塌陷，然后再用自动拉钩进行显露。

正常的肺组织相对较脆弱，所以受伤的肺组织非常容易因不当或过度操作而被撕裂或破坏。开始时只能用手显露肺部并压迫出血区域。使用小的薄垫或纱布可以进行牵引，并辅助拉伸和回缩肺组织，勿垂直于伤口牵拉组织，否则会扩大肺实质裂伤并漏气。Duval 肺钳是操作时有用的辅助装置。另外，使用 Duval 肺钳可以临时钳夹肺组织并控制漏气，此时可以解放双手处理其他紧急的事宜。

在控制出血并评估肺损伤的程度之后，必须决定解决漏气的策略，同时最好地保护肺功能（图 14.1）。年轻战士肺功能储备较好，较大程度地行肺组织楔形切除一般对肺功能影响不大。钉仓的选择取决于需要分离组织的厚度；一般厚 3.5 ～ 3.8mm 的直排钉子（Ethicon

蓝钉或金钉）在任何情况下均适用。对于肺部的弹道损伤，可以先用切割吻合器切除部分肺
组织以控制漏气及出血点（图 14.2）。切割器的一侧置于弹道内，弹道内上方的肺组织便可
以分离开。为达到上述目的，可以使用多个钉仓。探查弹道损伤，必要时缝合结扎大血管和
泄漏气体。尽量避免肺叶切除及缝合进口和出口。如果没有钉仓，可以使用止血钳分离弹道
（图 14.3）。

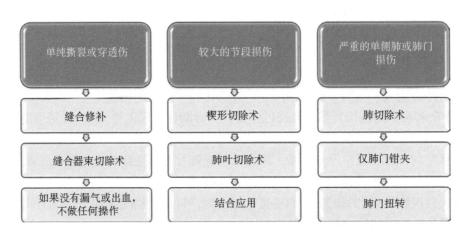

图 14.1　基于肺损伤类型及程度考虑手术处理策略图解

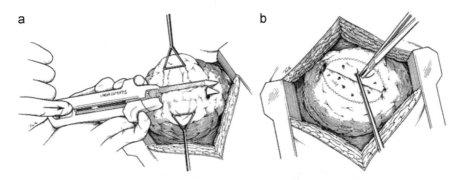

图 14.2　使用切割吻合器进行穿透性肺损伤的切除。放置直线型切割缝合器于损伤处
并切割（a），打开弹道并显露损伤肺组织。然后对出血及肺实质损伤处行直接缝合（经
Asensio 等允许引自 J Am Coll Surg 1997：185：486-487.）

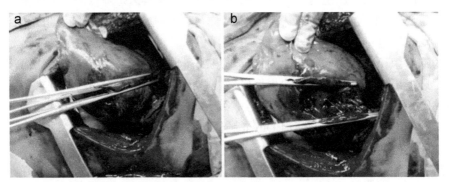

图 14.3　使用大号无损伤血管钳钳夹并分离肺组织（a），然后切除弹道损伤以显露
损伤的肺组织（b）

　　并不是所有战场肺损伤都是靠切割吻合器或简单的缝合来解决问题的。与普通低速损伤不一样，高速的子弹或大量碎片可以使组织变形甚至彻底严重损坏，单纯的切除无法解决问题。对于大部分外周的肺损伤，损伤的肺可以使用切割吻合器行楔形切除。在呼气时用手进行损伤部位的压迫，并将组织铺平放置钉仓。不应在钉合线上再行缝合，那样会使情况变得更糟糕。战时可以接受一定程度的剩余气体泄漏。但是，以下情况需要行额外的部分肺切除：通气时潮气量大量减少，有可见的大量气体泄漏，胸管位置放置不到位不能彻底引流或术后胸部 X 线片提示持续的血气胸存在。手术室中，可以将生理盐水倒入胸腔以观察有无气体泄漏。如果大量的气体泄漏局限在某个肺叶且不适合使用多个自动吻合器时，可以考虑行肺叶切除术。千万不能以保护损伤肺功能的名义而残留大量的漏气肺叶，这样患者可能剩余较少的肺功能，这比持续气体泄漏和感染死得更快。

　　在管理良好的环境中手术时，可以行精确的肺叶切除，但具有一定的挑战性。如果对肺部解剖不是十分熟悉及不能了解变异度，战伤的肺叶切除十分困难。详细的解剖不在本章赘述，有以下几点需要格外注意。总的原则是接触或接近肺动脉时动作要轻柔，由于压力较低，肺部血管不具有体循环血管的特征。肺血管容易撕裂，经不起缝合，如果处理动作较大很可能会引起夹层。肺血管分支很脆弱，可以横断切除并缝合。如果决定单独结扎肺血管分支，一定要确认结已打紧。如果在结扎或使用钉仓后肺血管仍然出血，尽量避免继续使用电刀或者缝合结扎。牢记肺血管压力较低，在使用外科止血或相似措施时，请先使用纱布覆盖在相应区域；这种出血通常不需要特别处理也会止住。肺的静脉血管承受性更强一点。如果条件允许，可以使用线型切割吻合器来处理肺部的动静脉，这种技术成熟且迅速。如果胸腔里空间有限，可以使用腔镜器械来代替传统的切割吻合器，也可以经胸腔引流管切口进入胸腔来处理相应的血管。

五、肺门：轻柔处理

　　肺门的解剖在两侧胸腔之间是十分固定的，而肺叶与肺段则变异度较大（图 14.4）。就像前外侧切口一样，从损伤一侧看向患者的胸腔，可以看到肺部的后侧及外侧，而肺部的静脉显示得也很清楚。肺静脉通常位于肺动脉之上，常首先分离。肺动静脉的这种关系在切除肺上叶时显得十分重要，因为两者关系密切，在出血多的时候很难进行分辨，在这个角度上支气管位于肺动脉的深部。从这个角度的显露对于肺叶的切除十分有利，从上方或下方进行分离可以显露各个肺叶的血管。由于肺本身是固定的，从前面（远离你）进行肺叶的牵拉有利于分离。

　　肺叶切除通常以分离肺韧带开始，并切开肺叶周围的胸膜，这两个操作都需要良好的肺组织固定；确定肺动脉主干是辨别分支最容易的方法。用绳带和 Rummel 止血带有助于分离不确定的动脉分支，或作为帮助引导吻合装置的方法。绳带也是闭合裂隙的方法。在联合使用肾蒂钳和手指确定裂隙的位置后，用绳带穿过之前的空隙引导吻合装置进入。通常可以在上下之间进行钝性分离来显露及确定关键解剖结构。一旦分离完成或不能继续进行分离，将肺推开并开始从后侧进行分离。对气管基本解剖的了解对于辨别和确认支气管位置十分有帮助（图 14.5）。

　　在右肺操作时，尽量不要过多分离中叶，尤其是切除上叶，因为上叶和中叶通常共用来自上肺静脉的静脉系统且叶间隙不是很完整。在切除下叶时很容易保护中叶，因为叶间隙较大且完整。因为肺动脉通常显露于斜裂，因此可在上叶后段寻找动脉后升支的分支。此外，

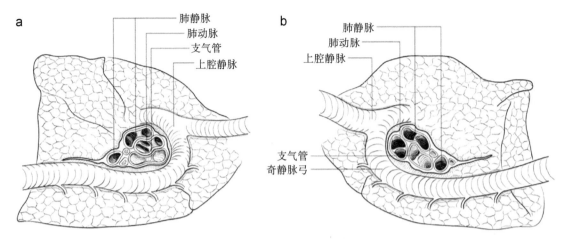

图 14.4　从前外侧切口观察左右肺门的解剖结构图

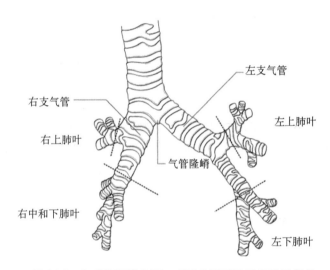

图 14.5　气管解剖结构图，虚线处提示肺叶切除的部位

还需要分离上肺动脉的分支。在切除下叶时，需要格外注意保护这根分支，因为在分离斜裂时很容易损伤。在右肺上叶分离时，分离奇静脉有助于显露清楚解剖结构。

在进行左肺操作时，应注意供应上叶的肺血管分支，因为此处主要的血管走行于叶间隙之间。注意可能会有 1 ~ 2 支舌段的血管或其他小动脉供应上叶前段的后基底段。下叶的血管可以直接在舌段分支的对面。通常下叶上端的支气管需要单独分离。如果左肺切除后仍有大量气体泄漏，请再次检查此部位支气管残端是否固定好。

六、肺门控制

与所有肺损伤都使外科医师面对整个术野的鲜血一样，必须采用本书前面或其他地方描述的技术紧急控制出血。如果已经控制了来自肺叶的出血和漏气，但仍有困难，须注意中央区域。你将面临决定是否有血管、气管或两者的共同损伤。不需要任何固定，可以用手轻松快速地进行肺门控制手术，如简单地将肺横向牵拉，并用一只手将肺门推向纵隔（图 14.6）。这将为你节省一点固定的时间，并用血管钳替换你的手。将下肺韧带切开 2 ~ 3cm，以便下肺完全收缩，但要注意进一步分离将会导致下肺静脉撕裂。可以使用一个大号直钳或稍微弯曲的血管钳穿过近端肺门，并夹紧支气管和血管。其他替代的技术包括"肺门扭转"，通过切断下肺韧带，然后旋转肺门并切断肺血液供应（图 14.7）。将肺在旋转的位置用薄垫分别在上面与后面固定好，然后便可进行损害控制手术。如果需要，之后可进行肺叶的切除手术。

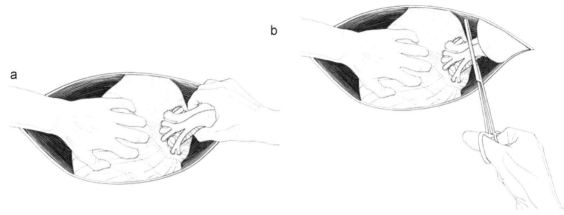

图 14.6　用手进行肺门控制手术，必要时使用止血钳

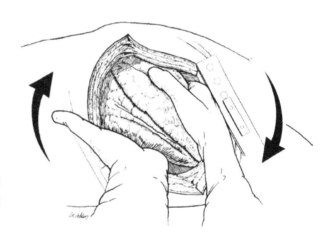

图 14.7　肺门扭转以控制肺部大出血。断开下肺韧带，然后将肺顺时针旋转180°（经 Wilson 等允许引自 Am J Surg 2003;186:49-52.）

七、全肺切除（这不是肮脏的世界）

由于手术损伤的严重程度影响，创伤中的全肺切除术发病率和死亡率较高。在这种情况下取得成功的关键是趁早决定并快速实施手术，这需要你的麻醉配合良好。在经过一两个小时或两次失败的肺部抢救尝试后，全肺切除术常作为最后手段。全肺切除术的典型适应证是大的多肺叶损伤、复杂的肺门损伤，或者在不稳定的患者中需要复杂重建的任何严重损伤。患者需要持续气体容量控制与较高浓度氧气的通气策略，尽量避免另一侧剩余的肺引起不适当的气压伤。

在创伤环境下不做吻合器肺切除术的唯一原因是没有可用的吻合器。千万不要尝试简单的整体结扎肺门结构——由于支气管的刚性，将无法充分扎压血管结构。这种情况可能立即显现，或在患者复苏显效和血压升高时表现为突然致死性出血。有几项创伤后肺切除的权宜技术需要了解。如果你可以用大的血管钳或手控制肺门，通过创造的空间将一大的直线型切割吻合器（长 60 ~ 90mm）钳夹所有的血管和支气管结构，那么吻合器肺切除术就非常简单和快速（图 14.8）。如果能安全地再订合另一个吻合器实现双吻合器肺切除术，则远期效果更好。一定要在手术台上与麻醉医师保持充分沟通，确保跨越了外科医师和麻醉医师之间的屏障。当夹住肺门时，不仅会使一个肺失去功能，还会产生大的右心后负荷，后者通常是难以耐受的。建议在钳夹肺门时开始输注多巴酚丁胺，以改善右心收缩力和降低肺动脉压力，并准备好额外的血管加压素以备需要。患者还可能需要持续的容积支持，以及高吸氧率和精心的机械通气管理，以避免对剩余肺造成的不适当的压力性损伤。

肺切除后需放置大号的胸腔引流管，连接水封瓶而不是引流袋。确保纵隔不移位。如果发现纵隔向对侧移位并且造成血流动力学不稳定，向空的胸腔内注射气体并行 X 线检查。如果不需要行全肺切除，在患者复苏良好后运到手术室。如果需要行全肺切除，需要谨慎并计划一系列控制性手术，如仔细分离肺门结构、缝合支气管和避免损伤周围的结构如膈神经、迷走神经及食管等。如果肺部持续出血且不容易控制，可以使用高级的止血材料或敷料来包裹出血部位并将患者转移至 ICU 或后送到更高级的医疗单位。图 14.9 展示的是使用颗粒性止血材料（QuikClot），这在前线手术队中是配发的，且可以获得很好的止血效果。快速判断并且使用这些止血材料可以挽救更多的胸部创伤患者。

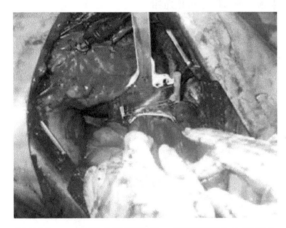 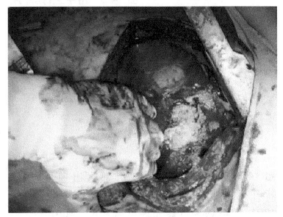

图 14.8　一旦损害控制完成，使用切割吻合器行全肺切除。通常使用一至两个直线钉仓行肺门的离断

图 14.9　使用 QuikClot 高级止血材料进行肺部及胸壁出血的损害控制

八、气体栓塞

与上文描述的一样，气体栓塞在支气管损伤及肺静脉损伤中是通常被忽略但又是致命的情况之一。气体栓塞在穿透伤及钝性伤中都有可能发生，包括冲击伤。救命的关键是尽早控制气体泄漏的源头。多发伤的患者相似症状较多，如重度低血压与突发心搏骤停等，因此较早地高度怀疑至关重要。请牢记，进入患者肺静脉的气体会进入患者左心，而不是右心。这与平时气体进入外周及深静脉不一样。可能大量气体进入右心仍可忍受，但少量的气体进入左心很可能会致命。这是因为即使少量的气泡（一般前降支 0.5ml）进入冠状动脉便会引起冠状动脉梗阻及心搏骤停。如果气体进入脑部循环，大量的气体也会引起严重的神经损伤（图 14.10）。

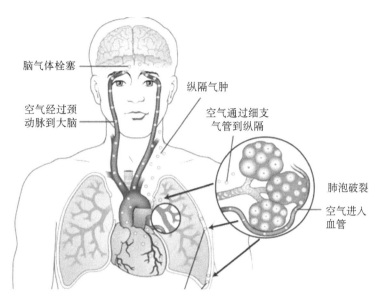

图 14.10 气体可以通过创伤性肺破裂或肺静脉损伤引起冠状动脉、脑部血管栓塞，通常气体通过肺静脉回流入左心室（经 Auerbach P 允许引自 Wilderness Trauma，Mosby Publishing，New York 2007.）

处理措施已经提及过，即使用止血钳尽快钳夹受损的肺实质。如果此措施不成功，尽快阻断肺门。如果没有止血钳，用手尽快压缩肺并压缩肺门；也可以在等待工具的同时向胸腔内注入生理盐水。同时，麻醉师应降低通气压力，并试将气管插管送至未受损一侧肺，并将患者置于头低位，必要时使用血管活性药物维持血压灌注。作为外科医师，你必须告知麻醉师应该这么做。此时，你才可能进行心肺复苏。如果左侧胸腔已打开，可以阻断降主动脉以助于低血容量的恢复，同时有助于将气体冲洗进动脉系统。这样的情况只有在已经控制气体泄漏的情况下实施，并且冒险将气体分散在其他的器官中。此外，也可以打开心包并行左心引流。如果你处理的是右侧胸腔，可以断开胸骨，完成翻转切口，继续进行上述的措施。这样做的唯一选择是可以进行心内按压以维持患者血压，或者可以直接放置除颤垫片至心脏，同时可以心内注射血管活性药物。如果上述措施有效，将血管钳留在钳夹部位并移除主动脉阻断钳，并在进一步的肺切除之前暂时行关胸处理。

九、后送

医疗后送的程序在本书其他章已描述。对于较大创伤的肺损伤患者，主要的挑战是术后血流动力学稳定及机械通气处理。现场可能没有更高级的生命支持设备，如心肺转流机、高频率通气及吸入一氧化氮等。如果已最大化了你的通气策略并增加氧浓度至100%，剩下你可以做的已经不多了。对于这些高危患者，必须尽快后送。这些患者后送时稳定的时间窗很短，在此期间，只能通过转运呼吸机转送至更高级的医疗单位以得到更高级的治疗措施。以兰施图尔医疗中心为基础，在伊拉克和阿富汗创立了紧急肺救治团队（acute lung rescue team，ALRT）。该团队可以携带高级机械通气设备及专业人员至前线，以运送经常规通气不能解决问题的患者。尽早咨询他们以避免任何延误，他们随叫随到。

十、小结

战场肺损伤要求外科医师在不同于平时舒适的手术室进行操作，因此如果不能快速解决问题，患者很快丧命。在解决这些损伤之前，没有任何时间去做准备。到达工作地点、战斗支援医院或 FST 时，迅速了解有什么止血钳、胸管及吻合器可以使用，立即更换或命令需要的你认为合适的设备。在这些情况下快速判断并适应环境，包括与麻醉医师合作对于挽救生命都很关键。不要因为一个或几个静脉通路及支气管阻断的延误而失去挽救生命的机会。此时，不需要单肺通气来行手术。请记住，心脏和肺就像双胞胎一样，一个损伤便会影响另一个。请牢记，如果你通过阻断肺门来控制快速出血，可能会引起右心衰竭，这种情况需要你术后继续进一步处理。一开始最快的控制出血的最好工具是你的双手，请不要忘记使用。

（殷　亮　杨　潜　乌立晖　王志农）

第 15 章

心脏穿透伤的诊断和管理

Keith A. Havenstrite

概要框

1. 颈部、胸部、上腹部穿透伤患者应考虑心脏穿透伤（penetrating cardiac injury，PCI）存在的可能。
2. 必须尽早诊断和治疗 PCI，以避免患者牺牲。
3. 如果创伤超声重点评估（FAST）检查发现可能存在心包积液，则必须通过心包开窗或胸骨切开术评估心包积血。
4. 血流动力学稳定但 FAST 检查存在心包积液的患者需要密切观察，因为在伤后数天患者依然可能出现病情突然变化、不可逆转的恶化，甚至死亡。
5. 在进行心脏操作之前务必通知麻醉医师。
6. 容量复苏和头低足高位（Trendelenburg 体位）有助于减少心脏操作过程中血压下降程度。
7. 在修复心耳、右心房游离壁、主动脉和腔静脉损伤时，可应用部分阻断血管夹止血。
8. 无论是修复大血管还是修复心脏表面损伤时都可以使用垫片。
9. 所有心室破裂伤均应使用带垫片的缝合以进行修复。

心脏是承载灵魂的宅邸，是至关重要的器官，是生命的开始，是精神的基础。它最先诞生，却在最后死亡。

Ambrose Pare（1510—1590）

一、引言

尽管心脏穿透伤的发生率相对较低，但在战场环境下其发生率远高于平时的创伤环境。心脏穿透伤的临床表现差别较大，大体上可分为五类：无生命、严重不稳定状态、心脏压塞、胸腹联合伤、良性表现。无论患者当下的状况如何，心脏穿透伤都是致命的，医师必须在病情恶化威胁生命前尽早地诊断和治疗。

二、心脏穿透伤诊断

所有胸部、颈部、上腹部穿透伤的患者都应考虑 PCI 存在的可能性。临床表现决定了诊断 PCI 时所应用的方法和技术。例如，临床表现提示患者需要立即开胸探查时，即可在直视下观察心包有无积血，判断是不是心包内损伤或 PCI；伤情稳定的患者进行前后位胸部 X 线检查，可以发现心影范围内的子弹或弹壳碎片，其有助于诊断 PCI（图 15.1）。但是，胸片在 PCI 诊断方面的敏感性和特异性均较差。FAST 检查在诊断心包积液方面具有快速、便携和敏感度高等优点，可以提示心包积血和 PCI。血流动力学稳定的患者可以进行胸部、腹部和盆腔 CT 检查。对于怀疑可能存在心包积血的穿透伤患者，以及 CT 或 FAST 检查发现存在心包积液的患者，必须进行开胸、剑突下心包开窗或剖腹探查时应行经膈肌心包开窗以进一步评估。临床表现直接决定了诊断 PCI 所采用的方法。

对于一些穿透性损伤患者，没有生命迹象但在损伤后的某时点存在可记录的生命体征，应就地立即给予开放气道，经左侧第 5 肋间（男性乳头下方）紧急实施剖胸探查复苏。心包切开有助于 PCI 的诊断。如果确诊心包积血，可以跨胸骨延长切口至右侧第 5 肋间，呈"蛤壳"样切口。这样可以充分显露，以便打开心包进行 PCI 修复（图 15.2）。

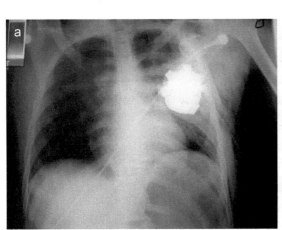
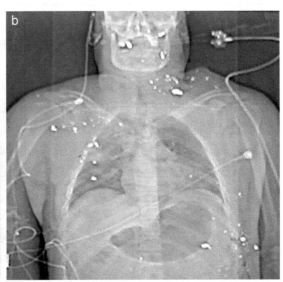

图 15.1　战斗中子弹或弹片伤的胸部 X 线检查
（a）火箭助推榴弹留存在左侧胸腔；（b）常见的多个小弹片分布于躯干部位

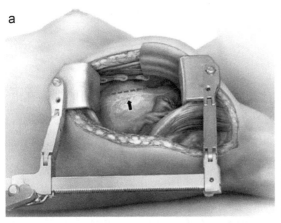
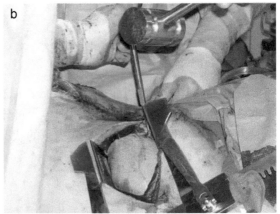

图 15.2　左前外侧开胸探查
（a）为避免膈神经损伤（箭头所示），心包应于靠近前正中处打开（经 Campell 允许引自 Operative Techniques in General Surgery 2008；10：778–786.）；（b）用 Lebsche 刀横断胸骨，延长前外侧剖胸术切口

对于严重的不稳定患者，应立即给予开放气道并滴注等渗性液体或输血。如果血流动力学改善，并且 FAST 检查提示心包积液，应立即转送至手术室实施正中胸骨切开术，给予确切的治疗；如果患者临床表现没有显著改善，就地实施前述的复苏性剖胸术。

对于存在心脏压塞的患者，行 FAST 检查以检测心包积液并立即转送至手术室。如果胸部穿透伤患者有心脏压塞的生理学改变或超声检查确诊存在心包积液，那么无须浪费时间进行心包开窗术，应立即行正中开胸心脏损伤修补术。

对于腹部损伤较严重的穿透性胸腹联合伤，如有指征可在剖腹手术的过程中行经膈肌心包开窗术。标准的指征包括：① FAST 检查中发现心包积液；②在 X 线或 CT 上发现心脏附近存在子弹或弹片；③可疑的弹道（如跨纵隔的弹道）；④无明显诱因突发血流动力学恶化。

对于血流动力学稳定的患者，则进行常规的诊断评估（问病史，进行体格检查、损伤部位的 X 线检查、FAST 检查和适当的 CT 检查）。因 PCI 患者的伤情可能会快速恶化，所以在评估伤情时须争分夺秒。如果患者通过 FAST 检查和（或）CT 检查怀疑存在穿透性损伤和心包积液时，应立即行剑突下心脏旁开窗术进行探查，若确诊存在心包积血，应立即行正中开胸术。

三、PCI 诊断和管理中重要技术

这些技术应在手术室全身麻醉下应用，患者自胸骨上窝到双侧腹股沟消毒铺单。上述手术区域可以让术者进行心包开窗术、胸骨正中切开术、剖腹手术和显露所需的股动静脉。

四、心包开窗术

在 FAST 或 CT 检查提示患者存在穿透性颈部、胸部和（或）上腹部损伤及心包积液，则需立即行心包开窗术以明确是否存在心包积血。在距剑突顶部 2 ～ 3cm 的中线位置进行切开。使用电刀对皮下脂肪进行分离，显露白线。游离并用 Kocher 钳夹住剑突顶部。用电刀将剑突从软组织中分离并用弯曲的 Mayo 剪刀剪除剑突。触诊剑突下的心包并钝性分离心包。用 Allis 钳夹住心包并用 15 号刀或 Bovie 刀切开心包，随后用 Metzenbaum 剪刀扩大心包切口。此时可明确心包积液性状。用吸引器吸出积液做进一步的评估，同时注意清除血凝块。如果存在心包积血，则须进行胸骨正中切开术。如只存在少量浆液，则经皮和腹直肌筋膜穿刺戳孔，在心包腔内放置一条细的引流管（10mm Blake）。用缝线缝合筋膜缺损和皮肤切口。用 2-0 或更粗的尼龙线或丝线固定引流管并将引流管连接负压球。

在复苏性剖胸术行心包开窗时，平行膈神经在心包前壁纵向切开 2 ～ 3cm 的切口（图 15.2）。在下端扩大切口，为确诊 PCI 进行除颤术或胸内按压时可做 T 形切口。如存在心包积血或明确的心脏损伤，心包开口需足够大，使得心脏可以从心包分离。

为了行跨膈肌 - 心包开窗术，需分离三角韧带，并将肝左叶推向右侧。将胃和食管向下推，以从剑突到食管后侧的连线确定膈肌的中部。用 Allis 钳夹住膈肌并垂直切开膈肌 3 ～ 4cm。这样心包就显露出来。用同样的方法切开心包。如果没有心包积血，用 2-0 聚丙烯线间断缝合横膈。如果有心包积血，须行胸骨正中切开术。

五、胸骨正中切开术

沿正中线从胸骨上窝至剑突末端切开（或沿着剑突下心包开窗术的切口切开）。用电刀分离皮下脂肪直至显露胸大肌筋膜。触诊胸骨上窝并用电刀在正中线分离胸锁韧带直至可用示指触及胸骨上窝后方和胸骨柄后方。下一步触诊确定双侧第 2 肋间并用电刀在胸骨中线的第 2 肋间水平做标记。用电刀自胸骨上窝到第 2 肋间分离组织。在剑突中部分离筋膜直至可用示指从下方触及剑突后方。用电刀自第 2 肋间到剑突中线分离组织。用胸骨锯或 Lebsche 刀沿电刀所做标记锯开胸骨（图 15.3）。用电刀进行胸骨周围的血管电凝止血。骨髓腔出血处止血，不能应用电刀，而应局部应用止血材料进行止血。封闭止血胶的止血效果良好。骨蜡也可以用于骨髓腔止血，但有证据表明其会增加纵隔炎和胸骨不连的风险。

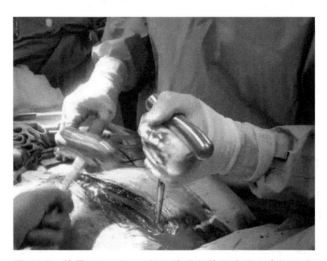

图 15.3 使用 Lebsche 刀切开胸骨行战场胸骨正中切开术

在关胸前，应至少放置一根纵隔引流管。引流管经上腹部筋膜引出，尽量避免暴力牵拉腹膜。19 号 Jackson-Pratt 引流管与负压球或 Pleurevac 吸引器相连已具有较好的引流效果，也可采用 24F 或更大的胸管。

如果胸腔受到损伤（如在开胸时常会损伤右侧胸膜），则需放置 24F 或更大的胸管。这些胸管可从纵隔引流管旁引出。关胸时间断使用不锈钢丝——成人使用 5 号或更粗的钢丝。我更倾向于使用 7 号的钢丝。胸骨柄应用三根钢丝、胸骨体应用四根钢丝（通过肋间隙）就足够了。特别要注意的是千万不要把胸骨后壁缝入右心室。让助手用皮肤拉钩或用双头甲状腺牵开器提起胸骨有助于避免这种情况。除了伤口污染或其他不能关胸的情况（如大量软组织缺损）外，用可吸收线缝合筋膜、真皮层和皮内层（2-0 Vicryl 线缝筋膜、3-0 Vicryl 线缝真皮层和 4-0 Monocryl 线缝皮内层）。

六、心包造井

建立心包井可以增加显露部位以便于诊断和修复 PCI。在放置胸骨扩张器并撑开 5 ～ 7 转后，使用电刀分离覆盖在心包的纵隔脂肪。使用电刀或 15 号刀片切开心包。切开心包时，最好使用 DeBakey 钳或 Allis 钳夹住心包，在右心室的位置提起心包。在有张力的心包上这种方法可能不可行。当心包切开足够大，用电刀向横膈方向扩大心包切口时要用吸引器或手指保护心肌。用电刀在此做一个 T 形切口。T 形切口范围：右侧至心包浅窝，左侧至所能见到的心尖部，扩大时用手指保护心肌。在心包表面，需要分离胸腺脂肪以显露心包。由于胸腺的静脉直接汇入无名静脉，在分离胸腺脂肪时用镊子或缝线结扎止血以避免出血。一般无须分离无名静脉，但要明确其位置，避免损伤。向上显露心包切口并跨过升主动脉中线，切口终止于心包与主动脉连接处。在双侧升主动脉、右心耳和 T 形切口下端水平用 0 号线悬吊心包（每边 3 个，共 6 个）。将缝线固定于皮肤或胸骨扩张器上（图 15.4）。充分扩大扩张器（10 ～ 12 转）可充分显露心包。

通常没有必要缝合心包。如果患者为多发伤，伤口涉及范围较大，接受大量补液和输血，那么最好不要缝合心包。如果没有 PCI 和（或）仅是局部损伤，心包可用 3 号或 4 号线间断缝合并放置闭式引流。缝合无须水密性良好。

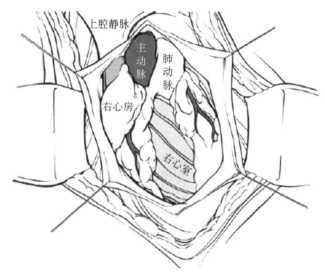

图 15.4　心包造井技术。使用 4 ～ 6 个悬吊线并固定在扩张器上。扩张器撑开时，悬吊线能充分显露心包（经 Meredith 等允许引自 Surgical Clinics of North America 2007；87：95–118.）

七、心脏穿透伤鉴别

仔细查看心包内容物以寻找心脏损伤的证据。出血和血肿是损伤的明显证据。如活动性出血位于心包后部，则较难发现（图 15.5）。在对心脏进行操作前，确保已测试过的胸内除颤电极在位并告知麻醉医师。液体复苏和头低足高位可最大程度减少在心脏手术过程中的血压下降。

检查右心房、右心室、升主动脉、肺动脉和腔静脉时无须过多操作（图 15.6）。可在肺动脉的左侧和后侧看到左心耳。要进一步检查右心房和右肺静脉，麻醉医师需肺通气配合，同时用吸引器将右心包推向右胸腔，并让助手将右心房提向左侧。检查左心室前侧壁、下壁、左后壁、左肺静脉和左心房时，用干的薄垫轻轻地将心尖提出心包。如患者低血压和存在心律失常，检查需快速进行。可以将一个或多个折叠的温的湿薄垫置于左心室的后方以充分显露降主动脉、左心室的左前壁和心尖。这些操作通常血流动力学耐受良好。

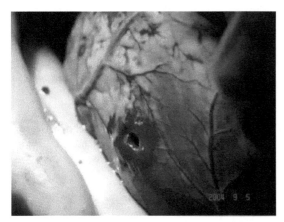

图 15.5　仔细查看心脏后表面以发现小的损伤，这些损伤出血量少但易被忽略

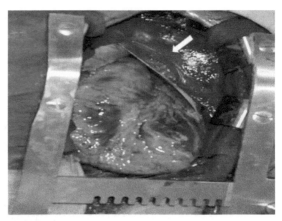

图 15.6　胸骨正中切口显露的心脏前壁。无须或简单操作即可显露右心房、右心室、升主动脉、肺动脉干和腔静脉

八、心脏穿透伤修复

除非在心包其他地方存在较大的出血点，否则损伤在被发现时须立即修复。出血需及时控制，如有可能，当在确定修复方案时，使用手指压迫出血点。某些损伤容易触及，但其他的损伤需术者提起心尖以显露损伤。在这种情况下，最好使用非优势手固定心脏位置，而优势手随着心脏节律缝合。一般情况下，让助手显露心脏以缝合损伤则更难操作。当缝合结束，保持非优势手显露心脏并让助手打结。

心房损伤可能在任一位置，如右心耳或左心耳，或右房游离壁，当修复结束时，用部分咬合血管钳可以止血。勿用血管钳夹闭右冠状动脉，也不要使用血管钳大力牵拉壁薄易撕裂的心房壁以增加修复难度。修复心房时使用连续、双头 4-0 聚丙烯线和 SH 针缝合，也可以使用附带垫片的 4-0 Prolene 线间断 U 形缝合。在修复大血管和心脏外部损伤时，没有使用垫片的禁忌证。在处理所有心脏损伤时，都要使用封堵剂。使用特氟隆补片和自体心包补片效果良好。

在修复心室损伤时，采用 3-0 聚丙烯线和 SH 针进行间断 U 形缝合并使用垫片（图 15.7）。可以使用单独的垫片，但 1cm 宽的特氟隆垫片和自体心包长条形补片也可以使用。从损伤的一侧进针，从另一侧出针。每一针都跨过损伤区并缝合垫片。缝合打结时注意不要撕扯心肌（图 15.8）。右前壁特别薄，在打结时易损伤。打结时避免因疏忽而结扎冠状动脉。

有些房室损伤在发现时并不出血。小的心外膜和壁内血肿无须修复。在这种情况下，建议放置心包引流以发现后续出血和避免心脏压塞。如果发现心脏全层撕裂或不能确定是否全层损伤，一定要遵循上述步骤修复 PCI。

如果出血严重以至于无法明确损伤的边缘以修复，可以短暂阻断静脉使得回心血量停止回流，显露损伤部位，迅速用 3-0 或 4-0 Prolene 线和 SH 针进行 U 形缝合伤口，并用垫片加强（图 15.9）。首先游离上腔静脉周围外膜组织，包括上腔静脉左侧壁、右侧壁及右肺动脉前壁。用湿润的脐带线进行上腔静脉套带，通过 12 号或 16 号的红色橡皮导管制成的圈套器，用肾蒂钳固定。在下腔静脉与右房连接处应用组织剪垂直于下腔静脉钝性分离下腔静脉周围

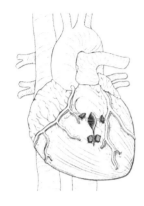

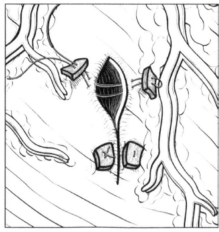

图 15.7　使用聚丙烯线和垫片加固以修复心脏损伤

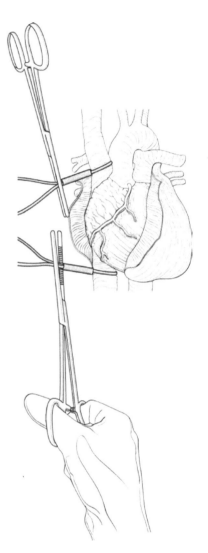

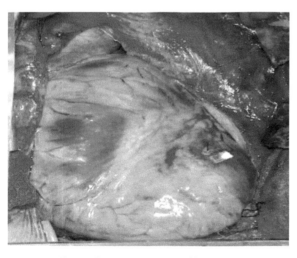

图 15.8　使用附带垫片的 Prolene 线修复右心室撕裂　　图 15.9　心脏血流完全阻断技术

组织。在分离下腔静脉后方的组织时，用拇指和示指环绕下腔静脉会更易操作。将肾蒂钳放置在心包内的下腔静脉后方，使用湿润的脐带线套带，随后用 Rummel 止血带固定。通过收紧 Rummel 止血带中的脐带线来阻断上下腔静脉。患者的血压可低至 0mmHg，并可能引发心室颤动。可多次重复这个过程，直到 PCI 修复完成或损伤可见而不需再阻断回流。

　　如有可能，大的冠状动脉需及时修复，但如无获取冠状动脉旁路必需的仪器设备时结扎血管是唯一的选择。小的冠状动脉分支和冠状静脉出血需使用 4-0 或 5-0 Prolene 线和 RB-1

或 SH 针结扎。

如果 PCI 邻近完好无损的冠状动静脉，需使用 3-0 或 4-0 的 Prolene 线和 SH 针进行垫片 U 形缝合。缝针需穿过冠状动静脉下方，应该在冠状动静脉两侧放置垫片以使冠状动静脉的血流不受影响。

九、心脏内部损伤

作为处理穿透性心脏损伤的外科医师，需像发现明显的心肌损伤一样警惕"潜在"的损伤。这些"潜在"损伤主要包括瓣膜关闭不全及损伤所导致单向分流（左向右）的隔膜损伤。庆幸的是，大部分的损伤可以通过身体的代偿而坚持到手术室，而不需要紧急干预措施。然而，主要的瓣膜关闭不全（损伤或修复）可导致血流动力学的显著改变和威胁生命的房室扩张。对心脏损伤的患者须保持高度警惕并使用一切可能的手段进行早期诊断。在超声广泛普及的情况下，术者还需掌握经胸或经食管的超声检查方法（图 15.10）。结合体格检查和血流动力学评估，术者需具备发现心内损伤和开始治疗的能力（如减轻后负荷、使用正性肌力药等）。在战场上，没有条件和设备进行复杂的心脏手术时应尽快运输或后送患者。

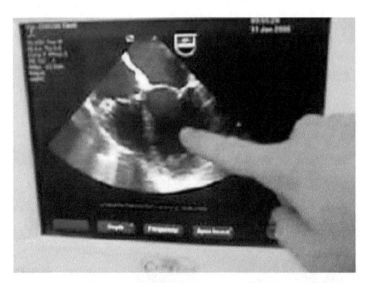

图 15.10　在伊拉克 Tikrit 战地支援医院，外科手术时修复心脏损伤所进行的经食管超声检查

十、小结

所有被委派到战场上的外科医师无论其学术背景如何，都需对穿透性心脏损伤所带来的挑战做好心理准备。心脏损伤发生率低，因此这方面的专家稀少，在被委派到战地支援医院至少 6 个月的实践中，战场上遇到心脏损伤的概率是很高的。对于心脏损伤，所需的知识包括简单的操作，如心包开窗术和开胸、关胸技术，也包括前述非常复杂的情况。针对这一类情况，广博的外科理论知识和充分的心理准备将使术者（和患者）获益良多。沉着、果断、大胆的思考和精细的操作将使你的团队走向成功。

（肖　健　王俊男　闫　捷）

第 16 章

胸部血管创伤：在"敌方阵地"的处理

Benjamin W. Starnes

概要框

1. 所有胸部贯通伤应假定为心脏或大血管损伤，直至证明并非如此。

2. 如果有严重的血管损伤表现，你需要的地方是手术室，而不是CT检查室。

3. 选择正确的手术入路、适当的阻断部位可获得事半功倍的手术效果，其他问题也迎刃而解。

4. 在手术医师和麻醉团队已做好应对大量失血前，不要打开血肿。

5. 结扎和离断无名静脉，以显露近端大血管。

6. 要知道什么血管是可以安全结扎的。几乎所有的静脉和锁骨下动脉可以安全地结扎而没有明显的后遗症——胸部例外的上腔静脉和下腔静脉除外。

7. 血管外科开放手术在战场和灾难外科中仍然是必要的。

8. 在术前确保你有足够的缝线和血管移植物。

9. 如果有腔内血管技术，一定要用！它可以为手术修复提供简单的血管控制，也可以帮助简化手术，减少出血。

> 无论什么时候遇到大出血时，首先要记住的是它不是你的血液。
>
> Raphael Adar

一、引言

"伟大"的外科医师和"优秀"的外科医师最主要的一个区别就是在压力下可以保持冷静、具备极强的团队领导能力，即便在重压下依然可以保持专注。尽管胸部血管损伤的每一次成功处理都可以书写一部传奇，但是在真正"伟大"的外科医师那里，成功处理这些损伤的过程远比结果更加重要。"控制"是一个有效的术语。尽管在和平时期血管外科和普通外科存在差别，但是每个战创伤外科医师都需要掌握处理这些损伤的血管外科的基本知识和技能。向血管外科医师咨询或转运患者是不可行的。

第一条原则。准备开胸时，无论是在急诊室还是手术室，都要先检查自己的脉搏。放慢你的呼吸、心率，然后再去工作。你的行动必须有条不紊、有节制。不可有粗暴或不受控制的动作，你不能让其他冲动的助手或"笨手笨脚"的外科医师动手。率直、自信地与团队成员沟通，你将会得到一个拯救生命的机会。让旁观的人远离并完成手术。你是拯救生命的

135

英雄，不是仅仅因为你能开胸，而是在开胸后你所做的事情。

二、现代战场创伤模式与生理学

军队外科医师在非军事环境中接受常规训练，因此可能对战场上的生活毫无准备。2003 年，Howard Champion 描述了在战场环境下紧急复苏的 6 个特征：①致伤因素的高能性和高致死率；②致伤因素的多样性；③穿透性损伤占大多数；④作战环境下存在持续性威胁；⑤严峻的、资源受限的环境；⑥延迟的确定性救治。

大多数（约 75%）胸部伤在战场上可以用简单的胸管置入术处理。超过 90% 的血管损伤可以根据病史和体检结果进行诊断。血管损伤的绝对征象包括搏动性出血、持续扩大的血肿、可扪及的震颤及杂音，以及脉搏消失、疼痛、苍白、感觉异常、上肢或下肢瘫痪和在处理大血管损伤时脑卒中的缺血症状。血管损伤的相对征象包括在损伤现场有中度出血史，损伤靠近血管近端，脉搏可触及但较弱，血肿不再增大，周围神经缺损。绝对征象不需要更多的检查，应尽快让患者进入手术室！

胸部大血管创伤的经典损伤特征包括失血性休克，上腔静脉综合征或心脏压塞的颈静脉怒张，颈部根部不断扩大的血肿，双上肢或上肢与下肢之间脉搏存在较大差异。穿透性伤口的弹道也能为受伤性质提供线索。子弹可以沿着不可预知的路径或在骨性结构中跳弹，但损伤路径不会违反物理规律。对于单弹头的伤口，了解进出口位置会大大帮你重点评估危险区域。对于没有明显手术指征且病情稳定的患者，静脉注射对比剂的 CT 扫描是评价关键结构和重建导弹轨迹或多个碎片位置的极好工具。它特别适用于经证实或怀疑的贯穿纵隔的创伤。

三、术前处理

在急诊科应立即开始传统的初步评估，并同时尝试进行抢救。当有可疑的严重胸部血管损伤的表现时，应尽可能在损伤最轻的下肢或上肢建立静脉通路。

如果患者需要转移到更高层级救治，如从一个前线外科手术队到一个战地医院，在用飞机转运之前要放置胸管。在现代化的救援直升机转运过程中，医师难以接触患者，所以在途中放置胸管是几乎不可能的。如果担心胸管置入后失血过多，则应立即在前线进行开胸手术，这时选择转运患者是错误的。上述所说的患者可能无法在转运时存活，而这就需要根据你的专业知识进行判断了。

如果患者在急诊室因怀疑胸部血管损伤而出现快速失代偿，或者你发现循环衰竭，则需要通过第 4 或第 5 肋间隙进行抢救性的胸廓切开术。进入胸腔后，应确定损伤部位，检查心脏。如果发现心包张力高，须立即在膈神经前方纵向切开心包。将心脏从心包膜中取出；如果需要则用手掌在胸骨后按压心脏，操作一定要轻柔！

如果患者左侧胸腔存在大量血液，且心脏空虚，应切开主动脉上方的壁胸膜，以无创血管钳完全阻断降主动脉，但切记阻断时间不要超过 30min，且阻断时间越长，患者术后发生凝血功能障碍、肝衰竭及再灌注损伤的风险就越高。如果你把患者成功地从死亡线拉回，继续复苏，但要把患者移到一个可以进行正规手术的地方。

四、患者准备

在一个前线外科手术队中，手术室的床位以头对头的安排模式最佳。这样可以为麻醉师提供一个中央场地，然后他们可以同时监护并为每个患者输注血液制品。这样可以减少人在手术床位附近的活动，从而降低了无菌场所污染的风险（图 16.1）。

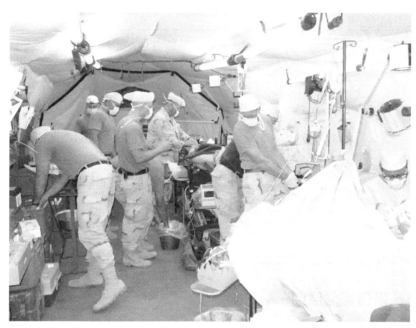

图 16.1　两张床位在前线外科手术队的手术室中的安排。请注意，这些床位是头对头排列的，这样可以让两个同时工作的团队拥挤程度最小，并可保证一个麻醉师同时接近两个患者的头和脸

怀疑有胸部血管损伤的患者应该做好接受标准外科手术治疗的准备，并应做好更多近端血管控制的准备。此外，应在没有受损的肢体建立足够的静脉通道为液体复苏做好准备。为了胸骨劈开术或开胸术能尽快实施，应该对疑似胸血管损伤患者的整个胸部和颈部做充分术前准备，同时应准备一个或两个用于复苏的下肢大隐静脉插管。在胸腔，第一个目标是止血，然后进行彻底的修复。如果缝合不能解决问题，可以用一个大的移植物或牛心包补片来解决。在胸部手术时，除了选择性的主动脉 - 冠状动脉旁路手术之外，我们很少使用大隐静脉，更倾向于选用 18mm × 9mm 胶原包裹的分叉针织涤纶移植人工血管。这些人工血管足够长，可以修复任何大动脉损伤，应用于四肢也很方便，对于任何需要进行重建的血管都是完美的尺寸。当你到达救治场所，应立即检查你现有的人工血管库存和供应情况。检查可用物品的时间不会耽误救治的时间。

五、做什么手术切口？

这是一个经典的、在这些情况下有非常重要意义的问题，在本书的其他地方已阐述关于胸部血管创伤切口的选择，在这里也做简要介绍。简单地说，对一个病情不稳定的患者，怀疑其有心脏或大血管损伤时，左前外侧切口是最快接近左心、左锁骨下动脉和降主动脉的方法。这个切口可以很容易且迅速地延长形成"蛤壳"样切口，从而很容易显露右心、上腔静脉、下腔静脉和奇静脉。操作横断胸骨时应记得结扎右侧和左侧胸廓内血管。如果时间允许且创伤类型一致，胸骨正中切开术可以完全满足心脏、升主动脉和大血管的操作（表 16.1）。

表 16.1　各种胸部血管损伤的理想切口

受损血管结构	显露位置
未知	左前外侧开胸 ±"蛤壳"样切口
升主动脉	胸骨正中切开
主动脉弓	胸骨正中切开
无名动脉	胸骨正中切开
右锁骨下动脉	胸骨正中切开；若在远侧选右锁骨上切开
左颈总动脉近端	胸骨正中切开
左锁骨下动脉	左前外侧开胸；若在远侧选左锁骨上切开
降胸主动脉	胸骨左后外侧切开
上腔静脉	胸骨正中切开
肝上下腔静脉	膈肌撕裂时选右胸腹处切开

六、特殊损伤修复原则

总的来说，选择性切口应优先于机会性切口。但也有例外，因为有时候伤口本身就可以提供可靠的血管损伤控制的显露。近端控制是血管手术的基本要点。对于那些不擅长血管外科手术的外科医师来说，远程的近端控制为战争患者的手术成功提供了最佳机会。为了控制损伤，必要时应毫不犹豫地在肋间隙扩大切口及视野。同样，千万不要让锁骨等结构阻挡视线，影响显露锁骨下的血管或颈动脉 / 椎动脉起点之间的区域。迅速切除部分锁骨可为显露锁骨下动静脉提供更好条件，从而控制出血并进行修复或旁路手术。

显露后的首要目标是控制出血。这通常只需要用手指去进行简单的操作。不幸的是，在战场上，动脉的损伤直径通常比术者的手指大，所以这并不总是可行的。如果用示指尖可以轻易地控制出血，这也是一种挽救生命的方式。第一，放慢节奏。如果你现在控制了伤口出血，应与你的麻醉医师沟通，让他们跟上手术进程。如果患者有高血压，请他们把收缩压降至 90mmHg 以下。第二，等待合适时机。一旦条件适宜，你就可以开始修复大血管了，用 3-0的聚丙烯线在指尖缝合，然后慢慢地把你的手指从受伤处退出。如果需要的话，在缝合第一针时，可以使用大针和垫片。不知不觉中损伤就会被修复。记住，对于大多数胸部血管，分流术甚至是血管结扎术（不管后期有无重建）都是一个选择。

升主动脉：这类创伤通常在现场是致命的，但如果损伤小的话还有存活的可能。该损伤的处理方法如前所述。在升动脉中弹性蛋白与胶原蛋白的比值要高得多，这意味着升主动脉扩张性更强，但更容易撕裂。修复这种损伤时要使用垫片和大针。DeBakey Bahnson 钳可以用于钳夹升主动脉侧壁，这样可在保持血流顺畅的同时控制出血。

近端大血管：当通过胸骨正中切开术探查这些血管时，在近端控制血流就显得尤为重要。这意味着不能经上纵隔切开血肿，正确的做法是打开心包，进而显露升主动脉。此外，将左无名静脉游离，进而显露操作区域是很重要的（图 16.2）。如前所述，为了修复无名动脉损伤，

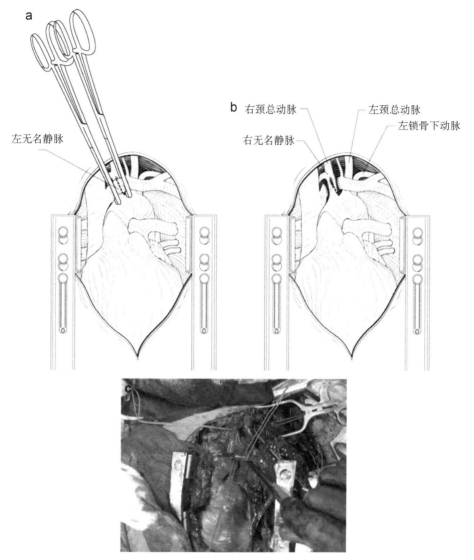

图 16.2 （a）左侧无名静脉在近端大血管之上；（b）结扎左无名静脉暴露出的大血管。
上颈部延伸到右颈部也可以扩大近端无名静脉、右颈总动脉和右锁骨下血管的显露；
（c）术中照片显示心脏和大血管的显露，镊子在分离处理前指向左侧无名静脉

可以钳夹无名静脉的起始部；同样，钳夹左颈动脉损伤的起始部也可以。但是，注意同时钳夹这两处血管是致命的。某些情况下，可以同时夹住这些血管，但这需要深低体温循环，这在前线是不可能的，你必须尽最大努力去修复这些损伤。另一种方法是先把 9mm 的涤纶导管缝合到升主动脉上，有时需绕过无名动脉，然后根据不同的情况进行缝合修复或旁路手术。

　　由于其特殊的解剖位置，修复左锁骨下血管的近端损伤是最具挑战性的。这类损伤的理想入路为左后外侧开胸术，但这并不是一个标准的创伤性切口；这种损伤的常规入路是在胸骨正中切开或前外侧切开。切勿在显露和修复这些切口造成的损伤和失血上浪费时间，只要把手（或者海绵贴）伸到顶端并按压出血部位——这样就可以止血，然后思考如何对伤情做最好的处理。在胸锁骨关节脱位的胸骨正中切开术中增加一个锁骨下切口可提供更合适的手

术视野。如果采用前胸廓切开的入路，在将患者体位改为侧卧位可以保持血压。如果患者伤情严重，或者你有其他的损伤要处理时，结扎动脉可为后续修复或分流提供条件。

降主动脉：这是最具挑战性的修复手术，但通常只需要对伤口进行简要修补或采用补片进行血管成形术。对于更大的穿透伤口、爆炸伤口或主动脉钝性撕裂，通常需要植入一段人工血管（如 18mm 涤纶人工血管），如图 16.3 所示。记住你钳夹血管的时间有限（肝脏和肠系膜缺血时间要低于 30min），如果钳夹血管超时，你应该考虑间断性地松开血管钳（同时用指尖按压控制损伤）来保证肝脏"供"血的需求。你需要接受与此操作相关的一定程度的失血。左后外侧胸廓切口是一个相对理想的手术切口，但通常还需要一个紧急的前外侧胸廓切口。心肺的前向牵拉对于显露降主动脉至关重要，尽管在战斗中最常见的是炮弹伤，但你也可能会看到地面或直升机的交通事故造成的钝性主动脉损伤。这些患者与其他普通患者没有什么不同，只是你缺少体外循环。记住，这些情况很罕见，可以在一开始就严格控制心率和血压。这可通过在单肺通气辅助下行胸骨左后外侧切开术处理。关键点是要获得适当的近端控制，因为损伤通常只是涉及左锁骨下动脉的起点（图 16.3）。在尝试控制近端主动脉之前，要先控制左锁骨下动脉，如果需要的话，要准备将主动脉夹至锁骨下动脉起点附近。

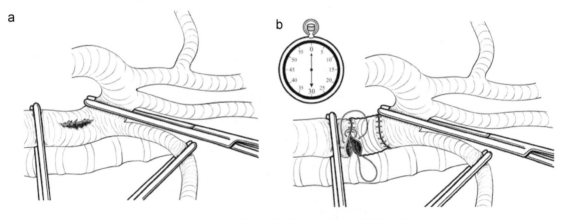

图 16.3　降主动脉损伤的显露和用人造间置移植物修补

上腔静脉 / 下腔静脉：这类损伤最好采用胸骨正中切口，对于累及肝上下腔静脉的更广泛的损伤，需沿着右肋缘延长伤口，打开右半膈肌。肝上下腔静脉损伤是致命的，即使是经验最丰富的专家进行操作也会有很高的死亡率。小心控制出血，最好使用侧壁钳以维持血液回流到右心房。另一种控制方法是采用第 8 章中描述的心房腔静脉分流术。通常需要广泛打开心包并安全地追踪其与右心房连接处的心包部分，然后进行远端修复。修补术包括用 3-0聚丙烯线进行端侧静脉缝合术或补片血管成形术。应该尽量避免将这两种静脉中的任何一个结扎，因为它对静脉压、水肿有重大影响，而且会降低静脉的回心血量。

奇静脉：尽管不认为奇静脉是胸部的主要血管，但奇静脉损伤可能会引起大出血。手术的目的是分离和结扎该血管。通常采用右侧开胸术，在伤口的近端和远端放置血管钳，随后结扎。使用大号聚丙烯线缝合，沿着脊柱方向行针以包绕和结扎静脉。

肺动脉：将大号血管钳（如 DeBakey 主动脉阻断钳）穿过肺门，直到找到和修复伤口（参见第 14 章）。对于肺门有复杂的损伤且病情不稳定的患者，最好用缝合器做快速的肺切除术。

七、肝素使用

对于已进行血管损伤紧急处理、估计院前失血较少和活动性出血少的、病情稳定的患者，可以开始给予全身肝素化（50 ～ 75U/kg，静脉滴注）治疗。对于病情不稳定的患者，如伴有骨头碎片、肌肉撕裂和其他损伤，以及体温过低和凝血功能障碍的出血患者，不应采取全身的抗凝措施。在损伤修复前直接向损伤血管局部滴注肝素化的生理盐水，也可防止血栓并发症。手术外科医师需决定是否抗凝治疗，并与麻醉师密切联系，以便充分了解患者的临床状况。一般来说，主动脉的血流速度快，对于通过上侧壁钳或手指控制可以修补的主动脉损伤患者，不需要使用肝素。如果你发现修补的地方有血块形成，且你的修补没有技术缺陷，则应该进行全身抗凝。

八、分流术

在我看来，分流术在胸部血管损伤的处理中作用有限。由于侧支循环的存在，短时间单独阻断任何大血管都是可以的。由于存在脑卒中的风险，应避免同时阻断无名动脉和左颈总动脉。然而，如果你没有足够的时间、资源和专业知识来进行任何类型的血管修复，那么保持血液流动就非常有用。

如果使用恰当，暂时性的腔内分流术可以使血流迅速恢复到缺血性肢体或大脑，而伤口清创、骨折外固定或更多的挽救生命步骤，如创伤剖腹术或开胸术等亦可随之完成。用充气止血带或血管夹可以快速阻断近端血管，进而可以很容易地采用分流术，再用 Rummel 止血带或简单的丝线固定，以防脱位。置入分流器后，应通过术中多普勒和末梢血供来确认分流器开放正常。特别推荐使用 Sundt 分流器，其设计独特，在恰当置入后可将移位风险降到最低。Sundt 分流器有一个内部线圈可防止其扭结或坍塌（图 16.4）。在分流器内不连续线圈中有一个小区域，必要时可用于钳夹。在其他任何位置夹住分流器可使线圈压碎并堵塞。必要时，任何具有足够流动特性的无菌空心管都可以用来分流。对于较小的血管，经常使用鼻胃管替代；对于较大的血管，可以使用适当大小的胸管。

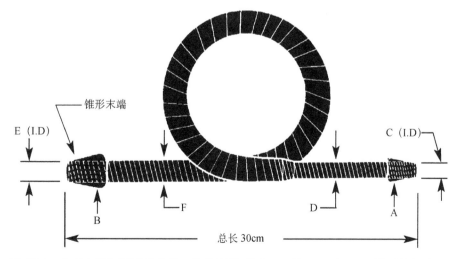

图 16.4　含有内部加固线圈的 Sundt 分流器（Integra Neurosciences ™，Plainsboro，NJ）。锥形末端使其更容易插入并固定在血管腔中

九、手术技术

与所有的血管手术一样，手术成功有几个重要的因素。其中的关键因素有小心处理组织、使用手术放大镜、充分的照明和使用精细的手术器械及单纤维缝线等。在战场上这些要求并不能完全达到，医师也要面对一些自身控制范围之外的有挑战性的情况。

显露视野后，应小心地清除受损血管并显露出正常和健康的组织，随后还应评估流入液体量和后出血的情况。如果没有后出血，则应使用适当大小的 Fogarty 栓子清除导管小心地进行血栓清除术。在没有标准导管的情况下可使用标准的肺动脉导管。在术后早期，为了防止血管血栓形成，必须尽可能减少血管内膜的操作。在充分清创后，应用肝素化的生理盐水对血管近端和远端进行冲洗。然后应该进行无张力（但非冗余）修复。在存在合并损伤时，除非静脉修复很复杂，动脉修复都应先于静脉修复。对修复及结扎损伤静脉的判定取决于患者的稳定性和治疗其他损伤的要求。上腔静脉或下腔静脉的损伤需要修复，除此之外，通常首选结扎损伤的静脉。

十、导管

在战斗环境中，血管修复成功的关键是适当使用可用的导管进行重建。人们普遍认为，用于重建的最佳替代导管是自体的大隐静脉。大隐静脉是血管外科医师最常用的血管替代物，可以在多个位置使用，但对于胸部大血管而言，大隐静脉的使用较少。静脉具有定向流动性，在使用它作为血管重建之前，一定要逆转大隐静脉。在大血管的重建过程中，大隐静脉可以为血管重建提供补片原料，也可以镶嵌式或螺旋状移植物的方式发挥作用，但由于创建它们所需的时间过长，应尽量避免在胸部血管损伤中以这样的方式使用它。如果一定使用，大隐静脉应取自未受损伤的肢体。颈静脉是大血管的一个合适的替代者，特别是创伤位于颈部的情况下。

用于修复或更换胸部血管的人工血管应由涤纶制成，并有胶原蛋白涂层以帮助止血。如前所述，作者使用 18mm×9mm 的涤纶分叉移植物连接血管近端与损伤远端，其直径几乎可以适用于人体内任何的胸部血管损伤，另一种有用的补片材料是牛心包或患者自体的心包膜。在食管污染损伤时应毫不犹豫地使用假体。感染的移植物可以在挽救患者的生命之后再处理。

十一、关闭切口

胸廓切开术或胸骨切开术在关闭伤口前，记住要准确标识并给予恰当的引流。胸腔和纵隔都是较大的体腔，可以积聚大量的液体和血液，并损害通气和氧合功能，甚至影响心脏收缩力。对于开胸手术切口，应放置大口径的（36F）成角的和直的胸管——每侧胸腔两个。对于胸骨切开术的切口，尤其是对进行了长时间手术和重大的复苏抢救后的患者，要毫不犹豫地将胸部开放。我们通常在胸骨边缘之间楔入一个塑料 Bovie 支架，随后用无菌巾和碘浸渍的黏合洞巾进行"损害控制"的关胸。所有胸骨切开的伤口均使用 36 F 纵隔引流管或 Blake 引流管。

十二、血管内手术

尽管腔内血管技术可以说是近年来血管外科手术中最伟大的进步，但它也导致了医师和实习人员失去基本的血管外科技能。请记住，在任何战争冲突的初始阶段，可以使用自身携带的任何仪器和设备进行操作（图 16.5）。在前线，你很有可能无法使用便携式 C 形臂、动力注射器或必要的设备进行腔内血管手术。然而，随着作战行动的成熟和巩固，所用设施可能也会满足进行先进的血管内手术的需求。如果能有这样的机会，那么可以认为自己是很幸福的。血管内革命大大改变了胸腔大血管损伤患者的死亡率。在复苏和修复之前能从远端放置阻断是一个巨大的优势。腔内血管手术的基本必需设备列在表 16.2 的底部。一些特别的损伤值得一提，具体如下。

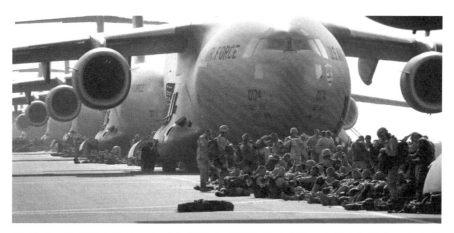

图 16.5　第 173 空降旅，包括第 250 支前线外科手术队，在进入伊拉克北部初步作战前停于停机坪上

表 16.2　野战血管损伤处置所需的器材

血管外科器材（所有物品 2 份或更多）

Gerald 无损伤镊 7in 和 9in	Ryder 持针器 5in、7in、9in
Castro-Viejo 显微持针器 7in	显微血管夹 1.75in、弯
无损伤主动脉钳 7in×6.5cm	无损伤侧壁钳 9.75in
Profunda 手术钳 5.5in	Cooley 儿童血管钳 6.5in
后颅凹牵开器（浅齿）12.5in 铰链	Fogarty 取栓导管 F3 和 F5
乳突撑开器 4.5in	侧壁剪 7.5×45°
DeBakey 主动脉钳	无损伤止血钳或无损伤肺动脉钳

耗材

3-0 Prolene 线 90cm SH	6-0 Prolene 线 75cm RB-2
脐部贴	血管吊带
Rummel 止血带	Sundt 和 Argyle 分流器 F10、F12、F14
Teflon 或 Felt 垫片	19 号头皮针
三通阀	30ml 注射器
分叉人造血管	螺纹聚四氟乙烯人造血管
9MHz 手持多普勒	塑料头针头
胸骨牵开器	Finochietto 胸骨牵开器
Lebsche 胸骨劈开刀	

药剂

肝素 1000U/ml，10ml/ 瓶	罂粟碱 30mg/ml, 10ml/ 瓶
25% 甘露醇 12.5g/50ml，50ml/ 瓶	阿替普酶 2mg/ 瓶
碘普罗胺造影剂 100ml/ 瓶	纤维蛋白黏合剂
凝血酶 1000U/ml，20ml/ 瓶	重组Ⅶ因子
明胶海绵	肝素盐水 10U/ml 生理盐水

其他杂品

头灯 -Zipka	放大镜

血管内耗材

引导穿刺导管	伦德奎斯特直流电线 300cm（COOK）[a]
11 号鞘	140cm CODA 主动脉气球（COOK）[a]
100cm 标记猪尾导管	三叶圈套器
100cm JB-15F 选择性导管	人工血管支架 7mm 和 8mm×5cm 长
外周介入导丝 180cm	胸主动脉覆膜支架（美敦力）[a]
可弯曲的介入用导管 260cm	22mm×11cm 血管封堵器系统
碘普罗胺造影剂	24mm×11cm 血管封堵器系统

a 库克股份有限公司（布卢明顿市），美敦力公司（圣罗莎，加州），W.L. 戈尔（弗拉格斯塔夫，亚利率那州）

主动脉钝性损伤（BAI）：这种损伤通常与骤然减速和钝力创伤有关。请记住，如果患者出现低血压或重度贫血，几乎与 BAI 无关，应该寻找其他造成这些现象的原因。如果主动脉钝性损伤被切断到左半胸，那就可以直接呼叫太平间，而不用呼叫手术室了。这些损伤通常可以通过主动脉支架移植来进行半选择性的治疗。血管内的专业知识是必不可少的。可以不受限制地覆盖左锁骨下动脉以获得足够的近端封闭。图 16.6 显示了一例主动脉钝性损伤的前后图像。

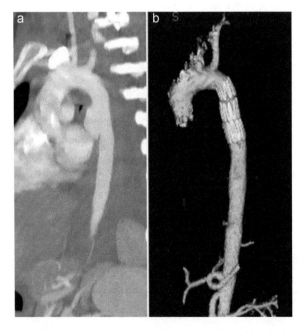

图 16.6 CT 扫描重建显示典型的胸主动脉钝性损伤伴假性动脉瘤形成（a）和置入胸血管腔移植物后的同一血管（b）

　　腋窝锁骨下损伤：在过去，处理此类损伤是巨大和耗时的手术。如今，在现代城市创伤中心甚至成熟的创伤救治所，这些损伤可以通过腔内血管技术在 30min 内得以处理。一旦确定病情，我们的方法是将肱动脉显露于损伤侧的肘前褶皱处，并逆行放置一个 11F 鞘管。在荧光镜指引下，先将一根导线穿过伤口，再将导管沿着导线向损伤处推进，并注射造影剂来确定损伤的程度。然后用 7mm 或 8mm 的自扩张覆膜支架可以很容易地修复这种损伤。如果动脉完全横断，导线就会游离进入非解剖位置。在这种情况下，可以选择通过股动脉通路进入并沿主动脉弓再进入同侧锁骨下血管。一个三叶套管可以穿过伤口，随后导线套过并牵拉伤处，形成一个臂状股线。这时支架可以容易地穿过横断面并进行修复（图 16.7）。

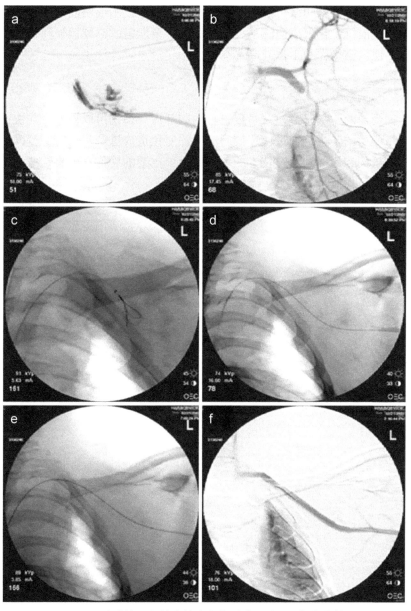

图 16.7　单独使用血管内技术修复腋窝 - 锁骨下损伤的情况
（a）通过臂鞘描绘外渗和完整横断面的动脉图；（b）主动脉弓延续至左锁骨下动脉的动脉图；（c）三叶套管跨过损伤处前行；（d）跨越损伤处的 Brachio 股骨线；（e）立即将支架部署置入；（f）完成动态过程

十三、所需设备

表 16.2 罗列了在现代战场上实施所有基本血管外科手术的补充器械和用品清单。所有这些用品都可以轻松地装入单个背包或标准尺寸的储物柜中，并且方便运输。这份清单是由作者在 7 年间参加了三次战斗任务后编写的。经证实，它对即将毕业的住院医师和新来培训的军医十分有帮助。便携式 X 线和 C 形臂在不同的救治阶梯，其使用效能差别很大，大多数前线外科手术队和类似单位都不具备使用这些设备的能力，而大部分野战医院则可以。

在前线外科手术队中，空间通常是有限的，对于外科医师来说，可以使用的仪器设备也是有限的。作者建议将各种器械放入"佩尔包"中，并将其挂在手术室墙上，以方便寻找、快速获取和使用。您的手术团队可能对血管相关的器械、技术或用品不够熟悉。对主要血管病例进行实际操作演练，你可以向洗手技师和循环师要所需的常规器械和耗材。对你的同事进行规范培训，他们会为你的工作创造奇迹。

十四、小结

冷静地选择合适的手术路径，大多数患者的胸部血管损伤可以被安全并快速地修复。选择正确的切口是成功的一半，通过快速控制血管并避免造成进一步伤害，可以让你获得近乎完美的成功。对解剖和不同的急救技术的理解是至关重要的。你有解决这些创伤的所有先决条件，只管去做！祝你好运。

（王晶晶　张宇峰　纪广玉）

第 17 章

胸壁、膈肌损伤

Alec Beekley

概要框

1. 大多数的胸壁损伤可以通过损害控制技术行拖延治疗，急诊情况下应避免复杂的胸壁重建。
2. 胸壁损伤合并开放性气胸在战时比平时发生率更高，应随时做好准备。
3. 合并开放性气胸、呼吸困难的患者需行气管插管，勿行封闭包扎或胸腔闭式引流。
4. 严重的胸壁损伤往往合并严重的胸内损伤。
5. 通过开放的切口是找到膈肌损伤位置的最好途径。
6. 胸腹部穿透性战伤行非手术治疗常导致精力、时间的浪费，且并发症多，并且往往最终仍需要进一步手术治疗。
7. 经膈肌缺损行胸腔灌洗和胸腔确切引流，治疗效果优于单纯缝合膈肌裂口。
8. 膈肌撕裂时，行早期、快速、暂时性缝闭，有助于识别胸腹腔持续出血的确切来源。
9. 剖腹探查发现膈肌损伤的患者应在患侧置入胸管；剖胸探查发现膈肌损伤的患者应行剖腹探查。

似乎总有一场外科手术之战，它对进步的贡献和战争本身一样多。

Harvey Graham，1939

一、胸壁损伤

虽然现代战争中士兵的躯体防护装备性能越来越先进，但胸壁损伤仍然很常见，外科医师应熟练掌握战斗环境中胸壁损伤的急救处理。对于普通外科医师来说，在住院医师阶段通常参与过单纯肋骨骨折、多发肋骨损伤、广泛胸壁组织缺损、肺损伤、肩胛骨或肩关节损伤、胸腔出血和开放性气胸等患者的救治（图 17.1）。对于绝大多数胸壁损伤，应首先遵循损害控制策略行拖延治疗，待转运到上一级的医疗单位或至少在出血控制之后、患者复苏或污染/感染被清除后再行重建手术。

在电影《野战排》的开场中，一名新兵在交火中胸部中弹，虽然军医对其左胸进行了封闭包扎，但他仍在快速喘息中窒息而死。这种平时难得一见的创伤在战场上却很常见。对于一个生命体征平稳的类似患者，关闭胸部创面本就是一个很大的挑战，如果他同时合并出血、缺氧或重度休克等情况，那么其救治难度将大大增加。

开放性气胸的患者在胸壁上存在直接与外界相通的空腔，而且其气流阻力比气道更低，如何快速判断一个患者是否会发生开放性气胸是非常重要的。尽管教科书上说如果伤口的直径达到 "2/3 的气管直径" 即可诊断为开放性气胸,但这事实上难以测量,一个比较实用的方法是如果你能通过这个洞直接看到胸腔,它通常会引起开放性气胸。

关于开放性气胸,急诊外科医师应牢记两点:第一,如果不予及时治疗,士兵将死于出血性休克或窒息;第二,当某物造成胸壁上一个足够大的洞,并引起开放性气胸时,通常意味着一些大的物体穿过了胸壁。"大" 的物体可以包括高速子弹或碎片,速度较低的碎片、岩石、装备,甚至是武器。通过胸部 X 线片(图 17.2)我们可以发现各种东西,无奇不有。手术时应清除大块的碎片和污染,在极少数情况下,甚至需要在爆炸物处理团队(explosive ordnance disposal,EOD)的协助下,移除胸腔内的火箭弹或手榴弹。

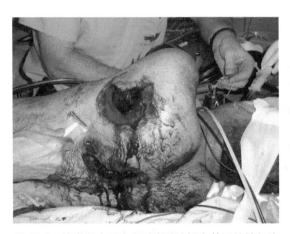

图 17.1　炸弹袭击后患者后胸壁缺损合并开放性气胸

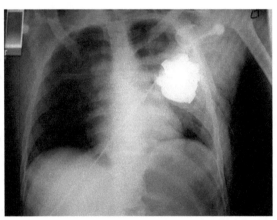

图 17.2　胸部 X 线片示胸壁损伤患者胸腔内未爆炸的火箭投射手雷

开放性气胸治疗重点与其他战伤救治相似,尽管在经典的高级创伤生命支持中把开放性气胸列为 "B" 级。实质上这是气道问题——当患者吸气时,空气经胸壁缺损进入胸膜腔,而非通过患者的气道进入其肺部。因此,广泛开放的气胸,其致死速度与气道梗阻时相当。此时需要紧急保护气道,特别是患者出现呼吸困难和缺氧时,不要为避免插管而浪费时间去放置三面咬合的封闭材料,或寻找合适大小的塑形材料来密封伤口,或用敷料封闭血胸;一旦完成气管插管,患者胸腔出现正压,胸壁空洞与气道之间在气流的阻力差异被消除,患者呼吸情况方能得到改善。然后可以更全面地评估患者,放置敷料和胸管,并拍摄胸部 X 线片。

胸壁缺损可以用密闭的敷料覆盖,并行胸腔闭式引流,然后可以根据胸部 X 线检查结果和胸腔引流情况决定是否需要进一步行剖胸探查,而无须行胸部 CT 扫描。外科医师至少应该探查胸壁缺损,清创,去除失活的组织、骨骼、碎片,以及衣物和其他伤口污染物,并结扎肋间血管和胸壁肌的肌肉出血点。

在处理好患者的出血和污染之后,不可避免的问题出现了——应该怎么处理这个胸部大洞?较为简单的处理是以蓝色毛巾等制成的不粘敷料填塞在肺和胸壁之间缺损处,可作为一种临时密闭敷料,并确保至少有一根通畅在位的胸腔引流管,亦可选择性地应用伤口负压吸引装置(图 17.3)。不粘的白色海绵可直接敷在肺表面,也可以用无菌油膜置于肺和黑海绵之间。通过这种技术,实现肺的密封并消除胸腔空洞,通常需 3 ~ 5d 的负压治疗。

在以下两种情况下，暂时性关闭胸壁并将患者转运至上级医疗单位是可行的。一是患者病情稳定，小的胸部缺损可视组织的质量及污染情况，进行延迟缝合——通常以足够的胸壁肌肉通过相对无张力地覆盖在这个小缺损上以进行关闭；二是缺损较大，可能需要合成材料、生物假体或足部肌皮瓣移植。一般来说，这些治疗应该在上级医疗单位进行，但也可能需要在前线医疗机构为患者做这些手术。

二、连枷胸

通常，连枷胸常见于车辆事故。在战场中，有多种因素可引起连枷胸，导致胸壁塌陷、反常呼吸及肺挫伤。不同于平时的低速弹射伤，战时的高速导弹、火箭弹或爆炸装置均可损伤胸壁而导致连枷胸。现代防弹衣将许多原本致命的胸部穿透伤降级为钝性连枷胸（图 17.4）。肺损伤及钝挫伤的危害大于连枷胸本身，行体格检查及胸部 X 线片后即可明确诊断。患者行正压通气时，一般无法看到典型的反常呼吸。

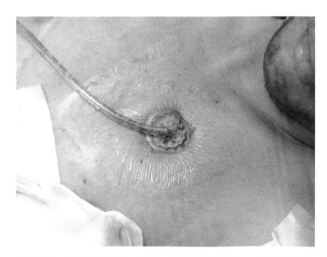

图 17.3　开放性气胸时应用负压装置封闭伤口并促进愈合

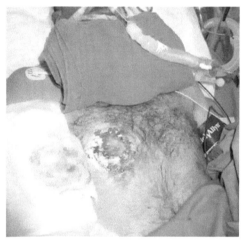

图 17.4　高速圆形弹射物击打防弹盔甲后的钝力造成的连枷胸

战时连枷胸处理方法与平时类似，但胸内合并损伤者往往需要更高级的治疗。伤侧立即置入胸管，早期气管插管的效果优于紧急气管插管，患者的气道开放并妥善保护后，方可由车辆后送，同时给予镇痛，医师经验与装备允许条件下，首选硬膜外给药。大部分的患者浮动胸壁都会逐渐稳定，而对于难治性的损伤或严重胸壁骨折，应用肋骨固定器进行救治积累了一定的经验，但首选仍是向上一级医疗单位进行后送。

三、膈肌损伤

（一）诊断

在战伤中，膈肌损伤通常是在腹部或胸部探查时发现的。不需要通过 CT 扫描、MRI、腹腔镜检查、透视或通过胸管的膈肌数字探针检查就可明确诊断，因为通常这些检查难以实现而且意义不大。非手术治疗风险很大，可能会出现肠损伤的漏诊、迟发性出血导致失代偿及其他严重并发症，如胆管胸腔瘘、胆管支气管瘘、梗阻性或绞窄性肠疝等。最安全的做法是手术探查并对发现的损伤进行修复。

与胸壁损伤一样，膈肌损伤的严重程度不等，小的损伤能够自愈，大的会导致组织缺损、腹部内脏疝入胸腔。高速子弹所产生的短暂的空化效应可造成巨大的膈肌缺损，并引起胃肠内容物进入胸腹腔。外科医师诊断膈肌损伤程度的最佳诊断工具是手（轻轻地复位上腹部器官）和眼睛（直视膈肌）。每次剖腹探查应检查双侧膈肌！你会惊讶地发现没有人经常对此进行视诊和触诊。

（二）治疗

对中小膈肌破口进行复杂的修复，包括使用脱脂棉对双侧进行间断水平褥式缝合没有必要，对壁腹膜和全层膈肌进行单纯全层缝合往往就足够了（图 17.5）。也有的外科医师会采取连续水平褥式缝合，留长缝线尾巴，缝到伤口的另一角后反折缝合，并与预留的线打结。粗的不可吸收的单股尼龙缝线是首选材料。手术时，先放置自动拉钩，使膈肌垂直（牵引肋缘使膈肌几乎与手术台垂直），助手用手牵拉肝脏及脾和胃以便于显露和缝合。膈肌是一个活动的结构，操作时不要往下推，而应该将它往上牵引出来（图 17.5）。在显露时，要注意使用无损伤抓钳钳夹裂口两侧。

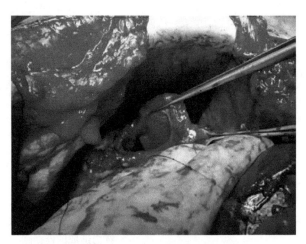

图 17.5　穿透伤所致的膈肌破损通过聚丙烯缝线缝合修复。请注意将膈肌向上提起，使裂口靠近以便显露与缝合

通常，在出血和污染得到控制以后再行膈肌损伤的修复手术。中重度膈肌破裂可以先进行胸腔冲洗，然后再关闭破口。同侧应放置胸管。对于有明显的食物或粪便进入胸腔的患者，随后可能需要开胸以对受污染的胸腔彻底清创。对于那些在开胸时发现膈肌损伤的患者，要进行剖腹探查以排除腹内脏器损伤。

在某些情况下，膈肌后部的损伤会导致腹部的出血进入胸腔，而呼吸机的使用也可能将胸部的出血挤入腹部。在病情不稳定、凝血障碍的多发伤患者中，这可能混淆对出血来源的判断。从胸腔里涌出的血来源于胸部还是腹腔？快速、暂时性地关闭膈肌缺损并在同侧胸腔置管（如果尚未完成）可以很快解决这个诊断难题。在某些情况下，腰椎静脉或动脉出血或椎体骨折可能是真正的病因，有时候你会发现最初认为是来自肝脏的出血却被证明来自肺或心脏。

严重膈肌撕裂伴腹腔脏器疝入胸腔可混淆 FAST 检查的结果，但通常与休克或体格检查有重要关系，判定是否需要手术不是很困难。对于生命体征不稳定的这类患者，在初始手术时不需要做完全的修复，通常就地取材自制一个简易的材料缝到膈肌残余边缘上可起到临时修复的作用，然后进行止血和清创术。术后患者可能需要保持正压通气，待病情稳定后，彻底行修复或重建膈肌手术。修复膈肌从胸壁的附着处撕裂的严重损伤，如将膈肌缝在卷曲或回缩的膈肌外侧缘是常用的办法。如果难以完成，则必须考虑更复杂的修复。聚四氟乙烯或聚丙烯网可以用来重建缺失的膈肌，但它们在污染创伤中的应用受到限制。更好的选择是膈肌移位手术（图 17.6）。由于撕脱损伤和组织缺损，通常难以进行原位修复，这时可以将膈肌撕脱缘转移到一个更高的位置（上移 1 ~ 3 个肋间隙），用不可吸收性缝线间断缝合膈肌边缘和肋骨的周围。更复杂的修复包括重建胸壁和复杂的皮瓣关闭等更高难度的手术方式。

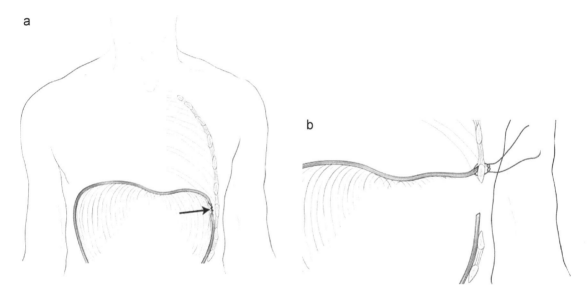

图 17.6　撕裂或撕脱膈肌边缘（a）移位一个更高位置缝合，固定于肋骨（b）将促进无张力重建并恢复适当的胸腹部结构

四、小结

战伤导致的胸壁损伤和膈肌损伤，因为通常都合并严重污染，而且修复时可能需要生物材料，因此在首次手术时往往不进行彻底的重建修复，而是先行控制性手术以保证生命体征的平稳，待患者病情稳定且污染得到控制或转送至更高级的救治阶梯时再进行二次手术。

（杨　潜　王燎原　王志农）

第 18 章

软组织伤口和筋膜切开术

Peter Rhee and Maj Jos DuBose

概要框

1. 在手术室里处理，那里有充足的光线、器械、设备和麻醉用品，这有利于大伤口的处理。

2. 相信你的直觉和体格检查。

3. 仔细检查每个伤口和周围组织。

4. 创伤手术应优先控制出血和污染、诊断和重建。

5. 立即去除失活组织和碎片对预防后期的局部和全身并发症的发生十分关键。

6. 这类伤口含有的污物、碎片和异物是前所未见的，很可能需要数次清创手术才能将其清理干净。

7. 初期保持此类伤口开放。如果遇到关闭的伤口也要敞开之!

8. 脉冲式压力灌洗系统使用方便，但其会损伤软组织，且可能促进细菌的反弹性生长。因而建议单纯冲洗。

9. 负压治疗、经常冲洗及清创会有帮助。

10. 完全彻底的筋膜切开术能挽救肢体和生命，不要做小切口的筋膜切开术。

11. 早期闭合伤口比植皮好，经常带患者到手术室有利于达到这个目的。

> 不认为自己就是那个能在战争中一期缝合枪伤伤口的外科医师，后者还没有出生。
>
> ——Philip Mitchiner，1939

当你想象"战场外科学"时，你很可能会想到胸部或腹部冲击伤的画面，需要及时处理以救命。尽管这样的场景很生动，但实际上其在真实的战场外科实践中并不常见。本章主要介绍在战场上最常见的外科案例——软组织伤口的手术处理。随着现代躯体保护盔甲和塑性材料的应用，许多过去致命的致伤机制现在变得不像原来那么致命了，但仍然会造成严重的软组织损伤。这样的损伤破坏性极大，我们在美国训练期间从未见过此类广泛的软组织损伤。生活中的各种刺伤、砍伤和手枪伤与武器造成的创伤相比都较轻，如 AK47 这样的 50 口径的机械步枪或者其他常用的爆炸性武器装备造成的创伤。这样的伤情在美国的民营创伤中心并不常见，因而我们对它们的正确处理方式和易犯的错误没有形成足够的经验。快速的伤口处理仅通过简单的伤口填充是不可行的，其需要一系列规则和策略使你的患者获得最佳预后。简单的读书无法使你完全胜任此类伤口的处理。本章的目标是缩短您的学习曲线，让您在真正面对此类伤情时有心理准备。

创伤外科有 4 个步骤：①出血控制；②污染控制；③诊断；④重建。

无论你是做剖腹术还是治疗软组织损伤，步骤和优先次序都没有任何区别。将流血伤口和大伤口的患者立刻带进手术室。作为一般的经验法则，在手术室操作对患者、医院工作人员和你自己都更方便。只有你把伤口处理好了才能有好的结果，而完成这个工作的最佳地点就是手术室。

除了手术清创和管理广泛的软组织伤口外，还需要进行筋膜切开术，这也是现代战斗伤员护理的常见需求。虽然用于这些减压操作的技术与民用医疗实践中使用的相似，但是手术指征和具体的关切点却不同。另外，严峻的军事环境使我们找到了可贵的新方法用于后期的伤口关闭——这些经验正是我们希望在本章传授给读者的内容。

一、大的软组织伤口

任何软组织伤口的初始治疗最重要的方面是遵守你学过的 ABC 急救基本步骤。这些伤口在外观上的视觉冲击力太强，你会发现人们倾向于将注意力集中在伤口而不是患者身上。尽量避免只注意了伤口而忽视了其他威胁生命的问题的倾向，尽管那些是你一生中见过的最令人印象深刻的伤口。将创伤患者按处理的优先次序进行分级。如果你有足够的其他人员辅助以评估气道和呼吸，那么你可以同时处理出血。如果你们是团队协作，在其他人尝试控制出血时，你可以保证气道通畅和呼吸。与紧急的呼吸相比，通过控制大的软组织伤口的出血，你将在战场医疗中拯救更多的生命。

在处理完更致命的伤情并排除了其他更紧迫的事项之后，你应该把注意力转向软组织损伤。直接的加压包扎在民用医疗的创伤处理中是优选，但在战场创伤中这样的处理是不够的，你的双手还需要执行其他任务。位置正确、捆扎安全的止血带在战场上及战场医院内是更好的控制严重出血的方式。如果伤员身边没有止血带，在急诊室内扎上一个。对肘和膝盖的肢体远端的伤口，在手术室或复苏区域内可以将止血带去掉。如果有不可控制的动脉出血，应进行加压包扎，重新拉紧止血带或在肢体近端通过另一个止血带加强止血（图 18.1）。止血带对于战时的许多伤口可能是不适用的，因为它们非常靠近肢体极端（图 18.2）。尽管简单的伤口冲洗在急诊科或复苏区是常规的，但我们建议你在战伤处理中避免那种对所有伤口使用这种方式的倾向，除了对一些很小的不需要探查的伤口。

通常，这类伤口都污染严重，总会有污物和碎片。可能会有来自爆炸装置或其周围物体的金属碎片，尤其是伤员在一辆被炸翻的车辆中时。你可能会发现伤员没有骨折但伤口却有骨碎片：这些骨碎片来自伤员周围的其他人或者自杀式炸弹袭击者。我们也曾发现有的暴徒在爆炸装置中加载了腐败的组织和人或动物的粪便以增加伤口感染率。你能想象到的所有东西都可能在伤口中被找到（图 18.3）。现代战伤中炮弹和碎片会使伤口严重感染的概率明显增加。而失活组织如果不被充分清理，将会助长这些感染的恶化，导致不良预后。

初期手术处理的总体原则包括 3 个主要方面：冲洗、清创和显露伤口。应该及时给予经验性的抗生素治疗。选用的抗生素应覆盖 G$^-$细菌（尤其是不动杆菌属），因为它们在日常的创伤管理中更常见。我们建议在围术期选用同时覆盖 G$^-$ 和 G$^+$ 细菌的抗生素。接下来，需要关注伤口冲洗。尽管在日常实践中高压脉冲冲洗系统很常用，但在当前的关节创伤手术教学系统——临床实践指南中不推荐使用这种设备。尽管高压脉冲冲洗系统（high-pressure pulsatile lavage，HPPL）能使冲洗过程变得简单，但其也可能对组织造成额外损伤，造成一

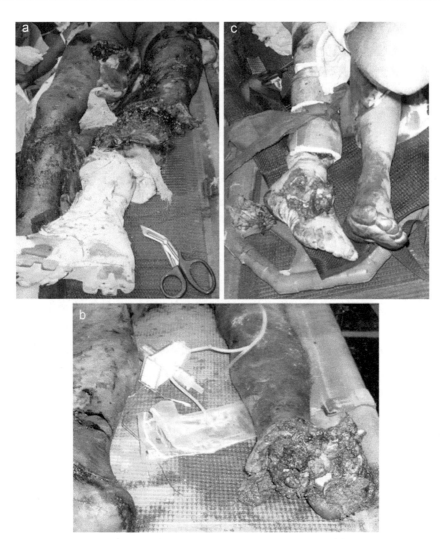

图 18.1　应用止血带的伤口

（a）双腿截肢，双侧腹股沟扎了止血带；（b）没有活动性出血，没有用止血带；
（c）在伤口上方结扎的布止血带

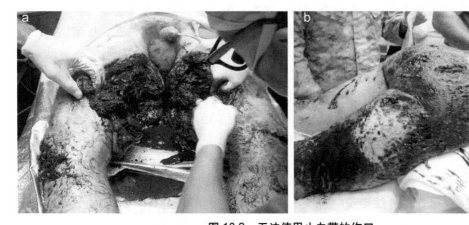

图 18.2　无法使用止血带的伤口

（a）火箭推进手榴弹造成的伤口；（b）简易爆炸装置造成的伤口

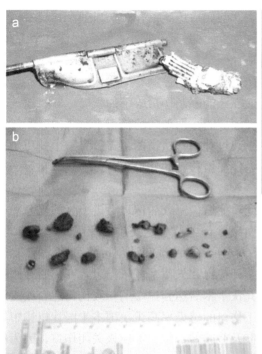

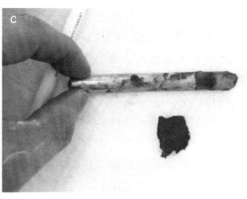

图 18.3　伤口中找到的异物

（a）一个 M-4 型步枪的盖子；（b）伤口中的污物和石块；（c）临时性爆炸装置所致伤口内的未知物体

个具有大量坏死组织的环境，给更具侵犯性的细菌再燃提供条件。多个研究都表明，与标准的冲洗相比，脉冲灌洗会使伤口感染和并发症发生率增高。耐药的不动杆菌也与高压脉冲冲洗系统相关。这些设备也相对更贵，因而不是在作战地域的所有医疗设施中都能见到。因为这些原因，应该使用球形吸力泵或重力辅助系统对所有伤口用更温和的方式进行充分冲洗。生理盐水、无菌水和可饮用自来水具有相似的效能和安全性，都可用于这个用途。使用多少液体进行冲洗取决于伤口的大小。随着冲洗所用液体体积的增加，伤口内细菌载荷将急剧减少。因而我们推荐以下原则来决定冲洗液的用量：小型伤口 1 ~ 3L；中型伤口 4 ~ 8L；大型伤口或有明显严重污染迹象的伤口用 9L 以上。如果使用 HPPL 系统，可以用你的手指挡在喷头出水口，从而使液体自己流到伤口中。这能使此设备变成高流量的低压冲洗系统。

在有效冲洗去除了全部疏松的碎片后，你该将注意力转向清创了。清除伤口内能看到触摸到的所有残留的异物。不要常规性地扩展伤口以寻找你可能在放射影像上看到的碎片：这只会感染造成新的空间并会损伤到其他组织。尽管作为手术者应该根据自己的判断决定清创的程度，但请注意在保证清除掉所有失活组织的同时尽量保留软组织，以利于通过梯度护理或后期手术进行组织的修复重建。对于肌肉而言，在受到电灼时不动的紫色或黑色的组织应该被清除。但如果你不能判断肌肉是否失活，则应使伤口保持显露状态，可以留置在下一次清创时再行处理。有一种错误的手术观念广泛流行：高速弹片造成的伤口的处理需要进行大范围清创。这是因为人们对声波所致损伤及形成的暂时性腔隙的大小和程度存在错误的假想与扭曲。有的笔者甚至声称清创范围应该为弹道尺寸的 30 倍，这种观点已经被弹道学数据和战斗外科学实践所驳倒。

在冲洗和清创完成以后，你需要考虑接下来对这个我们期望更加干净并且看起来更健康的伤口做什么处理。避免初期清创时直接关闭伤口，因为很可能伤口处的组织损伤还没有被完全发现，可能需要后期的进一步清创处理。动态的伤口负压治疗是伤口处理的技术领域中革命性的进步，其已被证明对伤口恢复极其有用。然而你必须非常小心地确保伤口止血充分，因为负压吸引可能造成某条血管的再破裂，出血会很严重。负压治疗对于受污染软组织缺损的治疗是很理想的处理方式。在负压辅助下关闭伤口有利于控制和清除创面渗液，促进伤口的早期愈合。另外，应用负压治疗和其他动力性方法能限制伤口收缩的程度，并增加一些伤口迟缓的一期愈合的可能性。对于那些不能达到迟缓的一期愈合的伤口，负压治疗能促进早期肉芽组织床的形成，而后者有利于组织结构重建过程中移植物的覆盖。另一个技巧是用缝线牵拉皮肤和皮下组织以覆盖伤口有利于后期不经皮瓣移植的伤口愈合。你应该在第一次手术时就计划好如何关闭伤口。

在你完成了初期清创后，患者可能被转移到重症监护室或病房进行进一步的复苏和手术后救治。你可能会问："我什么时候将患者带回来进行下一步的伤口治疗呢？"总体而言，伤口显露的患者应在大概 24h 后被带回手术室。接下来的冲洗和清创可按照 48～72h 一次的周期进行。但如果间隔时间更长，就会让人感到惊讶和失望了。依据患者在你所在医疗机构待的时间长短以及伤情，一些患者可能能在几次手术后达到迟缓的初级伤口愈合或皮瓣移植。你必须很小心，因为在战斗前线严峻环境下伤口的感染率高于美国本土医疗机构中见到的伤情。对于大部分的严重伤情，尤其是那些涉及截肢的部位，不应该关闭伤口，因为伤员将后送到更高级的救治阶梯。对于那些不属于这类情况的伤员，充分判断并在适当的侵犯性伤口闭合和增加感染风险之间达到平衡。

你可能还需要与负责伤员后送的人员合作，决定后续伤口处理的最佳时机。请记住你的患者可能会在到达后方医疗机构前在后送途中经历 48h 甚至更长时间，而后才能被送回手术室。保证医疗后送人员最佳伤口恢复效果的方法是让那些需要多次手术治疗的伤员在经历了不超过 8～12h 的转运后被及时带到手术室进行关键的伤口冲洗和清创。当你不能跟随患者而依靠其医学记录时，应该在包扎上清晰地标记日期及最近操作过程的时间。

二、小而多的伤口

对于战伤，判断尤其重要。判断来自经验，经验来自错误。幸运的是，你可以从其他的错误中学习，而不是重复自身相同的错误。牢记机制是非常重要的。高速旋转和手枪造成的伤害是截然不同的。对于高速旋转造成的损伤，入口和出口通常很明显，通常在入口处有小的损伤，在出口处有一大的空洞。然而，一些高速旋转造成的伤害会在入口和出口表面上不明显，但是已经在下层的组织中造成破坏性的损伤。这应该被引起怀疑，并且这些损伤应通过手术来探查。

尽管许多损伤需要将士兵从战场上后送，但是对士兵进行局部的处理后就让其归队。由近距离高速旋转造成的损伤如图 18.4 所示，当探查过后，肌肉损伤十分严重并且肌肉已经坏死。伤口进行清创后用烟卷式引流。1 周之后引流管被拔出，伤口完全关闭，患者开始在受伤后的第 4 周进行物理治疗。第 6 周患者完全恢复。伤员不需要从战区转移出来，并且伤员可以回归到他的大部队。患者可以戴着他的紫心徽章回家，但是不得不在战区 II 级外科手术机构治疗。患者可以持续 6 周远离战场并且限制服役，但是他仍然服务于他的部队，并且禁止后勤后送及替代服役。

虽然大型的伤口令人印象深刻，但是常规优先的是小而多的伤口。这些尤其具有挑战性

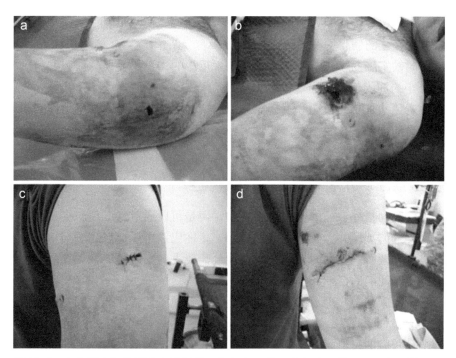

图 18.4　左上臂有限范围内高速损伤。（a）入口处。（b）出口处。（c）入口处 2 周时。（d）出口处冲洗、清创和关闭后 2 周。伤口关闭后用烟卷式引流 10d 以上

并容易处理错误。脸部、颈部、手臂、腿及手上小碎片损伤尤为常见。对于平民和地方军队，由于缺少盔甲，躯干的破裂更容易发生。这些微小的损伤很难评估，并且表面上隐匿的伤口可掩盖破坏性的损伤。举个例子，两名患者在自杀性爆炸后在我们的机构接受治疗。第一位患者全身有超过 100 个的碎片损伤，但并没有被发现有明显的损伤，并在数日之内归队。另一位伤员被发现时虽然身处绝境，但没有明显的外伤。胸部 X 线显示有大量的胸腔积血并且在右胸内有一小的子弹。进一步检查可见其左胸齐乳头腋中线处有一细小隐藏的刺伤。子弹穿过他的心脏和纵隔。对于每一位伤口看似小且表浅的患者，都应该做详细的体表检查来评估外伤，并且通过影像学来评估内伤。

三、筋膜切开术

　　筋膜切开术是现代战场上最常见的手术操作。由四肢减压造成的伤口是所有处理中最常见的。你将会发现冲击伤占据筋膜切开术的大量适应证。伴随的碎片、压伤机制、伴随的下肢骨折、血管损伤甚至冲击波的影响都有可能促进手足筋膜间室综合征的进展。现代的伤员早期通过空中后送同样也会提出一种环境，这种环境下患者的症状和体征很难检测出来。这些情况比平时练习要更加频繁地要求大量的预防性筋膜切开术。

　　在我们日常练习中，我们很少实施预防性筋膜切开术。我们有大量可靠的连续操作及反复的检查，并且必要时可立即干预。但是患者在战场上没有这些。对于拇指的一般规则，如果怀疑存在手足筋膜间室综合征或者有适当的进展可以实施筋膜切开术。疼痛加重是提示需要进行干预的最可靠的指标，但是对于那些插管、昏睡或被多级阶梯快速转运的患者来说，做检查通常是不可能或不可靠的。如果躯干血管结扎或者损伤，常规的筋膜切开术应该是默

认的。烧伤的患者也有特殊的方案。对于四肢深度环形烧伤的患者，实施焦痂切开术后大部分情况下应避免并发的筋膜切开术。

无论任何时候实施筋膜切开术，都应避免采用小的切口。受累的筋膜间室的完全减压是成功的关键。小的筋膜切开术看起来创面很小，但是这会使下一阶梯转运的同事感到不满，因为他们不可避免地延长筋膜切开术去充分对筋膜间室进行加压，并且可能对带有筋膜间室的坏死肌肉进行清创术。在战场上，筋膜间室综合征可发生在躯干的任何部位，你需要知道如何在这些部位上进行准确的加压。

四、上肢筋膜切开术

上臂发生筋膜间室综合征的概率比前臂小，但是可以通过从三角肌插入到外上髁的外侧皮肤切口实现上臂的加压。上臂有两个筋膜间室，你应该可以通过这个切口分辨出隔膜的前后两个间室。确保两个间室同时减压，小心地分离较大的皮肤神经，尤其是从后筋膜到前筋膜在筋膜下穿过肌间隔的桡神经。

前臂有 3 个筋膜间室，即近端的活动叠层、掌侧屈肌和背侧伸肌间室。通常可以通过简单的切口来实现减压（图 18.5），开始于手掌大鱼际与小鱼际之间的肌肉表面，沿着手腕做横切口（即是从手腕的尺侧到掌侧沿着前臂的全长做拱形切口）。在肘部是从桡骨到内上髁，屈肘折痕处的切口是弯曲的。在腕部，腕隧道也可能需要减压，因为纤维带环会叠压肘部的肱动脉和正中神经。腕部和肘部的切口需要考虑到神经血管结构上软组织的覆盖面积，同时防止在屈褶纹处的软组织发生挛缩。在 99% 病例中这可以充分地对肿胀的手进行减压，如果需要进行手部筋膜切开术，切口应该沿着大鱼际隆向远处延伸。

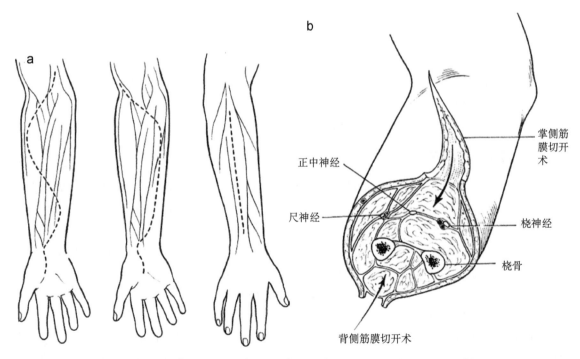

图 18.5 （a）前臂筋膜切开术切口的选择；（b）背侧和掌侧筋膜间室的减压（引自 Velmahos G and Toutouzas K. Surg Clin North Am 2002；82：125-141.）

五、下肢筋膜切开术

大腿有 3 个筋膜间室：前间室（四头肌）、中间室（内收肌）、后间室（腘绳肌腱）。大腿减压的切口沿着大腿外侧从大转子到股骨外上髁延伸。筋膜剥离后必须切开髂胫束，并且翻起股外侧肌肌间的隔膜来释放前间室。然后切开肌间隔膜来释放后间室。此时应谨慎操作，避免使释放筋膜的切口离股骨太近，因为有很多穿孔动脉从隔膜内穿过，隔膜从后向前沿骨走行。沿前内侧中央动脉从腹股沟到膝盖上端做一单独的切口来释放内收肌筋膜。

小腿（腓肠）有 4 个筋膜间室，必须进行充分的减压（图 18.6）。通常做两个广泛的切口是最充分且安全的（图 18.7）。使外侧切口集中于一条线，范围在腓骨和胫骨前端之间从膝关节下数厘米到踝关节。一旦发现筋膜，在筋膜上做一小的横切口来充分地辨别肌间的隔膜。隔膜的辨别是前间室和侧间室减压的关键步骤，并且辨别错误将会导致这些间室的错误减压（尤其是前间室）。一旦辨别出隔膜，将筋膜沿着皮肤全长切口分离到隔膜的任意一边。在切口的上方部位应谨慎操作，因为腓浅神经在筋膜下比较容易被切断。第二个切口在中间，至少距离中后部可触及的胫骨边缘 2cm 远。在这个部位，要确保鉴别大隐静脉并且使其向前向筋膜缩回。沿着皮肤切口全长切开筋膜来使浅表的后间室减压。收起筋膜的肌肉会使筋膜叠压胫骨后方和深后方的筋膜间室。在此处延长筋膜间室时应谨慎，因为深后方筋膜间室含有大量神经血管结构需要辨别。

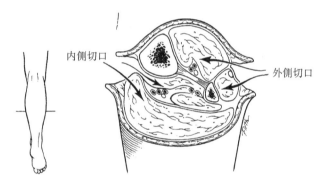

内侧切口　　　　　　　　外侧切口

图 18.6　通过内侧和外侧切口进入小腿的 4 个筋膜间室
（引自 Velmahos G and Toutouzas K. Surg Clin North Am 2002；82：125-141.）

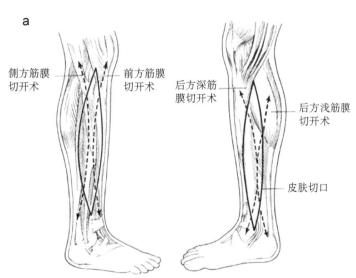

a

侧方筋膜切开术　　前方筋膜切开术　　后方深筋膜切开术　　后方浅筋膜切开术　　皮肤切口

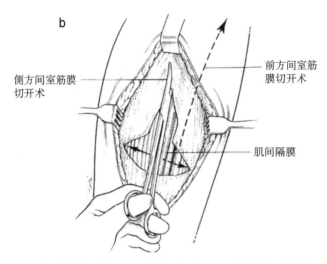

图 18.7 （a）标准的皮肤切口（实线）和小腿 4 个筋膜间室筋膜切口（虚线）；（b）筋膜横行切口便于明确区分前后隔室，确保压力正确释放（引自 Velmahos G and Toutouzas K. Surg Clin North Am 2002；82：125-141.）

六、如何管理筋膜切开术后伤口

对于筋膜切开术后伤口，有许多灵活的处理办法。患者对负压治疗耐受性良好，而且随着组织的肿胀，便于控制引流。但是这种措施的问题在于，由于不经常换药，有时候并不能让患者病情趋于好转。同时二期处理伤口会导致皮肤回缩，从而导致伤口难以原位愈合，最终导致植皮。虽然可以接受，但是二期缝合伤口将避免取患者自体皮肤覆盖伤口，这种方法在美容学上是可取的。目前有许多方法和辅助工具可以将皮肤和皮下组织一起牵拉，但面临的主要问题是大部分方法仅仅是将皮肤边缘牵拉。例如，罗马锁边技术。其中血管吊带缝合于皮肤边缘，然后对开放的伤口施加张力。问题在于，这种方法很难将伤口闭合，如果张力过大，缝合器和缝合钉脱落。

七、"滑轮缝合"：进出针技巧

"滑轮缝合"（图 18.8）是一种高效的，适用于任何伤口种类的缝合技巧。尤其需要注意的是这种缝合过于紧密，有可能造成伤口内筋膜间室综合征。这种缝合很便宜，甚至可以使用单根粗线完成，可以在原手术部位预置松的缝线，然后再床旁拉紧。该方法已经成功运用于筋膜或其他任何组织的封闭。这种缝合的原理是用一根丝线连续缝合，均匀牵拉组织区域，拉动缝合线可以平均分配张力。与垂直褥式缝合相反，后者是所有的张力都在外缝合线上，并且中间的组织被扎得过紧，内层的缝线仅仅作用于皮肤边缘。滑轮缝合牵拉远离皮肤的组织，中间的组织和皮缘同时拉紧。

必要的情况下可以在伤口处放置引流管，在数次缝合之后，可以在滑轮缝合之间进行单纯和连续缝合（图 18.9），或者使用皮肤吻合器。一旦皮肤被拉伸超过 1d 时，被拉紧的缝线可以间断，未被拉紧的缝线则承受更大的张力。这种技术避免了许多必要的包括皮肤移植重建手术（图 18.10）。要建立一条滑轮缝合线，首先要采取间断缝合，进针点距皮缘约 2cm，

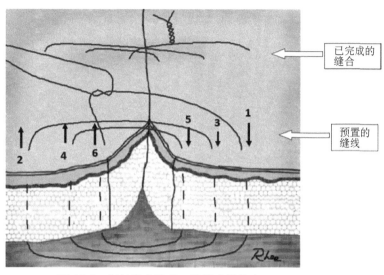

图 18.8 滑轮缝合技术，缝线连续缝合
1.远；2.远；3.中；4.中；5.近；6.近

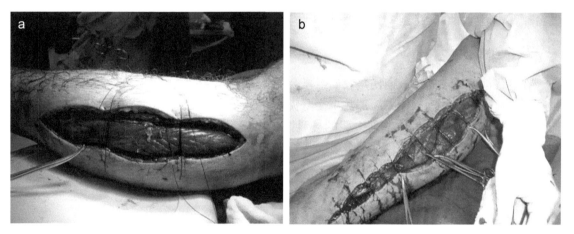

图 18.9 （a）滑轮缝合线和 2-0 缝线；（b）多个滑轮缝合线准备绑扎

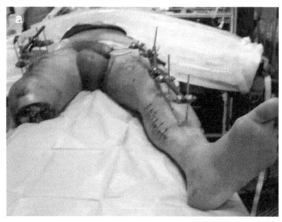
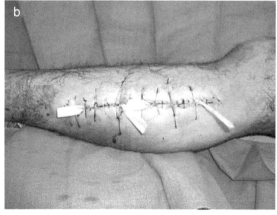

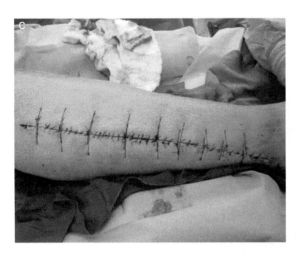

图 18.10　战伤确定性缝合示例

（a）筋膜切开术伤口缝合；（b）在 Penrose 引流条上缝闭；（c）皮肤缝合横跨滑轮缝合

第二步进针点距皮缘 1cm，重复第一步操作。在第一步同一条线上。第三步是沿着同样的进针方向，但是仅仅距皮缘 2 ~ 3mm。这样的话，缝合线端部稳定的向上的张力将产生明显的分解力，使得伤口闭合在一起，并且可以无张力进行打结。与"远 - 近 - 近"的垂直褥式缝合相反，滑轮缝合是"远 - 中 - 中 - 近 - 近"。

八、小结

在现代战争中，软组织损伤是我们经常会遇见的巨大的挑战。积极进行冲洗和清创会带来很好的益处，这会避免形成局部甚至全身灾难性的感染。但是，在最初手术时不要积极关闭伤口。这些经验教训是那些新入职的外科医师应反复学习的。即使处理"简单"伤口时，记住，你的选择和操作决定了伤员之后的状态是成功的还是致命的。

（冯亚非）

第 19 章

四肢损伤和开放性骨折

Richard C. Rooney

概要框

1. 要熟悉四肢解剖，四肢的手术机会要远多于身体其他部位。

2. 如果对伤口有任何疑问，就进行冲洗。

3. 急诊室不能充分冲洗战创伤口，而应在有合适的设备、灯光和镇静药的手术室内进行。

4. 冲洗、清创及广谱抗生素是伤口成功处理的关键。

5. 稳定骨折是疼痛控制和开放伤口处理的关键。

6. 即使普外科医师也应掌握如何行基本的外固定。

7. 截肢的决定很少在第一次手术就做出。

8. 讨论截肢时要有第二套方案，并详细记录相关内容。

9. 在稳定骨折之前，对肢体大血管损伤可快速放置分流器处理，然后进行骨折确定性修复。

> 一场伟大的战争使一个国家产生 3 支军队：一支残疾军队，一支悲伤者军队，一支强盗军队。
>
> 德国谚语

　　虽然你可能认为在战场救治中应该有很多胸腹创伤手术，但其实四肢损伤更为常见。现在战争致伤机制和防护设备进步决定了四肢仍然是最容易受伤的部位（图 19.1）。某些四肢

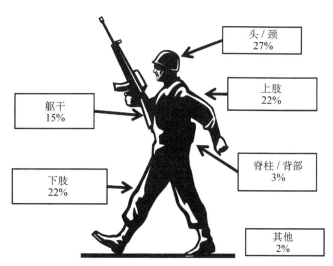

图 19.1　伊拉克战争期间战伤的解剖分布（图片由美国陆军 COL Brian Eastridge 提供）

损伤在平民医院很多，但可能大部分都留给了骨科医师处理。在战场上可以见到平民医院见不到的四肢损伤，并不都能及时得到骨科医师的处理。复习四肢解剖对你上战场很有帮助，你最终会用到的。

战场肢体损伤和战场躯体损伤并非毫不相同，大部分是穿透伤或爆炸伤，而并非平民医院所见的低能损伤。冲洗清创和早期抗生素应用等开放伤口处理的基本原则，在四肢可能比在躯体更重要。简而言之就是因为骨头的存在。骨组织恢复慢，生长慢，相比软组织更容易感染。

一、解剖

普通外科医师上战场首先要知道四肢伤非常多，主要是因为四肢是自然显露的，所以必须熟悉四肢解剖，特别是四肢的血管走行。动脉损伤会导致患者在战场或医院死亡，而骨、肌肉或肌腱损伤却不会。应想清楚如何在躯体近端处理损伤。有时可能需进入腹腔来处理腹股沟或高位下肢损伤，或是进入胸腔来处理肩关节损伤。必须非常清楚进入腹腔或进入胸腔处理出血的指征。

其他要熟悉的手术解剖知识是截肢方案、筋膜间室综合征的减压和外固定架的放置。多发严重肢体损伤与战争机制有关，一个患者需要不同救治技术（图 19.2）。如果你对解剖很熟悉，其他损伤的处理也就是在相似的手术原则基础上进一步扩展应用基础的骨科操作技术，任何外科医师都可以快速掌握。

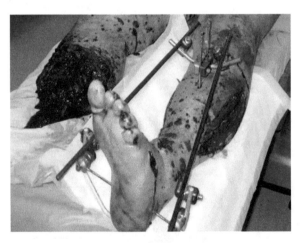

图 19.2　爆炸伤所致右侧膝下截肢和左侧开放性胫腓骨骨折。左腿和踝部使用了外固定装置

二、开放性骨折

开放骨折成功处理的关键是早期抗生素的使用、临时固定、冲洗及清创，干净后再关闭伤口和最终固定。早期骨折固定对创伤患者很有帮助，可以减少骨折相关的疼痛和防止进一步的出血，并能减轻全身炎症反应，降低脂肪栓塞的风险。同时，避免出现骨折周围血管神经的进一步损伤。在转运患者前合适的固定是非常有必要的。

对于开放骨折冲洗清创、固定时机、冲洗量、冲洗方式及抗生素使用方法，目前还没有达成共识。实验数据支持越早应用抗生素和冲洗清创越好。具体环境决定你是手动冲洗还是器械冲洗，以及抗生素如何使用。目前有些证据提示高压冲洗，如脉冲冲洗反而效果更差，所以低压冲洗应该是首选。

以前对污染的开放性骨折推荐用第一代或第二代头孢合并氨基糖苷类药物，在脏的地方青霉素也同时使用。现代战场就是脏的地方。我们在巴格达的用药标准为头孢唑林 2g/8h、庆大霉素 240mg/24h、青霉素 G 200 万 U/6h。

重中之重是将开放性骨折或可疑开放性骨折患者送至手术室再清洗，尽量固定，并开始使用抗生素。急性骨折伤口细菌培养无实用价值。每 24 ~ 48h 安排开放性骨折冲洗计划或在转运链中做好冲洗计划。如果评估污染风险较高，可在转移当日行彻底的冲洗清创。在衣服上标记清创的日期，以便其他接手的同事可以了解病情。

常见的一个困惑就是骨折是否是开放的，还是只是局部擦伤。这个问题有很多争议。在战场，没有其他证据前都按照开放性骨折处理。

三、固定

现在有各种各样的教程帮助军医理解外固定架。评估系统已经很成熟，骨科医师和 C 形臂会在某些时间点优先出现。夹板固定四肢在某些情况下起到临时固定的作用，但是你要适应使用外固定架以获得更好的效果，并不是总会有骨科医师来现场指导。夹板固定很简便，石膏多以 12.7cm×76.2cm 的条形出现。做夹板的最简单方法是 10 ~ 15 层石膏硬的时候很好撕，所以在把石膏弄湿前要量好长度。例如，背侧上臂石膏可以撕成 12.7cm 长。里面放 3 ~ 4 层衬垫，外面放一层。要用室温的水，热水或生理盐水会加快石膏固定时间，但要避免灼烧到患者。最好在你有更好的办法前都用室温水，也可以用些稍微温点的水。抹平夹板的关键是准备好一切。

一手抓住石膏的一端（将衬垫放在侧面，使其不会被浸在水里），另一手徒手将石膏浸入水中。浸泡后将所有水挤出。然后一手将夹板从末端固定起来，另一手两指沿夹板向上滚压，挤出其余水分，并从夹板的两侧重复此动作。夹板下放置 3 ~ 4 层衬垫，并用一层衬垫覆盖住夹板。制作完毕后，夹板便可使用。

如果你需要固定手臂，须有助手托住手臂，并在缠绕绷带时注意将夹板放置于手腕与肱三头肌之下。在固定时若须包扎到大拇指，需在大拇指处剪一个小洞。在夹板末端反折可使你的操作看起来更专业。注意：在挤压水分时不要太过用力，否则将会使夹板太过坚硬并产生裂缝。如果你认为有必要使用外固定架，需要先评估为何夹板不能有效发挥作用。

四、外固定

用于战伤临时稳定的外固定器是典型的"跨越式外固定器"，可通过在受损处上下方插入 Schantz 针，并将 Schantz 针与碳纤维或金属棒连接在一起，以减轻受损区域压力传导，有效控制伤肢、断肢的活动。这种技术的微创性也最大限度地减少了感染的风险。并且可以通过固定处进行后续的伤口护理。插入 Schantz 针的具体步骤取决于你使用的系统。有的患者要求提前钻孔，有的患者并不需要。在实施前熟悉你所用的外部固定装置可帮助你掌握指南推荐的插入技术。能透视最好，但对某些外支架也不是必须需要。

　　Schantz 针需从长骨安全区插入，以将神经血管结构受损的风险降到最低。一般来说，长骨安全区包括肱骨近端前外侧面、肱骨远端近肘部处外侧面、尺骨的皮下缘与上肢掌骨背侧面。股骨前外侧面、胫骨前内侧面和跟骨结节（图 19.3）也较为安全。尽管这些区域相对表浅，不适宜的操作技术仍可造成较大的神经血管损伤。《经骨张力丝和半针插入图谱》(*The Atlas for the Insertion of Transosseous Wires and Half Pins*) 一书对在战场部署外科医师进行外固定提供了很好的指南，战场医师最好拷贝一本并将其放在行李袋中携带。

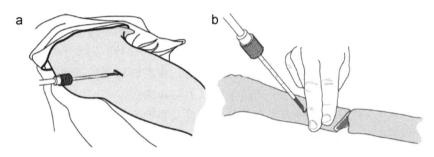

图 19.3　股骨（a）和胫骨（b）安置固定针的安全区（引自 Emergency War Surgery Manual 3rd revision，2004，Borden Institute，Washington，DC.)

　　固定通常需要最少两组固定针来控制长骨 / 肢体残端。在骨折区域上方插入两个固定针，下方插入两个固定针。当有下列情况时，可考虑采用细固定针：准备插入固定针处的皮肤切缘整齐，经锐性或钝性分离后显露出骨表面。可以通过生理盐水冷却钻头，经长钻套钻孔以减少局部软组织损伤（有些操作系统使用半皮质螺钉）。然后将固定针经足够深的套筒插入，以接合远端骨皮质并固定住双皮质螺钉（图 19.4）。透视有助于确保正确的插入位置与深度。若已熟练掌握局部解剖和固定针插入骨皮质的感觉，可在无 X 线辅助下进行操作。当固定针穿过远端骨皮质时，加强扭矩并进一步插入固定针。该项操作需要掌握：在无影像学增强技

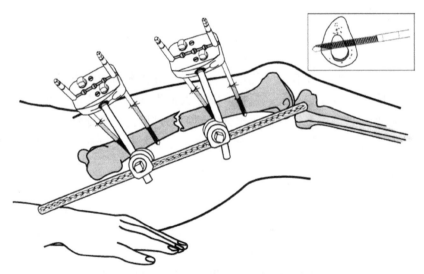

图 19.4　股骨骨折跨越式外固定器使用举例

插图显示了一种理想的皮质螺钉放置方式（引自 Emergency War Surgery Manual 3rd revision，2004，Borden Institute，Washington，DC.)

术辅助下确定固定针插入的安全螺距（知道需要多少"转数"才能将固定针插入骨骼）。插入并固定好两组固定针后，使用固定夹将其串联至另一段独立的固定杆，复位使骨折线减少或消失后（如果条件允许，在 X 线辅助下完成），将杆夹与独立固定杆、管针夹固定好。固定针插入位置与固定架组装可因医师经验、治疗目标、局部解剖情况不同而不同。目前有几个市面上可购买到的外固定装置，其相互之间有细微差别（图 19.5）。故在你实施操作之前，确定并熟悉好要使用的固定装置。进行外固定架安装的一个重要步骤是骨折损伤减轻或病情稳定后，确认神经血管功能有无明显改变，若发现有改变，需寻找病因以确定和纠正神经血管状态。

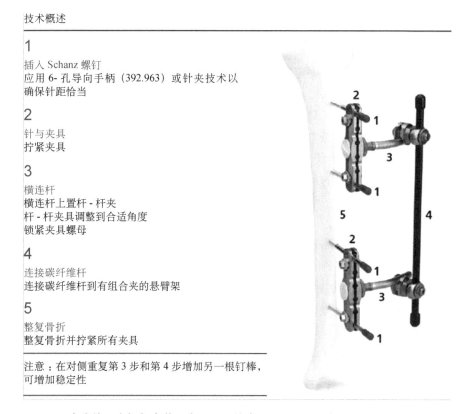

技术概述

1

插入 Schanz 螺钉
应用 6- 孔导向手柄（392.963）或针夹技术以
确保针距恰当

2

针与夹具
拧紧夹具

3

横连杆
横连杆上置杆 - 杆夹
杆 - 杆夹具调整到合适角度
锁紧夹具螺母

4

连接碳纤维杆
连接碳纤维杆到有组合夹的悬臂架

5

整复骨折
整复骨折并拧紧所有夹具

注意：在对侧重复第 3 步和第 4 步增加另一根钉棒，可增加稳定性

图 19.5　盒式外固定框架安装示意图（图片由 Synthes 公司提供，Philadelphia，PA.）

在下肢，最实用的固定针插入位置是胫骨前侧面。固定针插入后使其极具稳定性。可将固定针插入踝上方、膝盖上下方或大转子下方。骨折类型决定插入固定针的位置。通常，长骨插入 2 ~ 3cm，故可通过目视粗略估测胫骨前侧面的插入深度。但你无法通过钻孔感觉判定是否扎入至对侧骨皮质。为增加稳定性，尽可能多地增加纵向杆（图 19.6）。请记住，你处在战斗环境中治疗四肢损伤，勿因固定架看起来很傻很难看而灰心沮丧。同时谨记，每一个肢体受伤的患者，都可以被运送到后方以进行专业的、设备齐全的外固定治疗。所以在战场急救时简单有效即可。

固定示例：假设你必须对一开放性胫骨骨折进行外固定。将所有固定针插入胫骨前侧是较为安全的做法。胫骨很厚，故当你钻透胫骨，而钻孔深度达 2cm 时，请不要惊慌。固定针的插入可有效增加其稳定性，且将固定针插入膝盖或脚踝附近可避免固定针穿过关节，以及可不经过骨折损伤区而固定并缩小骨折线。用手术刀在皮肤上做一小切口，并向下延伸至

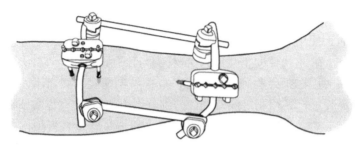

图 19.6　增加第二纵向杆可增加外固定器的稳定性（引自 Emergency War Surgery Manual 3rd revision，2004，Borden Institute，Washington，DC.）

骨膜。将固定针置于选定位置，轻柔地将其敲入。这样只产生很少的影响，故在钻孔时，固定针不会旋转或偏离预定位置。固定针需要十分坚固，如同将针钉在木头上。若有松动，则提示固定针未插入骨头或插入深度不够。插入后确认已将固定针钻入该位置且深度足够。当固定针插入到位后，轻柔组装支架，调整位置后将所有固定针串联起来。

若是股骨骨折，可以垂直或在侧面从前到后插入固定针（图 19.3）。但受病床两侧护栏所限，垂直插入较侧向插入更为便利。股骨骨折治疗的唯一不同点在于股骨固定针插入很深。在臀部周围，确定固定针定位的最简单的方法是确定大转子位置。但处理近端股骨骨折的挑战较大，因为很难在近端找到一个坚实的固定点。故处理此类骨折时，较好的方法是将双腿相互捆绑，健侧腿作为固定物。

上臂和前臂外固定除了骨骼较小外，其余与股骨固定无区别。例如，肘部行血管修补术后，为保持其稳定性，可在肱骨与腕部之间行外固定术。可从桡骨远端侧插入固定针（大拇指侧进针相对较易），从肱骨远端侧向插入固定针。下肢可在同样位置行钻孔固定。行上肢外固定时，做一小切口，显露骨表面并进行钻孔。固定桡骨需选择较小固定针，但其骨皮质厚度常常不易估计。因此，尽量将固定针置于相对表浅位置。术者可触摸腕骨以判定其与肌肉筋膜的相对深浅，以及固定针进入到桡骨皮质对侧时固定针的相对深浅。

五、筋膜间室综合征：另一种观点

你会听到很多在战伤人员后送过程前后发生筋膜间室综合征与筋膜切开术的实例。大部分的讨论都集中于不放过任何一个潜在或已存在的筋膜间室综合征。你也会听到这样的建议：积极行筋膜切开术，尤其要针对即将后送的四肢伤患者。但在我看来，目前对筋膜间室综合征讨论过多。在伊拉克的 6 个月里，我只实施了很少的筋膜切开术，且多数人并没有发生在腿上。然而，我却也看到了一些因未做筋膜切开术而导致的严重后遗症的病例发生。这些信息通常可被获取，但却常被外科医师忽略。

在行筋膜切开术前，术者必须清楚手术区域的解剖和手术步骤。具体包括上肢、下肢（参见第 18 章）。实际上，筋膜切开术并不困难。切开皮肤后，覆盖在肌肉上的筋膜及受损区域都很好辨认。分离筋膜后，使用剪刀或任何尖锐的工具，沿肌腹纵向切开。

上肢更有可能行筋膜切开术，因手术切口很可能经过了肘部和腕关节。然而，在直视下切开间隙时，若组织看起来像血管或神经，不要将其切断。若组织看起来像紧绷的肌腹，将其切开。牢记上下肢筋膜间室的总数，并确认已经检查了所有的间隙。常被忽略的间隙是小腿后间隙。血管吊带和钉皮机是目前较为流行的临时伤口闭合技术，也可预置缝线，故并无准确定论。清洗伤口至清洁无肿胀时可将其关闭。需要进行植皮的案例相对罕见，超过 80% 的患者可通过正确适宜的伤口护理与伤口早期逐步关闭以避免植皮。

我认为目前所进行的筋膜切开术数量远多于真正需要做手术的数量。但这并不代表是错的，这仅意味着不同外科医师的对手术适应证的标准不同。所以你需要根据自己的判断来决定。筋膜切开术并非完全有益，它常会使术后假肢选配更加复杂。故在实施手术前不能缺少考虑与判断。同样请牢记，伤口自身已经进行适度减压，额外的切口可能反而会加重四肢损伤。若患者四肢状况相对良好，各项检查均显示正常，可不行筋膜切开术。甚至对于那些正在后送的患者也适用——现今后送系统速度很快，且在后送过程全程可对伤口进行医疗护理。你的患者也不会在没有医疗人员的情况下久坐数日，故你可以信任专家会在短期内判断并检查肢体情况。若某一病例诊断不明或你有任何疑问，勿行筋膜切开术，并在 24h 内将患者转运至上级阶梯，并在转运前严密监护。

六、神经与肌腱

在伤肢组织分离与清创过程中，你可能常会遇到受损的神经和肌腱，且有时很难辨别肌腱与神经。最好的办法是直接观察断端（清除坏死组织后）。神经呈黄白色，其内含有多个圆纤维。肌腱呈蓝白色且具有交叉的线纹（如木纹）。伤口较大时，可能常会有伤口污染与坏死组织，故并不需要立即行初期缝合。肌腱修复可以待伤口洁净后实施，而大部分战斗造成的神经损伤都会被延迟修复。对于手部肌腱修复患者，需要预留时间用于康复训练。在神经末端加上标签以便后续修复。

偶尔你会遇到可以行初期缝合的非常干净和切缘整齐的神经断面，且不需要立即进行骨科或神经外科处理。常见的例子是正中神经或尺神经横切（常合并肱动脉损伤）。一定要把神经排列整齐，并将神经断端切整齐。神经外膜的缝合使用细聚丙烯或尼龙缝线（图 19.7），

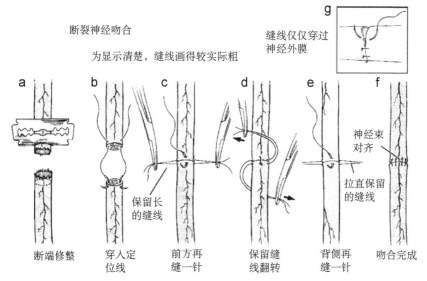

图 19.7　神经外膜修复术

神经断端末梢被整齐切除（a）。将两条缝线如图缝入（b）并拉直固定, 在前后距离相等处再缝入两线（c ~ e），以此类推，多处缝合之后完成神经外膜修复术（f）。需要注意：缝线仅穿过神经外膜（经授权后引自 "Injuries to Vssels, Nervers, and Tendons" in Primary Surgery Volume 2, German Society for Tropical Surgery 2008，插图由 Peter Bewes 提供）

并确保修复区域仍有足够的组织覆盖，以避免肢体在屈曲使用夹板固定时张力过大。修复是否成功及预后情况需要历经数月才能判断。

七、小结

请勿忘记通常首次去手术室的目的是复苏与稳定病情。不要因为每一块儿破损的或烧焦的组织而延长手术时间。将患者接进手术室，待其病情稳定后及时送出手术室即可。若患者存在肉眼所见的污染，需在24h内再进入手术室进行处理。将患者作为一个整体看待。战伤外科没有年长医师，大多数战场外科医师是年资小于5年的住院医师或实习医师。这的确很让人痛心和不熟悉。所以，准备，做好准确，做到最好。

（樊俊俊　戴春秋）

第 20 章

肢体毁损伤和截肢

Eric G. Puttler and Stephen A. Parada

概要框

1. 损害控制原则同样适用于骨科损伤。
2. 其他小组在进行躯干或头颅手术的同时，可以对伤肢进行手术。
3. 所有的损伤性截肢或肢体毁损伤均需要使用止血带，没有例外！
4. 首次手术必须清除所有碎片、异物和坏死组织，千万不要关闭伤口！
5. 如果无法确定是否截肢，请和其他人进行商量后决定。
6. 初次治疗时尽量尝试保肢——截肢可以作为二期处理，且让患者参与决定。
7. 了解如何使用基本的外固定——即使你不是一个骨科医师。
8. 损伤性截肢的目的是保留组织，这也会为患者保留更多选择、保留更多功能。在前线不要立即截肢。
9. 如果就地没有高级的骨科治疗条件，不应该进行复杂的保肢手术。
10. 类似的，如果没有好的假肢支持，截肢就不如功能较差但完整的肢体。

　　事实上，无法将现代的外科手术和我们的实践与我们前人的经验完全分开，是前人促进了我们进步。

Ira M. Rutkow

一、初始评估与复苏

　　随着防弹衣和防弹头盔的改进，同时现代战伤救治水平也在进步，战伤患者存活率上升，这些存活的患者需要进行复苏。因此，战伤中存活患者的肢体损伤严重程度也逐渐增加。在民用医学中，即使在Ⅰ级创伤中心里，这些损伤也很少见。因此，在进入战争区域的第一件事情就是：你需要意识到你处于战争区域，游戏已经改变，你需要适应一些不同的损伤模式。

　　第一条规则是不要分散注意力。如果气道不安全，损伤性截肢患者依然会死亡。在遇到爆炸性损伤的情况下，不可避免地会有情绪反应，你需要做好心理准备。做好反应计划，当你处理所遇到的前 3 例截肢患者时，你和患者都能做好准备，以便成功应对这个挑战。由于常会遇到大规模的损伤，在战场中需要采取熟练高效的治疗方案。高级创伤生命支持（ATLS）是你的朋友，因此在发现严重的肢体损伤后，回到初步评估和处理上。

　　第二条规则是准备好止血带并明确如何使用。爆炸导致的肢体毁损伤会导致大量出血，从而很快危及生命。这种出血可能是搏动性的动脉出血或持续性的静脉损伤、肌肉损伤和骨折出血。在民用环境中，止血带常作为最后一道防线；但是，在战争中，止血带经常使用，并且是早期使用。明确本机构可用的止血带种类，以及那些机构可为你提供支持，学习如何使用。熟悉这些机构的标准操作方式，一般情况下，你会在患者装备的预制背包或口袋里找到止血带。

第三条规则是止血。使用良好的止血带是在尽可能小的控制损伤情况下控制出血。在进入医院前期，需要使用止血敷料并直接加压，必须有效控制伤口污染。如果存在使用止血带无法控制的肢体出血，则需要进入手术室，通过手术控制出血。必须立即复苏患者！即使患者来时没有活动性出血且生命体征平稳，他们也曾经丢失了大量血液和血容量。对于在急诊室的每一位肢体毁损或截肢的患者，巴格达使用的首要原则是给予患者一个"红色代码"包（4 单位红细胞和 2 单位新鲜冰冻血浆）。这么做可以防止患者在进入手术室过程中出现死亡。

一旦急性出血得到控制后，则有机会复苏患者，毁损的肢体或损伤性截肢可以暂不处理。需要首先处理那些对生命有威胁的因素，但是需要注意止血带的存在。标记止血带使用时间，并确保这个信息能传递到高级救治阶梯。在患者身上标记清晰，以便于所有医务人员知道该患者使用了止血带并明确其位置和时间。注射破伤风疫苗、第一代头孢菌素（常用头孢唑林）、氨基糖苷类药物（常用庆大霉素，但要牢记可能出现休克和肾损伤的问题）和青霉素（或者其他针对厌氧菌的药物）。如果环境允许，可以根据感染历史和细菌种类调整抗生素方案。如果患者情况稳定，可以进入手术室进行手术；如果不行，则清除大面积污染物，使用大量灭菌生理盐水冲洗伤口。如果条件有限，没有无菌生理盐水，可以用温和的肥皂水或净水。最后，确保对伤口的外观有详细的了解，使用无菌敷料覆盖伤口，确保在进入手术室之前，一直使用敷料覆盖伤口。

在民事创伤中，按照顺序进行创伤手术。创伤外科医师先进行腹部手术，然后由骨科医师固定股骨。在战争创伤中，需要学会同时手术！全身消毒，包括所有的受伤肢体，所有手术小组同时手术。对于严重损伤的患者，常需要 4 ~ 6 名外科医师同时进行手术。这种方式可以节约时间、资源，让患者快速完成手术并进入 ICU。手术时，在去掉野战止血带之前，如果有可能，最好在术野近端上充气止血带。如果有需要，在移除野战止血带之前，可以在消毒区域准备止血带，这样可以赢得从移除野战止血带到手术控制出血之间的时间，从而可以减少出血量。首次手术的目的是控制出血和伤口清创。在出血控制和伤口清创后，就可以考虑是否需要截肢了。

二、截肢还是保肢

截肢是一个艰难的决定。战时手术中，截肢的绝对适应证是接近完全的损伤性截肢，且远端组织失活（图 20.1），或者患者生命垂危，保留肢体会导致患者死亡。很不幸，对于军医来说，常遇到的情况并不是如此简单。一般情况下，军医对于肢体毁损伤导致的复杂肢体重建并没有太多经验。因此，如果肢体血供能够重建，所有在技术上可以保留肢体，需要在手术中尝试保留。这需要普外科、血管外科和骨科等多学科医师合作。上肢尤其如此，上肢保留的功能远远超过义肢。如果有机会，可以和患者讨论一下受伤程度，不要向患者保证一定能保肢成功。患者在急性损伤存活后，后送到后方治疗中心，截肢取决于重建的可能性和

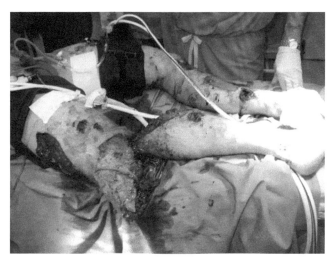

图 20.1　下肢接近完全离断伤，近端用充气止血带。保肢几乎不可能，需要尽快完成截肢并开放伤口

保肢后的功能如何。你不能决定保肢。在民事创伤中，常会快速决定截肢。而对于那些二期截肢的患者来说，他们有机会参与到截肢的决策中，因此他们会认为截肢是最好的治疗方案，因为在截肢前已经做了最大努力来保留肢体。

需要注意三点。第一，肢体毁损伤评分系统并不可靠，无法准确预测截肢或成功保肢。需要对肢体毁损伤严重性评分系统十分熟悉，同时要知道治疗决策并能建立在这个评分系统上。第二，与手术同事一起做出截肢的决定。记录决策理由，以及你们商量的过程。第三，在首次考虑截肢或试图保肢时，不要考虑毁损肢体远端的感觉。现代医学对于这个问题的认识已经超出了原始文献的误解，这个误解被否认，目前的数据认为：足部早期的感觉功能对于长期功能结果来说影响很小，早期感觉功能不能预测长期感觉功能。尤其对于使用止血带或合并有血管损伤的患者。

当选择保留肢体时，需要使用动脉分流术进行伤口清创和骨折固定，然后重建血流，处理骨筋膜间室综合征、再灌注损伤及其他软组织损伤。牢记在关注局部重建和治疗计划的同时，更重要的是要关注患者整体状况和稳定性。

截肢：前线技术

在战场中普遍接受外科截肢原则，但是爆炸和其他高能量损伤常会引起那些初始评估中看似不重但实际很重的损伤。战场截肢的指导原则与保肢原则类似：控制出血，清除失活组织、稳定转运、控制感染。

在战场外科截肢使用的原则中，其中一条是保留肢体长度的概念。不再使用开放环形截肢术。在手术中，尽最大努力保留存活软组织和骨（图 20.2）。在现代外科损伤性截肢重建技术中，常使用不规则皮瓣和软组织覆盖，同时可以使用旋转或游离组织转移或者皮瓣来保留肢体长度和有功能的关节。外露的骨组织可以保留的较长，以为软组织提供支持，并为重建过程提供最大的可能性。不要因为简单而直接从骨折部位截肢。在截肢中，结合使用骨折的骨接合术来最大程度保留肢体长度和功能。远端截肢的同时，在近端清创使用外固定架固定骨折，以有效治疗复杂损伤。

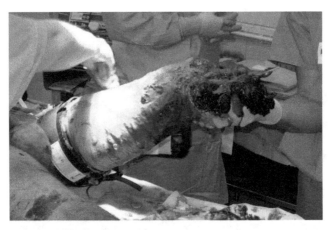

图20.2 损伤性截肢初次清创前准备。清除失活组织，不要强行或试图关闭伤口

在损伤区域进行截肢需要彻底清创。开放伤口，进行引流，降低感染率。牢记这不是终末手术，只是重建手术的第一步，目的是稳定患者，为后期的清创和重建创造条件，尽量保留更多的组织为后期手术提供便利。

确认大血管，在最近端双重结扎，使用止血带来减少术中出血。利刀切开皮肤，保留尽可能多的皮肤（在创伤性截肢的重建中皮肤十分宝贵），清除皮下污染组织。找到外周神经，在伤口中的神经使用利刀切断，使用单股不可吸收线缝合标记。避免使用牵拉和挤压技术。在截肢术中，需要将神经牵拉到负重区域外，保留神经，在后续的手术中可辨认和分离。从肌肉和骨组织剥离的筋膜需要和失活组织一并切除。从肌肉颜色、连贯性、出血和电刀刺激后的收缩性，评估其活性。使用线锯或者冷水摆锯截骨，尽量保留长度。在创伤性截肢中，没有骨膜而裸露的骨组织坏死的可能性大，但是对截骨要持谨慎态度：保留骨组织可以为软组织提供支撑，防止软组织回缩，在后期手术中也可以再次截骨——牢记对髓腔清创。最后，尽量扩大伤口以彻底清创；了解常用的截肢皮瓣有助于切口设计，但是对于清创不彻底而出现深层次感染的干净伤口需要采用非典型皮瓣。最后采用大量敷料和使用塑料夹板加强，从而降低软组织剪切力和出血，以控制疼痛。术后在引流过程中使用抗生素。

三、清创

初次手术是清创的最好时机，因为软组织条件好且没有在修复或者重建之前需要保护的组织限制。被爆炸物带进软组织的污染物、骨组织、碎屑和碎片数量及范围难以描述（图20.3）。你需要使用各种常用的方法来进行高效的清创。首先，清除伤口中大的污染物；可以在创伤单元完成，也可以在术前准备中完成。消毒铺巾后，检查伤口，了解大体损伤情况，制订计划，扩大清创，充分保留伤口。从皮肤和皮下组织开始，仅仅清除失活组织，避免单独掀起皮瓣，尽可能地保留穿支血管。然后，在注意外周神经和血管的情况下，扩大创伤的筋膜缺损，检查深层次的肌肉是否损伤。因为在有些情况下，虽然表面看起来伤口较轻，但是碎片进入深部会烧伤深部组织。清除碎片和其他爆炸物，但无法清除所有爆炸碎片。最后，清除无组织附着的游离骨块。关节周围带软骨的骨块例外。如果要保留关节，则需要保留这些带软骨的骨块，如果没有这些骨块，将难以重建关节。这些骨块应该尽量留在原位，使用软组织覆盖。如果有必要，且关节面较大，可以将这些碎骨放在距离损伤区域较远处的皮下组织（后期要向交接医师交代清楚）。有软组织附着的骨块需要保留。在固定之前，可以移动骨折端，以显露深部组织，如果骨折固定后，则难以显露。

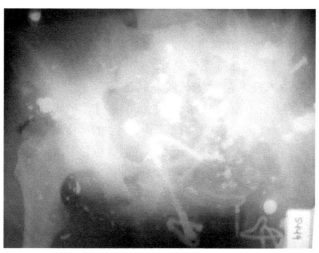

图 20.3　术前 X 线显示典型的爆炸伤带入软组织的污染数量和范围

在这个章节中，有一个自始至终的主题：保留存活组织。这是一个很重要的概念，经过清创的伤口，会看起来和患者刚刚到达的伤口完全不一样。清创后的伤口干净，软组织和皮瓣有生机，出血得到控制。使用敷料覆盖后，应用深部 Wicks 或 Penrose 引流，避免深部液体聚集。注意避免使用整块海绵放在深部组织，因为在后续的手术中，这种海绵可能会丢失，或者忘记。使用大块的、轻便的敷料覆盖伤口，如果有需要可以使用夹板。在敷料上标记，或者在病历上记录清创的范围、手术方式及下次清创时间。一般需要再次清创，因此在首次清创时，保留那些可以存活的组织。

四、骨折固定

长骨骨折的固定可以减少后续出血、降低软组织继发损伤和控制疼痛。在治疗战伤骨折时，外固定架是主要的临时固定方法。此外，很多外科医师不熟悉外固定架的操作，但常需要使用该技术。如果你被派遣去进行战伤救治手术，你需要在出发前尽快熟悉外固定架技术。另外还需要牢记，在战场环境下，骨折处理中外固定架并不是唯一可用的技术，外用支具也是一种有效的固定方法，包括 Hare 牵引夹板，或者在股骨骨折时将患肢固定到健侧肢体上，环形床单或骨盆带有助于固定骨盆骨折，其他骨折损伤在无法使用外固定架的情况下，也可以使用商用的钢丝、石膏或纤维玻璃夹板。如果外固定架的钢针穿过外周神经或血管可能导致肢体坏死——不要伤害患者。第 19 章（开放性骨折）详细描述了外固定架技术和安全置钉方法。

五、确定性截肢闭合术

尽管你很少会为士兵行确定性截肢闭合手术，但你可能需要为普通国民或其他人施行该手术。在为患者实施前面已经提及的主要手术步骤后，保留了尚有存活能力的软组织，应该确保创面清洁，存留组织有活力以便进行闭合手术。下肢截肢术式包括膝关节下或膝关节上方截肢手术，此时所进行的手术术式与为一般人采取的手术操作相同。当采取确定性截肢手术来处理创伤时，需要首先考虑的是肢体长度问题。随着现代假体技术的进步，已经不存在"最理想"长度这一说法，但是一般来说，保留的肢体长度越长，功能预后越好。但是，要保证有足够的软组织覆盖截骨断端。经股骨截肢术在保留充足软组织的基础上，应该保留尽可能长的股骨干。经胫骨截肢术应该在可成活的骨骼区域进行，尽管该区域可能正好在损伤区域，需要保留 1/3 或 1/2 的胫骨长度，避免在胫骨远端的 1/3 或 1/4 处截骨。

（一）经胫骨截肢手术技术：后侧长肌筋膜皮瓣

仔细确定皮肤切口，首先在胫骨截骨平面测量小腿前后方向直径（图 20.4）。在小腿前后直

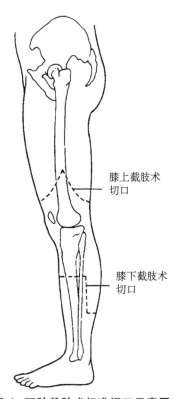

径一半略偏后的部位做一标记点，作为前部皮瓣的标记点。在胫骨截骨平面远端约 1cm 处做一标记，作为前部皮瓣的前方顶点。后部皮瓣的长度是腿前后直径长度加 1cm。标记后部皮瓣内外侧的延伸界线，然后在皮瓣远端终点连接这些标记，在后部画出一横行标记线。一期切开皮肤、皮下组织和小腿筋膜以避免皮瓣边缘坏死。结扎隐静脉，锐性切断隐神经。在小腿骨间膜前方紧邻静脉的腓深神经处，辨认分离并双重结扎胫前血管。轻柔牵拉腓深神经并将其锋利切断，让腓深神经断端回缩进入近端软组织。在同一层面分离外侧肌肉组织，辨认腓浅神经（在腓骨肌近端肌腹之间），轻柔牵拉腓浅神经后锋利切断之。

膝上截肢术切口

膝下截肢术切口

图 20.4 下肢截肢术标准切口示意图，膝下后侧长肌筋膜皮瓣和膝上鱼嘴样皮瓣。在战场环境下行截肢术时，需根据可利用的软组织的数量和形状适当调整手术方案（引自 Operative Surgery Manual 1st edition, Khatried., 2003 Elsevier Corporation 的"下肢截肢术"章节）

在计划进行截骨的平面，切开胫骨骨膜，利用摆锯或 Gigli 锯在生理盐水冲洗冷却下垂直于胫骨长轴锯断胫骨（图 20.5a）。利用同样方法切断腓骨。牵拉远端组织，将皮瓣从骨骼的后侧面抬起后分离，将后部的深浅肌肉组织和皮瓣一同保留。在后部深肌间隙中分离肌腹、胫前、胫后血管、胫神经（图 20.5b）。将动静脉与神经分离后，双重结扎动脉、结扎静脉，随后轻柔牵拉并切断神经。在胫骨截骨平面或其远端部位的深处，横断后部的肌腹。在胫骨截骨面断面处，与骨髓腔成斜行 45°角切开胫骨前侧皮质，切至距离初始截骨面近端约 1cm 处。利用锉刀打磨胫腓骨截骨面，以获得光滑的断面。冲洗去除所有骨屑，并进行确切的止血。

开始关闭切口，首先将皮瓣缝合于胫骨上（肌肉固定术）。利用粗的可吸收缝线（0 或 1 号）将皮瓣末端的肌筋膜缝合于胫骨前方的骨膜上，完成肌肉固定术。如果胫骨骨膜缺损，可以在胫骨前方的胫骨前嵴的任意一侧钻孔后，将皮瓣缝合固定于孔中。在皮瓣深处放置引流管。缝合关闭小腿筋膜和皮下组织，确保小腿前侧闭合口处皮肤无张力，且不位于残端顶部（图 20.5c）。

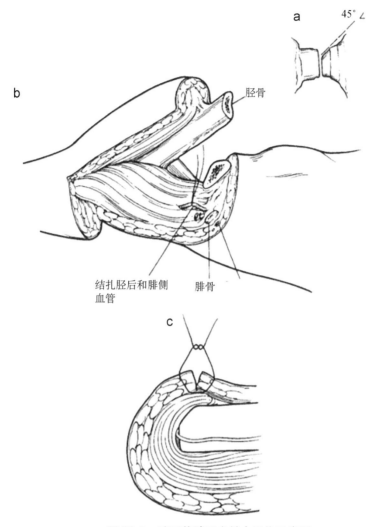

图 20.5　膝下截肢手术基本操作示意图

（a）胫骨横断截骨和 45°截骨斜面；（b）结扎血管、横断软组织后获得后侧长肌筋膜皮瓣；（c）最终关闭筋膜和皮肤切口（引自 Operative Surgery Manual 1st edition，Khatried.，2003 Elsevier Corporation 的"下肢截肢术"章节）

（二）经股骨截肢手术技术

图 20.4 所示为前后相等的皮瓣，除此之外还有其他形状的皮瓣。在计划进行截骨的平面测量肢体前后方向直径。在大腿的内外侧中间位置标记皮瓣的顶点。前后侧皮瓣的长度为大腿直径的 1/2 加 1cm。切开皮肤、皮下组织和深筋膜。在股四头肌与髌骨附着处分开股四头肌，在内侧肌间隔处分离股内侧肌。在大收肌的内收肌结节附着处，辨认并分离大收肌肌腱，利用粗缝线标记以后期进行肌肉固定。剥离内收肌近端，在 Hunter 管内辨认股骨血管以进行结扎。辨认缝匠肌和内侧的腘绳肌，进行分离并保持其长度比截骨端长 2cm。在截骨平面分离股二头肌；在大腿后部分离并辨认坐骨神经，轻柔地进行牵引，利用可吸收缝线结扎，锋利地切断坐骨神经，并让坐骨神经断端自行回缩入近端软组织中（图 20.6a）。

分离显露股骨远端，利用摆锯或 Gigli 锯在生理盐水冲洗冷却下，垂直于股骨长轴锯断股骨。移除远端部分，确切地进行止血，冲洗去除骨屑。在股骨远端钻出 4 个单皮质孔。第一个位于股骨前侧，距离股骨断端近侧 1.5cm，其余的孔在同一层面分布于后侧和内外侧。将粗不可吸收缝线穿过这些孔，将下肢置于最大内收位，利用这些缝线将内收肌肌腱固定于骨面。内侧腘绳肌越过股骨残端后固定于这些孔上，或者将腘绳肌与内收肌肌腱缝合在一起固定于股骨远端后内侧。进一步缝合软组织以保证肌肉固定术的固定效果，同时利用肌肉组织包裹以稳定股骨远端（图 20.6b）。牵拉股四头肌以覆盖股骨断端，维持髋关节过伸位以避免发生髋关节屈曲挛缩，将股四头肌筋膜缝合于腘绳肌。放置深层引流管，采用和经胫骨截肢手术相同的方法缝合关闭浅筋膜和皮肤（图 20.6c）。

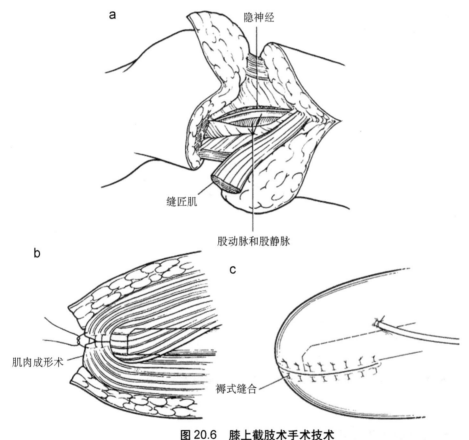

图 20.6　膝上截肢术手术技术

（a）血管处理与大腿肌肉组织分离；（b）通过将肌肉缝合固定于股骨完成中线肌肉成形术；（c）最终缝合关闭筋膜与肌肉（引自 Operative Surgery Manual 1st edition, Khatried., 2003 Elsevier Corporation 的 "下肢截肢术" 章节）

六、当地居民救治

21 世纪参与战争行动的可以完成战场手术的军医，除了可以直接保障军队外，还应能完成对敌方士兵、当地或第三方民众、盟军和雇佣兵救治。一般说来，因为盟军和雇佣兵最终可以后送到现代化的医疗机构，所以盟军和雇佣兵可以和美军受伤士兵采取同样的处理流程。然而对于敌方士兵、当地或第三方民众，因为部署的军队医疗机构救治能力一般超出当地政府，所以这些人一般也由部署的军医进行处理。

当处理这部分患者损伤的肢体时，你除了熟悉自己可以处理这些损伤的能力（包括你自己的专业能力、仪器设备限制、能否得到咨询人员和附属专业人员的配合）外，还必须熟悉该地医疗能力和这部分患者的处理规则。如果在采取复杂的肢体保肢手术后，后续不能进行如皮瓣覆盖、延迟骨移植或进行复杂的重建手术，那么保肢手术无任何意义。同时，在第三世界国家中，如果患者术后无法得到义肢，为佩戴假肢而进行的功能性截肢手术将变得毫无意义。做这些决定很困难，而且往往没有正确答案，但是一言以蔽之，如果保留的肢体仍具有部分功能的话，你可以选择进行保肢手术；如果不能进行重建手术，那么你可以选择实施截肢手术。即使拥有开创性思维、技术高超熟练的医师也可能面对这些困难的选择。为了使患者的功能预后最好，你需要熟悉你所拥有的医疗资源，在有限的医疗条件下，结合患者的文化背景、期望和手术原则，选择最适合患者的手术治疗方案。

七、小结

你必须结合实际。当患者可以后送到下一级阶梯接受更好的医疗救治时，你不能盲目地进行处理。作为一个医疗手术团体的一员，你应该熟悉所在战区的医疗情况和后送原则。你对战区情况越了解，就越能更好地救治患者、完成保障任务。如果不能及时后送已经捆扎止血带的患者，要及时评估患者出血情况。如前所述，止血带的适应证大幅扩大。如果患者已经没有明显的出血或血管损伤表现，可以考虑放松止血带。止血带放松后可以继续捆在患肢上，当你高度担心会再出血时，这样做的话，在后送途中可以随时重新捆扎止血带进行止血。

（严亚波　温鑫鑫）

第 21 章

周围血管损伤

Charles J. Fox

概要框

1. 早期启动损害控制复苏策略对实施成功同步血管重建至关重要。

2. 血管评估首先是体格检查和手持式连续波多普勒检查。

3. CT 血管造影可能对制订治疗颈、躯干部位血管损伤的最佳路径有用，但是对肢体血管损伤很少使用。

4. 院前止血带应该用充气式止血带加强，并且只能在患者病情稳定、外科医师已准备好控制出血的情况下在手术室内移除。

5. 血管修复通常需要大量的输血，因此在前线外科手术队中常用短暂分流合并延迟修复。

6. 由第二支手术团队帮助放置外固定、获取隐静脉或实施筋膜切开术可以节约时间。

7. 如果存有足够的肌肉覆盖，静脉间置移植是持久耐用的；否则，应选择从损伤区域延伸出来的长的迂回隧道以避免干燥或迟发性破裂。

8. 不要忘记静脉——如有必要，结扎之；但是，分流或修复主要静脉损伤将改善回流并增强动脉修复的效果。

9. 请相信你的体格检查；切记，如果没有可触知的搏动和良好的灌注，肢体将难以好转。

> 在看到里面之前，最好先看清血管外部。
>
> 未名

军队的血管创伤具有特殊的重要性，因为战伤中主要血管损伤对外科提出了特殊的挑战，并且构成了现代战场上大多数潜在的可预防性死亡。可以预见，战场前线是肮脏、嘈杂的，且处于恶劣的气候条件下。你将要常规地在缺少适宜光照和通风的帐篷或者废弃的建筑物里面开展手术。这些严峻的条件要求我们进行早期的深思熟虑准备来确保血管创伤诊疗的成功。美国军事行动期间所汲取的经验教训持续有力地推进了血管创伤手术实践的提升，并且转化为本文所推荐的外科实践。尽管血管外科已经很大程度上从普通外科剥离这是事实，但是所有的军队外科医师必须精通基础的血管解剖和重建技术。大多数的战伤血管损伤并不能得到血管外科医师的处理，甚至你可能得不到指导或帮助。准备好吧，你可以将截肢与保全肢体区别开来。

一、初次评估和手术规划：周围血管损伤

在伊拉克和阿富汗观察到的早期有效止血带使用已经改变了教条，致使血管损伤患者数目飙升。这些患者在过去的战斗中从未活着抵达野战医院。因此，在服役期间，你将发现你自己修复了比你曾经想象的还要多得多的血管损伤。优化管理需要合适的规划，以及阻止即刻出血致死的基本优先权的认识。爆炸相关性损伤是最常见的血管损伤模式，包括了骨折、热损伤及覆盖大部分躯体表面的嵌入式碎片伤。在气道立即控制后，注意力转移到控制出血及开放血管通路。一个容量耗竭的患者可能并不总是在入院时表现出活动性动脉出血。尽管如此，院前止血带仍应得到检查、再调整、加强，或者一旦复苏恢复了充足外周灌注后就替换。

犹豫不决和渐进的缺血性负担可以导致最终的移植失败及随后的肢体损失，因此在创伤患者入院时认识到其对血管重建的需要对诊治成功至关重要。大部分的肢体损伤，包括骨折和大片软组织伤，可以通过体格检查得到非常准确的诊断。放射影像学可以提供肢体血管损伤的早期线索。在接诊时需近距离地观看 X 线片。例如，股骨髁上骨折和胫骨平台骨折通常与股动脉和腘动脉损伤密切相关。这是你将会遇到的最常见的下肢血管损伤的模式之一。残缺畸形的肢体被拉直，额外的出血一旦出现就会被直接按压、纱布填塞、止血敷料或额外的止血带所控制。或者，针对没有活动性出血的稳定患者，应该小心翼翼地松开院前止血带以确定血管损伤的程度（如果有的话）。建议使用多普勒评估来确认足背动脉脉搏的缺失并在可能的情况下检测臂 - 踝指数。与骨科医师合作完成对患者的评估有助于讨论确定后续手术、最有利于预期的血管显露的外固定首选技术。通常的固有顺序应该是：①稳定患者；②稳定骨折；③修复血管损伤。转告全体手术小组的重要信息应包括理想的患者体位、在对侧肢体获取血管的计划及对 C 形臂和动脉造影的需求。特殊的手术器械位于"金属箔消毒密封包装"可以缓和"亟须时没有喜爱的手术器械"的恐惧。越早给手术室转告这些信息，你的手术就会越快越简单。

二、外科治疗：基本技巧和技术

敬业的双团队处置路径受到了军队血管损伤外科治疗的推荐。对肢体损伤来说，主要团队可以专注于胸廓切开或剖腹手术以控制出血及其他损害控制事件，减少缺血时间。不要犹豫纳入第二团队，他们可以实施外固定、筋膜切开、启动周围血管暴露或从非损伤 / 截肢上获取血管（图 21.1）。对血管获取给予特别"关照"极其重要。在实施筋膜切开术时，你应该永远警惕你的助手损伤隐静脉的可能。合理摆放患者体位，使得在事件恶化或需要额外血管获取的时候，可以畅通无阻地接近另一个体腔或躯干。

最初的出血控制常是助手使用准备好的（必妥碘喷雾过的）手直接进入出血伤口而实现的。紧随其后的是对损伤近端和远端仔细的探查。当止血带和手法压迫无效时，气囊导管同样可以压塞止血，但是盲目地插入外科器械可能是徒劳的，甚至是有害的，不应被提倡。止血带应被留在原位，直至麻醉医师对患者进行了时间充足的复苏。你可能会发现，在受损的组织部位，很难鉴定横断的血管残端。虽然那个时候血栓往往已经形成，但是复苏患者之后，这些血管可能再次出血，因此仍须找到这些血管并结扎之。在不再流血的恐怖伤口中，通过未受伤的远侧部位逆向置入 Fogarty 球囊导管可以被用来确定横断动脉的位置。决定截断或保留一个肢体时，你应该考虑到患者的情况、损伤程度及你是否愿意承担提交患者接受必须

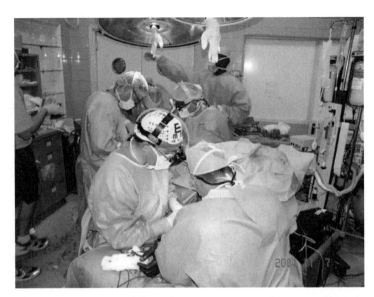

图 21.1 在巴格达的一家战斗支援医院，三个团队同时给一位骨伤合并
血管损伤的患者实施手术

的、决定性的骨科治疗和躯体康复的责任。没有一种情况或者评分系统可以替代经验丰富的
团队所做出外科判断。

当侧面缝合不能修复受损的血管时，终止修复是比较好的初级目标。这种修复的优点包
括了一个单一的吻合术及自体组织的使用。对于非钙化的血管，分离附近的分支可能可以获
得一些额外的长度，但是这种修复应该仅仅只是权宜之计并且是无张力的。如果血管没有被
横断，你需要认识到一旦将它完全分割，其末梢将会显著回缩；所以，放置数个保留的手术
缝合线以维持血管末梢的位置对简化吻合很有帮助（图 21.2）。针对任一混乱组织的完整清创
术是修复的基本步骤，牺牲肢体而不是用导管桥接的做法应该被强烈抵制。血管获取和间置
移植或者旁路分流的复杂性及它们需要的额外的时间应该得到保障。应该与全体手术团队成
员尽早沟通好最终的手术计划及时间安排。隐静脉是军队血管损伤的首选管道。假体用于污
染性战伤时的不良的历史结果正是上述做法的理由。就我的经验而言，置入于肌肉覆盖的大
血管假体已被成功应用。我曾经使用假体植入于"干净的"锁骨下颈动脉损伤中。然而，假
体材料不好的长期开放及战创伤口潜在感染的可能已经限制了它在战斗相关的肢体损伤中的
广泛使用。具有后期再探查和必要时静脉移植物替换计划时，假体也同样可以用于临时修复。

军需弹药可以导致伴有大量皮肤毁损的、大的、空腔性伤口及阻碍实现恰当移植覆盖的
潜在的肌肉损伤（图 21.3）。当你面对这种情况时，伤口周围完整的、长的静脉移植通道应
优于短的、不良的静脉植入管道被选择。实施适当的外固定将这些组织纳入考虑，并且更重
要的是，它应该在筋膜切开实施之前讨论。切除缺乏活力的组织，低压灌注并且小心地评估
肌肉组织的生存能力。漫长的一丝不苟的清创术在初期并非必须，因为在冲洗和负压敷料包
扎数天之后，这些伤口看起来会好得多。

弹道创伤可以传播动能并导致距离动脉横断部位远处的内膜损伤。因此，实施清创术时
要高度专注于血管腔面的质量及患者血流动力学相关的动脉血流强度。创伤的不完全肝素化
可能导致近端的血栓蓄积。必要时，Fogarty 导管应该被小心地作为院前止血带安置。对于军

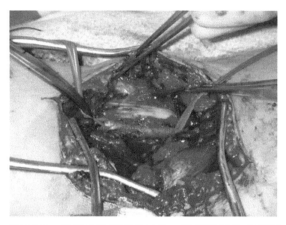

图 21.2　股浅动脉的弹片致伤。这样的损伤应采用一期端 - 端吻合修补，但是应该注意，一旦你完全横断和清创血管壁，血管断端可能剧烈回缩

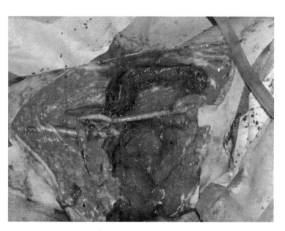

图 21.3　空腔性伤口伴有显著的组织损伤。股动脉已经被间置移植所修复，但是获取足够的软组织覆盖血管将是一个挑战

事创伤，充足照明、精良的外科器械、单纤维缝线需求及放大器械的缺失都可以妨碍精细的组织处置，而这些对成功实施血管手术至关重要。为了克服这些可以预见的阻碍，四象限、足后跟至足趾头的吻合术被广泛确认为是在困难条件下教授和执行的最简单的方法（图 21.4）。小的 Heifitz 夹或无损伤动脉夹可以同样降低钳夹损伤的概率，应该是钳夹周围血管的选择。

　　上肢损伤因其进行性出血导致的大量灌注的需要及复苏的需求，不应被低估。手臂肿胀和创口扩张凸显了覆盖隐静脉移植物的广泛通道的重要性。因其可以避免可能的因为静脉高压导致的早期肢体丧失或者因慢性水肿导致的长期残疾，修复静脉损伤受到长期的持续关注。对于合并伤，除非静脉修复仅需要非常小的努力，动脉修复应该优先于静脉损伤以最小化进一步的缺血性负担。

　　军事创伤中分流术的临时使用是一项非常有效的损害控制技术，它可以允许延迟重建（图 21.5）。临时分流的价值应该与简单结扎的后果相比较。例如，如果指征允许，在确定远侧信号和手掌血流后，结扎肱动脉可以允许选择性的延迟重建。当迅速疏散撤离到达能够匹配输血需求的场所或者必须实施紧急复杂血管修复手术时，小的移动医疗所的外科医师可能更细化分流。如果长期的骨科的稳定需求先于决定性修复时，分流术同样也是临时恢复血流灌注极好的选择。这也可以让你评估分流的远端流量。

　　虽然动脉造影术仍然是指导外科重建的金标准，但是静态动脉造影胶片已经很大程度上被能够实施数字减影血管造影的便携式 C 形臂单元所替代。对比动脉造影术并不是伴有血管损伤硬指标的单一穿透伤的必然需要，但是当伤口呈现为弥散碎片化或者末梢骨折时，它对确定血管床位置非常有用。使用便携式 C 形臂单元的数字减影模式，手动注射对比影像可以使用没有特殊管道的蝴蝶针快速实现。或者，可以简单置入一个经皮股动脉通路，通过它注射造影剂。开始成像之前，可能必须旋转设施才能获取 C 形臂的恰当角度。如果其他手段都失败了，握住足部离开台面可能得到足够的一系列的图像并完成摄像。后勤是维持野战医院充足库存的后勤保障，其限制了战斗中持续实施上述干预得以实施的能力。开放修复或者血管内介入之后应联合利用物理检查、手持式多普勒及选择性血管造影以完成评估。

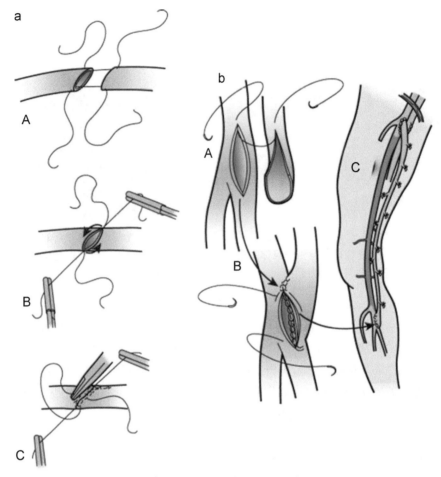

图 21.4 简单血管吻合的技术

（a）一期端-端吻合是通过篦形吻合血管末端实现的，反向置入聚丙烯缝线（A），缝线随后被用来旋转血管以实现血管后壁的连续关闭（B），其他的缝线随后被用于关闭血管前壁，完成吻合术。（b）伴有插入移植的端-侧吻合技术开始于一个纵向的动脉切开术，以及以大小匹配协调的移植物（A），从根部开始吻合术，首先延伸至后壁（或者深部血管壁）（B），继之以前壁完成吻合（C）（经允许引自"Peripheral Arterial Occlusive Disease" in Sabistion Textbook of Surgery 18th edition, Townsend ed., Elsevier Publishing 2007.）

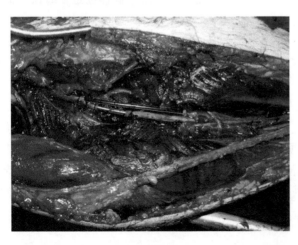

图 21.5 股动、静脉的临时血管内分流。在伤员转运过程中，必须确保近端和远端固定吻合牢固，预防脱出

三、特殊损伤和处理

（一）大腿和腘窝血管

近心端大腿损伤通常难以获得近心端的控制，特别如果是血管被横断且远端已经回缩的情况下。不要浪费时间去挖掘或者实施开放手术以期控制骨盆深部的髂外血管。腹股沟韧带并非禁区；延长切口直至腹壁，分离肌肉组织和腹股沟进入腹膜前间隙。轻柔向内侧推开腹膜显露髂外血管远端。

图 21.6 展示了显露下肢血管常用的切口。不要吝啬切口，毫不犹豫地在近心端和远心端延长切口以获取足够的显露和控制。如图 21.7a 和图 21.8 所示，常用的大腿和表面的股动脉暴露切口对进入伤口或者获取近心端控制是相对比较直接的。如果需要，在这种显露条件下，你可以简单地对整条腿实施台上动脉脉搏描记。你同样可以通过一个小的动脉切开术置入栓子切除导管，在远端充盈它以移除急性血凝块。特别是，如果股深动脉受损，你不应该浪费时间去尝试抢救，请简单地结扎它并继续手术。

一般认为中间入路对腘窝部位的损伤有利（图 21.6 和图 21.7b）。切口与膝关节的关系决定于伤口的等级；然而，有时候对横断动静脉出血的控制需要膝部完整的肌肉附着。需要注意的是，围绕动脉的腘静脉具有多重脉络，需要充分显露以分离。腘窝血管的另一个入路是患者俯卧位条件下的后入路。虽然这个入路对膝后腘窝血管提供了极佳的显露，但是该入路鲜见于战伤的救治。当直接修复不可行时，特别是需要穿过膝关节时，应该采用隐静脉的插入移植来修复损失。如果损伤发生在腘窝深部，可以接受的方法是在膝上和膝下结扎腘动脉，然后采取从远端股浅动脉到结扎远侧的腘动脉之间的静脉旁路。如果可能，请尝试抢救受损的腘静脉。但是，如果损伤需要复杂重建或者损害控制了局势，腘静脉同样可以结扎。需降低实施筋膜切开术的标准，并且如果动脉和静脉已经同时受损，请永远切记实施筋膜切开术。

（二）上肢血管

对于接近身体中央的腋窝 - 锁骨下损伤而言，胸骨切开术或左前胸廓切开术及锁骨下动脉钳夹可以消除胸部扩张型血肿引起的过度探查的错误。你应该采用锁骨下切口着手处理远侧腋窝和近侧臂部动脉的损伤。如果需要，可以扩展穿过三角肌进入上臂区域（图 21.9）。肱动脉走行和切口的线路都沿着肱二头肌的内侧缘，是一个 S 形的显露臂部分支的穿过肘窝

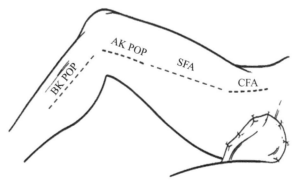

图 21.6　显露下肢血管损伤的经典切口

CFA，股总动脉；SFA，股浅动脉；AK POP，膝上腘窝；BK POP，膝下腘窝（引自"股腘旁路移植"，外科手术手册）

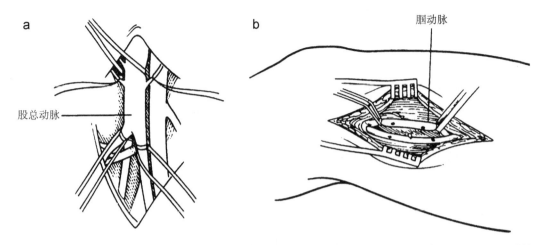

图 21.7 （a）通过纵向腹股沟中间切口暴露常见的大腿和近心端股浅动脉；（b）通过中间入路显露远端的股浅和膝上腘血管（引自"股腘旁路移植"，外科手术手册）

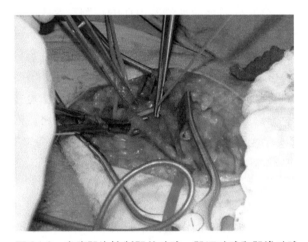

图 21.8 在腹股沟控制股总动脉、股深动脉和股浅动脉

的切口（图 21.10）。如前所述，血管修复应该采用与下肢相类似的技术。需要注意的是，穿过肘部的静脉移植物的扭结是主要的关注点，所以应在屈曲位和伸展位检查移植物，并且按需在深部位面穿过。肱动脉损伤相关的其他特别重要的问题是常见的伴发正中神经和尺神经的损伤。如果可能的话，应该实施彻底的手部功能术前检查，以及术中对神经的识别。如果受损，神经残端应该被清楚地标记，以便后期修复（图 21.11）。只要手部可以通过尺动脉获得足够的血流，桡动脉损伤可以永久性结扎。

（三）假性动脉瘤

虽然体格检查对识别任何流量极限的周围血管损伤都很优秀，但是常不能发现血管壁微小损伤所导致的假性动脉瘤的延迟性表现。这种情况特别容易出现在伴有多种软组织碎片伤的爆炸机制中。某种程度上类似于民用散弹枪伤。除非存在血管血栓伴有缺血，假性动脉瘤并不属于急症，大部分应该转诊至血管外科。假性动脉瘤患者可能需要外科修复，但是常可以通过超声引导或血管内闭塞控制。远侧桡动脉假性动脉瘤（来自损伤或动脉置管导致的医

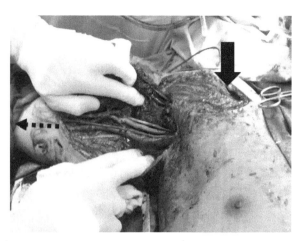

图 21.9　通过起始于胸部沿肱二头肌内侧缘的切口显露上肢血管。请注意，通过向前牵拉肱二头肌和向后牵拉肱三头肌以完全显露动脉、静脉和相关神经。更多的末梢显露可以通过向远端延伸切口至肘窝（虚线箭头所示）。切开胸肌凹槽可以获得近心端腋窝 / 远心端锁骨下血管的控制（大箭头所示）

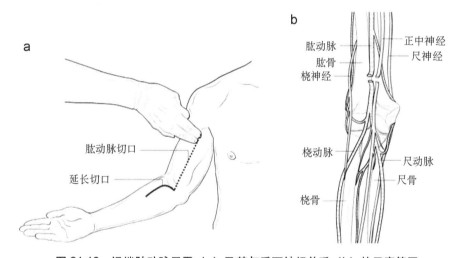

图 21.10　远端肱动脉显露（a）及其与重要神经关系（b）的示意简图

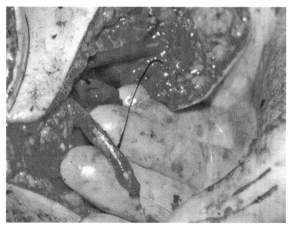

图 21.11　肱动脉损伤的修复后状态，伴有正中神经和尺神经横断。神经的切断端被识别并用不同颜色的缝线标记，供以后识别（蓝色为正中神经，黑色为尺神经）

源性损伤）可以通过简单的近端 - 远端结扎和囊内减压治疗。

四、手术后救治及评估

手术后早期的焦点是患者的升温、复苏及每小时使用手持式连续性多普勒探头对血管进行检查。可触到的搏动和间或正常的踝 - 肱比率（＞ 0.9）可能会被延迟，直至合适的复苏期出现。患者至少应该在 ICU 停留 24h。除了确保整体的心肺和代谢稳定以外，为撤离战争区域计划也应该考虑到早期移植失败和术后出血威胁的可能。血管损伤的患者不应该仓促的承受不必要的撤离链。根据 X 线平片的情况重新调整外固定器，伤口检查通常应该在 24h 内执行。典型的情况是，患者每 48 ~ 72h 会回到手术室进行额外的冲刷、清创及负压"真空"敷料的更换。必须仔细评估筋膜间室综合征的进展，特别是当患者转出战斗区域接受不熟悉初始术后检查情况的医疗单元救治时，应该永远降低肢体血管损伤患者实施筋膜切开术的标准。

五、小结

管理血管损伤以期同时拯救生命和肢体非常具有挑战性。做出截肢或者重建一个缺血肢体的决定需要依靠战地获得的经验来可靠地判断。这些患者需要输血，复苏不应该与手术分开。双团队的工作法是一个有效的方法，可以保持速度。并不是所有的血管都需要修复，正如当在肢体探测到多普勒信号时，结扎臂和胫血管是可以的。全身肝素化并非必须，然而，充足的内膜清创和自由的局部肝素盐水冲洗是治疗时所必需的。充分覆盖的隐静脉移植优于假体材料。静脉重建在时间允许的条件下进行。通常，完全的动脉造影术并非必须，但是，你应该使用连续波多普勒确认脉搏。记住术后 24h 应持续评估。如未实施筋膜切开术，后期必须集中注意筋膜间室综合征的早期识别。相信自己，给患者时间"追赶"并识别，血管检查最终将伴随成功的修复。

（顾 楠 李 新 董海龙）

第 22 章

颈　部

John S. Oh

概要框

1. 尽早保持气道通畅，颈部创伤可迅速危及生命。

2. 颈部探查应是战伤机构的常规方法：这样才能节约抢救时间，避免资源浪费，迅速挽救生命。

3. 医学插图画家过于乐观，特别是在颈部创伤时，标识了损伤和工作方式以外的关键结构。

4. 切忌恐慌，只需要用一个指头就可以控制颈动脉出血。

5. 尽最大努力去修复颈动脉损伤，或者放置一个分流器以待后续处置，结扎动脉要列为最后选项。

6. 对损伤食管进行支撑，失败的食管修复将为后续救治带来巨大困难。

7. 食管损伤遗漏意味着纵隔炎和死亡，因此尽管颈部探查之后是阴性结果，也要留置颈部引流。

8. 阴性探查后，仍然有大量出血，意味着存在椎动脉损伤。

9. 颈动脉近心端或锁骨下区域（Ⅰ区）出血应该行胸骨正中切开术，要做好腹股沟和胸部区域手术准备。

> 外科医师一定要有狮子的心脏，鹰的眼睛，以及女人的手。
>
> John Halle，1529—1568

一、为何理解解剖及创伤类型对于颈部非常重要？

重要血管、上呼吸道、食管走行于颈部，这些结构几乎没有或很少有骨骼、肌肉和软组织保护，这就意味着颈部创伤可能造成以下严重后果：气管损伤引起气道丢失，大血管损伤引起大出血，咽部或食管损伤引起脓毒症。颈部也是大多数外科医师很少涉及手术的区域。因此，在急诊案例中以完善的准备来弥补这种不熟练非常重要，如果遇到颈部创伤，建议取一本解剖学的教材或图谱来用作参考。

二、颈部创伤机制和类型

为了做出准确合理的治疗决定，阐明颈部创伤的机制是非常必要的。创伤的类型包括钝性伤和穿透伤，刺伤和弹片伤，高速和低速弹片伤。与高速弹伤相比，刺伤和低速弹伤对颈部周围组织的损伤更小；枪伤、爆炸伤可导致颈部多处穿透伤，需要在手术全程中识别多个损伤轨迹和可能的损伤。在战场中会见到更多高速弹片伤和多处碎片伤的爆炸伤。

三、威胁生命的颈部创伤有哪些？

立即危及生命的颈部创伤包括颈内静脉和颈动脉等大血管损伤与气管损伤。无论是血管损伤还是气管损伤，首先要确保的是气道通畅和控制出血。被忽视的食管损伤可能会导致感染或脓毒症等晚期并发症或死亡，甚至会导致感染从中心间隙向纵隔扩散形成纵隔炎。

四、哪些损伤是易被遗漏又可导致晚期并发症或死亡的？

在民用创伤文献中，择期手术处理流程是很有用的，前提是你要拥有一位CT血管成像或介入放射科医师，以帮助确诊是否有大血管、气道、食管损伤。临床表现往往不能确定是否有重要损伤的存在，这种情况通常需要做颈部探查。在战场情况下，经常没有条件去做CT平扫或血管造影，也没有充足的时间和资源去仔细检查患者，或通过系列检查排除损伤，尤其是当患者需要后送时。因此，做颈部手术探查的指征会放宽。即使"阴性"的颈部探查也不会增加并发症发生率，实际上"阴性"的颈部探查能造成死亡率增加的说法更是前所未闻。有很多损伤容易漏诊，但是却存在潜在的致死性。隐蔽的颈部动脉损伤，如动脉小裂口、假性动脉瘤可能在开始的时候无症状，但是可以发展成完全的血管栓塞或破裂。食管是常见的损伤漏诊和误诊部位，由于缺乏浆膜层，纵向排列的肌层可隐藏小的黏膜穿孔。因此，即使在一个"阴性"探查之后，也需要用留置闭式引流装置。其次咽部和口腔也是一个损伤易遗漏的部位。要谨记所有的颈部创伤需要检查口腔和其后的咽部。

五、如何来评估一位颈部创伤患者？

颈部穿透伤患者的处理流程和其他创伤是一样的。首先是对情况不稳定的患者建立一个可靠的气道。接下来按照推荐的ABC顺序进行救治。在评估颈部创伤弹道轨迹时，将颈部分为3个解剖区域是很有必要的。区域Ⅰ是指锁骨之上和环状软骨之下的区域；区域Ⅱ是指位于环状软骨之上和下颌角之间的区域。区域Ⅲ是指位于下颌角和颅底之间的区域（图22.1）。谨记这些分区涉及颈前和侧面的损伤区域，不包括颈后方和那些没有穿透颈阔肌的浅表损伤。

检查颈部遇到的第一个问题是其他人安置的颈托，因为担心颈椎损伤没人去掉颈托。首要的操作就是去掉颈托，它对于你的评估是无用的装备，对于患者几乎没有任何益处。如果有必要，在你评估检查后将颈托可以重新放置。一个完善的颈部评估包括观察血肿，脉搏搏动情况，伤口的出血和出气，以及气管的移位情况。触诊捻发音、颈动脉搏动、骨骼损伤，听诊杂音和呼吸音。评估有无声嘶和喘鸣音。检查脑神经，不要忘记口腔检查。观察任何明显的吐血和咯血，同样也可以通过将患者的唾液收集到纱布上看唾液是否有血液来判定是否有咯血。

颈部的大部分损伤都位于区域Ⅱ，该处存在的风险有上消化道、颈动脉、椎动脉、颈内静脉和颈椎损伤（图22.2）。除了这些结构外，损伤到区域Ⅰ的结构都会涉及胸廓入口，如主动脉弓、颈动脉近心端、锁骨下动脉。损伤的区域Ⅲ包括颅底和咽部，对于一个情况不稳定的颈部穿透伤患者，需要直接进入手术室，出现损伤的硬指标，如明显的不能控制的出血，

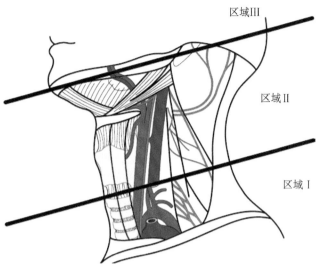

图 22.1 颈部分区（经授权引自 Penetrating Neck Injuries, Oral Maxillo-facial Surg Clin N Am 2008；20：393-414.）

扩大并有搏动的血肿，"吮吸样"颈部创伤，不能解释的低血压，侧面神经症状，这些症状出现后需要立即进行外科探查，如果颈部有洞口伤和明确的血管损伤，就不需要 CT 来确定损伤部位，你只需要在手术室进行颈部探查和准备做胸骨切开和锁骨切口延长手术。

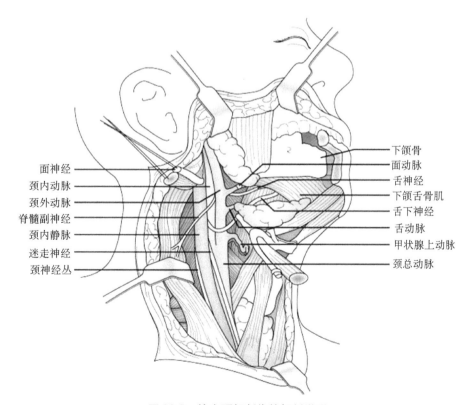

图 22.2 检查颈部创伤的解剖说明

在文献中,区域Ⅰ和区域Ⅲ可以被首次评估,其可通过结合 CT 和支气管镜检、食管镜检、食管 X 线片和血管造影术来诊断。区域Ⅱ如果呈现硬指标则行手术探查,否则可以行影像学检查和动态评估等非手术性治疗。但通常非手术性的评估是不可能的。穿透伤在任何区域都需要做外科探查。在一些案例中,通过做一些不利的或非治疗性的检查,你会发现一些更有意义的损伤。而且阴性探查对患者的发病率和死亡率影响很低,因此这种检查也是可以接受的。与之相比,漏诊和延迟治疗更具有毁灭性,所有双侧颈部的高速穿透伤都需要做手术探查。

其中特例是爆炸伤,爆炸伤者颈部有多处碎片伤(典型的 > 10 处),这些会造成颈部结构的损伤,或者浅层刮伤。患者如果做了以上的常规检查,血流动力学稳定,则随后需要做一个颈部 CT 动脉造影,这主要用来确定颈部大面积损伤中碎片存留的位置。如果常规检查和 CT 检查无异常,患者可做密切观察。如果考虑到有食管损伤时,可嘱患者进行吞咽检查和(或)内镜的检查,随后观察患者至少 24h,确定其病情平稳,没有隐蔽损伤的延迟表现。

六、常规损伤的显露、探查和修复技术

(一)血管损伤:颈总动脉、颈内动脉、颈外动脉和颈静脉

颈部创伤普通的方法是从颅底到膝盖骨之间进行备皮准备和铺单。剔除腹股沟区的体毛以备移植隐静脉,其次花费时间放置患者在合适的体位。这包括可从肩部翻转显露肩胛骨下线,以备延长颈部切口。如果是单侧损伤将头轻柔转向对侧,用头架支撑。谨记颈托在颈部单独的穿透伤中是没有必要的。即使穿透伤累及神经,神经功能障碍也不会因颈部手法操作而加重,这种损伤和颈部受到钝性伤不一样,合适的位置极大地加强了颈部探查操作的显露性。

颈部可以做多种切口和延展切口(图 22.3)。在创伤探查中,基本的颈部创伤切口是沿着胸锁乳突肌(sternocleidomastoid muscle,SCM)前缘做切口。就像在做颈动脉内膜剥脱手术时做的切口。这个切口需要从乳突一直到胸骨上缘,可探查到颈部的大血管和上消化道

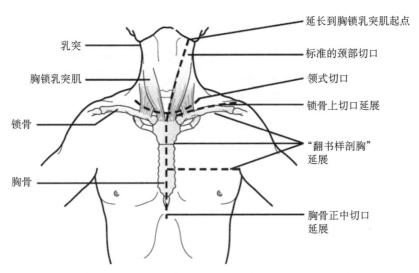

图 22.3 颈部创伤标准探查切口和控制血管优选的区域Ⅰ及区域Ⅲ的延长切口

结构。探查食管时最好在颈部左侧切口，但是有时在右侧也可以。为探查近端动脉出血，要随时准备向胸骨正中切口扩展；为探查锁骨下血管，甚至需要扩展为下端横跨锁骨的曲棍球杆形切口。如果可以去除小块锁骨或造成胸锁关节脱位以充分显露锁骨下血管的话，则不要犹豫。最后，对于双侧颈部的探查，可以选择做一个双侧对称的标准切口，或者沿 SCM 做扩大环状切口。

分离颈阔肌后需要寻找的第一个路标是 SCM 前缘，将胸锁乳突肌横向拉开，维持切口一直沿着这一平面。如果在正确的平面，通过合适的牵拉和剥离的方法就很容易进入该切口的位置。如果遇到纵向的肌肉纤维，切口就太偏侧面了，向前移动，直到找到 SCM 的前缘（图 22.2）。

这些切口将会引导直接进入位于中央的颈椎筋膜。当打开这一层，首先看到的血管是颈内静脉（internal jugular vein，IJ），也是颈部容易损伤的血管。如果颈内静脉伤很明显且修复简单，可以用 5-0 Prolene 线缝合修复。否则就毫不犹豫地结扎血管，然后继续探查更重要的损伤。接下来是寻找面静脉，面静脉是颈动脉探查和定位颈动脉分叉点的重要标志。结扎和分离面静脉是为了完全显露与分离，以及彻底控制颈动脉。将静脉向旁边移开后，颈动脉位于其中后方，颈动脉分叉就位于面静脉下面，颈外动脉立即潜入颈部深层中间和面部区域。颈内动脉向上走行（图 22.4）。要注意这个区域内的迷走神经。迷走神经走行于颈动脉的后面。舌下神经横行穿于颈内动脉，分布于下颌支下面（图 22.2），要当心直接对该神经的损伤或对浅部伤口牵拉引起牵拉伤。

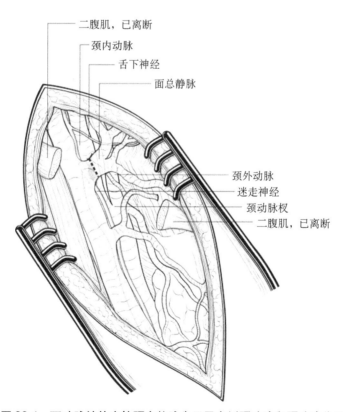

图 22.4　面动脉结扎牵拉颈内静脉来显露右侧颈动脉和颈动脉分叉

颈动脉显露后的首要选择是修复还是结扎。可以做单侧的颈外动脉结扎，不会引起严重的后遗症。然而结扎颈总动脉或颈内动脉会引起毁灭性的脑缺血。因此，结扎血管应仅限于一些极端条件，如无法控制的出血、损伤太严重而无法修补，或已经有明显昏迷的患者。否则，如果修复动脉会有改善的效果，这时就应该尝试去修复。修复"闭塞"动脉后期应该注意栓塞的脱落、颅内出血和加重神经功能损伤。许多数据表明，这些患者最好进行修复。如果不具备修复血管的设备、时间和专业技能，最好是放置一个分流器而不是结扎血管。

当显露损伤的颈动脉时，要遵循血管近端和远端同时控制的原则。首先从血肿外侧控制损伤动脉血管的近端。这就需要做正中的胸骨切开术。安置 Rummel 血管悬吊带并沿着颈动脉分离，保持在血管外膜周围的平面内，这样就能避免损伤迷走神经等邻近结构，迷走神经位于颈动脉鞘内与动脉走行平行，舌下神经位于刚分出颈内动脉的分支的上方，在做切口时，避免切断重要结构，一个最重要的方法就是将邻近的结构钝性分开。

接下来尽可能地控制血肿外围。你会发现血肿外围逐渐变大呈现乳突状改变。在这种情况下就应该直接切开进入血肿所在位置。当显露伤口时要注意颈内动脉和颈外动脉的回流。为了快速止血，首要做的是用示指压迫，其次用 Rummel 血管悬吊阻断带和血管钳控制远端出血。如果这样操作都失败了，在血管内置入一个 3 号的 Fogarty 导管，并充起球囊，后面连接三通。在颈内动脉插入该导管时，注意不要损伤颈内动脉。这就意味着进入的导管长度不能越过动脉分支处 2 ~ 3cm，一旦控制了颈总动脉、颈内动脉和颈外动脉，则已经获得了完善的血管控制（图 22.5）。

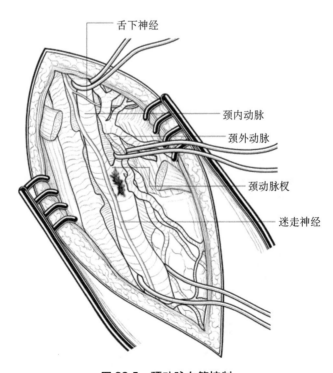

图 22.5　颈动脉血管控制

如果发现颈内动脉损伤扩展到区域Ⅲ，则修复的可能性非常小。首先，分离二腹肌的后腹，用来显露远心端的颈总动脉。通过向前半脱位和固定下颌，可以增加 2 ~ 3cm 的暴露（图 22.6）。如果有大量黑色血液不能通过末梢进行控制，那么有一个耳鼻喉或口腔颌面外科的同事，他们会成为很好的助手。此时，如果可以夹住末梢血管的话，唯一的方法就是结扎血管。另一种方法是充起管腔内 Fogarty 导管的球囊，用脉管钳夹住导管，然后切断末梢，这将是一种很可靠的修复方法。这一方法虽然不完美，但是紧要关头非常有效。

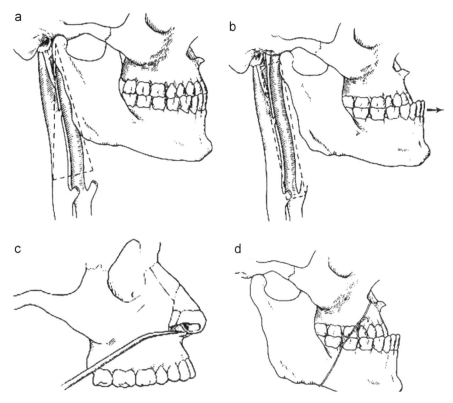

图 22.6　下颌支后方形成一个狭小三角形区域，通过它可以辅助显露颈内动脉
（a）用力向前牵拉下颌骨，将使三角区域变成长方形空间，可以为显露远端提供数厘米的距离；（b）下颌可以通过手法固定在这个位置，也可以通过跨鼻固定线完成（c 和 d）
（经授权引自 Neck Injuries, Curvent Problems in Sargery 2007; 44: 1-73.）

颈动脉修复的一个常规方法是用 5.0 Prolene 缝线间断缝合割伤的创口，这在战伤中比较少见。此外也可以使用补片或插入移植的方法。通常颈总动脉的修复主要是用人工血管（图 22.7），而逆行隐静脉（或其他合适管径静脉）移植主要用于颈内动脉的修复。对未损伤的近端、远端血管内膜要进行清创。接下来用 3 号 Fogarty 导管做邻近血管内血栓清除，末端用肝素生理盐水充满。如果需要插入移植，先要做远端血管吻合，再缝合后壁，如前所述。当到了最后的缝合修复阶段时，开放颈外动脉，让回流的血液冲出血栓。然后进行修复且将颈总动脉和颈外动脉中残余的血栓流入颈外动脉系统。最后打开颈内动脉，向前恢复血流。另一个修复近端颈内动脉损伤的方法是先分离颈外动脉，用近端颈外动脉末端与远端的颈内动脉末端进行位置转换（图 22.8）。如果可能，用无菌的多普勒探头监测血流。

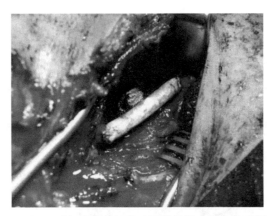

图 22.7　颈部大节段颈总动脉损伤的人工血管移植

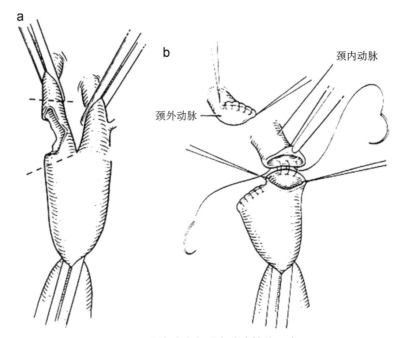

图 22.8　颈外动脉和颈内动脉转位手术

（a）切除损伤的颈内动脉近端；（b）分离颈外动脉，其近端末段与颈内动脉远端末段吻合，恢复脑血流
（经授权引自 Neck Injuries, Curvent Problems in Sargery 2007; 44: 1-73.）

　　如果患者有多处损伤，并且由于生理性的恶化急需进行损害控制手术，该怎么做？一个选择就是去结扎颈动脉，方法如上面提到的。另一个方法是留置一个分流，在处理其他损伤的同时，在重症监护室进行复苏。也可以转到手术室完成可靠的修复。有多种不同规格的颈动脉分流器可用于在颈总动脉和颈内动脉的修复。如果这些方法都不可用，可以用儿科饲养管或鼻胃管剪取合适的长度，用肝素液冲洗后代替使用。用丝线在损伤的近端和远端固定，确保分流管不移位。在损伤区域或邻近损伤区域末端尽可能保留血管长度。

（二）食管

　　食管位于颈部动脉鞘的深层，脊椎前面，气管后面中线稍微偏左的位置。放置鼻胃管有助于触诊食管。当向侧方牵拉颈动脉鞘时可以看到食管（前路），如果已经显露颈动脉鞘内的血管，这个方法就很简单。另一方法是将颈动脉鞘向中央移动，在后方发现食管，如果没有进入血管鞘，这个方式更有效。如果你不想靠近颈动脉鞘内形成的大血肿，你会发现颈前路提供了显露食管更好的方法。为了充分显露食管，需要分离肩胛舌骨肌。甲状腺中静脉和甲状腺下动脉（图 22.9）。支配喉部的神经常被掩盖，需要耐心寻找。但是需要避免分离气管食管沟内纵向分布的结构。一旦确认了平面，你可以用钝性的示指进行解剖分离或用大的直角钳固定食管，在损伤的部位两端放引流条或引流管，以便将损伤区域牵拉至手术操作区域。

　　无论选择什么方式，谨记食管很容易包含许多隐蔽的损伤。食管缺乏浆膜，损伤更难确诊。黏膜程度的损伤比肌肉层次的损伤更严重。在清除食管损伤中的坏死组织时要充分认清这一点。如果可以，另一种选择是在术中用食管镜检测隐蔽的黏膜损伤；也可以寻求麻醉医

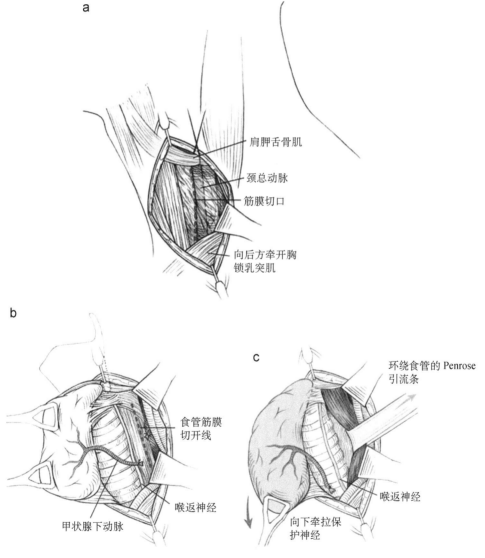

图 22.9　显露颈部食管
（a）沿着胸锁乳突肌切开浅层筋膜；（b）切开食管上方的深层筋膜，向后可见喉神经；
（c）环绕食管周边牵拉（经授权引自 CTSNet，Inc.）

师帮助插鼻饲管，在食管内吹气，当缓慢灌注生理盐水时，寻找术区漏气位置。

一旦确诊了损伤，对于健康组织要使用保守的清创策略。谨记黏膜内损伤比肌肉层损伤更长，拉开肌肉层损伤口确定黏膜损伤的边缘，这一点对于损伤和修复至关重要（图 22.10）。如果损伤需要简单的修复，用可吸收线结扎，可以使用分层缝合技术，确保无张力缝合。或者用线型缝合器缝合黏膜层，然后缝合肌肉层（图 22.10）。缝合完成后，缝合处需要健康的伴有血管的组织，通常使用包括肌肉、肩胛舌骨肌、SCM 的支持。这些结构很容易从胸骨的附着处移动。加固修复方式也很重要，尤其对于颈部还有其他结构损伤时，如颈动脉或气管的损伤。

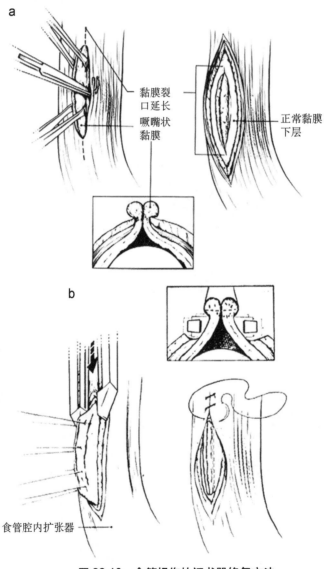

图 22.10　食管损伤的订书器修复方法

（a）向损伤肌层的近端和远端扩大分离，显露延长的黏膜损伤；（b）线性吻合黏膜的缺口，肌层采用间断缝合或连续缝合（经授权引自 Intrathoraci esophageal perforation: the merit of primary repair. J Thorac Cardivasc Surg 1995; 109: 140-146.）

如果损伤不能立即修复，最好的方法是通过做一个侧面的食管造口来创造一个可以控制的瘘管（图 22.11），或者放置一引流并外置。如果条件允许，放一密闭的负压管于食管内腔，穿通损伤，用线固定在管周围。如果是咽喉部的高位损伤，可以只在怀疑的损伤邻近处放置一外导管，这种损伤在适当的引流下可以自行愈合。如果是多处损伤的病情不稳定的患者，该患者食管严重损伤，那么简单的、快速的方法更适合这一类患者。可以通过用线型缝合器缝合上端和下端，或者使用丝线在损伤的上端和下端结扎食管以快速地排除损伤部位。

如果怀疑有对侧食管损伤，该做什么？方法就是在颈部做一个对侧切口。此外，更困难的选择是试图移动食管，这种方法不建议使用，除非是你很熟悉食管解剖。因为移动会增加食管、喉神经和气管医源性损伤的风险。另一种方法是简单放置一外引流管直至确定损伤完全修复。吹气法有助于实施这种方法的决定。如果存在小的漏气孔，继续留置导管等待恢复。如果有大的漏气孔，应探查和修复另一侧损伤。

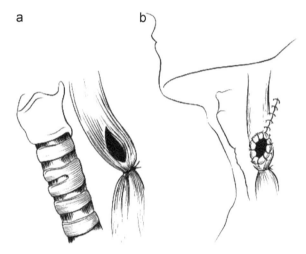

图 22.11 颈部食管再造

（a）结扎远端食管，在充分游离后纵向切开食管（或者就用损伤口）；（b）向食管内部切开食管后，将内层切口与皮肤做间断缝合（经授权引自 Complete esophageal diversion: a simplified and easily reversible technique. JACS 2004; 199: 991-993.）

（三）气管

处理气管前壁损伤最简单的方法是放置一合适的气管插管并且进行切管切开。一个气管上简单的撕裂伤可以用可吸收线缝合并在其外打结来修复，完全无张力缝合很重要。如果有明显的软骨缺损，可以尝试游离气管，并且做一个初期的气管吻合术。然而这些方法都是推荐给有气管外科经验的术者，其余的术者可以用以下损害控制手术方案。

1. 经口或经鼻跨过损伤点放置气管插管，并充起气囊。

2. 直接把气管插管从损伤处插入。

这些损害的控制方法可以确保患者转运后行确定性救治。

（四）椎动脉

椎动脉损伤属于颈部创伤中最严重的损伤。这是因为该动脉处于颈部最深、最后的位置，它被颈椎的横突包围（图 22.12a），向颈上部探查，可以发现完整的动脉鞘内的血管来源于颈旁肌肉的后面。向旁边拉起肌肉，用骨膜剥离器显露横突。也可以用触诊的方式显露横突（图 22.12b）。探查椎动脉损伤很困难，可在普通损伤中使用血管造影术和栓塞术来判断椎动脉损伤。你可能没有这么"奢华"的条件。如果在颈部的椎骨之间可以看见血管，那么可以钳夹住血管末端，如果没有钳住血管，可以用骨钳去除邻近的部分椎突以显露血管。另一个方法就是以骨蜡填塞住这个洞。止血敷料如 QuikClot 都表现了较好的临床效果。这些常被用在小的伤口处。如果仍然在出血，确认血管是否为锁骨下动脉基底部的分支。它没有被骨质包绕，因此是很容易显露和结扎的。你也可以从血管远端让其回流，可在血管远端向管腔放置一球囊导管。

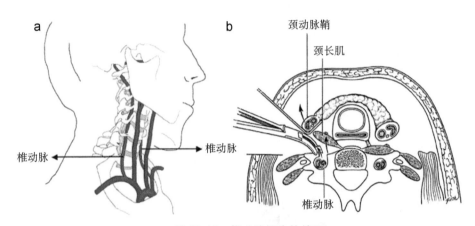

图 22.12　椎动脉损伤的处理

（a）椎动脉延椎孔上行；（b）椎动脉的后方入路，用骨膜钳移除椎动脉周围骨组织，打开椎孔，显露椎动脉（经授权引自 Neck Injuries, Current Problems in Surgery 2007; 44: 1-73.）

七、小结

处理战争中颈部创伤通常需要你跳出常规环境，需要将脑海里的解剖转换成真实事件。需要关注两大致命威胁——出血及其所致的失血状态，而除此之外的其他手术都可以等待术前准备完善后再进行。要记得寻求帮助，而不是只靠自己去显露和切开这些区域，一双经过训练的手和眼睛价值是无穷的。对于颈部损伤要放宽探查的指证，尽量不需要选择非手术处理。在你将患者转运至其他救护单元开始转运前，要标记清楚颈部的主要损伤，或者确定没有其他的重大损伤。谨记快速和简易是战争创伤外科的两个重要因素，这两个要素可以指引你顺利通过"高危"的颈部区域。

（孔　亮）

第 23 章

泌尿生殖系统损伤（不包括肾脏）

Andrew C. Peterson

概要框

1. 大多数普通外科医师不会与泌尿科医师编组部署；他们必须成为泌尿科医师。

2. 在战斗环境中，没有可靠的方法能确定穿透伤或钝性伤是否累及睾丸或阴囊内容物，因此建议立即进行手术探查。

3. 发生复杂的泌尿生殖系统损伤时（如可能需要行双侧睾丸切除术时），请考虑损害控制策略，并后送到战区内的泌尿科医师处。

4. 对阴茎穿透伤进行早期手术探查，并完全修复尿道和阴茎体，可显著改善远期疗效。

5. 未行影像学检查而留置 Foley 导尿管的禁忌证包括尿道口出血、体格检查发现高位前列腺、会阴或阴茎血肿及疑有尿道损伤。

6. 对所有怀疑尿道损伤的病例，须考虑行泌尿生殖道影像学检查，先经尿管行逆行尿道造影，然后留置导尿管并行膀胱造影。

7. 钝性伤与穿透伤时怀疑膀胱损伤的征象包括肉眼或镜下血尿、伴会阴或泌尿生殖系统的损伤、骨盆骨折、腹胀、耻骨上疼痛、腹部 CT 或 FAST 发现游离液体。

8. 膀胱损伤的手术探查需要切开膀胱顶部，从腔内仔细检查膀胱。

9. 大多数膀胱损伤并不需要留置耻骨上引流管，而是先修补，然后内引流（Foley 导管）和外引流（JP 引流管）。

> 清创完毕的睾丸要与静脉、动脉和精索一并由切口轻轻地回纳，必须注意的是血液不得流入阴囊内，任何部位也不能有血块残留。
>
> Celsus，公元前 25～公元 50 年

一、在战斗中要处理哪些泌尿生殖系统损伤？

因一例"腹部枪击伤"，你被呼叫到急救帐篷，在去的途中，你开始计划剖腹手术。当你到达时，你发现该损伤实际上是位于会阴部的脱套伤，伴有大面积皮肤撕裂和阴囊部分撕脱。你突然对下一步措施并不那么有信心了。许多普通外科医师将是长时间没有泌尿外科医师协助，本章讨论了当没有泌尿科医师的时候，外科医师对下泌尿生殖系损伤的基本评估和处置。

虽然在平民损伤中不常见，但在战场上受伤的人中，多达 60% 发生生殖器损伤。目前

来自伊拉克和阿富汗冲突的报告符合越南、韩国和第二次世界大战的历史经验。爆炸伤最多，占下尿路损伤的75%。虽然可能发生泌尿生殖系统和会阴的孤立性损伤，但非常重要的一点是要记住，这些损伤常伴随着其他器官系统的创伤。因此，早期稳定患者的病情至关重要，因为大多数外生殖器损伤可以通过早期的单纯清创、尿路改道和局部伤口护理得到安全的处置。

在评估泌尿生殖系统损伤患者时，应考虑致伤机制和所用武器。泌尿生殖系统损伤可分为钝性伤（如爆炸时飞出的碎屑）、低速穿透伤（爆炸装置的碎片致伤）、高速枪弹伤、撕裂伤、烧伤、挤压伤。大多数会阴和阴囊的损伤很可能是由简易爆炸装置（improvised explosive devices，IED）引起的，通常外科医师面临的是会阴、阴囊和尿道的毁损伤，这些都需要尿流改道和伤口清创术。其中一些病例伴有粪便污染，因此还需要粪便改道（见下文）。整个会阴、阴囊和阴茎损伤的治疗原则是相同的，包括立即探查穿透伤、用大量液体冲洗、清除所有异物、预防性应用抗生素和手术闭合伤口。

二、对于阴囊或阴茎伤者，需要评估什么？

尽管这些患者有明显的会阴、阴囊、阴茎皮肤损伤，伴显著浸渍、皮肤烧伤和皮肤撕脱伤，但当务之急是评估其周围组织结构的可能受累情况（图23.1）。此时需要对尿道、膀胱和阴茎体进行全面的评估。若没有全面探查，阴茎体损伤可能会导致长时间的出血和可能的远期勃起功能障碍。同样，未经治疗的尿道及膀胱损伤可导致长期尿液外渗，而感染的尿液外渗可引起尿性囊肿、脓肿和组织坏死形成，以及会阴、阴茎和阴囊感染。这些都可能是非常严重的并发症。因此，对阴茎、阴囊和会阴有任何损伤的所有患者均应考虑采用逆行尿道造影与膀胱造影。当尿道或下腹附近任何部位有穿透伤或钝性伤时，若患者尿道口出血或有排尿困难，也应采用逆行尿道造影和膀胱造影检查。

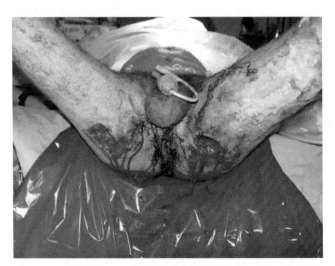

图23.1　目前冲突中，会阴和生殖器的多数创伤包括由简单爆炸装置造成的穿透伤、钝性伤和撕脱伤所致的混合伤

三、如何才能最好地诊断膀胱或尿道损伤？

对下泌尿生殖道损伤的初步评估取决于是否存在血尿（肉眼或显微镜下血尿）及致伤机制和部位。对所有病例都须进行仔细的泌尿生殖系统检查，包括仔细的阴茎、阴囊、腹部和会阴触诊及直肠指检，直肠指检可评估前列腺的位置及触及任何组织碎片或异物。对于尿道口出血、肉眼血尿、下腹部或会阴穿透性损伤的患者及儿科患者，必须进行全面的影像学评估。对有显微镜下血尿（少于 180 个红细胞 / 高倍视野，或尿液中不可见血液）且合并致伤机制的休克患者，须进行影像学检查。在没有血尿的情况下，如果损伤涉及泌尿生殖系统（骨盆骨折或下腹部、阴茎、阴囊和会阴的钝性损伤），应进行全面的影像学评估。在这个区域的评估应考虑从阴茎头开始，然后向近侧直到膀胱。若有指征提示需行影像学检查时，首先应行逆行尿道造影，然后留置导尿管并行膀胱造影（有关如何执行这些检查，请参阅后面的内容）。图 23.2 是对下泌尿生殖道损伤的全面评估和处理的流程概览。

下泌尿生殖道损伤时，放置 Foley 导尿管而不进行影像学检查的禁忌证包括尿道口出血、高位前列腺（提示尿道从尿道膜部近端离断）、会阴血肿或怀疑有尿道损伤（如蝶形血肿、阴囊血肿或阴茎穿透性损伤）。如果无法进行影像学检查，可以尝试将一根细的 Foley 导尿管小心地置入膀胱。尿道部分损伤时，这种做法通常会成功，并可作为早期支架，直到专家进一步评估损伤。如果操作遇到阻力或未见尿液流出，应停止任何操作的尝试。

四、由普通外科医师实施的处置

（一）阴茎

尽管在就诊时尿道口并未出血，然而接近 50% 患者的阴茎外部损伤可能包括阴茎体和尿道的损伤。早期手术探查适于修复尿道和阴茎体损伤，且有助于改善勃起功能障碍和排尿功能的远期疗效。为设计手术入路及修复方案，在行探查前务必实施逆行尿道造影。

暴露阴茎穿透伤或钝性伤的最佳方式是通过包皮环切切口。阴茎干皮肤从阴茎脱套后，可直接检查阴茎体和尿道。在探查过程中，早期可通过直接压迫和用纱布海绵控制活动性出血。如果出血过快，在阴茎根部用 Kelley 钳钳夹固定的 Penrose 引流条作为止血带更容易控制。对于阴茎体的任何撕裂伤或损伤，采用 2-0 薇乔线进行水密缝合。对于未做过包皮环切术的患者，通常要求行包皮环切术，以避免术后水肿引起的包茎和包皮嵌顿。

阴茎的外伤性离断比较罕见，但也可由爆炸伤甚至自残造成。虽然通过阴茎体吻合术及阴茎血管显微修复手术可取得较好的尿道重建效果，但在军事部署环境中，极少有适应证或常难以实施。在这些情况下，阴茎残端应进行规范化处理，包括阴茎体进行水密缝合以防出血，修剪腹侧尿道末端使之呈匙形并形成新的尿道口，缝合残余皮肤。这些损伤在医疗后送前应采用导尿管或耻骨上膀胱造瘘管行尿流改道。

（二）尿道

阴茎、会阴、阴囊或骨盆的任何穿透伤或钝性伤都可能存在尿道损伤。手术前应通过逆行尿道造影充分评估尿道。明显的尿道损伤若诊断延迟或漏诊可致严重后果，包括尿性囊肿、脓肿形成、感染和尿道狭窄。在考虑孤立性尿道损伤时，最好依据损伤位置而非致伤机制对这些损伤进行分类。男性尿道损伤可细分为后尿道和前尿道损伤。

后尿道包括膀胱颈、尿道前列腺部和尿道膜部。在骨盆骨折的男性中，10% 还会伴有尿

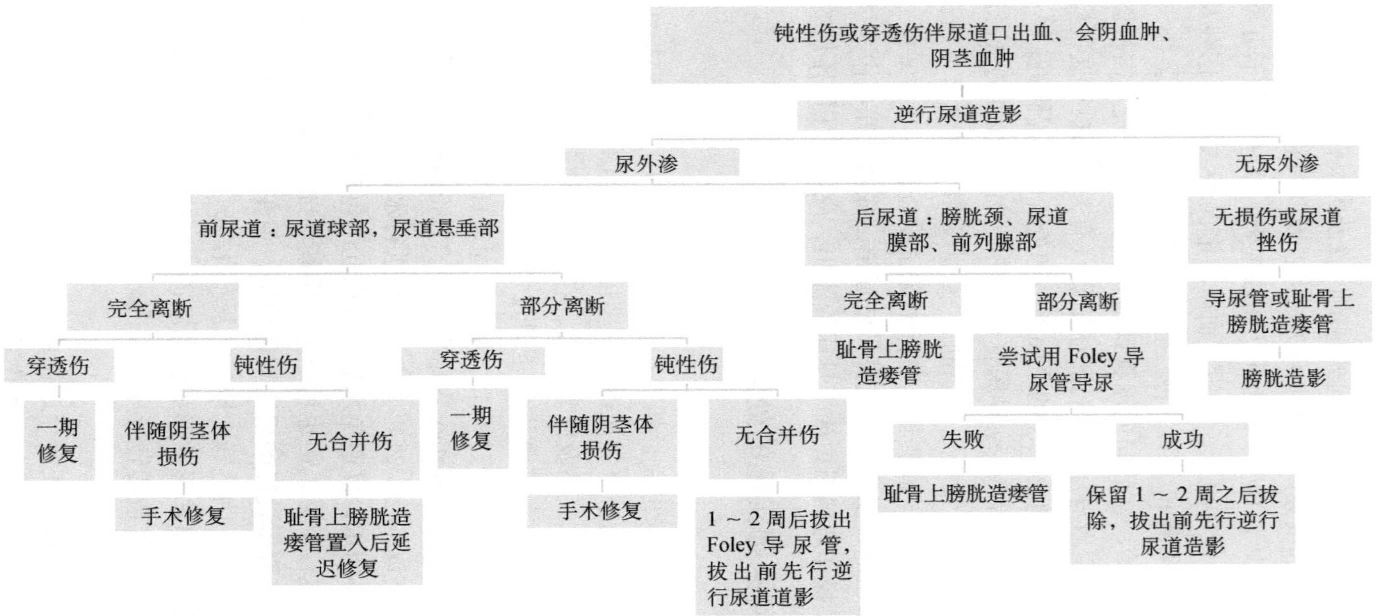

钝性伤或穿透伤伴尿道口出血、会阴血肿、阴茎血肿

逆行尿道造影

尿外渗

无尿外渗

无损伤或尿道挫伤

导尿管或耻骨上膀胱造瘘管

膀胱造影

后尿道：膀胱颈、尿道膜部、前列腺部

部分离断

尝试用 Foley 导尿管导尿

完全离断

耻骨上膀胱造瘘管

成功

保留 1 ~ 2 周之后拔除，拔出前先行逆行尿道造影

失败

耻骨上膀胱造瘘管

前尿道：尿道球部、尿道悬垂部

部分离断

完全离断

穿透伤

钝性伤

无合并伤

伴随阴茎体损伤

一期修复

手术修复

耻骨上膀胱造瘘管置入后延迟修复

无合并伤

1 ~ 2 周后拔出 Foley 导尿管，拔出前先行逆行尿道造影

穿透伤

钝性伤

伴随阴茎体损伤

一期修复

手术修复

图 23.2　会阴、阴茎、阴囊、阴茎损伤检查流程。对尿道的评估应在进行膀胱造影之前完成。该流程假定没有泌尿外科医师在场

道损伤，因此需要高度警惕。钝性伤为后尿道的最常见损伤，尿道膜部与前列腺在尖部离断，导致骨盆骨折后尿道离断缺损（图 23.3）。尿道膜部最常在这些损伤中受累，因为前列腺受到韧带的保护，韧带将前列腺固定在骨盆上，这是导致高位前列腺的原因，体格检查发现前列腺向头侧移位且难以触及。因此，在膀胱造影时影像学诊断常将高位前列腺称为悬空馅饼样膀胱。

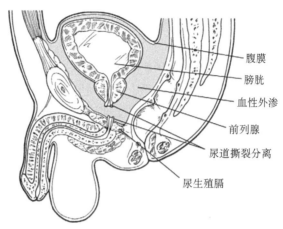

腹膜

膀胱

血性外渗

前列腺

尿道撕裂分离

尿生殖膈

图 23.3　后尿道损伤伴前列腺分离，导致由腺体回缩引起的"高位"前列腺，以及由血性外渗造成的前列腺周围血肿（经允许引自 Rosenstein and McAninch. Med Clin North Am 2004；88：495-518.）

对于高速投射物引起的尿道前列腺部或膜部损伤最好通过耻骨上引流和 Foley 导尿管置入（如果可能的话）进行处置。常伴随发生胃肠道远端的其他损伤，因此需要进行结肠造口术。因可能会导致大量出血、尿失禁和勃起功能障碍，这些损伤不建议早期修复。在引起尿道离断缺损的钝性伤病例中，相关早期处置应对方案在文献中争论激烈。一些学者建议通过内镜技术进行早期尿道会师，而另外一些学者则建议早期仅做耻骨上引流，在愈合 3 ~ 6 个月后再行后期修复。目前我们认为，后一种意见在战伤中更合乎逻辑，因为其可以实现泌尿系统的急性减压、患者康复及在可控时间内再行确定性的组织重建。然而，有些病例需要行早期剖腹术、骨盆探查和尿道断裂修复。这些病例包括伴直肠或肠道的损伤，伴需要闭合的膀胱颈损伤，以及骨盆骨折所致严重的后尿道断裂（骨盆血肿需要立即引流）。探查骨盆血肿合并骨盆骨折时须小心谨慎，因为可能会引起棘手的出血问题。

前尿道损伤可以细分为悬垂部和球部损伤。尿道球部损伤通常由钝性伤引起，包括骑跨伤或直接撞击会阴，导致尿道被耻骨挤压。这类损伤可能表现为会阴部蝶形血肿、阴囊血肿和尿道口出血。尿道悬垂部也可能因骑跨伤或直接撞击阴茎而致伤，表现为阴茎袖套状血肿，即血液受限于 Buck 筋膜内。

穿透伤也可导致尿道球部、悬垂部或后尿道损伤。这些通常由高速枪击伤或爆炸装置引起的低速穿透伤导致。对尿道任何穿透伤的治疗通常应采用单纯留置耻骨上膀胱造瘘管或用 Foley 导尿管行尿流改道，以使伤口愈合。然而，最近报道表明，对于尿道穿透性损伤，探查和一期闭合受损的尿道可减少瘢痕与狭窄形成，远期疗效更佳。若手术探查时发现尿道损伤，则需要对创缘进行仔细清创，尿道穿透或撕裂伤应采用精细的可吸收缝线（如 4-0 或 5-0

薇乔线）行间断缝合，并留置一根细 Foley 导尿管（12 ～ 14F）3 周。在拔管前，应行导尿管周围逆行尿道造影，以确保无造影剂外溢（图 23.2）。如果尿道损伤过于严重无法急性修复，或组织缺损过多而无法充分清创和闭合伤口，则应先在耻骨上留置膀胱造瘘管，稳定患者病情，以便运输后送及后期修复。

不管尿道损伤的部位和原因如何，总体上有三种有效的处理方法：①立即行膀胱造瘘置管，并行远期尿道修复；②立即置入一根导尿管穿过尿道损伤处，对齐尿道，并行远期尿道修复；③立即手术修复，吻合受损或穿透的尿道。

（三）阴囊和睾丸

穿透伤和钝性伤均可导致阴囊内容物严重损伤。阴茎、阴囊和会阴的挤压伤或骑跨伤造成的非穿透性损伤，会对阴囊内部结构造成严重损伤而不破坏皮肤。阴囊比阴茎更易被穿透伤累及，在此情况下这些病例应高度警惕，建议立即进行手术探查。在战斗环境中，没有可靠的方法来确定睾丸或精索是否受累，因此对于所有这些病例，建议立即进行手术探查。如果希望通过阴囊内容物影像学检查来避免手术探查，阴囊超声检查是首选方案。因为超声检查对由睾丸损伤引起的睾丸内异质性变化是最敏感的。然而，这项检查在临床上往往没有其他应用。探查前仍需按图 23.2 所示评估尿道受损状况。

探查时采用阴囊中缝切口进入阴囊，借此可以打开两侧阴囊隔室，挤出、检查和修复每个睾丸（图 23.4）。这个过程需要重点注意的是，外侧沟（即附睾和睾丸之间的缝隙）应位于解剖学上正常睾丸的外侧（图 23.5）。在探查后将睾丸回纳入阴囊隔室时，这是一个理想的方向标志，可避免睾丸扭转及扭转伴随的缺血。当睾丸受损白膜已破裂或撕裂，任何挤压出的生精小管应行清创，白膜应用 2-0 薇乔线连续缝合，实现水密缝合修复。如果受伤后没有留下足够的白膜而无法成功缝合睾丸，则必须切除睾丸，以避免坏死组织碎屑积聚或脓肿和血肿形成（图 23.6）。睾丸应按照正常的解剖学位置放回各自的阴囊隔室中，并使用 3-0薇乔缝线连续缝合封闭隔室。可以使用 4-0 可吸收性缝线连续缝合封闭皮肤。

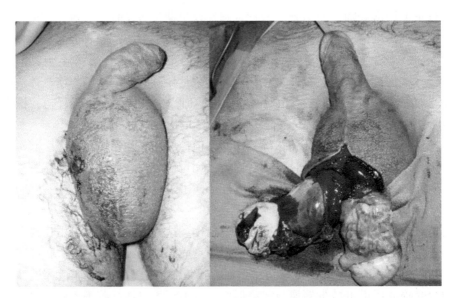

图 23.4　阴囊穿透伤伴同侧睾丸损伤。这个状况的白膜损伤很容易采用薇乔线连续缝合而封闭，以保留睾丸。阴囊探查前的逆行尿道造影正常

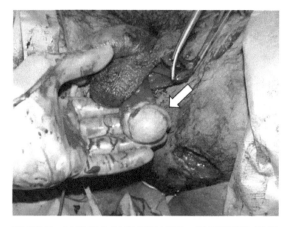

图 23.5　对侧睾丸很容易通过同一切口挤出和进行检查。注意正常解剖结构及睾丸和附睾之间的外侧沟（箭头所示）

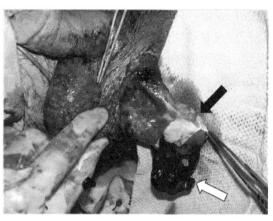

图 23.6　阴囊和睾丸创伤伴明显的白膜缺失（黑色箭头所示）和生精小管被挤出（白色箭头所示）。此病例没有足够的白膜以保存睾丸，必须切除睾丸

　　一般很少需要将阴囊伤口保持敞开，除非受到组织碎屑、坏死组织等严重污染或脓肿形成，此种情况下应毫不犹豫地行一侧睾丸切除术。多达 90% 的穿透伤病例可能需要行睾丸切除术，余下睾丸将提供足够睾酮以维持正常男性性征及生育能力。若有双侧睾丸切除术的适应证，须考虑损害控制策略，即控制出血、冲洗和阴囊创面清创，然后后送由泌尿科医师处理。如果条件不允许，在进行双侧睾丸切除术之前应留下损伤程度的照片资料。目前已有多种质量极好且容易置入的睾丸假体，可在完全恢复后置入。在每个阴囊隔室中各留置一根 Penrose 引流管，引流 24h 后拔除是很好的办法。由于阴囊皮肤的弹性和延展性很大，即使在大范围清创和组织明显缺如后，阴囊撕裂伤也是可以闭合的。然而，对于比较复杂的大面积撕脱伤，可能需要局部伤口护理 12 ~ 24h，以使伤口边缘变得界线清楚方可进一步清创。在此之后，可尝试分阶段闭合阴囊伤口。某些情况下，可能需要在后期通过皮肤移植来进行整形重建。比较罕见的情况是，若有明显的撕脱或组织损伤，需要切除整个阴囊，因此睾丸失去了覆盖层，可能需要将睾丸移入大腿根部的囊袋中。可以较容易地通过在同侧大腿内侧制作一条从会阴 / 阴囊切口或伤口进入大腿根部皮下囊袋的隧道来实现。这样就可以通过将皮肤移植到会阴和阴囊而实现延迟重建，之后睾丸可以从大腿根部囊袋中取出并放置回中线位置。

（四）膀胱

　　膀胱损伤可分为腹膜内损伤和腹膜外损伤。腹膜内损伤通常由穿透伤、骨盆骨折或膀胱充盈时腹部受到钝性打击而引起。这些情况下需要行剖腹探查术并用可吸收缝线多层缝合膀胱损伤，实现水密性封闭。腹膜外破裂通常与骨盆骨折，如耻骨支骨折、髂骨骨折相关。许多此类病例可通过单纯导管引流处理，但复杂损伤或与骨盆骨折相关的损伤往往需通过外科修复得到更好处理。如果因其他原因而需要进行剖腹术，也建议手术探查并关闭损伤的膀胱。

　　在膀胱探查过程中，首先从耻骨联合上方的腹部中线皮肤做一垂直切口至脐下二横指。切开腹外斜肌腱膜，在腹中线分离腹直肌。不必将腹直肌分离至其耻骨起点。于腹膜外进行手术操作，并在腹中线确定膀胱位置。在膀胱穹窿的两侧各留置两根牵引丝线，并用电刀或手术刀在膀胱穹窿做一垂直切口。当进行剖腹术时，如果膀胱损伤不容易发现，通过尿管逆行滴注亚甲蓝可能有助于发现渗漏处。在所有情况下，膀胱切开应足够大以便于从膀胱腔内进行探查并鉴别任何损伤。用 3-0 或 4-0 的可吸收滑线水密缝合以闭合损伤。对于是否留置耻骨上膀胱造瘘管，目前仍有争议，而且如果能够留置足够长时间的尿管，也不必为所有患者留置耻骨上膀胱造瘘管。复杂性膀胱损伤或同时伴有尿道损伤时应留置耻骨上膀胱造瘘管。为引流持续性漏尿可在耻骨后间隙留置一根引流管。

任何膀胱损伤闭合后，术后 2 ~ 3 周且在拔除 Foley 导尿管之前，须行膀胱造影检查。如果既留置了 Foley 导尿管还留置了耻骨上膀胱造瘘管，最好的方法是在拔除 Foley 导尿管后将耻骨上膀胱造瘘管夹闭并保留 3 ~ 4d，起压力阀作用。若患者在拔除 Foley 导尿管后不能立即排尿也可以用于紧急引流。

（五）输尿管

输尿管损伤在钝性伤时非常罕见，但经常见于穿透性战伤。任何发生于髂血管、膀胱或升结肠、降结肠和乙状结肠的损伤应立即对输尿管进行识别与探查。此外，还可以让麻醉师静脉注射亚甲蓝以观察外渗情况，但这不能代替充分的探查。处理措施应基于损伤的输尿管节段和患者是否稳定。请注意，输尿管损伤不是危及生命的紧急事件，不需要立即修复。在损害控制环境中，最好的办法是单纯引流，而将修复留待后期实施。

必须熟悉输尿管的解剖结构，因为识别输尿管是比较困难的，特别是肥胖者或在流血和损伤部位（图 23.7）。逐一检查结肠及肠系膜并将结肠向内侧推移，将腹膜后组织（包括性腺血管和输尿管）向相反方向推移，远离结肠。如果找寻输尿管有困难，应追踪髂总动脉到其分叉处，输尿管自外侧向内侧直接跨越分叉处。

对于输尿管单纯性横断或中段、上段撕裂伤，可采用"双 J"支架进行一期修复。在伤口清创后，修剪输尿管的末端使其开口呈匙形，并用可吸收缝线行多针间断缝合以实现环状吻合（图 23.8）。如果远端输尿管受伤，则应在清创后行输尿管膀胱再植。一个简单的技术如图 23.9 所示，如果输尿管由于活动性差和长段缺损而不能到达膀胱，则可以采用膀胱悬吊术实施膀胱输尿管吻合（图 23.10）。虽然有将受损输尿管与对侧正常输尿管吻合的术式报道，但在大多数创伤情况下应该避免采用这种术式。在某些情况下，伴有严重的腹部损伤和输尿管破坏性损伤时，患者可能更应接受肾切除术而非复杂的重建手术。

五、提示和技巧

（一）Foley 导尿管放置困难

多种原因可致导尿管无法通过尿道，包括尿道狭窄、前列腺增生、难以越过膀胱颈、膀胱颈狭窄、异物或肿瘤梗阻。多数情况下，由于技术性原因，医疗助理或护理人员无法放置 Foley 导尿管。我们发现"超润滑"技术在此时非常有用。如果置管不成功，则应行尿道膀胱镜检查或逆行尿道造影以排除机械性梗阻。如果发现有梗阻，如尿道狭窄，早期治疗的最佳选择是仅行耻骨上膀胱造瘘，而无须进一步操作，后送并择期手术修复。

（二）Foley 导尿管放置的"超润滑"技术

患者仰卧在检查台上。注射器中抽入 30ml 利多卡因凝胶，并按照留置 Foley 导尿管的常规方法在患者阴茎部位备皮和铺巾。将注射器头端置入尿道口，将 20 ~ 30ml 利多卡因凝胶逆行注入尿道后，捏住阴茎头，使利多卡因凝胶保持在尿道内。麻醉 2 ~ 3min 后，即可很容易插入 Foley 导尿管，此方法常能够成功地通过以往尝试时受阻的尿道节段。

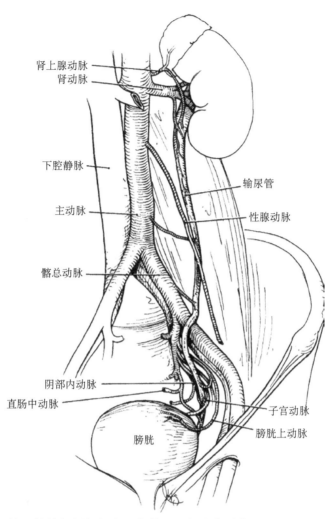

图 23.7　输尿管的解剖行径和比邻关系（经允许引自 Elliott and McAninch.Urol Clin North Am 2006；33：55-66.）

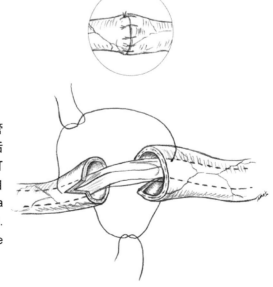

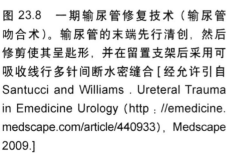

图 23.8　一期输尿管修复技术（输尿管吻合术）。输尿管的末端先行清创，然后修剪使其呈匙形，并在留置支架后采用可吸收线行多针间断水密缝合 [经允许引自 Santucci and Williams．Ureteral Trauma in Emedicine Urology（http：//emedicine. medscape.com/article/440933），Medscape 2009.]

吻合自后排的中央开始，在匙状缘的
尖部行间断内翻缝合（A）

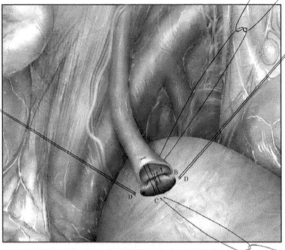

留置牵引用丝
线（D）

（B）继续吻合操
作，在右侧和左
侧行间断内翻缝
合（未显示）

最后的一针（C）位于前排的中央，至此吻
合完成，内表面向外翻转

图 23.9　输尿管膀胱再植术（输尿管膀胱吻合术）（经允许引自 LaFontaine，P.
Operative Techniques in General Surgery 2007；9：167-174.）

右输尿管

腰大肌

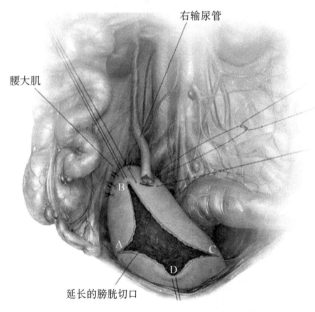

延长的膀胱切口

图 23.10　腰大肌悬吊术手术操作技术
通过延长的膀胱切开术（A 和 B）而拉长膀胱，将膀胱固定到腰大肌上，然
后进行无张力的输尿管再置术。最后分两层闭合膀胱切口（经允许引自
LaFontaine，P. Operative Techniques in General Surgery 2007；9：167-174.）

我们发现利多卡因凝胶有助于患者放松外括约肌，并扩张尿道，使导尿管能滑过凝胶团，而不是沿着尿道壁刮擦。如果这种技术在 1 次或 2 次尝试后仍不成功，可以行逆行尿道造影或尿道膀胱镜检查，以排除任何机械性梗阻，并考虑如下所述行耻骨上膀胱造瘘及置管。

（三）耻骨上膀胱造瘘及置管

耻骨上膀胱造瘘为简单手术，可以采用开放手术或经皮穿刺技术放置。放置一根功能良好的耻骨上膀胱造瘘管，且不会对患者带来明显不适，必须遵守一些简单规则。耻骨上置管的常见错误包括腹部放置位置太低及膀胱内部位置太低。后一种情况可能引起管尖接触并刺激膀胱三角区，导致明显的尿急、尿频。耻骨上导管在腹壁上放置太低可能会对耻骨联合和骨膜造成刺激，导致骨刺激和行走时疼痛。另一个常见的错误是耻骨上管进入了腹膜腔，而不是将其留置在耻骨后间隙。在这种情况下，如果引流管松动或脱落，可能导致尿液渗漏到腹腔内。需要重申的是，膀胱中的所有缝线应该是可吸收的，因为任何不可吸收缝线将导致结石形成并造成患者后续处置困难。

（四）经开放手术耻骨上置管

从耻骨联合延中线做一垂直的皮肤切口至脐下二至三横指。切开腹外斜肌腱膜，延中线分离腹直肌，不必将腹直肌分离至其耻骨起点。保持操作位于腹膜外，并在中线确定膀胱位置，因为此时膀胱可能会充满尿液。在膀胱穹隆的两侧各留置两根丝线做牵引，并用电刀或手术刀在膀胱穹隆做一垂直切口。一旦流出尿液，则应扩大膀胱切口，以便检查膀胱内部，以发现并发的膀胱损伤。将一根 20 ～ 24F 的 Foley 导尿管通过膀胱切口，并用可吸收的 2-0 或 3-0 薇乔线行荷包缝合，封闭切口达到水密效果。用 10ml 无菌水充盈 Foley 导尿管的球囊。穿过腹部切口的下方或者距伤口外侧 2 ～ 3cm 处皮肤另穿刺切口，将造瘘管拉出。为了减少渗漏，拉紧造瘘管以使膀胱切口与前腹壁紧贴。用不可吸收的尼龙缝线将耻骨上膀胱造瘘管固定于皮肤上。

（五）经皮耻骨上置管

经皮穿刺耻骨上膀胱置管术可在不需要剖腹术的情况下实施。成功的置管操作需要做一些准备工作。患者仰卧于担架上，在其可耐受情况下，取尽可能倾斜的头低足高位，使肠道尽量远离膀胱穹隆。如果充满尿液，可在下腹部扪及膀胱。如果具备超声检查条件，则可用来辅助引导置管。延中线在耻骨联合上方三至四横指处做一穿刺切口。为确定穿刺深度和获取尿液，可使用探针。将套管针以 45°角穿刺进入膀胱穹隆内，且探针的尖端朝向身体脚侧。一旦在膀胱穿刺造瘘管中见尿液溢出，务必要在充盈球囊之前将造瘘管向内推进 1 ～ 2cm，以确保球囊位于膀胱内。置管成功后，用 10ml 无菌水充盈球囊，并拉紧造瘘管，以使膀胱穹隆与前腹壁齐平。最后用尼龙缝线将造瘘管固定到皮肤上。

（六）逆行尿道造影的作用

逆行尿道造影的术前准备至关重要。首先准备好所需的物品，包括 60ml 注射器，利多卡因凝胶，聚维酮碘棉签，碘肽葡胺或泛影葡胺，4cm×4cm 纱布，X 线透视机。

拍造影前腹部 X 线片时，患者必须取正确体位。逆行尿道造影应采用半斜卧位（图 23.11），为了完全观察整个尿道，这样做是必要的。因为后尿道和尿道球部近端的许多损伤可能在正位 X 线片上漏诊。为了验证适当的倾斜量，应该在造影前腹部 X 线片上屏蔽闭孔窝（图 23.12）。

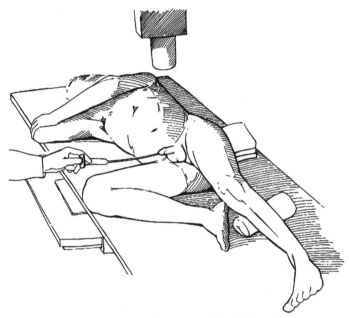

图 23.11　逆行尿道造影（RUG）的适当体位

患者身体倾斜，上位腿下垫毛巾卷，下位腿弯曲。X 线透视下行 RUG（经允许引自 Rosenstein and Alsikafi.Urol Clin North Am 2006；33：73-85.）

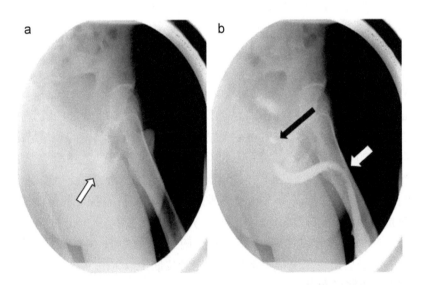

图 23.12　（a）逆行尿道造影（RUG）前正确的造影前腹部 X 线片。患者处于倾斜位置，可见右侧闭孔窝，左侧不可见（箭头所示），提示检查体位合适。（b）RUG 显示在尿道膜部和前列腺部少量造影剂外渗，提示损伤（黑色箭头所示）。阴茎悬韧带是尿道悬垂部与尿道球部的分界（白色箭头所示）。注意患者大腿上的小块弹片

将 10ml 利多卡因凝胶混合 40ml 造影剂（如果允许应使用碘肽葡胺），并采用无菌操作将混合液抽入注射器中。阴茎备皮，阴茎头用聚维酮碘拭子擦拭。戴无菌手套，将 4cm×4cm 无菌纱布放在阴茎头。握住阴茎，以逆向方式将造影剂注入阴茎。将注射器头端置入阴茎尿道口，用非优势手握住阴茎头。然后在 X 线透视下，将阴茎向下弯曲以便查看阴茎悬韧带位置（图 23.12）。在 X 线透视下将造影剂逆行灌入阴茎，直到可以看到整个尿道充满造影剂并可见少量造影剂注入膀胱。然后，让患者在保持体位不变的情况下排尿，在造影显示系统监视下完全排空造影剂，从而可提供逆行尿道造影的排尿期影像。

六、膀胱造影操作

进行膀胱造影前，若怀疑有尿道损伤，最好行逆行尿道造影（图 23.2）。将 Foley 导尿管插入膀胱。如果可行，可以做膀胱造影透视或 CT 扫描成像。如果选择荧光透视检查，则需要拍正位造影前腹部 X 线片，以确保没有钙化、异物或碎片。利用重力，将 350ml 碘肽葡胺或其他造影剂逆行注入膀胱。在任何情况下，均不得用注射器或加压强行将造影剂注入膀胱。灌注 350ml 后，夹住 Foley 导尿管，并拍摄正位 X 线片和斜位 X 线片。排空膀胱并拍片，以确保没有遗留造影剂，这种方式可发现正位片上可能漏诊的膀胱后壁损伤。不应依靠静脉注射造影剂行膀胱充盈顺行排泄造影，因为这可能会导致高达 20% 的病例漏诊，因此，膀胱充盈必须为逆行。

如果 CT 扫描可用，则不需要拍造影前腹部平片或排泄性造影片，CT 扫描仪可以对膀胱进行 360°评估。只有在逆行尿道造影或尿道膀胱镜检查排除尿道没有任何损伤后，方可插入 Foley 导尿管。同样的，在重力下向膀胱逆行灌输 350ml 造影剂。骨盆 CT 扫描应显示膀胱壁光滑，无外渗，这时可以排空膀胱，而不需要进一步的影像学检查。

只能借助重力充盈膀胱，不能强行将造影剂注入膀胱，否则可能导致医源性损伤。成人的最佳充盈量为 350ml，多项研究表明，少于此充盈量可能会导致某些膀胱损伤漏诊。

七、小结

战场上的普通外科医师将授命处置与外生殖器和下尿路损伤相关的多种战伤。大多数会阴和阴囊的损伤是由爆炸引起的。这些损伤包括钝性伤、穿透伤、挤压伤、烧伤，或包含上述致伤机制的复合伤。这些损伤大多可以通过常规检查和简单的影像学检查来准确诊断，主要的治疗方法是直接手术探查和修复。大多数普通外科医师在平时的工作中不大接触这些病例，因此战场上外科医师必须掌握本章所描述的基本处置原则。此类战伤处置总结可使外科医师能成功地处置或至少简单应付遇到的大多数泌尿生殖系统损伤。

（李沙丹）

第 24 章

神经外科：从零开始

Hans Bakken

概要框
1."气道、呼吸和循环"的优先级高于"神经外科"。
2. 不能因严重头部创伤的存在而妨碍创伤患者的复苏（创伤可能因过于恐怖而分散医师的注意力）。
3. 必须尽可能保障颅脑损伤患者血压正常、血容量正常、通气正常和体温正常(4 个 N 原则)。对神经元而言，时间就是生命，所以要立即果断地行动。
4. 对疑似存在颅内压增高或颅内血肿情况的患者，高渗盐水使用效果优于甘露醇，尤其对于多发伤患者。
5. 创伤外科医师在遇到头部受伤患者时，需要遵循上面的第 3 点。
6. 因为没有神经外科医师，不可以随意转运病情不稳定的颅脑损伤患者——见上面第 2 点。
7. 通常来说，如果颅脑创伤患者病情稳定，最好的方法是及时转运至神经外科医师处进行救治。
8. 针对创伤的开颅手术或颅内压监测探头置入术可以由掌握了适应证、操作方法（后文会描述）和并发症的普通外科医师实施。
9. 治疗初期要积极，但也要懂得何时放弃——战场医疗资源稀缺，不应该用在无存活可能或生存概率非常小的患者身上。

　　无论多么睿智和仁慈的外科医师进行救治，都会不可避免地影响腹部、胸部和大脑的正常功能。

John Erichsen, 1818—1896

一、引言

　　作为编辑的一员，我到访伊拉克第 1 周时，遇到一名士兵因遭遇路边炸弹袭击，发生了明显的头部创伤。他被迅速地贴上"需要紧急转移"到神经外科团队的标签。在等待直升机时，护士注意到他的血压不断下降，并提醒随同的创伤外科医师。经过深入的评估，FAST 检查提示患者存在腹腔积血，患者在迅速接受急诊脾切除术后伤情很快得到稳定，后被转运至上级医院进一步治疗。本章着重强调的一点是，头部创伤的存在不应改变创伤患者的初期治疗。而作为一个推论，在受伤早期，时机还不成熟的时候，就转运创伤患者至神经外科医师处，可能会产生不利影响。

战创伤与普通创伤有着显著的不同。烧伤、穿透伤和爆炸伤是战创伤的主要类型。它还有很多不同类型的影响因素，包括环境条件（如高山、沙漠）、物理条件（如帐篷）、物资供应，都使得战场救治的医师与其他医师的工作有着巨大区别。这些设定中没有涉及战场手术中的特殊军事相关内容（携带武器穿着防弹衣等），本章将向你阐明在将头部创伤患者转移至更高级救治阶梯之前的所有基本救治信息。

经年累月的各种场景下的战场手术，使医学手术在逐渐趋于成熟，医疗单位没有神经外科医师的情况正变得越来越罕见。但是，这些进步取决于是否具有将患者转运至有神经外科医师团队的更高级医疗机构的转运能力。这就意味着，如果你是第一个接触到患者的医师或创伤医师，那么在患者被直升机转运离开当前医疗机构之前，你就是神经外科医师。这导致大多数情况下，需要普通外科医师或创伤外科医师来管理存在颅脑创伤的患者，甚至在某些情况下开展神经外科手术。本章将像烹饪图书一般，在没有神经外科医师的情况下，为你提供患者初期管理的方法，并为普通外科医师关于何时、如何开展适合的基本神经外科手术治疗提供指导。

和其他类型的创伤一样，无论采取什么干预措施，头部创伤都有可能是致命的。虽然决定颅脑创伤是否可以治愈并不完全取决于你，但是"治与不治都会死的情况"的确偶尔会发生。我们要做的是避免继发性的神经系统损伤，这种损伤大部分情况来自脑供氧的不足。维持患者最佳的血流动力学和血氧状态是拯救神经元的最重要的两个因素。第三个重要因素是颅内压（intracranial pressure，ICP）。下面的内容会讲到这些数量有限但能够管控颅内压的处置措施。控制难治性颅内高压的最终措施是手术。本章将提供一个指南，使普通外科医师和创伤外科医师可以依此相对安全合理地进行开颅减压手术，这种手术操作需要一定程度的外科手术自信和技术。做出实施开颅减压手术的决定是不容易的。只有在已知或疑似颅内压增高同时合并有神经功能的恶化，并且无法得到神经外科护理（及时经直升机转运）的情况下，才可以考虑行开颅减压手术。

二、基础知识

格拉斯哥昏迷量表（Glasgow coma scale，GCS）是非常简单但是非常有用的评估颅脑损伤患者的工具。GCS 提供了一个 3 ~ 15 分的数值范围，这一数值与患者预后高度相关，特别是用于区分"严重"的头部损伤和其他（轻微和中度）损伤时。很多时候患者已经处于需要气管插管或昏迷状态。在这些情况下，你应该尝试同直升机机组人员或者与现场救护人员一起对现场的士兵、患者等做一个简短的交谈，以搜集患者相关的 GCS 信息。值得注意的是，气管插管并不影响评估神志状况，如果患者清醒或可正常活动，在你给予患者镇静或麻醉之前，应该得到一个高质量的基础神经系统检查结果。不要用"握住我的手指"这样的指令来测试、判断患者是否遵循命令。因为抓握可能只是一种反射运动。应该告诉患者具体要做些什么，然后观察其是否有恰当的反应，如"向我竖起你的大拇指"或"移动你的左脚"。

三、何时需行 CT 扫描 / 如果没有 CT 扫描该怎么办？

在有 CT 的场所，评估患者是否需要进行 CT 扫描的一般指征如下：①意识模糊或无意识；②记忆丧失；③神经系统体格检查存在异常；④穿透性头部创伤。

由于 CT 检查的广泛普及，作为医师可能会觉得没有对患者进行全身扫描就不能彻底评估患者的伤情。但是，大多数的战场条件是没有 CT 设备的。并且，不是所有的患者都需要 CT 来进行评估。但是如果患者有轻型颅脑损伤，他们必须接受密切的观察，监测任何可能出现恶化的征象。如果 CT 检查发现患者有异常情况，通常需要在初次检查后的 6 ～ 12h 进行 CT 复查，如果出现了神经系统症状恶化的征象则应该尽快进行 CT 复查。

伴有头颅穿透性损伤的患者，大部分都需要神经外科医师进行治疗，因此需要做一个计划，在患者评估、伤情稳定和复苏完成以后，在最短时间将患者转运到一个合适的医疗机构。患者如果符合上述进行头颅 CT 扫描的标准，但现场没有 CT 设备时，应在完成最初的伤情稳定、评估和复苏之后，考虑转运至有相应 CT 设备的中心。

四、如何知道患者是否存在颅内压增高

很多人错误地认为在第二次评估伤情之前是不需要进行神经系统检查的。在气道（A）、呼吸（B）和循环（C）复苏步骤完成之后，下一步就是明确是否存在功能障碍（D, disability）。D 的目标是简单的，就是发现明显的颅脑损伤和任何颅内压增高的证据。通过计算 GCS 和检查瞳孔就可以完成。注意，GCS 是评估大脑的整体功能，不是某个或某类具体神经功能。患者处于偏瘫状态但是仍然保持 GCS 为 15 分。必须了解颅内压增高的临床征象，包括快速进行性神经功能恶化或昏迷、单侧或双侧瞳孔的对光反射消失或瞳孔散大，或身体的屈肌亢进 / 伸肌亢进。Cushing 三联征是典型的颅内压增高的征象，包括血压升高、心率减慢和呼吸改变，而且这种模式的反应在非颅脑创伤的患者身上是较少见的。如果你观察到患者身上出现这些征象，无须等待 CT 扫描的结果，应该立即开始治疗。

在完成对患者基本的神经系统检查和初期的一些救治干预措施结束之后，应当决定患者是否需要及时接受手术、转运或住院观察。在任何情况下，患者都应该进行频繁的神经系统检查，以便及时发现神经系统功能的恶化（颅内压增高）并进行干预。在没有其他混杂因素的情况下，GCS 评分下降 2 分就已经很严重了，需要进一步的诊断和治疗。头部损伤越严重，一个高质量的、详尽的神经检查就越重要。任何人都可以比较容易地判断患者的 GCS 评分从 15 分下降到 13 分，但确定 GCS 评分从 8 分下降到 6 分则需要关注更多的细节。

五、孤立的重型颅脑损伤

如果条件允许，应进行 CT 扫描。遵从上文概要框中的"四个 N"原则。如果患者初始的 GCS 大于 8 分，则可通过频繁的神经系统动态检查来跟踪患者的状态变化。电话呼叫神经外科医师请求其随时待命，告知他们患者已经进行了哪些诊疗，以寻求得到更好的建议。如果患者初始 GCS 等于或小于 8 分，应考虑放置 ICP 探头检测颅内压或在可行的情况下行脑室外引流术（具体技术见下文）。采用 ICP 管理策略（详见 JTTS 临床实践指南），保持 ICP 小于 20。如果这一目标无法实现，则应考虑进行开颅减压手术（具体技术见下文）。去骨瓣减压手术应该选择 CT 显示颅内伤情最重的一侧，如果没有 CT 扫描结果，则应根据下述的神经系统检查的结果来选择手术在哪一侧进行：①在穿透性头部损伤或瞳孔扩大的同侧开颅；②在肢体轻瘫 / 偏瘫 / 巴宾斯基征阳性的对侧开颅。如果患者没有应用神经肌肉阻滞剂，而表现出双侧瞳孔扩大、对光反射不灵敏（没有明显的眼球损伤），所有脑神经反射（咳嗽、呕吐、角膜反射）减弱，甚至对中枢和外周的伤害性刺激没有任何反应，则患者预后非常差，也应考虑手术治疗。

六、伴多发伤的重型颅脑损伤患者

随着战创伤中爆炸性伤害武器致伤机制的日益常见，包括严重脑损伤在内的多系统损伤与和平时期相比更为常见。爆炸伤通常是颅骨骨折、脑实质钝挫伤和爆炸碎片弹射伤的毁灭性的组合（图 24.1）。这些患者的典型表现可能是接受了气管插管、镇静药物和神经肌肉接头阻滞剂。因此，尝试从创伤现场获得第一个 GCS 评分来评估头部损伤是非常重要的。战场有 GCS 评分较低的患者，只要证实存在颅脑损伤，即使没有来得及做身体检查或没有 CT 检查结果，也极有可能发生了严重的颅脑损伤。即使有了 CT 扫描，患者也仍可能有无法识别的头部受伤。有时创伤外科或普通外科医师会花费大量的精力和时间来使患者伤情稳定，在这之后再去关注神经外科的问题，这往往导致患者的神经系统预后极差（见上文）。需要强调的是，患者的一些症状可能会被其他伤情所掩饰。像血压升高和心动过缓这种经典的 Cushing 反应可能无法在低血容量性创伤患者身上观察到。如果患者因为持续的出血导致血流动力学不稳定，那么复苏和评估应该在一开始就同时进行，以挽救患者的生命。一旦这种情况发生，颅脑损伤的救治应当像前面的场景一样实施。如果患者需要较长时间的外科手术干预，应当置入颅内压检测探头或脑室外引流以在外科手术过程中保持最佳状态的颅内压。但是由于空间有限，在普通外科手术过程中管理颅内压是相当困难的。如果术中颅内压难以控制地增高，应当考虑进行开颅去骨瓣减压手术，这一手术可与其他创伤手术同时进行。

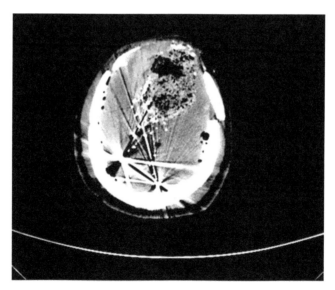

图 24.1　遭受路边炸弹袭击后的患者头部 CT。注意多发性颅骨骨折，弥漫性脑实质性损伤和水肿，以及由多处碎片弹射造成的脑实质损伤

七、置入 ICP 监测"探头"或脑室外引流（需要必备的套装设备）

总的来说，置入 ICP 监测探头（或称"螺栓"）比作脑室外引流容易。因为 ICP 探头就是一个简单的脑实质内传感器，不需要特别的定位。而脑室外引流（EVD）则相对来说用

处不大，除非你真能把它放入到脑室中。如果患者有明显的脑水肿或中线偏移，脑室可能很难穿刺到，这时就需要置入 ICP 探头。EVD 较 ICP 探头的优势主要在于其既可以用于测压，也可以用来降低颅内压。EVD 可以通过释放脑脊液来降低颅内高压。

八、术前准备

确保患者凝血功能正常。如果患者对头孢菌素不过敏，则给予 1g 头孢唑林静脉滴注。拿到手术套装和所需设备，并寻找一名助手。寻找一个小台子来放手术套装和设备。你所需要的是：①锥颅套装（锥颅套装是用来让你可以置入颅内压探头或脑室外引流装置的，套装中有 2 个锥颅钻头；如果置入 ICP 探头则用小的锥颅钻，大的锥颅钻是用来放置 EVD 的）；② ICP 设备（Codman）颅内压探头或 EVD 套装和引流袋。选择正确的手术侧，将颅内压探头和 EVD 置入于患者受伤一侧。如果不能根据体格检查结果或者 CT 来确定置入一侧，那么通常置入右侧半球（非优势侧）。标记患者头颅的中线，这将有助于避免你将设备置入错误位置。

九、患者标记

在消毒铺单前进行所有的标记工作。你需要站在患者的正后方。首先，在头颅的正中标记一条粗线。这是你最重要的标记。然后，确定置入 EVD 和 ICP 探头的置入点，其标准置入点是鼻根上 13cm 处，中线旁开 3cm，大概在冠状缝稍靠前的位置（图 24.2）。在非常小的孩子身上，进入点应该距离中线 3cm，在冠状缝前 1cm，这应该是可触摸到的。准备一个宽敞的区域显露你所标记的点和线，铺单时不要覆盖标记的点和中线。

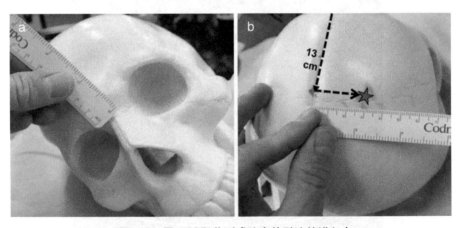

图 24.2　用于 ICP 监测或脑室外引流的进入点
（a）从鼻根开始测量（鼻梁）；（b）鼻根往上测量 13cm，然后距离中线 3cm 旁开找准进入点（红星所示）钻颅后置入导管

十、置入设备（ICP 探头）

使用套装包中的局部麻醉药物，在穿刺点周围进行皮下浸润麻醉。在套装包中的一个槽中倒入无菌生理盐水，用来对传感器探头进行校准。助手打开颅内压检测仪的开关。如使用小钻头，需先用小艾伦扳手去除铝质的"钻头保护头"。把钻头放入手钻里面。钻入头骨的"螺

栓"在螺纹部分有一个白色的塑料小圆圈，其作用为限制钻头钻入深度。只有在给儿童锥颅时（颅骨薄）才需要去除这个塑料小圆圈。瞄准你的标记点，直接刺入，不要担心出血。拿着钻头，直接垂直地刺穿头骨（图 24.3a）。这个钻头非常锋利，在钻隧道时不需要施加太大的向下的压力。当你感觉到钻头进入头骨时，旋转钻头几圈，它就会穿透颅骨内板。不用担心钻头刺进脑组织，因为使用的颅内压检测探头就是要插入脑组织中的。取出钻头，把脊髓穿刺针插入刚才你钻的洞里。如果针遇到颅骨而停止，那么你需要钻得更深一点。一旦穿刺针穿过颅骨，穿刺针将穿透硬脑膜和蛛网膜，然后你会看到血和脑脊液。把颅内压监测的塞子和电导线置入你刚才钻的洞里，用手指塞紧（图 24.3b）。

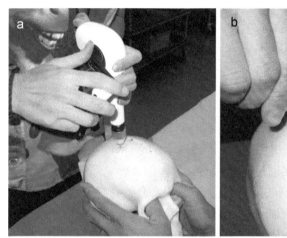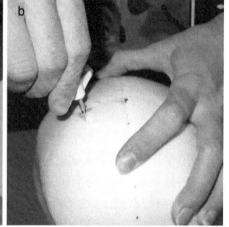

图 24.3　钻入颅骨内外板（a），将螺栓放入孔中，拧入直到手指感觉紧（b）

把电导线（尖的颅内压检测探头）小心地插入，不要打结扭曲（光纤很容易损坏）。助手应该握住插头的凹陷一端（非无菌）。你的 ICP 监测探头的末端有一个非常小的塑料螺丝，它需要面朝上，这样你就可以转动它来校准显示器归零。你将插入这个突出的终端（无菌），然后把远端的电导线放入无菌生理盐水中，然后助手按下显示器的校准按钮。颅内压监测仪上会出现一个数字，接下来需要拿起小塑料螺丝刀，把它打开，直到监测仪上显示的数字为零（图 24.4a）。

逆时针转动白色塑料旋钮 1/2 圈以松开螺栓，并用小金属棒完全通过螺栓，清除任何可能损坏传感器的骨头碎片，然后拔掉这个小金属棒。插入你刚刚校准过的颅内压探头直到出现双线，而后拧紧白色的有齿轮边的小帽子（图 24.4b）。看着监测仪显示器上的数字。如果数字特别高，说明探头顶在了蛛网膜上，或者有其他组织压迫引起了数字的假性升高。在这种情况下，旋松旋钮，把电线稍微向后拉，它应该能自由移动。确保监测仪上仍有波形，而后再次旋紧白色帽子，然后用固定装置固定住白色帽子，并用胶带固定。

十一、放置脑室外引流

基本上与上述 ICP 的程序相同，具有差异的部分如下。如果你的 CT 扫描结果提示患者的中线移位距离很大，这提示脑室外引流管将很难插入脑室，因此 ICP 监测是一种较好的选择。EVD 套件中通常没有螺栓。因此，要做一个直线切口，而不是刺一个小洞，使用小的

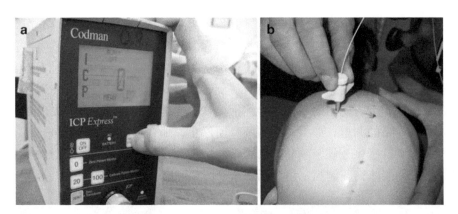

图 24.4 将探头末端置入生理盐水中，然后颅内压监测仪归零（a）；通过骨孔上的塞子插入监测探头并进入脑组织中（b）

自动撑开器来显露切口。做这个切口的目的是，当你把引流管插入脑室以后，在皮下可以做一个隧道，而后再从皮肤穿出来。使用大的钻头。一旦你钻穿了颅骨，可以继续把钻头向前转动几圈，同时保持同样的深度，以便从洞里取出头骨的小碎片。在钻孔成功以后，你需要将硬脑膜切一个大一点的洞，以便于 EVD 穿入。EVD 上的套管针本身就很适合用来切开硬脑膜（图 24.5a）。用套管针锋利的末端通过在颅骨上的洞，你会感觉到它穿透硬脑膜的突破感，然后你应该把它再推进 0.5cm，完全穿透硬脑膜。不要担心套管针穿进脑组织，记住，你下一步要推动一个大的硅橡胶导管通过大脑到达脑室。把金属的探针插入 EVD 中（图 24.5b）。将EVD 垂直于颅骨穿入。你会在 EVD 从颅骨表面进入 4 ~ 5cm 的时候感觉到"噗"的突破感。穿入深度不要超过 7cm；脑室外引流管标记的 5cm 深度应该在颅骨外表面。如果你感觉到突破感，一个手靠在颅骨上固定住 EVD 以保持正确的插入位置，另一手撤回内芯约 1cm，同时保持 EVD 的深度不变。这样就允许你轻轻地将 EVD 从颅骨表面送至你所预期的脑室，深度达到 6cm。这时你可能会看到脑脊液从内芯与 EVD 之间的间隙溢出，也许会混有少量的血。

佩戴着无菌手套的助手可以在下面的几步操作中提供很大的帮助。注意使 EVD 牢固地固定在颅骨表面，拿住套管针导管的近端，用它远端的锐性尖端在头皮下做一个隧道，从切口横向 3cm 远的地方穿出头皮，引出 EVD 的末端。将 EVD 与套管针之间的连接剪断。将Luer 锁适配器插入 EVD 中。在 EVD 穿出头皮的地方，以罗马结的方式缝合固定住 EVD，然后间断缝合切口。无菌辅料包扎固定切口。留置引流套装维持引流高度在耳上 10cm 的高度——这在颅内压增高的时候，可以引流脑脊液。ICP 读数可以每小时通过引流袋上的旋塞阀读取（不使用压力袋），首先将动脉压力传感器连接到旋塞阀，然后关闭传感器远端的引流系统数分钟即可测定。这样就可以直接测量脑脊液压力了，但是记得测量以后打开引流系统，以便继续引流。

十二、去骨瓣减压术的小窍门

只有外科手术医师才能做出是否执行这一手术操作的决定。与神经外科医师电话联系可能会获得关于手术适应证的有用信息，尤其因为你可以通过网络与他分享影像信息。将患者转移到神经外科医师处进行处理，始终是最好的选择，但开颅去骨瓣手术在伊拉克和阿富汗战场等紧急情况下，一般都是由普通外科医师开展的。钻孔探查术的应用非常有限。如果手

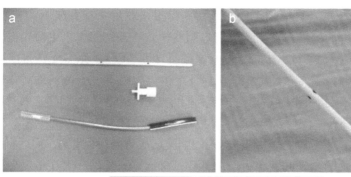

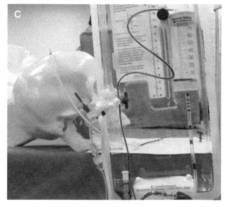

图 24.5　（a）EVD 导管（上）和尖端锋利的套管针（下）；（b）将内芯插入导管；（c）留置引流系统套件在外耳道旁边，维持高度高于耳 10cm 的水平

术要执行，你应该直接做单侧的去骨瓣减压术（选择哪一侧进行手术在前面讨论过，或根据 CT 确定哪一侧有占位效应或硬膜外、硬膜下血肿）。如果你无法确定持续出血的出血点，像急性硬膜外血肿、硬膜下血肿这类是无法通过钻孔解决的。通过直接进行最有效的外科干预，你将节省宝贵的时间并挽救患者的生命。现在我将描述一种基本的、有效的手术操作方法。

十三、术前准备

当你到达值班的医疗场所，应询问所需的基本手术设备的状况。你至少需要一个骨膜剥离器、一个带钻头的手摇钻、一套线锯、导板与手柄、一个 Leksell 咬骨钳、一把脑膜剪刀。确认患者凝血功能正常（这点非常重要）。配型、交叉配型和至少四个单位的红细胞悬液。如果患者对先锋霉素不过敏，给予 2g 头孢唑林。在不浪费必要时间的情况下，尽可能剃除患者所有的头发。站在患者的正后方以便于正确地观察头颅的体表标记点，标记头颅的正中线。一定要标记正确的正中线！这是你最重要的标记，一定要避免手术操作中靠近中线，以避免出现严重的问题（图 24.6）。触诊颧骨并进行标记。轻柔地做一个从中线发迹内延伸至耳廓前方 1cm 的颧骨的问号形切口标记（图 24.7）。在中线做皮肤切口，可以很容易地记住中线在哪里，并且在去骨瓣工作时远离中线。在患者开颅同侧的肩下垫一个肩垫以减少对颈部的拉伸，然后向对侧旋转头部以充分显露术区。如果患者伴有已知或可疑的颈椎骨折，摆体位时动作要轻柔一些并适当减少头部旋转角度，可考虑将颈圈放在颈部适当的位置。把头放在圈型枕上。当你摆好体位时，头部应该几乎是水平的，并且高于心脏的水平。充分扩大消毒和铺单的范围，不要担心耳朵出现在术区，这是一个很好的体表标记。从额部中线发际处先开始，全层切开头皮，直接切至颅骨。切到哪里，就用头皮夹夹住头皮边缘以止血。当你切到颞肌时，切开颞肌的切口应与头皮切口画线一致，并使用单极电凝止血。将皮肌瓣向前外侧牵开，沿着整个皮瓣下方分离颅骨表面颞肌（图 24.8）。你需要显露至颧弓后根和眼眶后缘。骨瓣周围钻洞之前，先标记中线，保证至少离中线 2 ~ 3cm 的地方再进行开骨瓣（图 24.9a）。随着皮肤切口延伸到中线，你将能看到和触及矢状缝（中线），皮肤边缘也是一个中线的标志。标记每处钻孔的部位（6 ~ 7 个孔应该是足够的），然后钻孔（图 24.9）。用手指将骨蜡涂抹于骨缘止血。使用 3 号大小剥离器把硬脑膜从颅骨内板上剥离。而后将线锯导板从一个骨孔的颅骨内板与硬脑膜之间穿至另一个骨孔，将线锯一端的环套在线锯导板的小钩子

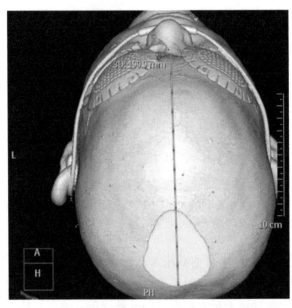

图 24.6　清晰地从鼻根到枕部标记中线

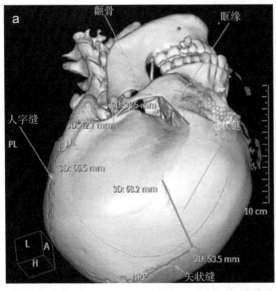
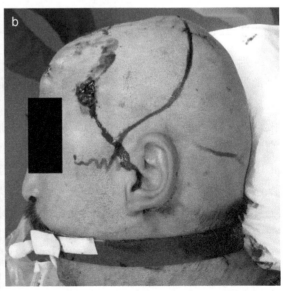

图 24.7　手术计划的头皮切口是一个较为圆钝的曲线（问号或反问号），从发际前的中线开始至耳屏前方 1cm 的颧弓。（a）手术医师的视角和（b）侧位视角

上，然后拉回线锯，这样线锯就连接了两个骨孔。把线锯导板放在一边，将线锯的把手套在线锯两端的环上，两手往复拉线锯，避免线锯打结扭曲，从而锯开骨孔之间的颅骨。每锯一次就要换一个新的线锯使用。如果你不能顺着这个方向顺利地从骨孔穿出线锯，那么换个方向，从另一个骨孔穿过来。当骨瓣已经完全锯开，用骨膜剥离器将骨瓣翘起来，逐渐游离剥离硬脑膜与骨瓣之间的粘连（图 24.10）。从术区去除骨瓣。一般来说不需要置入骨瓣（有的建议保留骨瓣在腹部做的一个皮下囊袋中，以便日后再次置入回硬膜外。）使用 Leksell 咬骨钳去除颞骨鳞部，就是颧弓上方的那部分颅骨。这样可以给颞叶充分减压，从而减少颞叶钩回疝的发生。

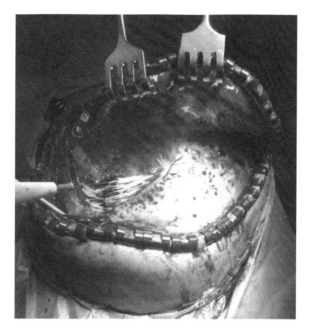

图 24.8 提起皮瓣而后分离颞肌与颅骨的附着，显露下面的颅骨

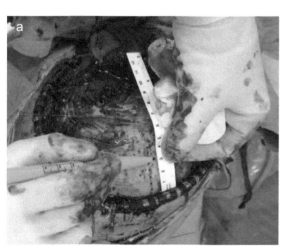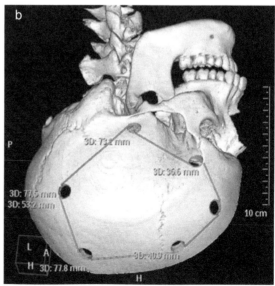

图 24.9 预计要去除的骨瓣，确保始终保持至少离中线 3cm（a）。标记 5 ～ 6 个等间距的骨孔（b）

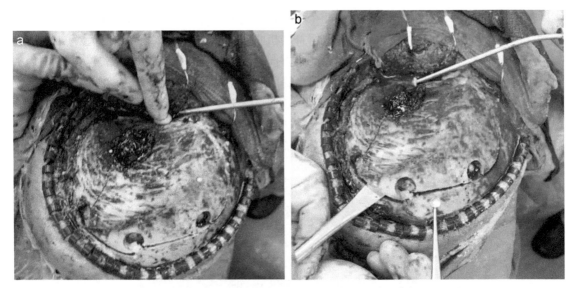

图 24.10 （a）完成钻孔，用骨蜡控制脑膜中动脉的出血；（b）将钻孔间的骨质用线锯锯开，然后用骨膜剥离器游离骨瓣和硬脑膜的粘连

你下一步是打开硬脑膜。最好使用 Adson 组织镊（带小齿的脑膜镊）和锋利的 15 号刀片（图 24.11a）。首先在硬脑膜上切一个 1cm 长的直线切口（只切开硬脑膜外层，内层仍保留），用脑膜镊夹起硬脑膜缘，然后再用刀片切开脑膜内层组织，直到看见脑脊液流出。脑组织可能会被损伤，尤其是脑组织发生明显水肿的时候。然后夹起硬脑膜缘，按照标记的问号形状切开硬脑膜，但是比骨瓣的形状略小一圈，留着颞部的硬脑膜，不要完全切断，注意远离中线（图 24.11b）。如果可以看见大血管有活动性出血，使用双极电凝止血，或者使用钛夹夹闭出血点。然后去骨瓣减压术就完成了（图 24.12）。你现在可以直接置入 ICP 监测探头或直接插入 EVD。从 ICP 套装中取出电导线，用 14 号套管针从中线附近靠近冠状缝的皮瓣内侧

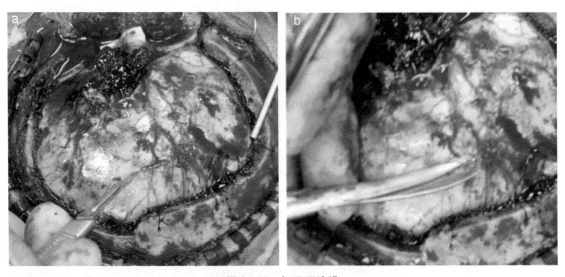

图 24.11 打开硬脑膜
（a）用尖刀切一个小口；（b）沿着骨缘内剪开硬脑膜

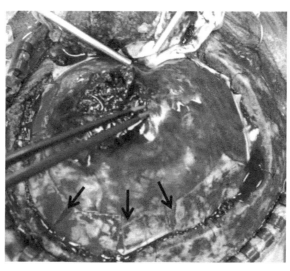

图 24.12　额外放射状剪开硬脑膜（箭头所示）提供更多的减压范围。使用双极电凝和局部止血材料控制脑实质的出血

穿出到皮瓣外，然后抽出内芯，把颅内压监测探头从套管中穿入皮瓣内，而后取出套管针的套管，对探头进行归零校准，然后把它放到脑表面，步骤如前所述。探头放置的部位没有特殊要求，但是要靠近中线，不能活动的头皮切口部分可以避免探头在关闭切口的过程中发生移位。可以使用冠状缝合作为标志以保持探头前向放置，从而避免影响皮质运动区。

对于关闭切口，如果你有硬脑膜替代材料（Duragen 或其他相似材料），无须缝合，只需将替代材料简单地铺在显露的脑组织外面即可。如果没有，可以将明胶海绵片压扁后放置（图 24.13）。另一个选择是使用阔筋膜，前提是有人帮你及时游离出阔筋膜。在硬脑膜切开区域放一根 7mm J-P 引流管并另在切口外戳一个小孔，从皮下引出。使用 2-0 缝线间断缝合帽状腱膜（CT-1 针的效果较好），然后用外科钉钉皮。头部包扎要松一点，患者在 ICU 按照术后 ICP 管理流程监控管理颅内压。

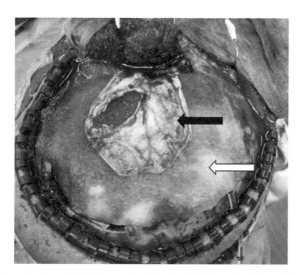

图 24.13　皮肤闭合前重建硬脑膜。压缩的明胶海绵片（白色箭头所示）是用来覆盖裸露的大脑。黑色箭头显示收缩的硬脑膜边缘

十四、小结

严重的脑损伤是战创伤中可能见到的最具破坏性和最常见的伤害之一。要学会放弃，如果患者已无存活的可能，那么你能做的最好的事情就是发现它，然后把你的时间和资源用在其他地方（图24.14）。记住对神经元而言，时间就是生命，在"黄金时间"对患者的处理决定着患者的预后是康复还是遗留严重的残疾甚至死亡。作为一名普通外科医师，在一个严峻的环境中你应该熟悉基础神经外科学。这里概述的技术，可能帮助你在最危急的时刻体现外科医师的价值。

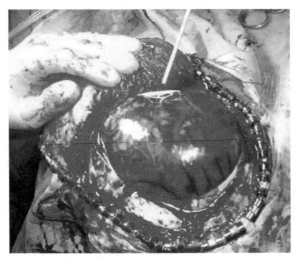

图 24.14　伴有大血肿和明显脑水肿的患者，尽管做了去骨瓣减压术，仍无法存活

（张　鹏　王俊男　吴　曦　王志农）

第 25 章

脊柱损伤

Matthew Martin and Richard C. Rooney

概要框

1. 在前线手术室，脊柱外科资源有限，所以你很可能成为脊柱外科医师。
2. 很难有方法改善或恶化战伤中的急性脊髓损伤。
3. 不要太相信"脊椎预防措施"，尽你所能减轻患者的伤害。
4. 快速彻底的神经系统检查是区分完全和不完全脊髓损伤的关键。
5. 如果有任何关于脊柱或椎管伤口的问题，冲洗并覆盖伤口。
6. 冲洗、清创和应用广谱抗生素是伤口管理成功的关键。
7. 类固醇类在穿透性脊柱损伤中几乎没有作用，在战时更少使用。
8. 像治疗脑损伤一样治疗脊髓损伤，注意避免低血压和缺氧。
9. 不要忽视气道！特别是高颈椎损伤患者。延迟性呼吸困难常见，失代偿比较常见，因此应预判和插管（通常在转运患者前）。
10. 战时也会发生钝性脊柱伤——爆炸和车辆事故时应充分利用 CT 扫描。

外科专家比流程更聪明。

Charles Abernathy，1941—1994

你数周前抵达了手术室，第一次大规模伤亡事件患者正在急诊科接受治疗。除了你穿的制服和你的急诊室是帐篷外，它看起来很像一个平民创伤事件。多数患者有出血和呻吟，几乎所有患者躺在脊柱板上或佩戴颈托。一名患者胸部、颈部和面部有多处伤口，伴呼吸困难，颈部正在出血，但没有人会去清理伤口或移动患者，因为担心违反"脊髓预防措施"。很快，经验丰富的分诊医师到达并直接去除颈托，并让患者坐起来评估颈部伤口。神奇的是，患者脊髓完整和神经功能正常并存活下来。

在我们开始讨论如何在战斗环境中管理脊柱损伤之前，了解其流行病学和现有治疗的局限性至关重要。这些患者大多数是穿透伤，或者钝性伤和穿透伤的组合，这意味着不论他们伴或不伴有神经损伤，多数在到达医疗机构前就已经死亡。采用或不采用"脊髓预防措施"将几乎没有任何影响。没有运动损伤但是非常不稳定的脊柱损伤患者，去除颈托和转动头部时，突然发生疼痛并导致瘫痪的情况是非常罕见的，所以当你面对真实和目前存在损伤的患者时不应该考虑这些。这可能有些异议，但不要让"脊髓预防措施"阻止你做需要做的事情来救治患者。

另一个需要注意的是在战斗环境中几乎没有脊柱突发事件。除了脊髓损伤影响气道（颈椎）或血流动力学（神经源性休克）外，几乎所有其他损伤都应该事先评估和管理。在剖腹手术或其他手术之前，不需要脊柱急诊影像学检查，保持患者固定，直到可以安全评估脊柱。即使遇到罕见的脊髓紧急情况之一，如需要手术减压的脊髓压迫逐渐恶化的患者，你的工作将是稳定并将患者转移至脊柱外科医师。

一、评估脊髓损伤

绝大多数战伤由爆炸或枪伤造成。不过考虑到大多数人胸部有装备保护，现代战斗中的穿刺脊柱损伤相当罕见。大多数脊柱损伤往往发生在不常穿着装备的平民和士兵身上。但是，在战区也会发生爆炸和车辆事故，这些可能导致平民受到钝性脊柱损伤，进而导致脊髓损伤。主要的区别是，战区内通常不会及时碰到脊柱外科医师，所以最好让自己成为一名脊柱外科专家。幸运的是，任何对此有兴趣者都可以提供99%的必要的早期管理。

重要的是要意识到任何脊髓损伤后神经功能预后都很不好。尽管如此，完全性和不完全性脊髓损伤的区别应该是不完全损伤的患者可能从手术干预中获益，如减压性椎板切除术或去除压迫脊髓的骨碎片。虽然这是一个身体检查技能，但却是评估中最重要因素的医学领域，所以医师应该有一个良好的基础脊柱检查技能。"完全性"损伤是指低于损伤节段水平的功能全部丢失。"不完全性"损伤是指损伤节段水平以下功能部分丢失。损伤后骶神经根保留可能意味着残留有肛门括约肌功能或大足趾的轻微运动或感觉功能，这表明损伤是不完全性的，预后较好。

非穿透性创伤更可能产生不完全的损伤，高能量穿透性创伤将更多地产生"完全性"损伤。由于区分完全和不完全性的脊髓损伤是一项关键任务，重要的是学习执行快速而彻底的神经系统检查。这种检查在紧张的创伤救治初期经常被忽视。该检查有很多不同的方式，但要点是除了全身神经功能障碍检测（格拉斯哥昏迷量表和瞳孔检查）外，患者的二次评估还应包括上肢肌肉和下肢肌肉的强度测试，直肠指检肛门括约肌张力和感觉（图25.1）。如果四肢没有局部损伤，上肢和下肢不是每个肌肉群都必须进行测试。例如，如果患者能够屈曲并伸展三角肌（C_5）、伸展手指（手指屈曲和手的内在肌肉，如 C_8/T_1），那么说明手臂内神经血管等的完整性。同样，下肢肌群可以快速、简易地测试（膝伸展，如 L_2/L_3；大足趾伸展，如 L_5 或踝背屈，如 S_1/S_2），如果没有任何其他症状则可认为未受伤。上肢和下肢及左右侧都应进行测试，因为某些综合征可能导致"跨越"或出现单侧缺陷（如中枢性脊髓综合征、脊髓半切综合征）。

对于那些抱怨神经功能缺陷或已经瘫痪的患者，这种测试可能变得更具挑战性。了解每个脊髓水平调节哪一组肌肉及对远端脊髓水平（包括直肠指检）的神经功能进行更全面的检查可以帮助确定不完全损伤患者，他们可能受益于紧急的手术干预。此外，这样的检查可能有助于确定可能的损伤位置，以便更好地固定和预防神经系统缺损的医源性延伸。注意，存在脊髓休克时，无法确定损伤是完全性还是不完全性。等待24～48h后直到休克期结束，然后重复全面评估。

检查应该注意脊髓损伤的几个关键因素及脊柱外科医师想了解哪些。识别并记录运动和感觉损伤的水平（图25.2），应如下所述确定有无脊髓休克。最后，应将损伤评估为完全性或不完全性脊髓损伤（无脊髓休克）。通过将这些简单的检查结果与解剖成像结果（CT扫描）

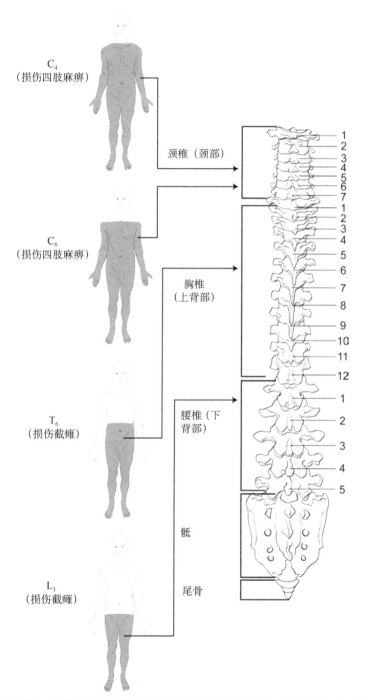

图 25.1　不同程度的脊髓损伤相关的肌肉麻痹程度。受伤 C_7 以上通常会导致四肢麻痹，而 C_7 以下的伤害会导致截瘫

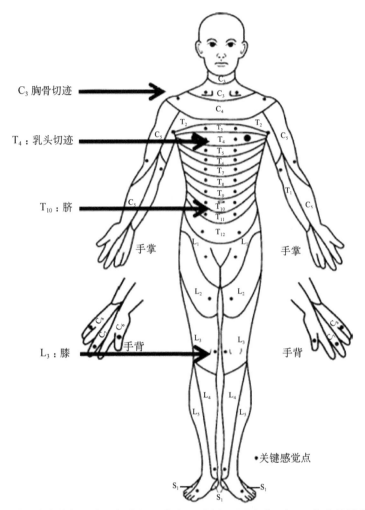

图 25.2　感觉皮肤图和关键感觉的解剖水平标志物。应该识别和记录最低级别，具有完整触觉和针刺的感觉

相结合，脊柱外科医师可以立即提出建议并制订治疗计划。美国脊髓损伤协会（ASIA）开发的评分表提供了关于执行和记录运动与感觉检查所需的所有信息（图 25.3）。

二、休克：脊髓休克与神经源性休克

这是一个经常遇见的考试题目，但令人惊讶的是，有多少医师继续混淆或误解这些概念。神经源性休克是脊髓损伤后血流动力学后果，其典型特征为心动过缓和低血压。颈椎和高位胸椎损伤通常是由于交感神经刺激心脏（心动过缓）和下身血管舒张（低血压）丧失。这是创伤的一种情况，需要立即升压，并尽快恢复平均动脉压。

脊髓休克是低于损伤水平的反射完全丧失，包括单突触通路。如果存在脊髓休克，这意味着你还不知道功能恢复多少。因此，不得不等到脊髓休克期结束才能判断。如果脊髓休克不存在或已经解决了，那么当时患者有什么神经功能缺陷可能是永久性的。所以对于有瘫痪者来说，脊髓休克实际上是比较好的情况，因为它有功能恢复的希望。诊断脊柱震荡应检查球囊海绵体和（或）睾丸反射（图 25.4）。如果不存在，则患者处于脊髓休克状态，当反射存在时，休克期已经结束。

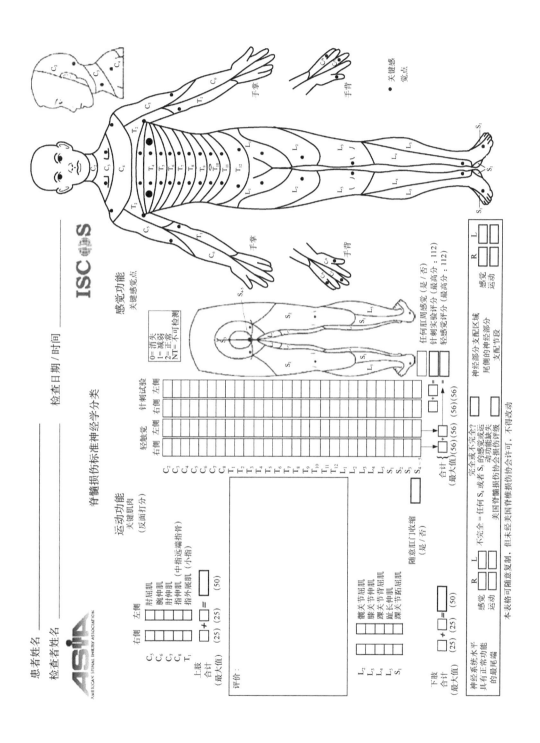

肌力评分
0 全瘫
1 可触及肌肉收缩
2 可主动活动关节，不能对抗引力
3 可对抗引力行全关节主动活动
4 主动运动，可对抗重力和部分阻力进行全程运动
5 主动运动，可对抗重力和正常阻力进行全程运动
5* 如果不存在可识别的抑制因素，则在检查者的判断中，能够发挥足够的抵抗力被认为是正常的

NT 不可测试。由于固定、疼痛或痉挛等因素而不能可靠地发挥作用或不能进行测试肌肉的患者

ASIA IMPAIRMENT SCALE

□ A = 完全：骶 S_4 ~ S_5 中不保留运动或感觉功能

□ B = 不完全：神经系统水平以下感觉（非运动）功能保留，包括骶骨段 S_4 ~ S_5

□ C = 不完整：神经系统水平以下运动功能保持，超过半数的神经系统水平以下的肌肉肌力等级小于 3

□ D = 不完整：运动功能保持在神经系统水平以下，神经系统水平以下的至少一半关键肌力等级为 3 以上

□ E = 正常：运动及感觉功能正常

临床综合征（可选）
□ 脊髓中心压迫综合征
□ 脊髓半横断综合征
□ 脊髓前角综合征
□ 脊髓圆锥综合征
□ 马尾综合征

分类步骤
建议对脊髓损伤的患者采取如下步骤进行评分

1. 确定左侧和右侧的感觉水平

2. 确定左侧和右侧的运动水平，假定运动水平与感觉水平相同
注意：在没有肌力测试的区域，

3. 确定单一神经系统水平
这是运动和感官功能两侧均为正常的最低节段，是步骤 1 和 2 中确定的感觉和运动水平的最头端

4. 确定损伤是完全还是不完全（骶段保留）
如果自愿肛门收缩＝否，所有 S_{4-5} 感觉评分＝0，任何肛门感觉＝否，则伤者完全。否则伤者不完全

5. 确定 ASIA 损伤评级水平
如果是 AIS=A Record ZPP [ZPP 评分记录两侧的皮区或者肌节中有功能保留的最低评分（非零分）]

如果不 AIS = B
（是＝在指定一侧的运动平面下，患者肛周收缩或运动功能评分在 3 以上）

损伤是否完全？
是
运动损伤是否不完全？
是

神经学水平以下的关键肌肉（单侧）的肌力至少一半是 3 级还是以上？
否 → AIS=C
是 → AIS=D

如果所有节段的感觉和运动功能正常，AIS=E
注意：当具有脊髓损伤病史的患者恢复正常功能时，AIE E 用于随访测试。如果在初次测试没有发现缺陷，则患者在神经学上无病变，ASIA 损伤评级不适用

图 25.3 美国脊髓损伤协会（ASIA）脊髓损伤评估和评分表（经 Kirshblum 等许可，生理学和康复回顾中"脊髓损伤"，Demos Publishing，2004）

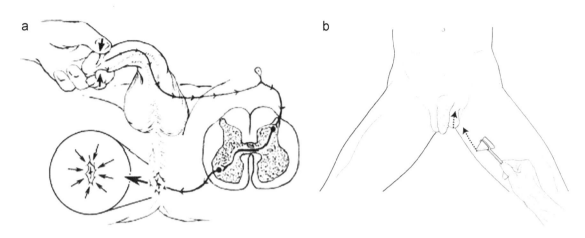

图 25.4 （a）通过拉动阴茎轴（或 Foley 导尿管）并观察肛门括约肌的反射收缩来测试球囊海绵体反射；（b）通过刺激内侧大腿进行提睾反应测试，应引起同侧睾丸的收缩 [图 a 经授权引自 Kirshblum et al.，"Spinal Cord Injuries" in Physical Medicine and Rehabilitation Board Reriew（S. Cuccurullo editor），Demos Publishing 2004.]

三、类固醇激素

在战场手术，类固醇激素几乎没有作用。值得注意的是类固醇激素相关的并发症常见，且神经系统恢复可疑，关于使用的所有文献都是钝性伤，没有其他相关的损伤。不过看到这样的患者可能性也非常低。类固醇在许多部署环境中使用的可能性很低。一般情况下，除非有特殊情况表明有用，否则不予使用。这主要是用于具有神经功能缺损、中枢性综合征（见下文）的标准钝性伤患者，或者需暂时处理进行性神经功能缺损的患者进行手术减压。

在极少数情况下，患者应用类固醇激素，标准方案为 30mg/kg 甲泼尼龙，然后静脉滴注 5.4mg/（kg·h）。如果患者在损伤 3h 内持续使用 24h；如果损伤在 3 ~ 8h，则持续使用 48h；如果受伤时间大于 8h，则无数据支持使用。注意预防应激性胃炎和消化性溃疡。

四、闭合性脊柱损伤处理

闭合脊柱损伤处理是简单的脊柱损伤预防和伤口清理。同时不能忽略神经源性休克，若找不出其他病因，则认为是出血引起的初始低血压。神经源性休克可能表现为对液体复苏反应不良但对升压药立即做出反应的低血压。通常在单纯性神经源性休克中，没有相关的心动过速，四肢可能是温暖和干燥而不是冷和湿润，并且通常患者具有明显的颈部脊髓损伤。确保低血压不是由出血引起后，治疗包括限制液体入量和灵活使用加压药物。常使用纯粹的血管收缩剂如去氧肾上腺素，但是在多创伤患者或伴有心动过缓的患者中，较为均衡的加压剂如去甲肾上腺素是更好的选择。

保持患者脊柱固定，但这并不意味着平躺和静止不动。只要平躺，就可以将这些患者置于 30°以上坐位，如果没有插管，则可以进行肺部灌洗。确保充分的疼痛控制以最大化潮气量。因为胃肠麻痹经常伴有截瘫或四肢瘫的脊髓损伤，所以胃肠减压适应证较广。同样的，患者也常伴膀胱功能障碍，所以应该提前放置导尿管。开始压力点的管理，并立即为瘫痪患者进行填充和频繁的重新定位。不要忘记这些损伤的心理和情感方面，特别是年轻士兵。由创伤导致的身体功能的丧失可引起几乎一模一样的抑郁症和悲伤，需要一个心理健康专家和（或）牧师帮助他们处理这些事情。

五、开放性脊柱损伤

开放性脊柱损伤的处理方法与闭合性脊柱损伤的处理方法没有太大差异，即使在开放性椎体骨折的患者中也是如此。创伤必须像任何开放伤口一样，即冲洗、清创和早期应用抗生素。抗生素的选择一般与开放性肢端骨折患者相同。患有相关肠损伤的患者，特别是如果这些损伤与脊柱损伤相关，可能需要更广泛地应用抗生素。上述情况源于从脊柱穿入腹部或穿过腹部进入脊柱的穿透伤口。这种损伤显然需要多学科护理（普外科医师加神经外科医师或脊柱外科医师）。

穿透伤需要解决腹部和后侧伤口。首先要做到哪一件事情可能并不重要，但是你必须冲洗这2个伤口。后部伤口可以将患者倾斜或处于侧面位置来冲洗。硬膜渗漏没有太好的办法。大量透明液体浸透敷料时可能才会发现，或者可以注意伤口手术清创期间泄漏的脑脊液。对于大多数患者来说，需要包扎伤口，提前放置引流，并根据需要更换敷料。在完全脊髓横断的患者中，结扎损伤水平的硬膜囊和脊髓已被用于控制泄漏，并且可能在损伤水平以下神经功能不可能恢复时考虑使用。更复杂的修复可能需要神经外科或矫形脊柱专业知识，并可能涉及硬脑膜闭合，也可能通过更高级别护理下的脑脊液引流。

六、A 是气道

除了在本书其他地方广泛讨论的创伤患者气道管理的常见问题之外，恰当的气道管理对于颈椎病患者尤其重要。大多数高位颈髓损伤的患者会出现四肢麻痹和呼吸窘迫并急需插管。下颈椎损伤（$C_5 \sim C_7$）令人难以忍受，由于持续浅呼吸的能力，经常出现明显的呼吸窘迫。警惕这些患者出现上述症状，因为数据显示，高于50%的人将逐渐失代偿并需要延迟紧急干预。这可能导致由缺氧引起的继发性脊髓损伤和在紧急插管操作时的创伤。

在战斗环境中，你常不会对这些患者有严密和长时间的观察，或者你可能需要在到达后将患者放在医疗后送系统中。在数小时到数天的时间里，浅呼吸将导致进行性肺不张、肺实变或肺炎，最后是急性缺氧性失代偿。在这种情况下隐匿的气道萎陷是严重有害的甚至是致命的，所以应该提前预防。在初始治疗或转入医疗后送系统之前，气管插管适应证应放宽。提示早期插管的因素包括更高节段损伤（高于C_5）、完全性瘫痪、相关损伤（特别是胸壁或胸内）的存在及胸部 X 线片显示的低肺容积。如果有条件测量和监测肺活量，那么这可能是诊断患者呼吸衰竭的有效辅助手段。

现在你已经确定了气管插管的适应证，那么关于气道的最后一个问题是如何插管。目前已有很多关于患有颈椎损伤的患者插管的各种方法的介绍，以及它们如何影响脊柱活动度。目前大多数伤害已经得到充分的描述，插管方式几乎没有影响。然而，你应该始终遵循在插管过程中尽量减少脊柱过度活动的基本原则。如果有条件可用纤维光纤插管，因为其较为安全并避免过度脊柱活动。如果正在进行喉镜检查，那么在手术过程中嘱助手使患者保持纵轴固定(和头部牵引)。最后，可以采用外科手术建立气道，并且患者可能需要长期机械通气和(或)肺部灌洗。

七、脊柱固定和脊柱稳定性

脊柱是一个非常稳固的结构，只有当多重结构的重大破坏时才导致脊柱不稳定。与穿透机制相比，钝性脊髓损伤更可能破坏多个区域，导致脊柱不稳定，因此孤立弹道创伤很少使脊柱不稳定。脊柱的稳定性主要取决于 3 个区域或脊柱前部、中部、后部的完整性（图 25.5）。前柱包括大部分椎体和前纵韧带。中间柱是后椎体和后纵韧带。后柱是棘突和黄韧带/棘间韧带。如果这 3 个韧带结构中的 2 个被破坏，那么可能造成脊柱不稳定。导致不稳定的其他损伤包括椎体高度减少大于 50%的压缩性骨折及 II 型或III型齿状骨折（图 25.6）。

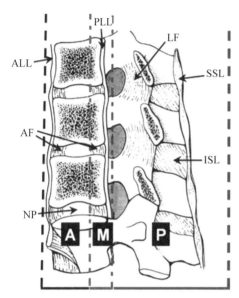

图 25.5　脊柱损伤三柱模型。主韧带对照柱是前柱的前纵韧带（ALL）、中间柱的后纵韧带（PLL）和后柱的韧带（ISL、SSL）和棘突 [经 Nadalo 和 Moody 允 许 引 自 Lumbar Spine Trauma in Emedicine Specialties（http：//emedicine. medscape.com/article/398102），Medscape 2010]

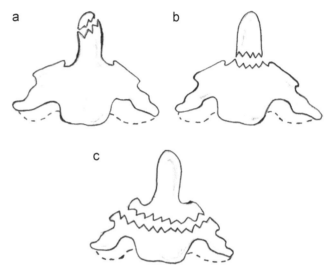

图 25.6　齿状突骨折

（a） I 型仅涉及齿状突尖端且通常稳定，但可能伴有寰枢椎脱位；（b） II 型涉及齿状突的根部骨折；（c）III型涉及 C_2 椎体 [经 Davenport, M. Fracture 允许引自 Cervical Spine in Emedicine Emergency Medicine（http：//emedicine.medscape.com/article/824380），Medscape 2009]

八、脊髓综合征

创伤性脊髓损伤的介绍通常是非常简单的，且常伴随低于损伤水平的完全性神经缺陷。然而，有几种脊髓综合征涉及具有更多变化和微妙表现的单纯性损伤。如果你不进行彻底的神经系统检查并将其视为个人差异，则可能容易错过或误诊。表 25.1 回顾了你可能遇到的常见脊柱综合征的病因、诊断和治疗。对于确定的神经损伤有相应的治疗措施，其旨在对症治疗和减少疼痛。然而，对于任何患有进行性恶化的神经功能缺损的患者，应首先与脊柱外科医师会诊以椎管减压。谨记，脊椎就像心脏：神经元＝时间，它们不会再长出来。

表 25.1 脊髓综合征

综合征	病因	检查指征	治疗
脊髓中心压迫综合征	由过屈或过伸引起，常见于老年椎管狭窄患者，是最常见的综合征	上肢运动功能减弱大于下肢（伴有骶骨感觉功能保留）	无证据证明长期固定有改善效果 类固醇药物的使用可能对理疗和恢复有益
脊髓半横断综合征	脊髓半横断，多见于枪伤和刀伤	患侧轻度运动和本体感觉丧失；对侧的疼痛和温度感觉丧失	不稳时稳定脊柱 类固醇使用 理疗
脊髓前角综合征	脊髓前角 2/3 损伤，常为直接损伤或动脉损伤造成的缺血	运动功能和痛温觉丧失，本体觉和轻触觉保留	预后最差，肌肉功能恢复概率较低 理疗，职业治疗法
脊髓圆锥综合征	骶索和腰神经根损伤，上腰椎（L_1）骨折，椎间盘突出症，肿瘤	肠、膀胱和性功能障碍及反射消失，腿部运动功能正常，球海绵体存在高病变	急诊手术减压 类固醇使用 GM1 神经节苷脂（100mg）静脉注射 肠道及膀胱功能锻炼
马尾综合征	腰椎骶骨神经根损伤，腰椎（L_2 或更低）或骶骨骨折，骨盆骨折，椎间盘突出症，肿瘤	无力或松弛性腿部麻痹，高位残肠，膀胱球海绵体肌反射消失	急诊手术减压 类固醇使用 GM1 神经节苷脂（100mg）静脉注射 肠道及膀胱功能锻炼

九、不需脊柱医师会诊

你或许过去习惯于咨询脊柱医师任何涉及脊柱的创伤事件。除了疼痛控制之外，还有多种类型的骨损伤不需要任何干预或进一步的评估。这些包括单个或多个横向骨折、棘突骨折、小楔形骨折（＜ 25%的高度减少）、骨赘骨折或粉碎性骨折。你遇到的最常见的是棘突和横向骨折。如果神经系统检查正常，那么这些都应该适当地控制疼痛、物理治疗和颈托（颈部）或支撑腰带（胸腰段）治疗以使患者舒适。你可以并应该根据患者所受创伤在可行范围内进行行走锻炼。

十、小结

任何创伤导致的脊柱损伤或脊髓损伤对患者的影响可能从轻微的不便到灾难性瘫痪，不幸的是，这些在战争创伤中经常出现。尽管我们已经说过，大部分的损伤发生即不可逆转，但是旨在治疗和预防继发性损伤的良好基础护理可能会对患者预后产生重大的影响。每个医师都应该能够进行快速而彻底的神经系统检查，并了解重大检查发现（如脊髓休克）的影响。你不必成为训练有素的脊柱外科医师去提供高质量和有效的脊柱损伤救治，但是你即便不能治愈它们，你的所作所为也许代表着一个完全依赖别人的患者和独立生活的患者之间的差异。

（王　哲　胡学昱）

第 26 章

颌面、眼和耳损伤

Tate L. Viehweg

概要框

1. 采取任何必要的方式建立明确的气道，建立后应确保气道通畅。

2. 具有自主呼吸的患者很少通过开放气道获益，除非特殊情况否则不建议实施。

3. 颈部战伤可能危及生命，通常需行颈部探查术。

4. 要警惕眼球出现固定或变形，此为紧急情况需要急诊行外眦切开术。

5. 检查双耳及鼓膜，最常见的爆炸伤是鼓膜破裂。

6. 在关注速度和效果的同时，不要忘了面部伤口的基本美学。

7. 颌面部 CT 检查可在完成初诊或通过其他手术使患者病情趋于平稳后进行。

8. 在手术室内仔细探查每一处伤口，清洁伤口可行一期缝合（仅占少数），污染伤口采用敷料填塞（多数如此）。

9. 适应，具体情况具体分析，克服。遇有挑战性的案例积极寻求同事的帮助和建议。

人体是一件艺术品，处理它娇嫩的组织需要艺术性。

Berkeley Moynihan，1865—1936

一、入门

在战争中头颈部创伤比较常见，在伊拉克和阿富汗战争中约占所有创伤的 30%。在治疗时，百分率对于外科医师或患者而言没有实际意义，无论医师还是接受治疗的患者都是 100%。穿透伤是日常处理的常见内容，钝挫伤也没有少到可完全不考虑的程度。目前最常见的损伤是爆炸伤，它可以合并两种创伤，即钝挫伤和穿透伤，有时还需要考虑一些烧伤的存在。不管是什么致伤机制，都要坚持和运用好伤口管理的基本原则。

在战场环境下，单一的头部、颌面和颈部创伤比较罕见，它们通常合并存在而危及生命。在战争环境中常见的严重颈部、颌面部和颅脑损伤的三联征推动了综合性头颈部医疗小组的发展。这些医疗小组包括神经外科、耳鼻喉科、口腔颌面外科和眼科医师，他们共同构成医疗单元。这种多系统医疗单元还提供了与其他相关外科医师协同工作的难得机遇，至少包括普通外科、整形外科、血管外科和心胸外科等专业。就职业角度而言，这是一个针对头颈外科领域的能够与其他专业学习技术、分享知识和见解的难得机遇。

撕脱伤和碎片伤、穿透和贯通伤，以及钝性伤常同时出现，给头颈外科医师提出了独特难得的诊断与外科手术的挑战（图 26.1）。当我说"头颈外科医师"时，我指的是你。如果你幸运地与一位训练有素的耳鼻喉专家或口腔颌面外科专家在一起，那真是要祝贺你。否则，你将作为头颈外科专家，需要为可以想象的最严重损伤做出初期决策。

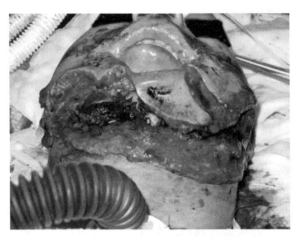

图 26.1　典型的合并撕脱、粉碎和烧伤的颌面部战伤

二、基础：气道

可能你已对听到"气道优先"感到厌倦，但没有什么比在一张被炸开的脸上为维持气道而努力更困难。如果气道受到损害，在建立一个明确的安全气道前，别的操作都无关紧要。可能需要在现场进行紧急插管。任何行气管插管的患者，无论经鼻插管还是经口插管，都存在管腔移位的风险。经鼻气管内插管可用规格为 2.0 的尼龙缝线绕管数周并快速通过鼻中隔进行固定；经口气管内插管时可采用 24 号牙齿结扎丝将管腔与相邻牙齿进行缝合或固定，这些缝合和拴接技术可以替代环管粘贴固定技术，尤其对于严重烧伤患者，这些技术更有利于保护面部周围组织。如果患者预期病程中包括在 ICU 长期留观、护理流程需要反复挪动患者、预计多次手术处置、严重的面中部或全面部骨折，基于这些考虑应实施气管切开术。后者有助于确保气道安全，降低气道损害和移位的风险。如果急救现场必须行环甲膜切开术，此时应转为正规的气管切开术。

大多数情况下会在急诊室遇到还没有建立明确气道的患者，此时必须快速确定是否需要建立气道及其种类。新手最大的错误之一是仅根据伤口的大体外观，而不对气道进行评估就立即进行插管。一个患者如没有出现呼吸窘迫，可吸氧维持，没有必要建立气道，因为呼吸情况很难通过手术得到明显改善，但肯定会由于医师的草率决定而导致进一步恶化。如果呼吸相对稳定而不存在危险的，可以检查颈部和面部伤口，制订治疗方案。如果气道受到任何损害，必须迅速决定气管插管或气管切开。通常情况下，紧急气管插管足以使患者稳定下来并做进一步评估。但是，请牢记药物瘫痪能使一个完好的气道变得完全阻塞。在实施插管时要预计到这个困难，准备好手术刀以备气管切开。在经过初步的综合评估后，如决定实施紧急气管切开，尽量在手术室这种更安全可控的环境中进行。

紧急气管切开推荐采用 Bjork 术式，它包括常规方式对颈部的分层解剖，倒 U 形切口切开气管以便于插入气管（图 26.2）。在进行倒 U 形切口之前，采用 3.0 尼龙缝线固定气管瓣，

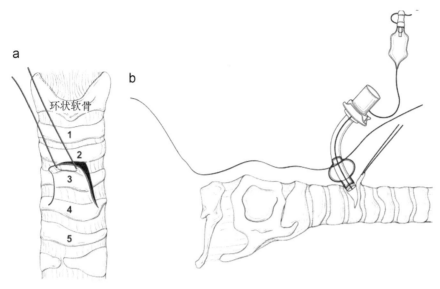

图 26.2 改良式 Bjork 瓣气管切开技术

注意避免在气管袖口处形成穿孔。取出缝合针后，沿气管行倒 U 形切口时将气管壁上尼龙缝线向前方牵引，将气管导管越过气管瓣插入气道，然后将缝线用皮肤黏合剂或创可贴固定在术区下方皮肤。这种缝合气管瓣技术可以在气管插管时控制气管的移位，也可防止水肿或出血时导管进入气管前间隙，接着从气管环周围组织到皮肤进行分层缝合，除烧伤或禁止使用的其他损伤，可以用长系带围绕颈部进一步防止位移。

我更倾向于建立明确的手术气道。气管切开的并发症相对较低。在通过直升机或运输飞机将患者运送到更高级救治阶梯的过程中，出现气管插管脱落的风险更高，已超出能接受的范畴。舌体的穿透伤存在明显肿胀的潜在危险，颌面颈部烧伤和吸入性损伤也应积极建立明确的外科气道。

三、基础：止血

在对气道进行初步评估后，必须对头部和颈部进行全面检查，首先处理活动性出血部位。单一贯通伤中，可以采用直接措施控制出血：按压止血、临时包扎止血及手术止血。多发性穿透伤引起活动性出血的处理比较麻烦。采用 2.0 或 3.0 丝线进行直线缝合对于暂时控制静脉或动脉性创伤导致的活动性出血具有无法估量的价值。用非优势手的示指和拇指捏住组织，优势手直接握持 Keith 直针进行快速"8"字缝合或水平褥式缝合，它可以快速暂时性关闭直径为 2cm 或 3cm 的伤口。这种止血方法可以一直保持到在手术室对伤口进行彻底处理为止。在手术室对每一处伤口及潜在损伤部位都要仔细检查和探查。

头颈部的大部分损伤都不会危及生命，治疗可以推迟到患者气道和血流动力学指标已经趋于平稳后进行。除了明显的气道问题外，颈部损伤是最严重的问题。颈部大血管的完整性受到损伤可以导致快速失血，应紧急解决。通常情况下，与普通外科医师或血管外科医师（如果有的话）一起，立即进行单侧或双侧颈部探查，显露颈动脉鞘内组织，确定并修复大血管损伤。一般采用胸锁乳突肌前缘标准颈部切口，沿胸锁乳突肌内侧前部直接进入颈动脉鞘，确定并修复大血管损伤。在胸锁乳突肌前缘标准颈部切口的应用中，一般可以直接进入胸锁乳突肌内侧颈动脉鞘前壁，通过这个切口也能发现和证实上呼吸消化道的损伤，有指征可行修补。

一旦出血得到控制，就要进行快速而全面的系统检查。建议从颅顶开始，并逐渐向下，视诊和触诊整个头部和颈部区域。

四、眼

对眼眶和眶周部位应进行严格检查，注意眼球有无异物及眼球损伤。除非战伤已经导致眼球接近摘除，否则很少建议行眼球摘除术。如果怀疑或诊断眼球破裂，不要冲洗或将任何药物或冲洗液滴入眼球。用湿润敷料和硬眼罩盖住它，然后转诊给眼科专家。

对于意识清醒和反应灵敏的患者可以进行快速视力检查以协助诊断眼部损伤。如果有眼科医师在场，则由他们完成。如果没有，而对眼睛检查存在疑虑（如玻璃体内异物或眼球破裂等），在正规的眼科检查前最合适的措施是用盐水湿润的眼罩临时遮盖。切记，唯一真正需要即刻治疗的眼科急症是以眼球突出为表征的眼筋膜室综合征。

眼球突出或固定提示需要进一步检查，外眦切断术及眦切开术可以释放眼球压力，防止视网膜、视神经血管损伤和由此导致的失明。外眦切断术及外眦切开术是可以在急诊室操作的简单手术，如果应用恰当，并发症的发生率很低，在后期进行手术修复也很简单（图 26.3）。术式是通过非优势手的拇指和示指或在助手的协助下撑开睑裂，优势手用手术刀（11 号或 15 号刀片）或一把精细组织剪（显微虹膜剪），通过上下睑外眦处进行切开或剪开。注意全层切开（贯通结膜和皮肤）并横向侧方扩展 5 ~ 6mm。如果使用手术刀，刀片应向外侧方向防止意外损伤眼球。建议使用组织剪，相对更安全，更容易操控。在对外眦进行贯穿皮肤和结膜的全层切开后，可将剪刀闭合作为钝性器械使用，探查并游离附着于眶外缘的外眦韧带，将其从骨膜分离，这样压力能得到完全释放。该术式是伤肢筋膜切开术在面部手术的应用，这对于面颈部有严重烧伤的患者尤其重要。

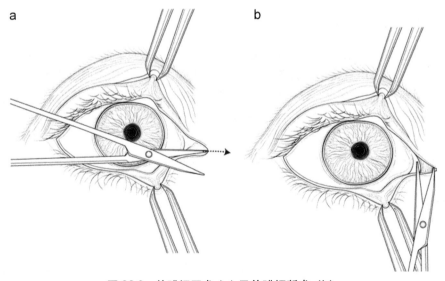

图 26.3 外眦切开术（a）及外眦切断术（b）

五、影像

并非所有头部和颈部的损伤都需要照片。虽然如此，在患者前往手术室前，行头颅及颌面部 CT 扫描仍可能非常有价值。单影像学检查不应该在患者处于血流动力学不稳定而有生命危险的情况下进行。如有疑虑，可由外科医师陪同患者进入手术室稳定其血流动力学，在手术室可以完成头颅和颈部检查，对明显损伤实施手术处理，在必要的时候，一旦患者病情稳定并能耐受检查时间就可以进行 CT 检查，如有需要可随后再返回手术室。

对于钝性伤的病例，通常可以在没有影像学的情况下就可以开始并提供明确的治疗方案，这主要依赖于对损伤进行准确的手法检查和视诊，同时结合解剖生理和骨折类型的认知。平时创伤倾向于通过影像学检查每一个部位，而这种思维模式在战时并不必要且浪费时间。相信你的双手，相信你的知识和判断。Lefort Ⅰ型骨折导致上颌骨移位；下颌颈部骨折可能伴有髁突骨折；眼球向上或向下运动嵌顿意味着眶底骨折；面颊受到撞击而无法闭合下颌，很可能是颧弓骨折。如果可以获得影像学检查也仅用于对已知情况进行验证。

六、软组织

面颈部的许多创伤从功能和美容角度来看都是损毁性的。撕脱伤和继发的组织缺失范围可以从唇部或耳部数毫米的组织缺损到整个颧骨和眶缘包括软组织的整体缺失。解剖知识是关键，需要对组织结构进行识别和定位，以便合理诊断和治疗这些损伤。浸渍组织常继发于枪弹及爆炸导致的即刻损伤的毁损效应。所有因投射物造成的软组织损伤都认为是污染的。在这些伤口中可以找到组织碎片、泥土、玻璃、金属、岩石及任何其他可能想象到的碎片。处理的基本原则是脉冲或非脉冲的充分冲洗，其次是细心、精细地清创和清洗伤口表面。对重度或轻度污染的组织进行冲洗或脉冲灌洗后积极清创是必要的。在许多情况下对伤口边缘的修整，包括切除烧焦或受严重污染的组织，留下干净、健康的组织便于修复和重建。表 26.1 列举了你可能会遇到的各种面部撕裂伤的处理方法。

表 26.1　不同解剖部位撕裂伤修复技术指南

部位	技术要点	缝合材料
头皮	重建帽状腱膜、肌腱膜、皮下组织、皮肤（缝合 3～4 层），较大面积撕裂伤建议腱膜下引流（J-P 负压引流）	2.0 或 3.0 薇乔线缝合帽状腱膜；3.0 薇乔缝合帽状肌腱膜及皮下组织；皮肤钉或 3.0 Proplene 线缝合皮肤
前额	重建帽状腱膜、额肌、皮肤（缝合 3 层）	3.0 或 4.0 薇乔线缝合深层组织；5.0 或 6.0 Proplene 线缝合
眉弓	重建帽状腱膜下方延伸区、眼轮匝肌、皮肤（缝合 2 层）	3.0 或 4.0 薇乔线缝合深层组织；5.0 或 6.0 Proplene 线缝合皮肤
眼睑	如睑缘损伤重建与唇红缘相似的睑缘灰线（睫毛线），关闭致密黏膜（结膜）及皮肤、重建悬吊睑板的肌层	6.0 快速吸收线或肠线缝合结膜；5.0 或 6.0 Proplene 线缝合灰线（确保线头向上，以避免角膜擦伤）；6.0 Proplene 线缝合皮肤
鼻	重建覆盖骨/软骨的皮肤深层组织（软骨撕脱或撕裂）、皮下组织、皮肤（根据皮肤厚度缝合 2～3 层）	4.0 薇乔线缝合深层（5.0 透明尼龙线缝合软骨）；5.0 Proplene 线缝合厚层皮肤；6.0 Proplene 线缝合薄层皮肤

部位	技术要点	缝合材料
耳	透明尼龙线缝合重建耳软骨，要求皮下组织及皮肤层达到完全覆盖，必要时应用敷料衬垫	4.0 透明尼龙线缝合软骨；5.0 薇乔线（未染色）缝合皮下组织；6.0 Proplene 线缝合皮肤
上唇	重建口轮匝肌，其次是黏膜、皮下组织、皮肤，第一针缝合应定位唇红缘避免外观缺陷（建议缝合 3 ~ 4 层）	3.0 或 4.0 铬肠线缝合黏膜；4.0 薇乔线缝合肌肉；5.0 薇乔线缝合皮下组织；6.0 Proplene 线缝合皮肤
下唇	重建口轮匝肌，其次是黏膜、皮下组织、皮肤，第一针缝合应定位唇红缘避免外观缺陷（建议缝合 3 ~ 4 层）	3.0 或 4.0 铬肠线缝合黏膜；4.0 薇乔线缝合肌肉；5.0 薇乔线缝合皮下组织；6.0 Proplene 线缝合皮肤
颊部	泪道探针或留置针探查腮腺导管损伤并修复，重建黏膜（如需要）、肌肉（颊）层、皮下组织、皮肤	留置硅橡胶管，7.0 或 8.0 尼龙线修复腮腺导管；3.0 或 4.0 铬制肠线缝合黏膜；4.0 薇乔线缝合肌肉；5.0 薇乔线缝合皮下组织；6.0 Proplene 线缝合皮肤

注：禁止使用铬制肠线缝合面部皮肤，可能导致严重炎症反应，遗留永久性瘢痕，影响美观

对于这类创伤的初步检查和清创，建议选择的器械是一把精细的扁桃体止血钳和小的 DeBakey 钳。"摘除"（picking）和"扩创"（spreading）可以有效地进行伤口探查和清创。当遇到那些隐藏在污染组织、渗血组织或陷入穿透性损伤基底的异物时，这两种器械的纤细特性可以提高敏感性。在进行修复与重建准备时，纤细的组织剪、Bovie 针式电刀和 15 号刀片在伤口边缘修整时非常有用。

头部和颈部的撕裂伤比较常见，几乎是战创伤的必然组成部分，处理这些软组织损伤关闭时需要做好提前准备。消灭无效腔可以采用可吸收缝线进行深层缝合、碘仿纱布填塞或生理盐水纱布定期湿敷，直到连续冲洗后伤口达到关闭要求。头颈部撕脱伤的软组织修复原理与其他伤口是相同的。良好的手术技术是关键。解剖结构的重建、分层关闭、皮肤轻度外翻的美容缝合，这些仅是几种原则，但对战创伤手术的成功至关重要。

唇部撕裂伤的唇红缘应当在口轮匝肌重建后进行对齐（图 26.4）。眼睑或眉毛边缘裂伤也应以同样的方式解决，沿睫毛线/眉线的解剖定位进行修复（图 26.5）。目前外耳的部分撕脱对外科手术具有挑战性，耳区的血供相对脆弱，常导致修复尝试失败。耳轮或对耳轮的失活组织或严重污染部分采用楔形切除，通过将毗邻组织进行松解及推移，可为初期缝合提供理想的伤口边缘（图 26.6）。鼻部的撕裂伤或部分撕脱同样具有挑战性和复杂性，可以用类似耳修复技术进行修复。

头皮撕裂伤尤其具有挑战性，因为它们可以在短时间内出现大量失血。这是由于致密结缔组织与血管外壁紧密粘连，从而导致血管本身收缩无力。头皮部分撕脱很常见，它使 1 期缝合变得困难或不可能实现。帽状腱膜的潜掘性撕脱乍看像组织缺失，但可以通过转瓣或移植进行伤口关闭（图 26.7）。

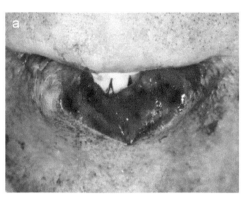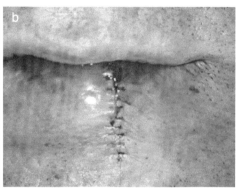

图 26.4 下唇的全层撕裂伤

（a）需要重建口轮匝肌、对齐唇红缘和关闭浅表皮肤（b）

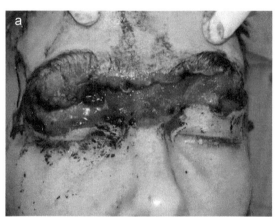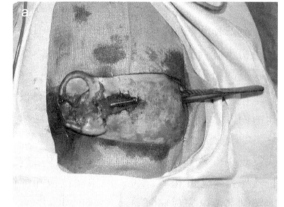

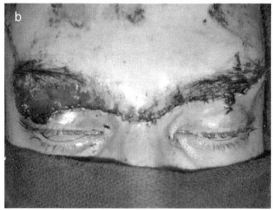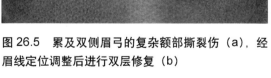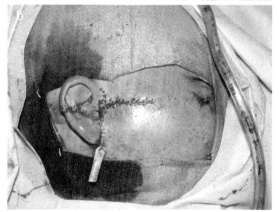

图 26.5 累及双侧眉弓的复杂额部撕裂伤（a），经眉线定位调整后进行双层修复（b）

图 26.6 复杂的颌面及耳部撕裂伤伴耳轮软骨缺失（a），通过楔形切除失活软骨进行修复和重建，下方采用橡皮条引流（b）

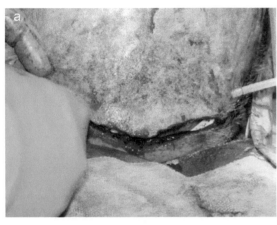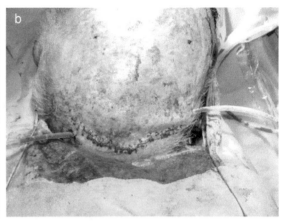

图 26.7 头皮撕裂伤伴大量组织缺失，通过广泛组织松解与间断缝合帽状腱膜进行重建（a）；皮肤钉关闭伤口，对帽状腱膜下无效腔采用闭式负压引流（b）

七、骨

面部骨骼或颅骨凹陷处的骨性台阶很容易被手法检查发现，但包含软、硬组织的撕脱伤会使初步检查变得棘手。在损伤评估时，维持高度的解剖定位是非常重要的，因为它很容易引起混乱和重要结构识别错误。

合并有骨损伤的伤口，必须注意正确识别和保存那些可用于修复与重建的结构。在检查和清创时应当尽量保留骨碎片以利于修复和重建。很多情况下，如果确定是颧骨和眶缘的碎片，可以清洁、保存并用于相关骨折的修复。例如，在对颌面部单纯性枪弹伤患者的救治中，我发现了一段右眶下缘包括眶下孔结构的大小约为 2cm 的骨碎片被嵌入了患者右颈部，我将其保留下来并植入原位，用颅面钛板和螺钉固位并重建。在其他情况下，骨片也可用于其他解剖部位以完成修复。

骨损伤时，对有足够的软组织蒂的骨片，无论大小必须注意避免广泛或积极地被剥离，因为这可能会使原本健康的组织失去活力。很多时候，是否保留或舍弃软或硬组织主要根据组织的外观或存活可能性的判断，一般倾向于对伤口进行积极清创，除非这些组织在最终修复或重建中起着关键作用。如果近期不做彻底治疗，保留组织以确定是否存活没有损害。然而，要谨慎处理污染、失活的组织，它为抗生素耐药的细菌可能提供极佳的培养环境。伤口较深、穿透伤或撕脱伤很难或难以通过 1 次清创达到充分清除目的，应该用碘仿纱布填塞或定期更换生理盐水纱布，在恰当的伤口清创或必要的冲洗后可在手术室给予进一步处理。

颌面部粉碎性骨折应仔细清创，并在适当的情况下进行坚强内固定或外固定。在有广泛污染的情况下或存在骨断端附着软组织撕脱风险时，应避免坚强内固定。

对于开放性骨折不适合闭合复位的情况下，一个合适的选择是坚强外固定。迄今为止，外固定唯一的方式是称为 Joe-Hall Morris 的双相位式技术，这种外固定支架被用于治疗下颌骨骨折。这种固定方式只限于复杂性骨折或粉碎性骨折，或涉及骨缺失的损伤。然而，利用单相位原理的外固定支架被证明也是有效的，这增加了对严重粉碎性损伤的治疗（图 26.8）。治疗的成功增加了这些单相设备的应用。美国宾夕法尼亚州佩奥利的辛迪斯颅颌面公司（Synthes CMF）专门生产了下颌骨外固定支架，然而这在战区通常并不可用。美国密歇根州卡拉马祖的史赛克公司（Stryker Leibinger）生产的外固定架装置可用于治疗上肢损伤。Hoffman II 型腕式外固定器用于治疗下颌甚至面中部骨折具有不可估量的价值（图 26.9）。单相位外固定器械的优点是固定针进行骨置入比较方便，且外部框架的设计和应用也较便利。它由碳纤维棒和精密设计制造的钢附件构成，所有配件都更加坚固。每个配件都是无级调节模式，允许外科医师调整骨碎片位置，并改善上、下颌骨的咬合关系。这些调整的优点是在手术室外或患者苏醒时也能持续调整。一旦达到最佳理想位置就可以根据前期设计方案实施后期治疗和重建计划。

面中部骨折也可以通过外固定来完成。粉碎性上颌骨或面中部骨折可能需要颧骨外固定以实现上颌 - 下颌固定，这是通过使用固定螺钉和碳纤维棒将下颌骨固定到面中部来完成的。

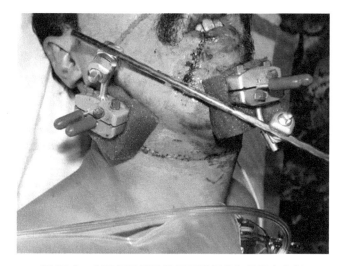

图 26.8 右下颌骨粉碎性骨折采用单向外固定支架

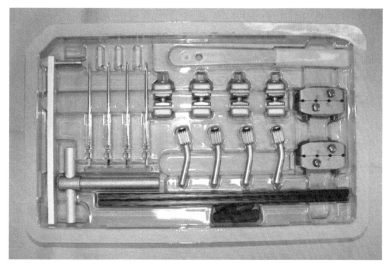

图 26.9 Hoffman II 型腕式外固定器对颌面部骨损伤的处理具有不可估量的价值

下颌联合处骨折断端或下颌骨"bucket-handle"式垂直非稳定性骨折应考虑到引起窒息的风险，从而应引起密切注意。用坚强内固定或外固定方式固定骨折断端以确保气道通畅。

八、耳

对每位患者进行双耳检查以确定鼓膜是否损伤非常必要。每一位战创伤患者的双耳都需要检查。对耳部进行快速、重点检查应该是头颈部评估的组成部分。爆炸或枪击导致的颌面损伤，以及其产生的脉冲噪声也会引起听觉损伤，这些伤害可能是暂时的，也可能是永久性的。对于耳鼻喉科专家而言，由于鼓膜穿孔导致的听力损失很容易得到正确治疗，约80%的鼓膜穿孔可以自行愈合；有鼓膜穿孔的耳应保持干燥，有渗出、感染或碎片的情况下应给予患者抗生素滴耳液。耳鼻喉医师对鼓膜损伤的评价应该包括清洗外耳道，将鼓膜穿孔处翻折的边缘展开，放置纸片覆盖穿孔处，明确孔径可以为鼓膜的保护和促进中耳愈合提供依据。通过手术方式修复遗留的穿孔最长可延迟到受伤后1年进行。

耳部检查可以进一步帮助诊断其他创伤。耳出血、鼓室积血（血液在鼓膜后的中耳内）提示有颅底骨折，对于昏迷的患者，它可能是确定潜在颅脑损伤严重程度的又一依据。耳漏即脑脊液从外耳道流出也提示颅脑损伤可能，作为颅脑损伤的证据，早期发现脑脊液耳漏并结合患者其他损伤的总体评估，可以帮助医师制订临床决策，对患者是否直接手术或先行影像学检查也具有指导意义。除非有明确的颅内压增高的临床证据，头颅CT如颌面部CT可以择期进行。

九、小结

时间对于战创伤的救治是最重要的，急诊手术要求颌面外科医师进行伤口清创，气管插管后第2天再返回手术室，这些情况并不罕见。对于严重受伤的患者除了按照表26.1列举的情况进行手术外没有其他途径，也就是说，对于广泛创伤的治疗通常需要在限定的时间内分阶段进行，以避免来不及处理危及生命的危险。

对于战创伤患者治疗的最后一点说明，在通常情况下可能无法找到一位指定的专科医师。例如，颅骨凹陷性骨折却没有神经外科医师的病例，其他专科医师至少可以提供基本的初期处理，帮助患者维护病情平稳，必要时可抬高骨折断端，修补硬脑膜。对于眼球破裂且没有眼科医师在场的病例，可由其他人替代眼科专家来实施眼球摘除术。其中，治疗小组的团体知识、特定程序的速成和全面的外科原则有助于挽救患者生命和防止并发症。严峻的环境有许多含义，关键是在必要时要学会运用良好的训练和合理的外科原则来增强环境适应能力、克服困难的勇气和随机应变的机智。

（聂　鑫）

第 27 章

野战医院烧伤救治

Evan M. Renz

概要框

1. 在战场条件下烧伤患者是所有创伤患者中首先应得到治疗的；虽然单纯的烧伤通常不会在短时间内威胁生命，但如果伴有合并损伤则可能造成严重的后果。

2. 面部烧伤或疑似有吸入性损伤的患者均应优先考虑进行气管插管。

3. 患者很少进行紧急气管插管——在插管前通常有时间来完成二次评估。

4. 在烧伤患者的治疗过程中，过量的液体复苏或复苏不充分均可能会导致病情恶化；应严格控制晶体液用量。

5. 清除全层焦痂（焦痂切除术）可能挽救肢体功能甚至生命；因烧伤本身造成的损伤很少有必要进行筋膜切开术。

6. 利用已有资源尽可能就地维持烧伤（创伤）患者的体温（核心体温）。

7. 尽可能最大限度预防感染，因为感染是烧伤患者生命的最大威胁之一。

8. 充分了解你能力的上限，烧伤救治需要耗费大量的时间、消耗大量医疗资源及长期的护理。如果当地没有烧伤救治条件，对烧伤面积超过 50% 的患者应予以期待治疗方案。

> 皮肤是最好的敷料。
> Joesph Lister（1827—1912）

本章是为那些在严峻的野战医疗环境中，承担烧伤患者救治工作的外科及其他内科医师所撰写的一篇初级兼进修内容。对于严重烧伤的救治，外科医师群体中个体经验水平参差不齐，有的长期在烧伤中心从事烧伤救治工作，有的则没有任何烧伤救治经验。本章的目的是提供一系列关键且必不可少的处理措施，并且明确这些治疗措施的优先顺序。这可能会最终帮助你在已有的设施资源所具备的能力限度内，最大限度地改善严重烧伤患者的治疗结局。

战时烧伤发生率在所有战伤中占比通常低于 10%。严重烧伤的致伤因素包括燃料、弹药爆炸、事故和非战斗行动，如焚烧废物、残骸等。最新伊拉克战争和阿富汗战争的数据显示，近半数由爆炸导致损伤的患者常合并有烧伤及其他严重损伤，如骨折、闭合性颅脑损伤及严重软组织缺损。这个事实进一步强调了将烧伤患者视为创伤患者，以及评估除烧伤本身以外威胁生命的伤情的重要性。

对于生存能力的评估规则——换句话说就是"给予患者期待治疗"——在过去的二三十年里已经发生许多变化。快速后送和转运在现代战争中已经成为战场患者得以生存的一个重要因素。及时有效的后送配合完善的途中强化治疗有助于提高包括烧伤患者在内的多种患者的生存率。我们已经见证了多个超过 90% 体表面积（BSA）的军事行动患者顺利返回美国本土予以救治，并且其中有些最终康复返回家中。因此，不再有能够将患者贴上"期待治疗"标签的绝对标准。一般认为，大多数烧伤患者不会死于即刻的烧伤，并且只要被成功运回美国本土接受最终的治疗，任何程度的烧伤患者均可以存活。然而，当地居民却不能被后送至美国的烧伤中心，并且在前线只能得到最初级的烧伤救治。因此，如果当地没有烧伤救治条件，按照一般准则对烧伤面积超过 50% BSA 的患者予以期待治疗，即只采取一些保守治疗手段。

一、战场急救（战术战伤救治）

在外科医师见到创伤患者之前，他就可能会被要求提供一些在分阶段后送准备期间对战伤患者治疗方面的指导或建议。面部烧伤的患者，除了口及鼻周的软组织受到压迫，严重限制通气的情况以外，其余很少需要在受伤以后立即进行气管插管。前线医护人员在烧伤患者的初始治疗过程中犯的一个普遍的错误就是无论患者是否具有相关指征，均常规给予 2L 晶体液。这一举动可能是有害的，尤其在患者存在面部和（或）手部烧伤的情况下。过量或不必要的晶体液往往只会加剧烧伤部位水肿，带来的却仅仅是一些微不足道或非全身性的益处。对于小面积烧伤（< 10% 总 BSA）的患者来讲，无论是单纯使用外周血管通路，以使晶体液输注保持在一定速度，还是等患者到达医院再进行上述操作都是合理的。在治疗任何烧伤患者时，均应避免过度的静脉补液，否则结局只会与你想要看到的情况背道而驰。

一线医护人员应以清洁、非粘连性的敷料对烧伤部位进行覆盖保护，且如果患者能被立即转移后送的话，应避免使用任何外用霜剂或软膏。一般情况下，银尼龙敷料不作为初始的烧伤敷料，除非患者存在大面积的表皮缺损，因为在这种情况下，银尼龙敷料可以在患者运输途中很好地保护下层的真皮组织。在患者运输途中，水疱应保持完整，因为疱皮为创面提供了一层初始的生物保护层。但当水疱膨胀导致剧烈疼痛时，如手掌侧烧伤，此时可用消毒空针抽去水疱液或做低位引流。

虽然烧伤后早期留置导尿管，观察患者尿量是可取的，但不推荐因患者龟头部位或更深层次组织的烧伤而行耻骨上膀胱穿刺术引流尿液。如果有，也必须有严格的指征。甚至在最严重的烧伤案例中，如果能辨认基本的解剖结构，且经过保守清创，患者几乎都可以进行常规导尿术。对患者来讲，一个错误放置的耻骨上导尿管不会有任何益处。

二、烧伤急救（在创伤复苏单元室中）

总的来说，将烧伤患者视为创伤患者是成功救治及避免遗漏隐蔽性损伤的关键。然而烧伤尽管不会立刻危及生命，但又属于最引人注目（或者说最令人分心）的损伤。这些患者应该像其他创伤患者一样经过全面评估。然而实际上，包含各种烧伤在内的严重复合伤，需要更加详细的检查。我们目前无法在战场上看到更多烧伤患者的原因之一，是因为现代战争能产生爆炸的武器装备，都拥有难以置信的毁灭性和致死性。大多数离爆炸源足够近的受害者发生烧伤并当场死亡。因此，那些能成功被送到你面前的患者均应被假定其体内、体外有多处损伤。

气道和呼吸功能的评估应包括确保焦痂不会限制患者通气。胸部的焦痂会限制患者的呼吸运动，患者由于通气不足很快产生呼吸性酸中毒。沿双侧腋前线和其他有指征的区域行胸部焦痂切开减张术，可以使这种呼吸性酸中毒得以迅速纠正（图 27.1）。环状肢体烧伤如有任何末梢灌注不足的征象均应立即行焦痂切开减张术。其相比于筋膜切开术，可以迅速地在床旁用普通手术刀和（或）电刀直接进行（图 27.2）。因为焦痂最终会被彻底清除，因此不会增加额外的不良后果。由于是全层皮肤烧伤，因此形成的焦痂是无感觉的，所以如果有必要的话，紧急情况下麻醉药物可以少用甚至不用。

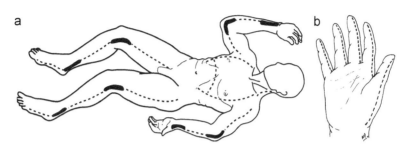

图 27.1　（a）烧伤焦痂切开减张术的标准切开线；（b）行手指焦痂切开减张术时标记的切口
[经授权引自 "Burn Injuries" in War Injuries Volume I（Giannou and Baldan, editors），International Committee of the Red Cross 2009.]

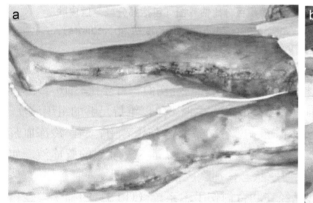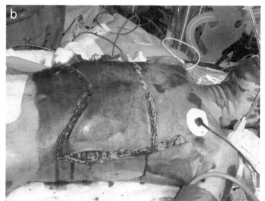

图 27.2　环状烧伤的焦痂切开减张术
（a）下肢环状烧伤焦痂切开减张术；（b）胸壁环状烧伤焦痂切开减张术。注意：切开深度仅达皮下脂肪层，不需要行筋膜切开术 [经授权引自 "Burn Injuries" in War Injuries Volume I（Giannou and Baldan, editors），International Committee of the Red Cross 2009.]

液体复苏仍然是烧伤救治最具挑战性的工作之一。烧伤患者过度的液体复苏或复苏不足的后果都已经被详细地阐明。精确的液体复苏始于对烧伤体表面积百分比的精确评估（图 27.3）。记住，你只需要计算部分或全层烧伤的面积，不需要计算表皮浅层烧伤。战场上，无论是液体复苏的起始还是维持阶段，在给予患者各种其他治疗措施与整个后送过程之中，烧伤患者液体复苏过程分析一直以来都困难重重。为了简化这一过程，Chung 和他的同事为医护人员提出一种"10 倍烧伤面积"的计算方法。这是一种仅利用"九分法"估算出烧伤面积就可以简单计算患者起始补液速率的方法。起始补液速率（单位为 ml/h）等于总烧伤体表面积百分比乘以 10，再根据患者尿量随时进行调整（目标尿量：30 ~ 50ml/h）。这个方法适用于体重在 40 ~ 80kg 的成年患者。静脉输液速率上下浮动应不超过 20% 以避免不必要的容量变化。

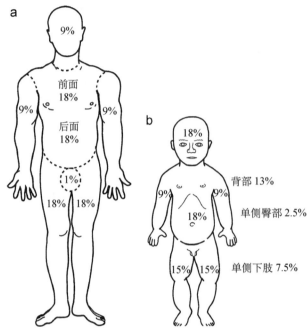

图27.3　成人（a）和儿童（b）烧伤体表面积百分比估算图（包括部分或全层皮肤烧伤）[经允许引自 The Emergency War Surgery Manual (Burris et al., editors), 3rd revision 2004, Borden Institute, Washington, D.C.]

10倍烧伤面积：起始晶体液输注速率（ml/h）= 估计的烧伤面积百分比 × 10

　　有时晶体液输注量过少，虽然避免了血容量过高的发生，但不足以维持足够的组织灌注。额外输注一些胶体液如5%白蛋白可以减少晶体液的需求。在多发伤患者中，新鲜冷冻血浆（fresh frozen plasma，FFP）除对患者凝血功能异常起作用外，也是一种理想的胶体液。如果患者存在充分的液体复苏仍无法纠正的低血压状态，那么应推荐使用低剂量血管加压素。关于液体复苏及其他方面的一些推荐意见已经在联合创伤手术系统（JTTS）的临床实践指南上更新（图27.4）。

　　烧伤治疗起始应使用消毒液（如氯己定）清洁皮肤。外用抗菌药物如磺胺嘧啶银或磺胺米隆霜剂可以有效减少皮肤细菌定植。最近，银尼龙敷料因其使用起来简单易行、切实有效，已经为大多数烧伤人群所使用。在战场环境下应用这些材料的主要优势之一是其可以覆盖、包裹包括烧伤在内的多种类型的软组织损伤，并且在后送途中无须做太多维护即可以保持在位。

三、烧伤重症救治（ICU阶段）

　　全身烧伤面积高于20%的患者应及时收至ICU，因为这类患者多器官功能受到严重影响，需要密切监测并进行及时有效的医疗干预。气道管理、肺部清洁和通气支持应常规应用，尤其在伴有烧伤相关的持续性吸入性损伤的患者中更应如此。吸入性损伤往往不是单一性损伤，而是十分需要肺部支持的一种损伤。在许多案例中，呼吸治疗师（respiratory therapist，RT）的早期加入经常是烧伤患者成功存活下来的关键所在。

　　随着面部水肿进一步加剧，在保护气道的同时进行面部软组织保护已非常具有挑战性。

联合战场创伤系统临床实践指南

附录 B JTTS 烧伤复苏流程图 第一页

| 日期 | | 首诊机构 | |

		估计应给予的液体量				
姓名	SSN	烧伤前体重（kg）	体表面积（%）	第 1 个 8h	第 2 个 16h	24h 总量

BAMC/ISR 烧伤团队 DNS 312-429-2876

受伤日期及时间	烧伤后小时数	当地时间	晶体／胶体	总量	尿量	碱剩余	血压	平均动脉压／中心静脉压	血压（加压素 0.02～0.04U/min）
	1								
	2								
	3								
	4								
	5								
	6								
	7								
	8								

图 27.4 联合战场创伤系统烧伤液体复苏表。此表单应在患者还处于战场环境的救治起始点开始记录，并贯穿于整个后送过程

呼吸治疗师和床旁护士必须确保气管内导管的固定装置足够牢固以避免其过多地移动，但也不能过紧造成损伤。针对这一问题的其他几种替代方法包括用不锈钢丝将气管内导管系在一颗磨牙上或者早期行气管切开术。

支气管镜应在伤后尽早使用以评估吸入性损伤后的气道情况。支气管镜可见伤后早期的组织水肿、红斑、碳颗粒物和增多的分泌物等表现。随后，出现气道塌陷、出血、黏液栓梗阻等迹象。雾化肝素配合沙丁胺醇的使用（5000U/4h 的沙丁胺醇）可能会减少气道梗阻的发生，尤其是在气道损伤后期，气道黏膜再生时伴有出血易形成凝血块。肺部清洁在整个治疗过程中都显得至关重要。

在烧伤后第一个 24～48h，用晶体液进行液体复苏是一个持续的过程，并且一定要严加监控。如果之前没有在创伤抢救室或手术室完成动脉置管，则应该在 ICU 中完成动脉置管。在可以获得多余的外周静脉通路的情况下，不一定要放置中心静脉置管。胶带或透明黏合带不可以粘在烧伤处皮肤上，所有的静脉通路都必须缝于或订于患者皮肤上。这一点的重要性甚至超过患者的转运，因为在飞行途中静脉通路的丧失很可能威胁到患者的生命。

鼻胃管或口胃管应在液体复苏阶段尽早放置以减轻胃肠道压力，这在准备空运后送的插管患者中尤其重要。使用棉质胶带进行鼻胃管固定要优于其他方法，并且固定后注意避免胶带本身对软组织造成的进一步损伤。在预防胃肠道应激性溃疡方面，强烈推荐使用质子泵抑

制剂。一般不推荐对烧伤患者经验性地应用静脉抗生素；然而，应用破伤风抗毒素则是非常合理的。相反，带有多处开放性创伤包括开放性骨折及开放关节的患者，应该被当作没有烧伤的常规患者来对待。

腹腔间隙综合征（abdominal compartment syndrome，ACS）患者应给予特别关注。除有严重的烧伤以外，许多人会被爆炸产生的冲击波或碎片残骸冲击，产生腹部钝性或穿透性损伤。这些损伤同样在最初的48h内需要大量的液体输入，这就增加了继发性ACS发生的风险。ACS在烧伤患者中通常并不是那么难以发觉。其典型临床表现为通气压力迅速增加伴随尿量减少及低血压状态，并且ACS通过膀胱内压的测定很容易被确诊。这时你下意识的反应通常是立即进行开腹减压，但是手术治疗前，你应该考虑几种可行的办法。在这些患者中，继发性ACS经常由腹水积累所引起，其可以经超声或床旁诊断性穿刺抽液迅速确诊。穿刺抽液或经皮穿刺引流置管往往可以解决此类问题而不需要行开腹减压手术，而后者通常具有更高的风险。如果ACS不是由腹水所引起，那么你需要考虑可能是由严重的肠管水肿或遗漏的腹部损伤，或是腹腔内新出现的问题如肠管坏死所引起。此时则需对患者进行剖腹减压及探查，但往往患者预后不良。

四、特殊部位烧伤（面部和手部）

随着作战防护装备的提升，尤以防弹衣为代表的一系列防护装备性能的提高，不仅减少了躯干穿透性损伤的发生，也大大降低了躯干发生烧伤的概率。因为现代防弹衣的材料可以有效抵御烧伤，使得胸背部即使在爆炸之后极度高温下也能幸免于难。同样，护目镜的使用也可以适当地降低眼部及周边区域烧伤的发生。不幸的是，脸、手、上下肢无法完全被遮盖保护的特点使它们更易发生烧伤，战场上烧伤也经常发生于这些部位。

治疗面部烧伤时，记住创伤管理中哪些步骤需要优先进行至关重要，其中就包括气道保护。气管插管尽管常不需要即刻进行，但作为一种气道保护措施，需要在进行液体复苏的时候实施。面部、口腔和舌部组织烧伤后易于发生水肿，且很快膨胀致无法经口进行气管插管。因此，在情况变得危急之前严密监测组织水肿程度，判断是否需要进行气管插管（或气管切开）是至关重要的。对于疑似伴有吸入性损伤的患者，一种可行的办法是在清醒状态下行纤维支气管镜检查，在探查到明显损伤后立即行气管插管。在操作之前，将一根适当尺寸的气管内导管套在支气管镜上，如果发现气道损伤，直接将气管内导管顺着支气管镜带入气管内。

目前越来越强调手套的穿戴，使得手部烧伤的发生率有所下降，但手部烧伤在战伤患者中仍然相当常见。因为手部烧伤与患者长期手部功能障碍密切相关，所以我们应该通过抬高患肢、用夹板将手固定于安全合适的位置，最大化地减轻水肿，努力保留手部功能。如果有必要，可以行手部或手指的焦痂切开减张术。如果有巨大的水疱（跨越关节部位）限制活动，应将水疱皮予以清除。

五、烧伤患者转运

当准备对烧伤患者进行医疗后送时需要考虑的因素包括后送队伍所能提供的必要的途中救治能力（气道保护、通气支持、持续的液体复苏、镇痛）、对环境控制的能力及避免软组织进一步损伤和感染的能力。在整个后送环节中，转运的时机也非常重要。如果可以，在远程转运之前，先完成第一个24h的液体复苏可能是有益的。这就确保了早期的重症治疗在患者从环境相对稳定的 ICU 中移至另一个中转基地或飞机上之前就得以完成。在运输过程中应保持患者肢体温暖，强烈推荐将其包裹在定制的预防低体温的装置当中或给予类似的举措。

六、无法后送烧伤患者救治要点

美军一直对其高效的空运后送系统引以为傲。在绝大多数情况下，该系统可以在24 ～ 48h 安全迅速地将一名战伤患者从世界上几乎任何一个角落运送至美国本土的第三级医疗机构进行救治。然而，战地创伤外科医师也许会发现他面临着不止一个不符合后送要求的烧伤患者。这类患者通常在美军战地医疗机构附近受伤，且通过不止一种方式呈现在你面前，要求你对其进行精确治疗。对于严重烧伤患者，在决定是否接收治疗该患者时，决定过程相对直接简单——要么决定治疗，要么放弃治疗；要么只进行期待救治，要么后送。

最近，在伊拉克或阿富汗战场上，美军对于不能被后送的烧伤患者的救治经验已被编入临床实践指南中（clinical practice guidelines，CPG）。指南认为，40% ～ 45% 的总 BSA 是患者能存活下来的最大的烧伤面积。但也存在例外，并且大多数是儿童或年轻的患者。这些人在治疗期间由于没有其他过于沉重的战创伤救治压力，最终在杰出的医疗团队不懈努力下得以存活。然而，违背这一法则往往导致重要医疗资源的浪费并且延长了患者的痛苦。

当外科医师得到上级领导的支持，决定承担一名烧伤患者的决定性治疗工作时，以下指导和推荐意见有助于使你在非理想的条件下尽可能地提供最好的救治措施。

1. 无论从个人角度还是从整个医疗单位的角度来看，认清自身的能力范围是有必要的。烧伤面积超过 20% 总 BSA 的严重烧伤患者，无论是在外科方面还是医疗救治方面，对医疗资源的消耗都是巨大的。大部分烧伤患者的护理救治任务艰巨，在护理人员不熟悉所涉及的工作时需要更多护理人员的投入。在救治烧伤患者时，对敷料、液体和防控感染的个人保护装备等供给的需求也要高于常规。进行外科干预时，血制品在大手术中也常常必不可少。最后，外科医师在救治此类患者时，一定要接受一种可能发生的结局，就是尽管自己使尽浑身解数，但患者结局仍不理想。

2. 移除烧伤坏死组织和封闭创面对于患者生存来讲至关重要，并且越早越好。在削痂之前，伤口的准备工作包括用消毒剂如氯己定进行清洗消毒。削痂工作则由辊轴刀或其他取皮刀来完成。这类取皮刀的使用效果与术者经验直接相关。当然，电动取皮刀也可以用来削痂，但前提必须是电动取皮刀有充足的供应。电动取皮刀的削痂效果与取皮刀的功率有关。

3. 焦痂切除可以由手术刀、组织剪或电刀完成。根据烧伤深度，切痂深达层次应至深筋膜，甚至肌肉及骨骼。在一些极端严重的病例中，部分肢体的截除也许是一种必要的措施，尤其在损伤已伤及深层组织以至骨骼时。这种情况在高压电烧伤中常见。

4. 记住，进行切痂操作时可能出现严重的失血。因此，术中应随时准备为患者进行血制品的输注。对于四肢手术，充气止血带的应用可以降低术中出血。然而，止血带的应用使术中对合适的切除深度的判断变得更加困难，因为创面出血是判断创面是否健康、有活力的重要指标。外用止血剂（凝血酶、纤维蛋白）作为替代选择同样值得考虑。将稀释的肾上腺素溶液应用于创面同样有助于遏制术中出血。最后，在自体皮移植前，缝扎止血和电凝止血对术中止血都是十分有效的。

5. 皮肤移植这一外科技术对于烧伤面积大于 20% 总 BSA 的深 II 度或III度烧伤患者来说

是非常重要的（图 27.5）。很多外科专业都将皮肤移植作为一项基本的外科技术对外科医师进行培训。然而很少有外科医师将此项技术当作他们日常训练的一部分。小面积烧伤也许可以初步削痂并直接进行创面封闭，尤其对于可以进行椭圆形削痂操作的创面。大面积烧伤及伤及部分真皮的烧伤通常需要削痂处理，并从未损伤的供皮区取皮进行中厚皮片移植从而封闭创面。有时，像脸部这种对美观度要求更高的部位发生小面积烧伤，就可能需要全厚皮片的移植。

6. 手术之前供皮区的选择非常重要（图 27.6）。战时头皮往往不会受到损伤，且往往在大多数病例中，因其修复迅速及较其他供皮区的术后疼痛更轻，故而成为绝佳的供皮区。一旦头皮的供区得到修复并生长出头发，便很难看出该区域头皮曾经被取下用于自体移植。其他常见的自体移植供皮区包括背部和大腿，两者各有其优缺点。供皮区敷料的选择则通常由外科医师的喜好所决定。三溴苯酚铋纱布价格不高，甚至在偏远地区都可以获得。其使用方便，可以作为一种有效的供皮区敷料。如果恢复迅速，则可以在 10 ~ 14d 后再次在供皮区进行取皮。

7. 用订合器在自体移植物周围及相邻移植物接缝处进行间断订合（缝合），以达到将中厚皮片固定于创面的目的（图 27.6）。自体移植物必须在移植后早期得到有效保护。Dermanet® 创面接触敷料是一种轻质"面纱"材料，它可以在有外层纱布甚至是负压吸引的情况下很好地保护新鲜移植物。手足烧伤时，进行皮肤移植和敷料覆盖最为困难。定制负压吸引敷料极大地简化了术后护理，所以在有条件的情况下应被强烈推荐使用（图 27.7）。在暴露和检查伤口之前，敷料应留置至少 72h。

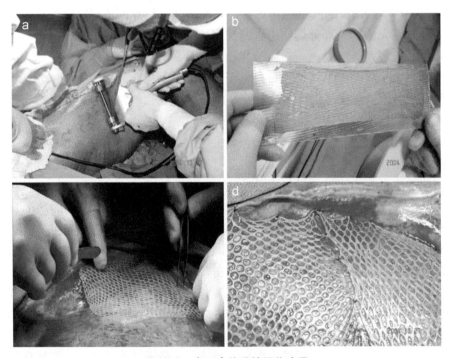

图 27.5　中厚皮片移植操作步骤

（a）用电动或手动取皮刀在供皮区进行取皮；（b）将移植物制成网皮以便增加其所能覆盖的表面积；（c）将网皮覆于创面；（d）用吻合器或可吸收缝线将多张网皮固定在一起，固定于皮肤边缘

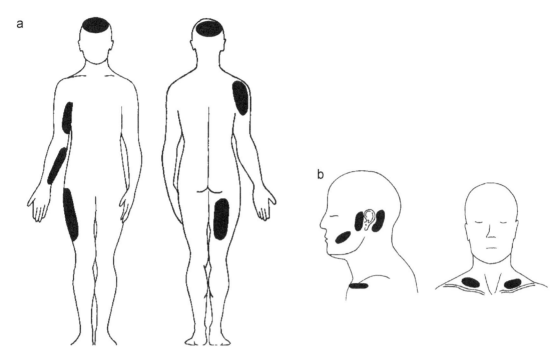

图 27.6　（a）中厚皮片移植供区；（b）全厚皮片移植供区

[经授权引自 "Delayed Primary Closure and Skin Grafting" in War Injuries Volume I（Giannou and Baldan, editors），International Committee of the Red Cross 2009.]

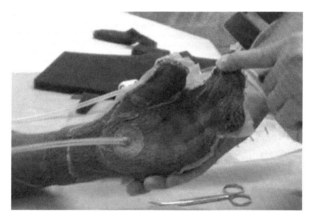

图 27.7　手部 II 度烧伤削痂植皮后进行的负压吸引疗法（图中所示为封闭负压引流装置和定制的海绵手套）

感染是烧伤患者在住院治疗的亚急性阶段内死亡的主要原因。患者能否存活常与有效地预防、识别、治疗烧伤相关的系统性感染直接相关。对烧伤患者实施严格的感染防控措施的重要性及意义已经超出其个体的层面。很多时候烧伤患者所要经历的是多重耐药菌引起的感染，因此这样的患者无疑是院内其他患者的感染源。

烧伤中心可以利用多学科之间的合作来改善患者治疗结局，而战地医疗部署机构因其具有高凝聚力和隐匿的属性，所以可以利用相同的方式对患者进行救治。多学科团队合作发挥最大效能的关键来自团队内每一个成员的献身与"补进"贡献。这一点已经得到了美国战地医疗部署机构最近在中东战场获得的经验印证。机构各学科部门联合在一起，为当地烧伤患者提供程度空前的医疗服务，使这些原本得不到有效治疗的患者得以幸存。

七、小结

烧伤对患者自身内环境稳态平衡机制的损伤可以是毁灭性的，其常影响到多系统脏器功能，所以需要一种综合性方法迅速予以干预救治。要时刻记住，烧伤是创伤的一种形式，并且当其由爆炸所致时，很可能伴随其他严重的损伤。而这些损伤也许比烧伤本身更加致命。对所有烧伤患者而言，感染的防控至关重要。

烧伤患者得益于早期及时后送至烧伤中心进行救治。在那里，多学科综合治疗团队可以对烧伤患者提供关键的外科干预和康复治疗。应鼓励伤后及早与烧伤中心取得联系。在美军烧伤患者与烧伤中心的联络工作由美国陆军外科研究所烧伤中心（US Army Institute of Surgical Research Burn Center，USAISR）联络员来完成。他们主要负责提供咨询服务及协调患者后送等工作。有如此多充满奉献精神的专家为烧伤患者提供最先进的烧伤救治，完成了令人难以置信的任务。从在遥远的战场上受伤开始，直到最终被送回至美国本土的烧伤中心，而这些患者的治疗结局取决于在整条生命链上充当重要一环的你！

（姜耀男　张　鹏　肖仕初）

第 28 章

战时儿童患者

Kenneth S. Azarow and Philip C. Spinella

概要框

1. 你将会遇到各个年龄段的严重受伤儿童，并且需要管理他们。

2. 因为标准配置中缺乏儿童器械，你需要临时就地取材来组合以满足需要。

3. 确定你拥有的基础配置：儿童的周围静脉与动脉的导管，气管插管，鼻胃管/导尿管。几乎所有的其他物品都需临时拼凑。

4. 将所有的儿科器械放在一个标志清楚、方便使用的推车或容器内。

5. 一把 Breslow 儿童急救尺带会经常用到，在手术室、急诊室、ICU 及病房都应准备。

6. 注意儿童的气道——插管中常出现错误之处。

7. 固定好气管插管，1～2cm 的移动就可能拔出一个婴儿或儿童的气管插管。

8. 儿科创伤患者就是小型化的成人——初次评估和关注点是一致的。

9. 在手术室，必须关注失血量和低体温，几块沾满血的纱布就意味着儿童大量失血，如果不进行保暖很容易出现低体温。

战争是唯一一个没有主场优势的比赛。

Dick Motta

当你认为你已经不再为创伤犯愁的时候，一个受伤的儿童被送入你的创伤单元。脉搏 180 次／分——很难确定对这个年龄的患者是否属于正常。没有足够小的血压袖带，当然可以触及股动脉的搏动。护士们正在焦急地寻找静脉通路，急诊医师正在试图找出可能有的足够小的气管导管以供插管。没有什么能像严重受伤的儿童那样把你从游戏中赶出去，儿童年龄越小，所带来的困难和焦虑就越重。第一定律：总会遇到儿科创伤患者。第二定律应该是要准备好应对儿童创伤。

军医有责任也有需要救治受伤的平民，也许这些受害者之中最无辜的是儿童。一些最著名的军医已经阐述过救治儿童的经验。Leonard Heaton 医师在珍珠港救治儿童受害者。DeBakey 医师在第二次世界大战欧洲战场中救治受伤儿童。当前和未来的冲突并未显示出也不会显示出与之有什么不同（图 28.1）。

在美国当前位于西南和中南亚洲的冲突中，儿童可能并不仅仅是无辜的旁观者。有些被招募成自杀炸弹，也有的被当成人肉盾牌。烧伤的发生率特别高，康复装置几乎没有。最近的数据显示当前冲突区域所有住院病床的 9%～15% 被儿童患者住满。儿童进入军队医疗

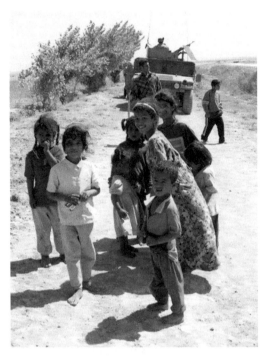

图 28.1　伊拉克的当地儿童

机构的途径一般有三种。第一种，他们在遭遇战斗或空袭中受到误伤。第二种，他们被作为人肉盾牌或本身就是敌军的一部分而受伤。第三种可能是作为人道主义救援被带入。此章节将主要讨论在战斗环境中的受伤儿童的关键问题。过去 30 年来，大多数儿童创伤的非手术治疗已成为标准。然而，战时受伤的环境和性质往往不会留给战场外科医师宽裕的时间来观察与等待。

一、静脉通路

　　与成人不同的是，给儿童患者建立两条周围静脉通路会面临巨大的困难，中心静脉通路在技术上更易实现。需要有静脉穿刺技术最好的人员（一般是护士或麻醉提供者）来应对将要到来的儿童伤员。记住头皮静脉可能是婴儿最易建立的通路。如果未能成功，那么有以下 3 个选项：中心静脉置管、静脉切开（通常选择隐静脉）或骨内注射。当前的战术救治教程认为骨内注射对于任何年龄的儿童都是安全有效的，且应该在 10s 内完成。婴幼儿骨内注射的穿刺点包括胫前结节下方、股骨远端、肱骨近端、髂嵴和胸骨。胫前应当是给儿童穿刺的首选，相应的技术见图 28.2。如果失败，下一个可以尝试股骨远端前方。有几个很不错的成人和儿童都适用的军队套装，包括 EZ-IO（Vidacare 公司）系统使用一个电钻来操作（图 28.3）。如果骨内穿刺置管不合适，可以换用较大（18G）的腰椎穿刺针。可以把这个作为中心通路，但需要在 24 ～ 48h 移除。

　　股静脉、锁骨下静脉与颈静脉经皮通路可以安全建立并在复苏后作为更长期的通路使用。超声辅助技术使得中心静脉通路建立更容易实现和更加可靠。紧急情况下，锁骨下或股静脉是最容易穿刺和置管的。尽管如此，在所有的穿刺置管中，年龄越小的儿童越容易发生导管异位、气胸、血胸等并发症。2 岁以下的儿童可能的话应尽量避免股静脉穿刺，因为会增加

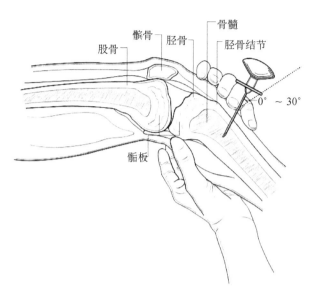

图 28.2　骨内穿刺置管技术

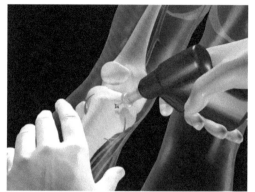

图 28.3　使用钻头的胫前 EZ-IO 导管置入（图片引自 Vidacare 公司，圣安东尼，德克萨斯）

静脉栓塞或股动脉破裂等风险。紧急情况下的另一个选项是直接切开，但这个实际操作起来知易行难。需要很好的照明、显露，并且可能的话还需要戴上放大镜。在踝部进行隐静脉切开在操作上要比腹股沟容易且更快（图 28.4），当然两者都可以有效使用。只要在创伤复苏中颈部条件允许，不论是颈外静脉或颈内静脉切开都是不错的选项。

增加静脉穿刺置管成功率的方法包括选择合适口径的血管导管、熟悉静脉结构的解剖及其在整个儿童时期的发育变化。在儿童创伤复苏过程中，在创伤复苏单元使用预先估算口径来选择血管导管（Breslow© 尺带）非常重要。太小（2 岁以上需要 24G）或太大（1 岁以下最多 20G）都可能会导致失败。如果不好选择，22G 的静脉导管对于大部分的幼儿和足月婴儿的远端隐静脉应该是足够的。进行经皮中心静脉穿刺的时候需要记住以下几项技术。标准的 J 形尖端导丝可能不容易进入静脉，如果使用导丝，相反的直的那一端有可能会穿破血管。颈外静脉是好的穿刺点，只需要很浅地切开皮肤和小心地放置导管。这些中心静脉通路建立最重要的建议是尽可能缓慢和轻柔地穿刺静脉，否则极有可能穿透血管后壁。对于锁骨下静脉，需要比成人选择更靠中线的皮肤穿刺点，引导穿刺针直接穿过锁骨与第 1 肋之间的间隙。比起中段或远段锁骨下静脉，更粗的锁骨下 / 颈静脉连接或无名静脉可能会更可靠（图 28.5）。

二、急诊室的特殊注意事项

儿童患者检伤分类、评估与复苏优先原则均与成人类似，但需要认真考虑一些解剖与生理上的不同。儿童具有相对更大的头部、舌头和更短的气道。这使得在儿童患者中舌头所致气道堵塞成为更为重要的问题。儿童插管过程中易并发心动过缓，可选择使用阿托品（0.1 ~ 0.5mg 静脉注射）或暂时不处理。气管很短，使得插入至右主支气管和意外脱管经常发生。确定导管的正确位置后要紧紧地固定。

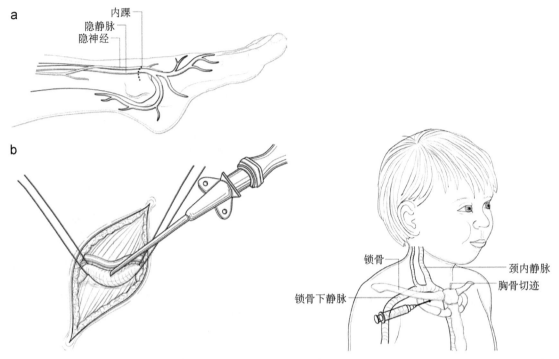

图 28.4　隐静脉切开技术　　图 28.5　婴儿与儿童进行锁骨下中心静脉置管技术

相对于头部和气道作为最重要的解剖考虑，最重要的生理问题在于估计休克的程度。儿童患者的血压经常到最后时刻才垮掉。他们在心排血量显著不足时仍可通过增加心率和影响周围血管弹性 / 反应性来维持一定的血压。心动过缓是非常糟糕的征象，通常意味着严重的缺氧或即将心血管功能衰竭。

评估儿童患者的腹部极具挑战性，所有创伤患者都需要更多的影像学和辅助检查。B 超检查尤其适用于儿童患者，但可能受到胃肠扩张或患者移动的影响。先行初步的 FAST，然后决定是进行 CT 扫描还是手术或观察。CT 是诊断腹部创伤的金标准，腹部创伤后应尽可能进行。和影像科医师讨论在获得足够图像的同时尽可能减少辐射暴露。创伤漏诊的风险较理论上增加数十年后肿瘤患病率更值得关注。尖叫的儿童常因明显的胃扩张而类似急腹症，可放置鼻胃管后再检查一次。

儿童气胸与血胸的治疗与成人类似，面临两个另外的挑战。首先是选择合适大小的胸腔导管。如果只有空气的话很小的导管也可以，但引流血液时需要更大的导管（最少 20F）。其次是导管安置的位置。对婴儿和小儿童而言，很难将你的手指甚至一个 Kelley 钳或扁桃体钳放入胸膜腔来辅助安置胸腔导管。多数小导管依赖于套管辅助置入。如果你不熟悉或觉得不舒服，建议可以去掉套管。即使使用套管，仍建议选用大多数外科医师熟悉的切开方法来代替经皮置管。为了帮助精确定位，把套管往后退 1cm 使导管的位置与穿刺点吻合，按常规在肋骨上缘切开。套管就可引导导管进入到胸腔的合适部位。尽管如此，导管安置过程中仍有可能损伤到肺或纵隔结构。

儿童快速或大量输血的流程与成人中已建立的方案类似。将浓缩红细胞、血浆和血小板按照 1∶1∶1 比例输注是标准。区别在于应用这种比例的容量。容量应该基于重量并且按照毫升数校正，而不是按单位使用血制品。一名儿童的全血容量估计在 80ml/kg。记住尽管 200 ～ 400ml 的失血量对于成人并不是什么大问题，对于一名儿童则会导致失血过多。一定要关注失血量，包括剖腹纱布垫，不能耽误。按 10ml/kg 输注浓缩红细胞和血浆，血小板可以按照 10 ～ 15ml/kg 或者每 10kg 体重给予一个单位的剂量输注。在失血过多或凝血功能障碍的儿童中，Ⅶ a 因子可以按照 90 ～ 120μg/kg 的剂量，按需要重复输注 1 ～ 2 次。

对受伤儿童进行有创或引起疼痛的操作通常需要使用镇静药。如果存在任何对于气道的担心，最安全的方法是先插管再按照需要给予镇静药物。对于不需要插管的儿童，氯胺酮是起效迅速的催眠药物，对于裂伤缝合或骨折复位/固定等仅需要短时间镇静的操作是很不错的选择（剂量 1 ～ 1.5mg/kg，静脉注射；4mg/kg，肌内注射）。我们推荐给予小剂量的苯二氮䓬类减少紧急状态下的躁动。儿童应用氯胺酮有显著催涎作用，使用阿托品或格隆溴铵可以有效减少口腔分泌物。

三、手术室的特殊注意事项

婴儿和儿童的创伤手术室准备是关键。所有的创伤患者保暖都是必不可少的，婴儿尤其容易受到环境影响。这就是婴儿身体表面积随体型增加真正发挥作用的地方。如果得不到有效控制，最终的低体温不仅导致凝血功能障碍，更会因为保持体温所增加的巨大代谢需求而导致心肺功能不足。包裹患儿和使用保暖设备是很有效的方法，然而通常情况下无法用保持房间的温度来解决，后者可导致外科医师或者其他人员不舒服。在完成术前准备之前，不要暴露患儿。

对于小婴儿和幼儿的切口选择也是一个挑战。用于创伤探查的标准正中切口是安全的并且可以有效显露腹腔所有部位。当然，不经中线切口可能有助于改善某些区域的显露，2 岁以下儿童的肝、脾、肾和腹膜后损伤经脐上横切口更容易显露。该切口的不足随年龄增长而明显，盆腔将逐渐难以显露。如果患者的营养状况有问题，最好还是选择横切口以减少切口裂开和脏器疝出的风险。适当大小的自动牵开器有助于显露。很多标准的自动牵开器具备儿童和婴儿的配件，可以在所有的手术台上进行操作。

儿童创伤术中对于各种损伤的处理与成人创伤极为相似。实体脏器的保留取决于生理状况及患者损伤的严重程度。绝对不要为了保留脾脏而置患者安全于不顾，但是对于 14 岁以下儿童需要更积极地考虑保留脾脏。如果需遵循损害控制策略或患者不稳定，就摘除脾脏。如果患者存在严重脑损伤，也最好摘除脾脏以避免再次出血和低血压的风险。否则可以根据损伤类型选择脾修补术。完全游离脾脏并移至中线以便控制和全面探查其损伤状况。最简单的通用方法是用可吸收网兜将脾脏完全包裹（图 28.6）。另一个可行的办法是将这个网片做成袋状并且将开口沿着脾门缝合。如果没有这种网片，可以从腹壁取到一大块腹膜或者直接用网膜塞入裂口或包裹脾脏。幸运的是，儿童具有更厚的脾包膜，使得缝合更牢固。类似的网片包裹技术可以应用于肝脏完全游离的成人肝损伤。确保在出院或转移前给予脾切除术后的疫苗，不需要等待 2 周或进行其他随意的干预。

如果有单纯的胰尾损伤需要进行远端胰腺切除术，同样需要考虑尝试保留脾脏。这仅限于不存在其他严重损伤和生理紊乱的稳定患者。这个操作技术上的难度在于从脾静脉上剥离出胰腺。你可能会遇到很多小的分支需要切断和结扎，要尽量避免过度游离或导致脾静脉狭窄。首先横断胰腺，然后从近端向远端逐渐将其与脾静脉分离，如果发生明显出血或脾静脉

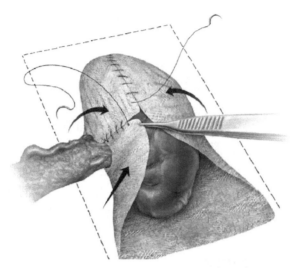

图 28.6　完全游离后用可吸收网包裹脾脏。注意一定要有一个足够的
出口来防止挤压到脾门的血管（经 Merchant 等允许引自 Operative
Techniques in General Surgery 2008；10：7.）

损伤，就切除脾脏。

　　儿童其他腹部创伤的处理与成人类似。注意手术时间，如果行损害控制性手术或需要
再次剖腹时可以暂时性关闭腹腔。因为腹壁柔韧性大，监测儿童腹腔间隙综合征难度大。
儿童因为腹压升高而表现出的生理变化极为轻微，直至到达某个危险的临界值点而迅速进
入到失代偿状态。腹压显著升高需要尽早干预，即使还没有出现明显腹腔间隙综合征的典
型表现。

四、ICU 中的特殊注意事项

　　儿童机械通气的原则与成人中的操作是一样的。目标都是提供足够的氧合和通气以满足
患儿代谢的需要，同时尽可能地减少呼吸机相关性肺损伤。这意味着目标不是实现"正常"
的氧分压和二氧化碳分压，而是代之以允许性低氧血症和高碳酸血症。在某种程度上，这和
损害控制手术概念是一致的，被称为损害控制性机械通气。一般这些损害控制原则允许动脉
氧分压在没有休克表现时可以降到 50 ～ 60mmHg，血 pH 在 7.2 以上时动脉血二氧化碳分压
可以增加到 50 ～ 90mmHg。目标潮气量 5 ～ 7ml/kg，足够的 PEEP 来实现肺开放策略，而
用更高的呼吸频率来补偿低潮气量。唯一与年龄有关的呼吸机参数是呼吸频率和吸气时间。
新生儿和婴儿的呼吸频率在 30 ～ 40 次 / 分，吸气时间在 0.5 ～ 0.6s。需要强调儿童的通气
压力没有限制。儿童应该视需要给予额外的 PEEP 或潮气量。如果对儿童使用俯卧位，在翻
转患儿时一定要确保气道通畅和所有的血管通道的安全。如果患儿为高危气道，那么可以用
线将气管插管固定在患儿的牙齿上以避免其过度移动或脱落。

　　由于儿童的气道口径更小，其更容易阻塞。需要更多清理呼吸道的方法。除常进行胸部
物理治疗以外，N- 乙酰半胱氨酸、DNA 酶、7.5% 高渗盐水中添加沙丁胺醇等雾化吸入祛痰
都可能需要。另一个可行的清理气道和黏稠分泌物的办法是将盐水和重碳酸盐按照 1 ：1 混
合行气道灌洗后再清理呼吸道。碱性容易将有助于分解黏稠分泌物使气道便于清理。

儿童失血性休克输血治疗的方案与成人没有不同。全血输注可以被用于大量失血儿童的复苏，特别是在没有成分输血条件的战场环境中。事实上，在儿童中仅有两个前瞻性研究比较全血与成分输血，均提示全血有利于改善预后。因为对严重感染反应的变化，处理儿童感染性休克的流程与成人有所区别。大部分儿童表现为冷休克（心肌收缩力下降反射性地增加全身血管阻力）而不是暖休克（血管张力下降）。在最早的晶体液进行快速容量复苏后，多巴胺或肾上腺素等 β 受体激动剂可用以改善血管收缩性。有足够的血管内容量的冷休克患儿，可以使用多巴胺或米力农降低后负荷。对于那些儿茶酚胺抵抗性的脓毒性休克患儿，应添加氢化可的松 [2 ~ 5mg/（kg·d），可以被分作 Q4 ~ 6h 的剂量使用或持续泵注]。

对于所有的镇静药，儿童均可使用。唯一需要特别注意的药物是丙泊酚。丙泊酚输注综合征可导致致死性的代谢性酸中毒，并可伴随心律失常、肾衰竭、横纹肌溶解和胆红素升高。这与更高剂量和连续数天的儿童中使用丙泊酚相关。如果实在找不到合适的替代药物来进行深度镇静，需要告知所有参与救治患儿的同事这些存在的风险，更严密地监测酸中毒。

对于创伤后已经被送到战斗支援医院的儿童，其发生惊厥的原因可能与创伤性脑损伤相关，也可能继发于缺氧缺血性损害。低血糖、低钠血症和其他电解质紊乱应尽快排除作为惊厥的原因。鉴别诊断还包括脑膜炎、癫痫、高血压和药物摄入及过量。如果持续的阵挛性惊厥超过 1min，迅速静脉给予苯二氮䓬类药物如劳拉西泮（0.1mg/kg 静脉注射）或地西泮（0.2mg/kg 静脉注射）作为一线治疗。如果惊厥持续超过数分钟，推荐重复使用快速起效的苯二氮䓬类药物。如果在一线药物（苯二氮䓬类）静脉注射后惊厥再次发生或持续 10min 以上，需要使用二线药物。二线药物包括静脉使用苯妥英（18 ~ 20mg/kg）、磷苯妥英（15 ~ 20mg/kg）或苯巴比妥（15 ~ 20mg/kg）。如果使用苯妥英，为避免致死性的心律失常，输注速度不要超过 1mg/（kg·min）。

五、人道主义和非创伤疾病救治

在极为严峻的环境中提供外科救治最大的获益之一在于能够有效改善当地居民的健康状况。另外，最快和最有效得到当地居民真心拥护的方法莫过于照顾他们的儿童。即便你本身并没有领受诸如此类的"任务"，这仍是作为战区军医很重要的放之四海而皆准的作用。无论如何，必须始终保持你的指定任务（军事创伤救治）和施展你的全部能力之间平衡。另外，记住尽管你能够完成一些不可思议的复杂重建手术，但却缺乏必需的康复训练和后期随访治疗。因此，有时候一些虽然不那么完美但更简单的方法可能会优于你所认为的典型的金标准方案。比如，一个腹部巨大肿块合并血尿的患儿被带进来。这很明显是一例肾母细胞瘤。切除这个肿瘤并不困难，但是如果化疗和必要的随访跟不上的话手术则不该进行，因为手术只不过从这个孩子余下并不多的时间里又取走了一部分，这个孩子的死亡概率不会改变。

从另一方面讲，你还可以做很多事情来改变一个孩子及其家庭的命运。图 28.7 和图 28.8 介绍了一些军医在伊拉克和阿富汗冲突中所做的几件事。

无数军队外科医师、内科医师、护士还有技术人员提供的对于儿童的人道主义救援的数量和程度对于这些当地社区及所有任务区的健康保障都做出了巨大贡献。这是作为战区军医的一项通常并不会见于报告或被提名感激的作用，但你必须理解并做好准备。是这些病例和患者使得战时医学的经历更容易忍受，并将终生铭记于心。

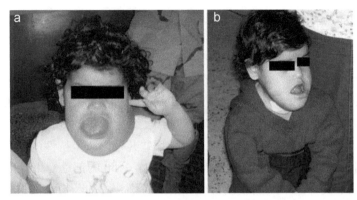

图 28.7 （a）患有头面部畸形和舌部囊性淋巴管瘤需要流质饮食和气管切开术的伊拉克儿童。（b）该儿童由空军基地军医和军队外科医师分别行面部肿瘤和半舌切除术，患儿可以开始常规饮食和移除气管造口

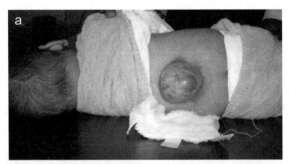

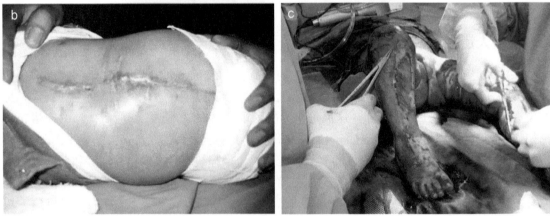

图 28.8 （a）出现在一个空军基地的患脊膜脊髓膨出的伊拉克儿童；（b）该儿童由空军基地军医为之行手术后；（c）在空军基地接受切痂和植皮的大面积烧伤儿童

（胡章雪）

第 29 章

战场重症监护团队

Kurt W. Grathwohl

概要框

1. 必须拥有重症医学专家以提供全面的战伤救治。

2. 战创伤救治中心的外科医师太忙而没有时间负责重症监护，必须建立全职的重症医学团队。

3. 重症监护绝不仅仅是一个病房，它是贯穿于急诊室、手术室和 ICU 的一种理念。

4. 一个包含内科医师、护士、呼吸治疗师及其他专业的多学科团队是救治复杂伤员的重要保障。

5. 注重体格检查和基本监护等技能使得在复杂环境中救治伤员成为可能。

6. 最佳的重症监护应避免医源性损伤，如复苏损伤、腹腔间隙综合征、急性肾功能不全及药物相关性并发症。

7. 始终坚持简单、有效的治疗措施，如每日将患者从镇静中唤醒、使用最低剂量镇痛药物进行疼痛控制、通过物理或药物方法预防深静脉血栓及应激性胃溃疡。

8. 每天通过核对清单评估每位患者的病情变化。

9. 感染是重症监护的"头号敌人"。任何操作前必须坚持洗手和消毒，同时注意隔离，必要时合理应用抗生素治疗。

我们发明医学专有名词的速度远远超过我们对多脏器衰竭治疗的手段。而治疗多脏器衰竭、多脏器功能不全或全身炎症反应综合征的最佳方法是预防。

Arthur E. Baue

一、引言

当你完成今天的第二台损害控制性开腹手术后正紧张地注视着 ICU 护士围着刚接受手术的患者忙碌时，你发现患者心动过速，血压只有 80mmHg。当你正指挥护士继续给患者输血并抽血检验时，又有伤员被送达，正等着你为他施行手术。

普外科的训练使你有能力管理 ICU 严重创伤术后的患者，有时候你可能是唯一有资格管理最严重伤员的医师。普外科医师在战场前线的主要任务是为大量伤员施行紧急救命手术，有时也需要参与包括重症管理在内的围术期治疗。当前战场多发伤的严重程度不断提高，而损害控制原则在战伤救护中被越来越多地应用，意味着大量伤情复杂的伤员将被送达

ICU 继续完成后续的治疗，而这些治疗通常需要大量的时间和支持手段，这些支持手段除了物资、设备以外，还包括重症医学专科医师。在综合治疗、连续病情评估、第三方评估、各脏器系统支持、复苏等治疗措施上，普外科医师和 ICU 医师合作可改善预后。然而，以目前战伤手术救治的节奏，外科医师很难在床边管理治疗术后患者。因此，外科医师必须依靠 ICU 医师对伤员进行围术期的各项治疗。

二、何时需要 ICU？

在军事理论中，ICU 的定义是对患者进行密切监护、生命体征监测，或需要机械通气和高级护理措施的病房。但是，通过我们最近 7 年的实战经验，这样的定义是不准确的。ICU 更像是一种资源（包括人力和物资），使得危重症伤员的治疗得以延续。在一些情况下，重症监护作为一个独立的系统，可以渗透到医院的各个方面。目前，美军将卫勤保障划分为 5 个不同的等级，每个等级之间都有明确的差别，尤其是等级 II 和等级 III 之间。因此，与其规定哪个等级需要重症监护的介入，不如以保障任务和战场实际情况来确定重症监护在每个等级中的不同任务。在小部分 II 级救护机构（前线外科手术队）和大部分 III 级救护机构（野战医院）中，如存在伤员需要高级生命支持、血流动力学评估、持续的监护和机械辅助通气超过 6h，则应设置 ICU。

三、谁能成为 ICU 工作人员？

随着个人防护装备、转运后送、现场急救等技术的不断发展，越来越多的战场严重多发伤伤员得以转运至医疗救援机构继续治疗。这些伤员在前线已经历紧急救命手术的治疗，但仍需持续的重症监护支持。在早期，美军实行可预防性死亡评估方法对出现脓毒血症、呼吸衰竭和多脏器功能衰竭的伤员进行评估，导致大量这样的伤员在 ICU（或类似的治疗场所）失去继续救治的机会。而目前典型的前线医院 ICU 还要能够管理存在循环系统、呼吸系统疾病或感染的伤员，这些都需要 ICU 医务人员更全面的技能和知识。同时，那些无法及时转运至上级医院接受治疗的当地居民和儿童也是 ICU 常见的患者。最后，颅脑损伤术后患者也需要在 ICU 中持续观察，待病情稳定后择机进行院内转运或空中转运。因此，尽管普遍认为前线医院的 ICU 就是一个创伤救治单元，实际情况是 ICU 必须能够覆盖多数学科、救治大量伤员和处理特殊情况。

后勤保障压力、重症监护复杂性的增加、治疗的精确性、重要资源的利用率及潜在的可治愈重症伤员的数量等成为提高 ICU 治疗严重伤员预后的重要因素，有助于改善 ICU 死亡率、治愈率，减少 ICU 或住院时间，降低医源性并发症发生，同时降低住院费用。这些重要因素包括：① ICU 人员构建需包括专科医师以提供及时、有效的专科治疗；②专科医师需参与到 ICU 的管理中，包括制订治疗标准和进行临床研究；③需重症医学方面专门的药剂师；④降低 ICU 护士的工作量；⑤需配备全职的呼吸治疗师。另外，定期组织学习治疗和护理指南及标准流程，进行侵入性操作资格认证，组织多学科会诊都有助于改善 ICU 患者的预后。

研究人员近期发现，伊拉克和阿富汗战争中，在能够得到专科医师咨询的 ICU 里，患者死亡率、ICU 住院时间及机械辅助通气时间均显著改善。而在直接配备专科医师团队的 ICU，包括重症医学专科医师、内科轮转医师、外科医师、重症医学专科护士、呼吸治疗师、微生物学家、影像学家和亚专业外科医师，其患者死亡率甚至下降了 30%。因此，如有可能，每个 ICU 都应该配备上述的专科医师团队或至少一名重症医学专科医师。

四、ICU 是如何运转的？

在 ICU，无论配备的是重症医学专科医师还是专科医师团队，其主要的任务不仅仅是治疗重症患者，还应对 ICU 进行全面的管理，包括重症患者护理的安排、感染控制、呼吸治疗、患者转运及根据指南监督临床治疗、护理的标准。

哪些患者需要进入 ICU 继续治疗主要取决外科医师，在一些情况下，急诊科医师和麻醉科医师也可以协调、安排患者进入 ICU 治疗。如果时间充裕，外科医师团队应该与 ICU 医疗团队进行充分沟通，使患者在目前治疗措施、紧急复苏、后续外科治疗方案和预后等方面达到无缝对接。同时，患者在 ICU 治疗的整个过程中，尤其是对治疗方案出现分歧时，外科医师和 ICU 医疗团队的互相沟通是非常重要的。

在 ICU，每天需由重症医学专科医师组织 2 次多学科查房，早晚各 1 次，以讨论患者病情变化、明确疾病情况、分析和制订后续的完整治疗方案。ICU 医师需填写每位重症患者的日目标清单（图 29.1），并通过该清单优化每日治疗。这项工作非常重要，因为你不可能记住每位患者的所有细节。即便你能够做到也并非所有人都能够做到。

如果说外科医师在救治伤员的过程中扮演着"船长"的角色，那么重症监护专科医师则更像是巡航总监。尽管有时外科医师会就患者是否转运或转出 ICU 与 ICU 医疗团队进行充分沟通和商讨，但最终决定权仍属于外科医师。而随着这种合作关系的不断成熟和发展，重症监护专科医师通常需在治疗方案的决策上承担更多的责任，尤其是在伤员数量特别大的情况下，外科医师因需要完成更多的手术而没有时间在 ICU 参与管理伤员，这时重症监护专科医师团队就需完全负责这些伤员的治疗。

五、如何设置前线 ICU ？需要什么装备和物资？

在设置前线 ICU 过程中，最为重要的是确定 ICU 医护团队的人员配置，包括人员数量和学科专业。只要你合理安排重症监护团队，任何场所，包括一栋楼房、一个房间、一顶帐篷、一个标准化设置的隐蔽所、一张行军床甚至一小块空地，都可以成为前线的 ICU。图 29.2 和图 29.3 展示了前线 ICU 的不同形态。在救援人员有限的情况，有时候仅仅将严重伤员集中后进行治疗同样能够提升救治能力。

在战场环境中，你无法拥有现代 ICU 中越来越常见的设备。这对你来说也许算是个好消息，因为在大部分美军第 II 级和第 III 级救援机构的 ICU 中也仅配备了现行的组织装备表中列出的装备。每个装备的成本都会按照其重量和体积来计算，这将对后勤系统造成不少挑战。另外，许多装备需要电池或发电机供电，且极易发生故障而无法正常运作。因此，你不得不时刻准备仅仅使用你的大脑、双眼、双耳、鼻及双手明察秋毫来管理那些 ICU 的患者。尽管如此，军事策划人员仍旧决定装备一些 ICU 必需的设备，如多功能手持式心电监护仪、移动式呼吸机、多通道输液泵、便携式吸引器及实验室检验仪器（i-STAT、Abbott 便携式检验仪、Abbott 检测平台等）。手持便携式超声检查设备也逐步成为前线 ICU 重要的辅助诊断工具，有必要整合进 ICU 装备表。如果你不熟悉基本的超声检查，那你必须在执行任务前熟悉相关的超声检查诊断技能。必要时，你应当求助急诊科和影像科的同事，让他们帮助你学习超声检查诊断方面的技能。由于战场环境中常缺乏充足、可靠的电力支持，上述所有装

各团队为 ICU 患者填报的每日目标清单

ICU 质量控制与改进

ICU：　　　　房间：　　　　　　　　编码：　　　　　　　　　过敏史：

日期：_____　　　　主要治疗：ICU　GS/创伤　　CT　　血管　其他：

　　　　　　　主治医师：_____

是否签署通用同意书？	是（Y）	否（N）	无须（NA）
床旁护士的疑问是否均得到处置？	是（Y）	否（N）	
患者的疑问是否均得到处置？	是（Y）	否（N）	
患者是否使用呼吸机？	是（Y）	否（N）	插管
是否进行自主呼吸试验？	是（Y）	否（N）	无须（NA）
是否停用镇静药？	是（Y）	否（N）	无须（NA）
头床夹角是否大于 30°？	是（Y）	否（N）	无须（NA）
是否每 6 小时进行一次口腔护理？	是（Y）	否（N）	无须（NA）
患者是否接受了消化性溃疡预防措施？	是（Y）	否（N）	无须（NA）
患者是否接受了深静脉血栓预防措施？	是（Y）	否（N）	无须（NA）
是否遵照昼夜节律？	是（Y）	否（N）	无须（NA）
患者是否可以活动？	是（Y）	否（N）	无须（NA）
是否曾给予约束措施？	是（Y）	否（N）	无须（NA）
中央静脉导管或其他设备是否可以撤除？	是（Y）	否（N）	无须（NA）

　　　　　如可以，是哪个/哪些：_____

是否复核心电图？	是（Y）	否（N）	无须（NA）
营养问题是否解决？	是（Y）	否（N）	无须（NA）
是否进行肠道清洁？	是（Y）	否（N）	无须（NA）
是否进行皮肤护理/压疮是否处置？	是（Y）	否（N）	无须（NA）
用药是否复核？	是（Y）	否（N）	无须（NA）

　　　　　起始：_____

　　　　　终止：_____

每日目标：阳性　　阴性　　中性

患者最大的安全隐患是什么？　　　　患者目前接受的治疗、护理中哪些不能在低级别救治阶梯完成？

_____　　　　技术（例如：呼吸机）　　　□

　　　　　　　　　　　　　　　　　监护（频率或侵入性）　　□

　　　　　　　　　　　　　　　　　干预措施（强度）　　　□

今日 3 大目标：

1)_____

2)_____

3)_____

```
姓名：

门诊号/住院号：

社会安全号码：
```

图 29.1　ICU 日目标清单示例。日目标清单具体内容可根据战场情况进行修改

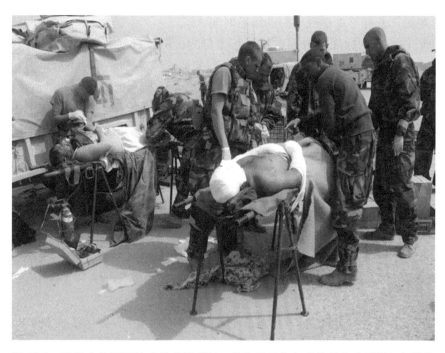

图 29.2　设置在简陋环境中的前线 ICU，往往只是将危重伤员集中后给予条件许可的最高等级的治疗

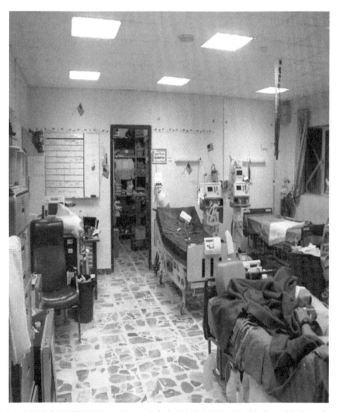

图 29.3　设置在野战医院里的更"完备"的 ICU（伊拉克巴格达伊本西纳医院）

备都配备有电池，并能够维持数小时的续航时间。

尽管我们在装备的标准化方面做出了很多努力，但是目前在美军的不同医疗单元配备不同的设备。有些设备甚至存在明显的差异，如便携式转运呼吸机 Uni-Vent® Eagle754™和 Pulmonetic LTV® 1000 就具有很多不同的接口。此外，一些重症监护病房为救治大部分重症伤员，已经自行购买了具有特殊通气模式的高级呼吸机。关于每一件设备的讨论已经超出了本章节的范围，但是前线的外科医师必须熟知他所在医疗队中的所有装备的功能和作用。外科医师同时也必须准备各类应急预案以应对因故障而导致装备无法使用的状况。在到达新的作战区域后，外科医师可先检查手术室配置情况，随后应立刻查看 ICU 装备的运转情况。

大量的氧气供应同样值得一提，因为在救治重症伤员时大多需要氧气的支持。不幸的是，目前美军所有的制氧机系统运转并不稳定，导致我们只能使用高压氧气瓶并且必须非常节约，因为部分氧气瓶需从数千千米外运输过来。在节约用氧方面，你必须选择最需要的患者进行氧疗，同时你要对你所使用的呼吸机是内部增压还是高压给氧非常了解，因为大多数内部增压的呼吸机在低氧流量的情况下仍旧能够提供很高的氧浓度（66%~74%）以满足大部分患者的治疗需求。

在前线 ICU 物资供应方面，目前已配备了各种类型的大量药品，包括抗癫痫药物、抗生素、镇静药、镇痛药、血管活性药、抗凝药、抗心律失常药及紧急复苏所需药品。通过与药剂师沟通，还可以配置特殊剂型的药品以治疗一些病情特别的患者。例如，药剂师能够配制浓度为 3% 或 7.5%（或更高浓度）盐水、5% 白蛋白溶液及用来腹膜透析的溶液。药剂师也可以根据患者病情需要配制多种不同配方的肠内营养液，也可以配制外周肠外营养液和完全肠外营养液。另外，现代 ICU 常见的隔离衣、无菌手套及一些诸如中心静脉导管、压力传感器、胸腔闭式引流手术包、呼吸机管路等一次性用品也一应俱全。你必须在被派遣之前熟悉你所在 ICU 的所有药品、针剂和其他物资。目前，大部分 ICU 还配备有持续胸外按压器、纤维支气管镜和伤口负压吸引装置。

六、如何应对物资短缺和大量伤员？

不幸的是，战时如出现伤员数量过大或医疗资源不足时，你就有可能需要进行检伤分类。而既要做到最大化地利用医疗资源又要做到最优治疗是非常困难的。要做到这点需要后勤根据战况做好预先应对方案，同时需要医师密切观察患者病情变化以提高转运后送的速率。

预先应对方案的制订需考虑如下因素：①依照现有的医疗资源和救援能力进行检伤分类；②针对大量伤员适当修改现行的治疗标准；③将重症治疗措施限制在那些明确可提高生存率的伤员上，而且这些治疗措施必须是简单易行、个体化的，同时不会消耗过多的资源。

前线 ICU 规模的紧缩和潜在的物资短缺迫使我们将伤员转运后送至其他救援机构。危重伤员必须尽早从前线 ICU 转运至资源更丰富的救援机构。美军和北约盟国部队依靠空军重症航空运输队（Air Force's Critical Air Transport Team，CCATT）来进行转运后送。该队伍在伊拉克和阿富汗战争中发挥了重要的作用。在以前的冲突中，医疗后送过程常是疏散链中较薄弱环节，特别是对于危重伤员。而目前，医疗后送队伍已经发展成拥有高级 ICU 监护设备、具有高级 ICU 治疗手段的"空中 ICU"（图 29.4）。通过"空中 ICU"，危重症伤员就能够在从前线战地医院转运到后方第Ⅳ级救援机构的过程中接受不间断的重症监护和治疗。这些队伍通常是基于航空医疗后送体系的，但必要时也可用来增强空中和地面伤员的战

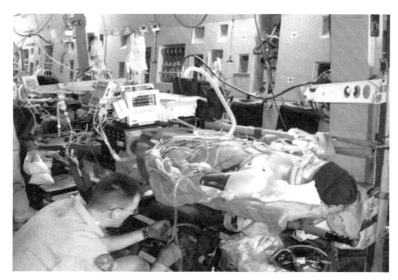

图 29.4　CCATT 目前已能够在转运伤员过程中提供完整的 ICU 级别的治疗手段

术后送能力。一支 CCATT 能够完成最多三个机械辅助通气患者和其他有可能在中途需要紧急复苏的危重患者的转运。外科医师和 ICU 医疗团队需要制订并演练针对危重伤的当地居民、战俘和其他外国人的转运预案。

外科医师必须熟悉检伤分类的原则，同时理解因救援变化所产生的法律和道德上的困境，并且在救援大量伤病员的过程中合理分配有限的医疗资源。在大规模伤亡情况下，不应追求低产出、高劳力的干预措施，因为这些干预措施不仅会耗尽你的医疗资源，而且会使救援团队筋疲力尽。永远记住，你的团队是你最重要的财产，需要始终加以保护。

七、ICU 工作要点

1. 尽管美军大多数 II 级和 III 级救援机构的"ICU 护士"并没有接受过重症医学的相关培训，但是他们对学习充满热情，刻苦努力。训练好他们将会产生超出预期的效果。

2. 应当通过限制造影剂、氨基糖苷类、氨丁三醇等肾毒性药物的使用，以及早期积极治疗横纹肌溶解来预防急性肾功能不全的发生，因为在战场环境中通常无法进行透析治疗。

3. 应当通过监测液体复苏情况及多种体格检查来预防腹腔间隙综合征的发生。同时需要监测气道峰压和平台压，以及观察尿量。

4. 应当拔除急诊室或手术室中非无菌条件下放置的中心静脉导管以预防导管相关性感染的发生。同时治疗过程中也应尽早拔除所有中心静脉导管。

5. 应当限制使用肌松药和激素以预防多发性神经病变的发生。

6. 应当经常进行口护、调整胃管位置、观察胃管残留物及保持头部抬高以预防呼吸机相关性肺炎的发生。

7. 应当尽可能避免使用依托咪酯以防止抑制肾上腺功能。

8. 在充分扩容情况下仍需应用血管收缩药物的伤员需考虑存在肾上腺功能不全。

9. 如患者（也可以是穆斯林患者）出现心动过速和发热，应当考虑乙醇或其他违禁药物的戒断反应。

10. 应当限制晶体液的过度输注以防止复苏损伤。

11. 在严重创伤、复苏后如出现血管平滑肌麻痹，应当尽早使用血管收缩药物，如血管加压素。

12. 学习高级超声技术。除了常规疾病的诊断，超声也可以用来诊断颅内高压、气胸、深静脉血栓、皮肤溃烂、心功能不全及血管疾病。

13. 每日唤醒患者。

14. 不同患者使用同一设备需清洁消毒。

15. 避免过度使用抗生素。对于非铜绿假单胞菌感染的呼吸机相关性肺炎，抗生素使用不应超过 8d。

16. 仅在符合临床指征时进行血液检验和 X 线检查。

17. 通过局部麻醉技术进行疼痛管理。

18. 如果保障区域内有可能需要治疗儿童患者，则需携带体重／剂量计算表和其他相关物资，如小儿气管插管和中心静脉导管。

八、小结

战场 ICU 充满了严酷的现实，但也是一个经常出现救援奇迹的地方。战争和冲突已经极大地促进人们强化和接受这样的认识，即重症医学作为救援链中一个独立的环节，在战场前线到后方医院直至出院的治疗过程中发挥关键作用。你不但需要确保建立了一个在本文中所介绍的高质量 ICU，更应该将重症监护的理念延伸至急诊室和手术室。你的努力和奉献可能无法获得英勇勋章，但是你必将获得更大的回报，而其中最大的便是能够使战士们安全地回家。

（乐士冠　徐激斌　张画羽　王志农）

第 30 章

术 后 复 苏

Martin A. Schreiber and Richard A. Nahouraii

概要框

1. 损害控制手术和复苏应同时进行，止血失败会阻碍复苏成功。
2. 战场上失血休克的患者需要输注血制品，而不是晶体液。
3. 慎用 CVP，通常 CVP 的测量和校准是不准确的，即使准确的测量和校准，其预测容量负荷和液体反应的作用也很弱。
4. 患者即使血压及尿量正常也可能是处于休克代偿期，同时监测血清乳酸和碱剩余是评估氧输送与消耗的最佳方法，据此能够判断复苏是否成功。
5. 对于损害控制术后复苏失败的 ICU 患者，必须强烈考虑存在持续性出血和隐匿性组织缺血，需进行二次手术。
6. 过度复苏同样有害，甚至比复苏不足更差，达到目标时停止复苏，以避免"旱地海水淹溺"综合征。
7. 制定广泛认同的关于复苏目标和方法的通用理论与途径，使其容易实施，并尽可能流程化。

> 恰当的液体复苏能够救活所有心肾功能良好的患者。
>
> Mark Ravitch（1910—1989）

一、引言

在完成 1 例严重出血的损害控制性手术并开始进行复苏，患者进入 ICU 后，需要下述术后阶段的医嘱，这时可以有，也可以没有重症医师来帮助你。制订一个明确的目标和计划来开展术后复苏是避免复苏不足和过度复苏的关键。这一点在战伤外科中尤其重要，因为外科医师经常需要重返急诊室或手术室而把患者移交给护士或其他医师。拥有一个护士、外科医师及内科医师理解并且赞同的复苏通用理念和途径，能够使此过程更加明了、顺利。

二、战伤复苏原则

术后复苏和损害控制手术的概念在战斗环境中是密切相关的。外科医师在战争时治疗创伤严重的患者必须遵循损害控制性手术的指导思想，即止血和控制污染。重建解剖结构的确定性手术应延迟。ICU 患者治疗的目标是复苏和恢复正常生理状态，同时要预防或纠正致命三联征：低体温、代谢性酸中毒和凝血功能异常。此外，复苏是一个动态的过程，可至伤后数小时或数天不等。战伤复苏应被视为一个连续的治疗过程，如图 30.1 所示。

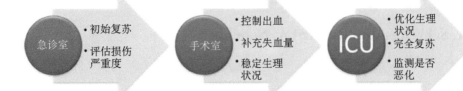

图 30.1　创伤复苏应被视为一个连续性的救治过程，起始于入院前，并贯穿整个急诊室、手术室及 ICU 的救治

损害控制手术后的患者在 ICU 的治疗目标是明确的：①纠正代谢性酸中毒；②保持正常的体温；③纠正凝血障碍；④确保足够的氧供和氧耗。致命三联征相互间有加重作用。凝血因子都是依赖最适 pH 和温度而发挥活性的蛋白酶。低体温、酸中毒通过降低凝血因子功能而加重凝血功能障碍。因此，致命三联征必须同时治疗。失血性休克复苏的基石（本章的重点）是通过恢复足够的有效血循环量来保证足够的氧气供应。复苏是动态变化的，其目的不仅仅是恢复有效循环血量和恢复氧合，而是以有导向的方式进行，以避免过度复苏过程的并发症。在恶劣的环境中，ICU 中整套的血流动力学监测设备、实验室检查设备及某些血液制品可能都是不可用的。幸运的是，现代 ICU 中最先进的监测设备和实验室设备在战斗部署环境中并不是必要的。

三、应该选择什么液体？什么时候给予血液制品？

高级创伤生命支持（ATLS）指南推荐对血流动力学不稳患者首选复苏策略，给予 1 ~ 2L 的乳酸钠林格溶液或生理盐水，并及时评估动脉血压的反应。目标是将患者分为三类：有反应者、有短暂反应者和无反应者。如果经过最初给予的 2L 晶体液后，患者没有反应或短暂有反应随之又出现了低血压，则需要输血。关于这种方法在战创伤环境中的应用有几点值得注意。

需要明白的第一点是，ATLS 指南是针对爆震伤，其面向的是没有创伤治疗经验的人员，或称之为"业余人员"。作为一个专业人员，不应该用通用和基本方法来处理创伤。不能花费 30min 在急诊对一个危重创伤患者行补液实验来确定其是否为有反应者，或试图将血压维持在理想水平。在战创伤中，这会降低抢救效率，甚至导致患者死亡。对于神志清楚和病情稳定的战创伤患者一开始并不需要大量液体，特别是冷晶体。绝大多数处于休克代偿期或失代偿期的战伤患者需要手术和复苏治疗同时进行，复苏应以输注血制品开始。

如果术后采用标准晶体液（生理盐水）进行复苏，可能出现因钠和氯的超负荷引起的副作用。这种医源性高氯代谢性酸中毒导致的最直接临床后果是混淆血气 pH 和碱剩余在复苏中的价值。最严重的后果是，pH 持续下降和碱剩余增加可能被误认为持续的低灌注而进一步扩容，使病情加重。与平衡液，如乳酸钠林格液相比，生理盐水的副作用更加明显。

目前还没有数据支持对于失血性休克患者胶体液复苏的效果优于晶体液。胶体液通常比晶体液费用高，并且有一定的副作用。淀粉溶液如 Hespan®（羟乙基淀粉溶解在生理盐水中）大剂量（> 20ml/kg）输注时可能导致凝血功能障碍。白蛋白常用于创伤后复苏，但其属于有潜在感染风险的血制品。Hextend® 是由 6% 羟乙基淀粉溶解在平衡液中制成的。在一项前瞻性随机研究中，在大的择期手术过程中，与输注 Hespan® 相比，Hextend® 能够减少失血量和凝血异常。Hextend® 目前应用于战术作战创伤救护中很大程度上是由于其与晶体液相比恢复血容量需要较少的量，因此其在急诊室或 ICU 的作用是有限的。

在 ICU，另一种常见的错误是施行"液体维持"。这是一个用于血容量正常的患者补充日常丢失容量的普通病房医学概念。ICU 患者不是容量不足就是容量超负荷，特别是接受大手术后的患者。不要习惯性开具液体维持的医嘱，因为其不能有效扩充血容量，而且会加重容量超负荷患者的病情。根据病情需要给予足够的治疗，或者控制液体补充以利于容量超负荷患者达到平衡。

在进行术后复苏之前，第一步是确定复苏是否有必要。回顾手术记录以明确液体 / 血制品的输注量和失血量，以及创伤的程度和所行的手术过程。直接与外科医师交流是否有液体持续丢失或出血。立即进行实验室检查以了解血细胞比容、血小板计数、凝血功能、乳酸和碱剩余等基本指标。检查负压器、引流管、伤口以明确有无持续出血。战创伤中，针对低血压和（或）凝血功能障碍，选择 1∶1∶1 的血制品用作复苏液体。一个简单的经验法则是输注红细胞以维持血细胞比容在 25% 以上和输注血浆使 INR 不超过 1.8。血浆除了能够纠正凝血功能障碍外，还是一种扩容效果良好的早期复苏胶体液。

四、如何判断复苏是否成功？最好的终点是什么？

损害控制手术控制出血与污染后，复苏的目的是恢复有效循环量以保证足够的组织氧供。问题是氧供的恢复并不能够直接判断。当传统的复苏指标如收缩压、平均动脉压、心率和尿量恢复正常时，多达 85% 的严重损伤患者可能仍存在组织缺氧的休克代偿状态。通过超量氧输送、氧消耗和心排血量来指导复苏的作用是有限的。接受超量氧输送的患者似乎比没有达到该水平患者的生存率更高，但没有证据表明达到这种水平的氧输送能够直接提高生存率。氧输送是心排血量、血红蛋白量和氧饱和度的共同作用。因此，提高氧输送的办法包括增加心排血量、输血或增加氧饱和度。

由于容量复苏是提高心排血量的基本手段，各种血流动力学监测目标已被用来指导容量复苏。除中心静脉压（CVP）、肺动脉闭塞压（P_{pao}，常被错误地称为肺毛细血管楔压）外，更多先进的测量前负荷办法如右心室舒张末期容积指数（RVEDVI）和全心舒张末期容积指数（GEDVI）也在研究中。除了 CVP 之外，即使在最先进的医院，这些指标也需要专门设备和（或）培训测量。应该限制对 CVP 的依赖，对于机械通气并且有适当的 PEEP 患者，即使测量方法正确、读数准确（来自波形，而不是显示器上的平均压力）CVP 似乎也不能可靠地预测容量负荷和对容量的反应性。因为不同患者之前的 CVP 基线有很大差异，衡量 CVP 的趋势比单次测量更有用。应将 CVP 作为治疗中附加的一个参数，而不是作为制定决策的主要因素。第 6 章描述了应用床旁超声评估腔静脉大小和塌陷度的技术，能对 CVP 和容量状态进行实时评估。

最好的和最可行的充分复苏指标应该是不需要专门设备就能获得的，且易于解读的。代谢指标在评估休克复苏中是最有用的。动脉血乳酸、碱剩余和中心静脉血氧饱和度（CvO_2）

都是从标准的血气分析仪中可以获得的指标。虽然它们评估全身的而不是局部的氧输送和组织缺氧，但它们能够持续为休克严重度和复苏反应性提供参考。血清 pH 是一种有效的测量组织灌注方法，但容易受呼吸因素和肾功能的影响。

在创伤中，动脉碱剩余是一种容易测量和广泛使用的指标。研究人员已经证明，基础的碱剩余与生存率有关，碱剩余的趋势能够预测复苏是否成功。碱剩余 ≥ 5mmol/L 是严重损伤的标志，需快速行进一步的评估和治疗。用碱剩余代替乳酸时有几个因素会影响两者之间的相关性，包括盐水超负荷所致的高氯性酸中毒、酒精中毒及肾衰竭继发性酸中毒。在这些情况下，基础碱剩余升高预测意义有限。

由于碱剩余的这些限制，乳酸因其特异性和预测能力而成为最理想的生化指标。虽然基础乳酸值已被证明与预后相关，以时间为基础的乳酸变化趋势能更好地预测生存。应在术后立即测定，并在早期复苏的 4 ~ 6h 再次测定。目标是在 24h 内使乳酸水平恢复正常（< 3mmol/L），因为这预测着生存率超过 90%。48h 内乳酸未能恢复正常水平则预测死亡率达 80% ~ 100%。乳酸清除时间也可预测感染等术后并发症，乳酸 12h 内恢复正常只有 1% ~ 5% 感染率，而超过 24h 恢复正常则感染率显著增加（> 60%）。

中心静脉血氧饱和度（CvO_2）的测量正在越来越多地用于各类 ICU 患者，包括创伤和大手术患者。从中心静脉导管获取静脉血行血气分析。得出的 CvO_2 正常值范围为 65% ~ 80%。它反映了组织氧供和摄取量，低于 65% 表明氧输送不足，应逐步提高影响氧输送的关键因素。首先，保证有效血循环容量，确保血细胞比容在 25% 以上。如果 CvO_2 仍然很低，则输血使血细胞比容 ≥ 30%。确保氧饱和度尽可能达到 100%。如果 CvO_2 仍然较低，需要考虑心排血量的影响。虽然心源性休克在年轻创伤患者中并不常见，但也可见于严重的胸部外伤、心律失常或脓毒症。运用心脏正性肌力药如多巴酚丁胺或去甲肾上腺素，然后评估 CvO_2 是否有改善为通用的实验性举措。图 30.2 概述了术后早期复苏的基本流程。

升压药的作用是术后复苏讨论最少的方面之一。标准外科教学认为早期没有使用升压药的必要，复苏应重点放在容量管理。复苏过程中早期使用升压药对低血压的治疗越来越受到关注。现在人们认识到，机体对严重创伤的早期反应不仅仅表现为容量的减少，还体现在其他方面，包括血管通透性、心功能不全和对自身儿茶酚胺与血管加压素的拮抗。因此，合理地使用升压药能够维持组织灌注、并防止晶体超负荷。也有越来越多的动物实验数据表明，相比单独采用容量复苏失血性休克早期使用升压药能够明显提高生存率。升压药能够使血管收缩和血流量重新分配以利于控制出血。对于容量负荷充足的难治性低血压患者（尤其是伴有脑损伤的患者），建议在继续复苏的同时使用升压药（去甲肾上腺素、多巴胺等），并处理其他原因（二次出血等）。

五、哪些人不需要复苏？

识别不需要复苏甚至是容量超负荷的患者是术后复苏专业要求之一。最简单的复苏处理措施是给予持续补液，直到各项指标达到正常值，甚至超越正常值。术后早期限制液体常被批评为不合理。如果经损害控制手术很好地控制了进行性出血和污染，那么患者在转运至 ICU 时常常已得到了充分的复苏甚至是容量超负荷的。如上所述，必须通过了解接诊患者的伤情、手术情况、生命体征指标、尿量及实验室检验结果对其病情做出快速的判断。如果组织灌注及氧供正常（乳酸 < 2mmol/L，碱剩余 < 5mmol/L，中心静脉氧饱和度 > 70%），一

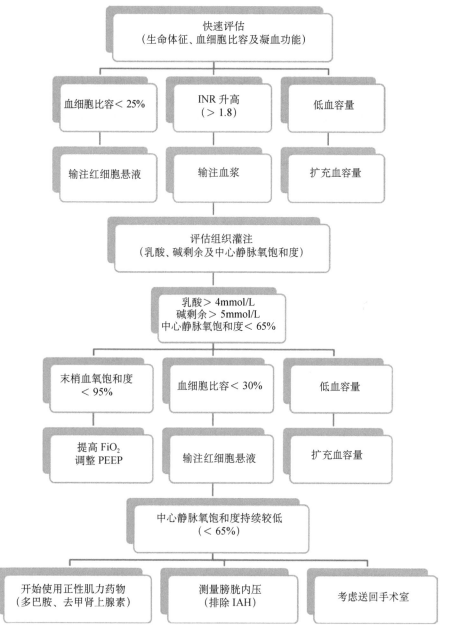

图 30.2 术后复苏具体操作流程基于对患者体格检查、生命体征及常规实验室检查结果的综合判断

INR. 国际标准化比值；FiO_2. 吸入氧浓度；IAH. 腹内高压（压力 > 20mmHg）

般无须进行额外的补液治疗。减少输注不必要的液体利于更好地管理患者，与此同时需密切（每隔 2 ～ 4h）关注患者的各项指标变化，及时调整治疗方案，以进一步减少器官衰竭、腹腔间隔室综合征的发生率并缩减插管时间。

六、何时需要再次手术？

在复苏过程中，同时监测常规指标（如血压和尿量）及乳酸、碱剩余显得尤为重要。血细胞比容的变化同样可指导复苏方案,但其受到许多因素影响,包括红细胞的丢失及输液过多。如果尿量、乳酸及碱剩余指标正常,则表明患者的血流动力学相对平稳,应当减少液体输注。进行性升高的乳酸及碱剩余、持续降低的中心静脉氧饱和度、不稳定的血流动力学表现都提示可能有活动性出血、组织灌注不足及局部缺血。此时需仔细检查伤口组织灌注、四肢血管的完整性,但进行性腔内出血及隐性出血常容易被忽略。胸腔积液过多并不能充分反映出血量,因为胸腔积液同样受到机体凝血功能的影响,此时胸部 X 线检查可评估患者有无血胸。如怀疑患者存在无法控制的腹腔内出血,且调整凝血机制后出血仍无明显改善,接诊医师需立即进行剖腹探查。过多地丢失血液、血浆及Ⅶa 因子会使需进行手术治疗的 ICU 患者虚弱无力。

七、小结

应将创伤复苏视为一个连续性的救治过程,起始于入院前,并贯穿整个急诊室、手术室及 ICU 的救治。因此,充分理解已有诊疗措施及患者目前的病情以指导制订下一步复苏方案。在补液时,需时刻警惕输注过多的晶体液(包括低温、影响凝血功能的酸性液体),并结合现代复苏准则,避免"旱地海水淹溺"综合征的发生。要聪明、积极、有所重点地关注重要指标的变化,最终实现有效的复苏。

(高 阳 王 婧 王 培)

第 31 章

监　护

Alec Beekley and Jay Johannigman

概要框

1. 没有哪种监护设备可以取代医师的眼睛、耳朵、手及脑。

2. 年轻患者表现出强大的生理防御机制，能够在心血管系统完全崩溃前维持血压和脉搏稳定。

3. "代偿性"休克更准确地来说应该被称为"未认知的"休克。

4. 标准的监护设备可以提供一定价值的数据，包括血氧饱和度、心电图、动脉压及中心静脉压。

5. 评估休克和复苏应重点关注反映细胞氧供是否充足的相关参数。

6. 众所周知，脉搏、血压、尿量并不是复苏充分的可靠指标，尤其对于年轻患者。

7. 并不存在单一的最佳复苏终点指标。

8. 碱剩余、乳酸及静脉血氧饱和度是复苏的可靠指标。

9. 凝血功能障碍的纠正对反映患者好转很有价值。

10. 一些新技术（如 NIRS StO_2，复苏和氧合闭环系统）已被应用；但不能取代医生的体格检查和诊断。

崇拜机器则受其奴役。

David Seegal

一、引言

在讨论关于近红外光谱学（near-infrared spectroscopy，NIRS）技术检测组织血氧饱和度时，一位相关外科专家问道："一个完美的监护设备会是什么样子？一定是非侵入性的、可持续的、可靠的，并且是便宜的，所以可以对各种患者重复应用。这可以提供容易忽略的信息。不仅能够提示是否存在问题，还能显示问题在哪，所以有利于进一步治疗。"

目前所有监护设备，甚至高新科技者，都无法满足上述理想需求。监护设备可提供原始数据，医师则需要将各种数据与患者的表现结合起来，以确定患者状况及诊疗措施。没有任何检查、检验或监护设备可以详细地显示患者问题和解决办法。没有监护设备可以代替医师的眼睛、手、脑和判断力。因此监护的建立不应该优先于挽救患者的干预措施，尤其是侵入性的监护手段。只是需要建立另外一条中心静脉通路和静脉通路，然后就要去手术室的做法并不正确。中心静脉通路不是能够挽救创伤出血患者的治疗措施。

虽然心率和血压可能不足以反映复苏的状态，但足以作为检伤分类指标区分患者是否需要急诊手术。脉搏特征和简单的 GCS 评分就可以相当可靠地区分"有病"与"没病"。如果注意力聚焦到了其他不可测的临床症状（如皮肤颜色、精神状态、明显的损伤体征等）时，这点特别正确。

快速床旁检测（如 INR、碱剩余及乳酸等）可以提供确切的数据。持续有创监测在初始治疗决策过程中几乎是不需要的。通常，对患者进行快速、简单的血氧饱和度、心电图及呼吸频率的监测，即可判断是否需将其从创伤室转移至手术室或是否需行 CT 检查（图 31.1）。所有的外科病房都需要具备此类基本的监测能力。前沿外科手术队和战斗支援医院应该具备其他的标准监测手段，包括动脉血压和中心静脉压。更先进的连续监测，如持续中心静脉血氧饱和度、颅内压、近红外光谱组织氧合监测及无创心排血量监测则只在特定的机构配备。

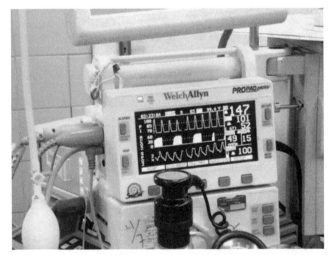

图 31.1　普遍用于部署军队外科病房的便携式监护设备。标准显示连续心电图、脉搏血氧饱和度、体温及呼吸频率。特殊功能的监护设备还可以监测气管插管患者的呼气末 CO_2 水平

二、脉搏血氧仪

普遍应用的脉搏血氧饱和度仪由光源和探测器组成，在手指、足趾、耳垂等处采集数据。它通过可见光（红光）和红外光谱的两个光源交替照射组织，基于装置转变值的不同，能够检测到血管内氧合或去氧血红蛋白对红光和红外光谱吸收量的不同，以计算氧饱和度，同时也可显示脉搏。

一些情况可能引起脉搏血氧仪读数错误。重度休克的患者及老年患者（尤其是存在血管疾病的）可由于血流灌注不足引起末梢极冷，其氧饱和度可能降低，脉搏可能检测不到。一氧化碳和氰化物中毒的患者脉搏血氧饱和度仪可能检测出虚高的氧饱和度；相反，高铁血红蛋白血症的患者具有典型的低氧饱和度。所以重要的不仅是仪器显示的数值，还有波形。在没有清晰波形的情况下，经常可显示出 95% ~ 100% 饱和度的错误值。

在作战环境中，重度休克的状态下脉搏血氧仪可能并不可靠，在这种情况下，脉搏血氧

饱和度的值没有决定意义。在炎热的沙漠里，或在寒冷的环境中，伤亡人员还可能存在深低温的情况。患者被困在燃烧的车辆或建筑中，可能存在一氧化碳中毒的情况。所有这些情况都有可能影响脉搏血氧饱和度读数的准确性和可靠性。

三、心电图监测

心电图监测也是战伤救治监护中的标准配置，外科病房等可在大多数医疗场所实现。基本的连续心电图监测基本无副作用，可迅速将其应用于患者。然而，所获得的数据往往是有限的，从创伤救治中快速决策的需求来看。对于年轻体健的患者来说，遥测心电监护设备不提供除了心率以外的额外信息，尤其对于年轻、体健的患者。对于可能存在心脏缺血者，心电监测设备更为有用。心电监测在 ICU 中是十分有用且易于实施的，是全世界 ICU 的标准配置。有一点很关键，如果患者突发心搏停止，在开胸前需要检查导线有没有脱落或电源是否断开。

四、中心静脉压

大多数外科病房都可以进行持续的中心静脉压力（CVP）监测。但其在可靠地测定容量状态及监测复苏方面的作用是有限的。在创伤复苏中最关键的是建立大口径的中心静脉通路以便于快速补液、给药或血制品，而不单单是监测。如果大口径静脉通路已经建立好，中心静脉通路的建立不能是延迟手术的理由。麻醉师可以在外科医师进行操作时为患者建立中心静脉通路。一旦通路正确建立，最好的监护是间断的中心静脉氧饱和度监测。

在 ICU 中一直以来的最大的谬误之一就是 CVP 可以准确地反映心室前负荷。虽然这一说明理论上合理，但是 CVP 仅为替代性估计。大量的研究已证实即使在舒张末期容积和 CVP 之间关系最可靠的健康志愿者身上，CVP 也与容量负荷缺乏相关性。在一些情况中，CVP 评估容量可能是有价值的（容量严重匮乏或容量严重超负荷）。CVP 并不是反映血管内容量的准确和可靠的指标！ CVP 可随着患者体位、监护设备的位置、呼吸的压力及心室顺应性的变化而变化，而且也依赖于使用者的经验；CVP 剧烈的变化相比反映容量变化更能反映护理操作的变化。通过本章和第 6 章"战伤超声检查"可以了解到一些评估容量状态替代措施。

五、静脉血氧饱和度

混合静脉血氧饱和度（mixed venous oxygen saturation，SvO_2）指近端肺动脉血中的血氧饱和度。中心静脉氧饱和度（central venous oxygen saturation，CvO_2）指上腔静脉（或其他中心静脉）的血氧饱和度。当心肺系统提供的氧供不能满足机体氧需时，组织水平的氧摄取会相应地增加。这种状态下的氧摄取增加表现为静脉血氧含量的降低。因此，监测静脉血氧含量也是监测心排血量及持续复苏的进展状态的一种手段。

传统的静脉血氧饱和度监测需要放置可以获取肺动脉血样的肺动脉导管。这种方法避免了通过心脏冠状静脉窦回心血量所引起的变异和抽样误差。冠状窦的血流影响是显著的，而且可（或不可）通过中心静脉导管计算。根据解剖学和生理学认知，SvO_2 可真正代表静脉血氧含量。

近来一些研究试图要证明混合静脉血氧饱和度（肺动脉导管）和中心静脉血氧饱和度

（CVP 通路）之间的相关性。考虑到 SvO_2 和 CvO_2 在个体观测值之间存在绝对关联的这些研究得到了替代结论。然而，从这些研究中还能得出，即使存在个体差异，SvO_2 与 CvO_2 的变化趋势十分接近，可以作为一个准确的 SvO_2 替代手段（图 31.2）。作者推荐应用 CvO_2（通过中心静脉采血）作为一个追踪持续性复苏方向与趋势的手段。大部分严重战创伤者可通过中心静脉通路以满足复苏和 CCATT 运输的需求。在战斗伤亡中 CVP 通路为频繁和简单的监测 CvO_2 变化趋势的采样通路，可作为一种监测持续复苏的手段。对于低血容量休克（动物和人）的有限研究中，已经证实了监测静脉血氧饱和度作为评价休克严重程度及随后复苏充分性的标志。至今，还没有前瞻性的研究验证静脉血氧饱和度作为创伤患者复苏终点的有效性。一个完全在内科疾病患者中完成的研究表明 CvO_2 可作为有效改善死亡率的复苏终点，且优于标准目标。已有研究证实，对于创伤患者，静脉血氧饱和度变化的积极趋势与改善生存率相关。作者认为相较于心率、血压、尿量这些传统标准，监测静脉血氧饱和度（SvO_2 与 CvO_2）更加可靠和有意义。对于年轻和平日体健的战创患者尤其如此。这个数据也可用于防止过度复苏。如果仅有一个孤立的异常指标（心动过速、低血压、交界性尿量），但 CvO_2 和其他指标（血细胞比容、乳酸）无异常则不需要进行更多的容量复苏。

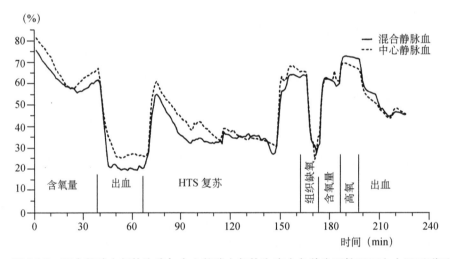

图 31.2　混合静脉血氧饱和度与中心静脉血氧饱和度在各种生理情况下存在强烈联系
（经允许引自 Reinhart et al., Chest 1989；95：1216-1221.）

六、肺动脉导管

　　肺动脉导管仅在少数战救医院中可见，且在战伤救治中应用价值有限。肺动脉导管在战伤外科中最常见的应用是作为血管修复手术过程中的一个简易的取栓导管或阻塞导管。患者大多是遭受严重穿透伤的年轻人。其心脏功能很少有问题，并且可以通过其他办法对其容量状态进行评估。相关设备的使用除了需要专业的监护医师外，还需要业务熟练的护士。没有高质量的数据支持下使用反而会产生误导。使用肺动脉导管需要遵循以下基本原则：①水平放置装置，通过波形读数，而不是看监护设备上的平均值；②重复测量几次，以确保一致性；③不要将它作为一个"楔压量尺"；在该装置提供的所有数据中，体积指数（心指数、每搏指数）比灌注压力更准确有用，从中也可得到一个正确的混合静脉血氧饱和度（SvO_2）。

七、动脉监测

在动脉置管不耽误转移的情况下，动脉监测在战创伤治疗中有很大的作用。动脉监测首选的部位是桡动脉，如果穿刺困难或失败，可放置股动脉置管。肱动脉置管和其他的动脉置管存在较多的缺血相关并发症——有其他动脉代替时尽可能地避免选择肱动脉，并尽快拔除。动脉置管的建立方便血压监测，采血进行标准的实验室检查、动脉血气分析并监测乳酸水平。复苏是否充分并不能通过动脉监测直接得知，但至少这种趋势可以表明治疗方向是否正确。

随着新的软件和波形分析系统产生，大量反映容量状态及心功能的相关数据可通过动脉监测获得。这项技术在民用 ICU 里应用得越来越多，是一种有前途的、创新的、可以很容易扩展运用到军用领域的技术。例如，Vigileo 监测仪（Edwards 生命科学有限责任公司，Irvine，California）通过高保真动脉置管评估心搏量和心排血量，可通过结合标准的血气分析数据评估氧供和氧耗。同一数据的二阶分析可以检测到心搏量在呼吸周期中的变异，评估血管内的容量状态（图 31.3）。这些数据的连续性使其成为对复苏及其他干预措施的反应性评估的理想选择。期望更多的这类技术被应用于前线 ICU 中。

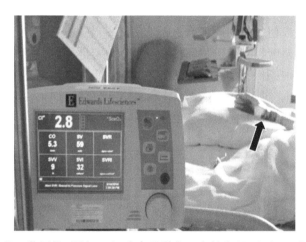

图 31.3　Vigileo 监测仪（Edwards 生命科学有限责任公司，Irvine，California）通过桡动脉置管（Arrow）获取数据提供每搏量（SV）、心排血量（CO）、每搏变异量（SVV）的可靠分析

八、容量状态评估

此装置可以提供一个快速、简易、精准的关于血管内容量的床边分析。大多数患者在复苏的早期阶段并不需要太多治疗诀窍——补充容量为主。更难的部分是搞清楚何时复苏充分以避免复苏过度损伤，以及判断情况恶化的原因。如前所述，在这里不会将 CVP（甚至是楔压）作为容量状态评估标准。可以将一个超声探头放在腹部，直接测量下腔静脉内径及评估呼吸时血管塌陷的情况，而不是测量腔静脉压力（参见第 6 章）。即便没有超声，依靠血流动力学中呼吸变异的这个众所周知的生理现象可在床边评估容量状态。除了上述评估心搏量和心排血量的作用，Vigileo 监护仪还可评估每搏量的呼吸变异度以评估患者容量是否充分（图 31.4）。同样的原理也可在大多数血流动力学监测中应用；监测 CVP 及动脉压力在吸气中的峰值和呼气中的峰值之间的变化，较大的波动表明容量减少，可加快补液。这个最适

用于气管插管完全正压通气的患者，这时的压力应该在吸气末最高和呼气末最低。然而，该情况在自发呼吸过程中是相反的（不那么可靠）。

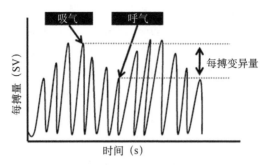

图 31.4　机械通气呼吸循环下的每搏变异量。变化大于 10% ～ 15% 可准确预测患者对输液有反应

更广泛接受的类似评估方法是被动抬腿试验。将 ICU 患者半卧位调整为床头抬高 45°，双腿抬高 45°的仰卧位（图 31.5）。"容量反应"良好的患者表现为中心血流动力学明显改善，而容量负荷充足或超负荷的患者改善不明显。传统上，这需要一个专门的探针测量主动脉血流，或经胸壁行超声心动图进行评估。目前这项技术可通过简单地测量床边平均动脉压（MAP）或脉压（收缩压和舒张压之间的差值）来验证。如图 31.5 所示，如果监测指标升高大于 10%（容量反应），即可进行补液，然后再重新评估。如果监测指标变化小于 10%，可以认为血管内容量状态很好，需查找其他原因。

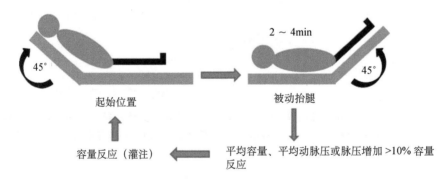

图 31.5　被动抬腿（PLR）对容量反应的评估。若被动抬腿后监测的血流动力学参数升高大于 10%，即为容量反应，增加补液量，可重复评估

九、颅内压（ICP）监测

一个战区中的神经外科特需设备通常集中在 1 ～ 2 个中心，需要进行相关评估或者治疗的患者需迅速转运到这些特定的单位。这些中心的医师需要熟悉颅内压监测设备的使用及对检测结果进行判读。普通外科医师也应该掌握颅内压监测设备的基本使用方法及其参数的意义。事实上，由于病情等各类原因有许多开颅手术是由一线的普通外科医师完成的。第 24 章很好地介绍了相关设备的配置方案。颅内压监测设备的适用患者主要是颅脑外伤或非镇静条件下 GCS 评分小于 8 分的创伤患者。另外，一些多发伤患者，怀疑存在颅脑损伤但无法进行 CT 检查及神经系统体检者也应该给予颅内压监测。

在使用颅内压监测设备时，不能仅仅关注当下的数值，而是要注意动态地分析患者的颅内压水平，观察趋势变化，并结合全身情况综合分析，从而及时处置干预。当 ICP 达到 15mmHg 时就应该注意，ICP 达到 20mmHg 以上或快速增加都应立即做出评估和干预。在低血压状态时则需下调低压阈值。除了 ICP 值外，还可以从 ICP 波形获得重要信息。图 31.6 显示了颅内压波形的正常形态及一些典型的异常形态。P_2 波峰（潮汐波）与 P_1 峰的逐渐抬高表明颅顺应性的降低，可能预示着难治性颅内高压（图 31.6b）。弥漫性脑水肿和顺应性降低的典型表现为圆形或 "单一" 波形，三个典型的峰值消失（图 31.6c）。这是预后不良的表现，预示着病因不明和（或）病因不可逆（如硬膜外血肿）。

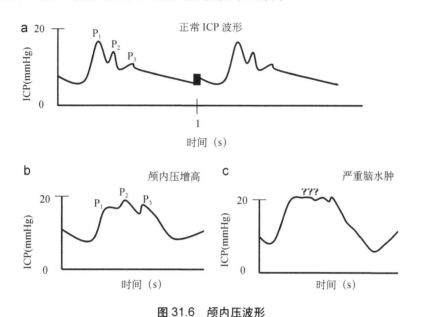

图 31.6　颅内压波形

正常颅内压波形由 3 个波幅递减的波（P_1、P_2、P_3）组成（a）。P_2 波幅增高，常见于颅内压增高或颅骨缺失（b）。三波形态消失，见于弥漫性脑水肿，这种波形往往预后不佳，因为缺少明确的可干预的病因（如硬膜外血肿）

十、休克及复苏情况监测

休克的定义是细胞水平上的缺氧，因此，可以将氧供是否充分的相关指标作为复苏效果的重要参数。目前没有单一的指标可以准确地预测休克，但细胞氧供情况相关指标通常比一些简单的指标如心率、血压、尿量更可靠。作为一名临床医师，必须明白这些指标在评估细胞氧供中的优点与不足。在第 30 章中已经深入讨论了有关指标的意义。并无单一公式、参数或设备能够准确判断复苏，而是要通过一个全面的、完备的监护设施获取各方面的数据以综合判断。对休克的早期发现及干预需要建立在对许多检测指标（碱剩余、乳酸、静脉血氧分压、INR）及临床症状综合判断的基础之上。本章节的剩余篇幅将介绍一些新近研究的，并可能在将来战伤求治能够用到的评估休克水平并指导复苏的检测技术。这些技术包括近红外组织血氧检测、心率 - 脉压变异率、闭环通气和复苏等。这些参数在评估患者对治疗的反应方面取得了新的进展。

十一、凝血功能障碍纠正

传统观点中，不将纠正凝血功能障碍作为复苏的一个指标。凝血功能障碍被认为是复苏失败的重要原因，其与低血压、低体温并称为"致命三联征"。早期纠正凝血功能障碍是损害控制性复苏的重要内容。最新的便携式血液分析仪能够检测 INR，使得反复监测凝血功能作为充分复苏的评估手段。目前还没有文献支持将 INR 作为复苏的指标，但笔者的个人经验认为，将 INR 控制在 1.5 以下作为组织及器官有足够的血流量和氧供的指标是非常实用的。笔者还认为即使已经积极给予血液制品纠正凝血功能障碍，如果 INR 仍持续增高则提示尚未解决问题，需要重新对患者进行全面评估。

十二、高级持续监测

随着技术的进步，战伤救治中已有更多先进的监测设备。上述的 Vigileo 监护仪就是其中之一，可以通过对标准动脉波形的分析提供心功能及容量的评估。在伊拉克和阿富汗战场上，近红外光谱分析仪获取的组织氧饱和度已经开展应用。这些设备看起来就像是优化的脉搏血氧饱和度检测仪。其工作原理是通过近红外光谱光照射肌肉组织（鱼际隆起），直接测量肌肉血管床中血红蛋白的氧合情况，并反映全身的氧供情况。早先的研究表明，它的测定与碱剩余都能反映组织灌注的情况，且具有连续测量并且无创的优点（图 31.7）。

近红外光谱组织血氧分压监测和碱剩余测定一样通常要结合患者的临床表现。它只是众多数据中的一个，并不是可以完全依赖的数据。除了反映全身灌注，近红外光谱组织血氧分压监测还可以用于检测局部缺血或肢体损伤后骨筋膜室综合征（图 31.8）。尽管仍有待评估，但这些设备在早期识别血管移植失败、骨筋膜室综合征和肢体缺血等方面潜力巨大。

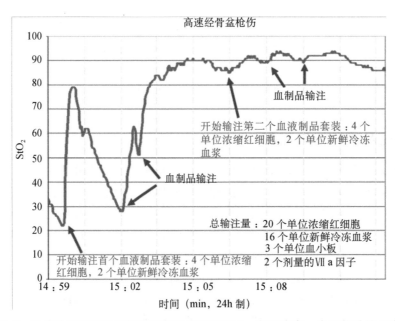

图 31.7　近红外光谱组织血氧分压监测仪监测图形，数据来自一名巴格达战场中的患者，组织血氧的变化提示早期和术中的出血，并指导术后的复苏

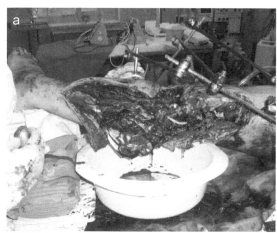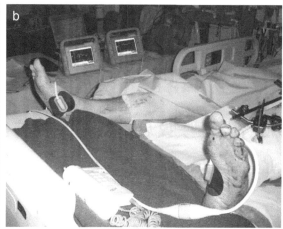

图 31.8 （a）严重左下肢损伤，血管重建；（b）同一患者在术后应用近红外光谱组织血氧分压监测双足末梢灌注

其他一些设备也正在研究中。能持续监测心率 - 脉压实时变异率的连续监护设备正在患者中应用，并将收集的数据用于后期分析。功率光谱分析结合标准心电图可用于评估副交感神经及交感神经的活动，以及对损伤的自主代偿程度。初步的数据表明，创伤后副交感神经兴奋性增高而交感神经兴奋性相对减弱通常意味着预后不良。这为从前线的检伤分类到后方的手术治疗及术后监测都提供了重要依据。然而，在现代战争的几近苛刻的要求下，这些新监测技术的可靠性及准确性仍需要进一步的研究。

十三、闭合回路系统

一些软硬件结合的标准监护设备可用于创建一个"闭环"系统对复苏决策和干预进行指导。如闭合氧供系统，可以根据患者的血氧饱和度实时调整吸入氧的浓度。类似的还有根据患者的尿量及其他生命体征实时调整静脉液体的输入速度的闭环系统。这类技术仍在不断完善之中以更好地节约资源，避免过度治疗。这类技术在人员短缺的情况下尤为实用。需要强调的是，这类技术的应用必须建立在精确的检测数据采集及可靠的算法控制系统基础上。

十四、小结

每一位医师需要明白没有任何一个监护设备或实验室检测能够取代医师本身对疾病的判断。监护设备或实验检测能提供有用数据，但这些数据必须结合患者的具体临床表现进行解读分析。医师要充分了解所拥有的这些设备，并了解其优势和不足。新设备、新技术的推广往往夸大了其解决临床困境的功效，这就要求医师能够去伪存真，合理利用获得的各项数据为患者提供最好的救治。

（高 阳 王 培 王 婧 王志农）

第 32 章

呼吸机管理

战伤患者呼吸衰竭实用治疗方案

Alexander S. Niven and Paul B. Kettle

概要框

1. 战伤患者普遍存在急性肺损伤（ALI）和急性呼吸窘迫综合征（ARDS）。
2. 肺爆震伤是现代战争中造成呼吸衰竭的常见原因，其处理和 ARDS 相似，成功度过损伤早期的患者预后较好。
3. 气管插管和机械通气应当在转运前尽早使用于存在意识改变或呼吸功能不全的患者。
4. 早期应用呼气末正压（positive end expiratory pressure，PEEP）有利于维持足够的肺复张和气体交换。
5. 战伤患者普遍存在痰栓、气胸和肺顺应性降低。
6. 低潮气量（< 6ml/kg）通气能降低 ARDS 死亡率，气道压力释放通气（airway pressure release ventilation，APRV）可用于治疗顽固性低氧型呼吸衰竭。
7. 当战场缺乏高级救治措施（喷射通气、N_2O 等），患者及呼吸机的管理显得尤为重要。
8. 不必使血气恢复正常。不应当迅速提升呼吸频率和潮气量，高碳酸血症和中等程度酸中毒是可接受的。
9. 每一个呼吸机所辅助的呼吸都是有损伤的！尽可能降低呼吸频率、潮气量和减少正压通气的使用时间。

低氧不仅会阻止发动机，还会破坏引擎。

匿名

　　随着防弹衣的普及，更多士兵经过培训学习并掌握基础和高级创伤生命支持技能，前线外科手术队（FST）的设立等一系列创新措施，显著提高了伤员从火线转运到后方医院期间的生存率。因此，许多能够存活到接受营救护所、FST 还有战斗支援医院接收救治的患者伤情都是较重的。使用现代战场环境中的医疗设备，对于战伤患者早期有效的监护是可行的和必要的，并且当这些基本救治原则贯穿整个医疗后送系统时，可以取得非常好的效果。由于缺少专业监护室医师，所以每个医师都应该掌握处理呼吸衰竭和呼吸机管理的原则。

　　爆炸是现代战争中最常见的致伤因素，包括简易爆炸装置（IED）及火箭和迫击炮袭击。既往研究表明，与枪伤受害者相比，爆炸的伤亡人员更多存在多发伤。除了常见的头部和肢体损伤，在爆炸冲击时胸部是最易受到损伤的部位。因此，为了支持呼吸功能进行插管和机械通气是很常见的。本章的目的是为这些人员的后送、医务人员监护管理和机械通气问题提供一个实用的概述。

一、哪些战伤患者需要机械通气？

插管和机械通气的基本适应证：保护气道与不能充分通气和（或）氧合，其同样适用于战伤患者的管理。出于受伤地点安全方面的顾虑，以及财力和物力的限制，在初步稳定之后，伤员救助者会迅速将患者转移到更高等级的治疗机构。如何对患者监护，识别渐进性临床变化，以及在运输过程中进行气道管理是非常困难的。通常，出现多发伤需要有效的、持续的复苏，临床高度怀疑可能需要手术治疗，有头、颈或胸部创伤的临床证据或症状应扩大确切气道管理的指征（气管插管术或手术开放呼吸道），并在患者转运前考虑胸腔置管并开始机械通气（表 32.1）。

表 32.1 需要插管和机械通气的战创伤患者

需要气道保护
　意识水平降低（格拉斯哥昏迷评分＜ 8 分）
　　爆震伤后出现明显头部创伤和认知功能障碍
　气道创伤，阻塞
　　颌面部、颈部创伤，存在气道风险（考虑外科开放气道）
　　大量气道出血，分泌物
无法通气，氧合难以维持
　胸部，肺损伤
　　连枷胸，气胸（尽管已经胸腔引流管处理）
　　胸部穿透伤
　　呼吸窘迫，爆震伤后需要吸氧
颅内压增高，脑疝
　气道保护，过度通气降低颅内压
多发伤，预计需要手术治疗
　需要大量输血的创伤
　　胸部、腹部、大面积软组织损伤
　　＞ 1 处近端截肢
　　出现低血压、低体温

二、战伤患者呼吸衰竭：肺爆震冲击伤作用

在受伤严重的战伤患者中急性肺损伤（acute lung injury，ALI）和随后出现的呼吸衰竭非常常见。ALI 被定义为影像学上存在非心源性弥散性浸润病变，并且低血氧的证据（PaO_2/FiO_2 ＜ 300），急性呼吸窘迫综合征也适用于满足这些标准的患者，并且 PaO_2/FiO_2 ＜ 200。在战伤患者中，ALI 和 ARDS 的病因通常有很多，并且从开始受伤后可以分为导致呼吸衰竭早期和晚期的病因（表 32.2）。

表 32.2　战伤患者 ALI/ARDS 病因

早期
多器官创伤后系统性炎症反应
误吸，化学性肺炎
吸入性热损伤
输血相关性肺损伤（transfusion related acute lung injury，TRALI）
肺冲击伤
脂肪栓塞（长骨骨折）
晚期
呼吸机相关性肺炎（ventilator associated pneumonia，VAP）
通气相关性肺损伤（ventilator associated lung injury，VALI）

在这些临床因素中，对大多数的医师来说，最不熟悉的是冲击伤。武器爆炸形成的冲击波袭击人体引起初次爆震伤，其损伤的严重程度与爆炸冲击波的幅度，爆炸超压的上升速度和持续时间，以及爆炸中心点到患者的距离有关。在一个封闭的空间里，冲击波会被反射和放大，从而造成更大的潜在破坏，因此更有可能引起气道和（或）肺部损伤，但有时可能需要 12～24h 才会表现出来。继发爆炸伤害可由爆炸中高速飞行的武器碎片和其他碎片造成。如果爆炸把他们撞到一个固定的物体上，或者是由爆炸（第三、第四级爆炸伤害）造成的火灾和建筑倒塌所致的烧伤、吸入性损伤或者由挤压伤造成的伤害，患者可能承受更多创伤。

一级冲击伤的临床表现包括鼓膜穿孔、肠挫伤和穿孔、脑轴索损伤及心肌挫伤。据报道，在恐怖暴力中平民受伤者出现肺冲击伤（blast lung injury，BLI）约为 70%，在战斗环境中可能更多见。肺的表现包括由胸廓变形导致的气压伤（气胸、纵隔气肿）、咯血，由冲击波导致的肺内的肺泡破裂和肺内出血出现肺挫伤。BLI 的典型临床表现被描述为呼吸窘迫、低氧血症和"蝙蝠翼"肺浸润三联征，从笔者的临床经验来看在当前的战斗环境中，很难再看到典型表现。因为它的发作常会被延迟，而且它的影像学表现是多变的，所以很难确定 BLI 真正的严重程度，也难以将它的表现与其他潜在的临床表现区分开来。

三、初始机械通气

战伤患者进行机械通气时最初的模式和设置主要取决于呼吸机的功能，患者本身肺力学和其他相关的临床指标，以及操作人员的经验和习惯。战斗环境中管理呼吸衰竭患者必须要有专业知识、人员和物资的保障，由于大多数部署在美国本土的医疗单位缺乏呼吸机使用的经验，因此需要配置一位经验丰富的呼吸治疗师或医师领导的团队用以加强相关协助。如果你所在的医院在较长一段时间不能满足两个条件，当务之急是在机械通气后将患者转送到更高级的医院。

表 32.3 列出了在陆军作战卫生支持系统中的三种常见的机械呼吸机的功能，以及提供额外训练资源的网站。在部署之前，医疗服务人员应确定战区内可用的通气设备和供氧设备，并安排呼吸治疗专家和生物医学维护技术人员接受了必要的培训，以确保该设备的持续操作和氧气的持续供应。

四、资深呼吸治疗专家的经验教训

氧气和机械通风是关键的资源，在一个已部署的环境中重症监护团队的所有成员都需要

表 32.3　常用呼吸机及性能

类型	描述
Impact ™ 754 Eagle	便携转运呼吸机
	内部或外部电力；常规的电池寿命 2 ~ 4h
	模式：AC、SIMV、CPAP
	设置：频率、吸气时间（或默认 I ∶ E 为 1 ∶ 2）、潮气量、吸氧浓度，高、低限制压力警报
	附加功能：叹息呼吸、呼气末正压通气（最大 20cmH$_2$O）、平台压、人工呼吸触发、自动呼吸暂停备份频率
	显示：峰压，平均吸气压，设置和实际潮气量
VersaMed ™ iVent 201	多功能便携呼吸机
	内部或外部电力，电池寿命 2 ~ 4h
	模式：AC（容控或压控）、SIMV、Bilevel、CPAP、PSV
	设置：频率、吸气时间、流量、压力、潮气量或目标压力、吸氧浓度、呼气末正压通气（最大 20cmH$_2$O）、触发灵敏度、压力支持
	附加功能：上升时间可调、100% 氧气吸入、容易呼气、叹息呼吸、自动调节气流、自动调节时间、备份呼吸暂停通气
	显示：气道压力、总呼吸频率、I ∶ E、呼出潮气量、分钟呼气量、最大流量、吸气时间、电力来源、电池电量
Drager ™ Evita XL	高级多功能呼吸机
	内部或外部电力，有限的电池寿命
	模式：AC（CMV）、SIMV、MMV、PCV、PSV、CPAP、APRV、ILV
	设置：呼吸频率、吸气时间、流量、压力、潮气量或目标压力、FiO$_2$、PEEP、压力支持、吸气压力上升时间、触发灵敏度、报警
	附加功能：平台压和 auto-PEEP 测量、自动插管补偿
	显示：多个同步波形图形显示、峰压、平均气道压力、分钟通气量、O$_2$ 浓度、呼吸频率、肺力学指标、其他指标

采取协作的方式来理解和完成这些干预措施的技术细节。

（一）设备和计划

所有呼吸治疗专家和生物医学技术人员都应接受专业的训练，以便操作和维护 754 Eagle 转运呼吸机、便携式氧气生成系统（POGS）及远程可部署的氧期集中系统（EDOCS）型号 120。

作战区域的氧气供应来源较广，需要严格的后勤协作与配合。例如，一个医院可能有一个现场的 EDOCS，包括一个后备的 POGS 和一个紧急压缩气缸库存以便在设备和（或）供应线故障时提供支持。特别是用于运输的"E"型气瓶，对这个系统进行适当的维护和监控压缩氧气的库存是任务的关键。一个严谨的系统保证了库存水平，如正确地标注空瓶与满瓶、统计每日的数量。

（二）维护

目前，"EAGLE"754 转运呼吸机是战斗外科医院的首选。这种呼吸机的致命弱点是使用了铅酸电池，它在炎热的气候下很快就会失去功能。在正常情况下，这些电池可以有 1 年的使用寿命，而在不使用的情况下，可以将呼吸机储存在一个温度适宜的环境中。一名经过适当培训的生物医学技术人员应在安装呼吸机前核查电池的寿命和状态，并在空中转运时调整好呼吸机，保持满电量并处于备用状态。对通气设备和其他转运设备的电池维护高度重视可降低飞行中设备故障的风险，并极大地提高患者在转运过程中的安全性。

重症监护室呼吸机的类型和模式与战场设备差异较大，为了确保相关设备持续可用，需要具备更换部件的能力，并且保持充足的备件库存。

（三）患者治疗

在战斗区域的救治实践受限于医师所拥有的医疗临床经验。只有平时充分掌握相关技能并积累经验，才能在战时达到预期的效果。基于指南的现成可用的证据对制订"战场"SOP有很好的参考作用。

空中转运：当首次参与空中转运时，我们发现在旋转翼飞机上视觉和听觉是非常受限的，只能利用持续的心电图、血压、指脉氧饱和度和呼气末二氧化碳浓度来进行监测。如果缺少相关设备，可依靠脉搏和胸部的起伏以检测血液循环和通气情况。常规携带呼吸支持器材，包括阀门面罩、吸引器和口咽通气道。必须熟悉所有的设备及其组装方法，尤其是与呼吸机相连的氧气罐的使用与管理。

预先准备好各种型号的器材以应对不同类型的患者，包括新生儿、儿童和成人。

对于面部烧伤和创伤患者来说，确保气管插管的安全是至关重要的。确保有多种类型的气管插管装备供临床医师选择。

在干燥的沙漠环境中黏液堵塞气管很常见，特别是在儿童患者中。HME（湿热交换器）通常难以提供足够的支持，对于可能插管超过 24 ~ 48h 的患者必须使用加热湿化器。

初始的呼吸机设置应根据患者的临床情况、医务人员的专业知识和经验决定。大多数创伤受害者的生理都受到了严重损伤，并且有可能迅速进展为急性肺损伤。因此，我们偏向于选择控制模式（辅助 / 控制，AC）来给患者通气，让呼吸机承担大部分或全部的呼吸工作。典型的通气设置包括呼吸频率 12 ~ 15 次 / 分和 6 ~ 8ml/kg 的潮气量，相当于分钟通气量 8 ~ 10L。为了保持平台压小于 30cmH$_2$O 可适当降低潮气量（图 32.1，如果平台压力不可用的话使用峰压）。增加呼吸频率，保持合适的分钟通风量。维持 SaO$_2$ 在 93% 以上，FiO$_2$ 可以从初始的 100% 迅速降低，而 PEEP 可以增加 3 ~ 5cmH$_2$O，以保持 FiO$_2$ 小于 60%。表 32.4 为一些呼吸机参数方案。

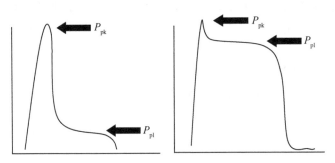

图 32.1 平台压力的测量是在一个吸气式的暂停动作中进行的，并提供了在肺泡水平上传输压力的估计值。P_{pk} 为尖峰吸气压，P_{pl} 为平台压。在支气管设置、黏液堵塞或气管内管（左）的一种弯曲的大峰的图示。平台压的一个小高峰（右），可在肺顺应性下降的环境中看到（如 ARDS、大量胸腔积液、张力性气胸或腹腔间隙综合征）

表 32.4　呼吸机参数调节提示和经验

通用方法

考虑每次呼吸机传送的呼吸都会造成额外的肺损伤

使用最低的呼吸频率和潮气量

尽可能少地使用呼吸机——只要可能就拔管

肺功能和顺应性是动态的，需要多次评估和调整

避免对血气的"追逐"——不要改变通气参数只是为了得到"正常"血气值

不同步（人机对抗）时往往应对呼吸机的调整来提高舒适的呼吸，而不是加深镇静或肌松

氧合

开始使用尽可能多的氧气（高达 100%），以避免缺氧

避免长时间的高氧——使用 PEEP 和其他手段达到停机要求的 30% ~ 40%

不需要 PaO_2 有 400mmHg。60 ~ 80mmHg PaO_2 是可接受的

缺氧＝黏液堵塞、肺栓塞、呼吸机问题或 ARDS

增加氧供的可调节方法：PEEP、FiO_2 和平均气道压力

通气

只要 pH 高于 7.2，二氧化碳分压（PCO_2）水平升高是可接受的

PCO_2 急性剧烈变化＝栓塞、心脏问题、呼吸机故障

决定通气（PCO_2）可调节因素：呼吸频率、潮气量

呼吸性酸中毒可能是对代谢性碱中毒的反应（反之亦然）——纠正代谢过程和通气将自我纠正

在创伤患者的机械通气中有一些特定的临床问题通常被讨论。这些临床经验可以总结如下：

1. **神经创伤**　头部创伤的患者应该进行通气，目的是维持足够的氧合和正常的 PCO_2 水平，以便正常的脑灌注和氧气输送。过度通气（目标 PCO_2 为 28 ~ 30mmHg）是一种有效的短期治疗方法，可以通过脑血管收缩和减少脑内血容量来降低颅内压，直到采取其他有效的措施。在确定的颅内压干预措施以恢复适当的脑灌注后应缓慢减少每分通气量，并在变化之间进行密切的颅内压监测。避免高碳酸血症（$PCO_2 > 40mmHg$）。

2. **ADRS**　低潮量（6ml/kg，为了保持平台压小于 30cmH$_2$O 可进一步降低）已被证明可以降低 ARDS 近 9% 的死亡率，并减少与通气相关肺损伤。这通常与一种高 PEEP 策略相结合，在临床试验中，这种策略被用于改善氧合。

3. **气压伤**　高水平的 PEEP 会导致支气管瘘管的持续漏气，即使必须使用较高的 FiO_2 来维持足够的氧合，这样的患者通常推荐低水平或 0cmH$_2$O 的 PEEP。

4. **连枷胸**　虽然较高水平的 PEEP 在理论上可以改善来自多个相邻肋骨骨折机械活动不协调带来的疼痛，这种干预的临床影响远远被早期胸部硬膜外镇痛所遮蔽。

5. **腹腔间隙综合征**　明显腹胀时，吸气峰压逐渐升高，峰压和平台压压力差变小，提醒我们应该考虑腹腔间隔室综合征。

五、常见呼吸机相关问题解决方案

（一）高碳酸血症和呼吸性酸中毒

当二氧化碳的产生增加而肺泡通气没有相应的增加时，或者仅仅是肺泡换气减少，就会发生高碳酸血症。普遍采用改变呼吸机设置从而增加每分通气量方法纠正。如果潮气量过低，

即使提高了每分通气量，二氧化碳分压仍会上升，这通常是由于无效腔量的增加。其他导致高碳酸血症的原因包括：由于大量的肺栓塞导致无效腔量突然增加、呼吸机回路的泄漏或其他更严重的通气 / 灌注失调的情况。

当面对突然的、意想不到的高碳酸血症时，第一步是检查患者的每分通气量。如果每分通气量显著减少，就应该检查呼吸机的设置，以确保无意外状况发生，应对患者吸痰以排除新的、大的黏液堵塞，并进行胸部 X 线检查以排除新的胸内异常。如果这些检查没有提供足够的证据，那么就应该仔细评估是否出现了脓毒症（随着代谢需求的增加而产生的二氧化碳增加）或肺栓塞。

在 ARDS 小潮气量通气时呼吸性酸中毒是一种常见的并发症。在这种情况下，允许性高碳酸血症是一种可接受的做法，除非有伴随的头部创伤，并有明显的颅内压增高。迄今为止，还没有明显的证据表明高二氧化碳分压有任何临床副作用，并且可能还对进一步的肺损伤有保护作用。持续的 pH 低于 7 ~ 7.1 会导致血管加压药治疗的有效性降低，并且在危重患者中增加心律失常的风险；用碳酸氢盐或 THAM 注射剂来维持 pH 大于 7.2，但要注意，如果每分通气量不足，碳酸氢盐会加重酸中毒。

（二）缺氧和 ARDS

在战场上低氧性呼吸衰竭是一种常见的问题，对于严重或快速进展的低氧，转运人员面临无法提供足够的氧气和 PEEP 来维持患者运输，应该尽早后送至更高层级的救治机构。

在表 32.5 中列出了低氧型呼吸衰竭的鉴别诊断。在战斗中，持续低氧呼吸衰竭的最常见原因是 ARDS，适合采用低潮气量、高 PEEP 的机械通气策略来降低死亡率和呼吸机相关的肺损伤，改善氧合。尽管使用这种呼吸机的策略治疗顽固性缺氧的 ARDS 在现代美国医院中仍存在争议，但是对于这些患者来说，许多未经证实的治疗方法在战斗中是不可用的。在战斗环境中对这些患

表 32.5　常见的低血氧呼吸衰竭的常见原因

气胸
肺栓塞
阻塞性肺疾病加重（哮喘、COPD）
ALI/ARDS（表 32.2）
充血性心力衰竭
黏液堵塞

者进行治疗的临床方法取决于可用的资源，尤其是在残酷的现实情况下，无论临床环境如何，这些患者的生存都不容乐观（图 32.2）。在机械通气后任何需要高浓度氧气和大于 $10cmH_2O$ PEEP 的患者，显然在短时间内需要插管，如果可能的话，迅速地后送到更高等级救治机构。这对美国士兵来说很容易，但对于大多数平民来说都难以实现。PEEP 设置没有上限（尽管压力大于 $20cmH_2O$ 时如果不进行额外的液体管理将会减少静脉回流和心排血量），肌松药可以改善患者呼吸机的同步并降低氧耗，从而可以改善氧合。对于采取干预措施之后没有改善的患者需要进一步观察。

如果患者在常规的通气模式下治疗未见效，那么应该尝试一种挽救疗法。在战场中最常见的抢救模式是气道压力释放通气模式（airway pressure release ventilation, APRV），一种压力控制的通气方式，使肺在大部分呼吸循环中保持膨胀。根据它的设置，呼吸机将定期"释放"压力，然后再返回之前的压力设置，以供通气（图 32.3）。APRV 通气的一个独特的特性是回路允许患者在设置波形以外自主呼吸，增加每分通气量，进一步改善肺泡复张，让患者更舒适。使用这种模式标准初始呼吸机设置是一种高压（P_{High}）为 $30cmH_2O$，一个低压（P_{Low}）为 $0cmH_2O$，一次在高压时间（T_{High}）为 3.5s，在低压时间（T_{Low}）为 0.8s，FiO_2 为

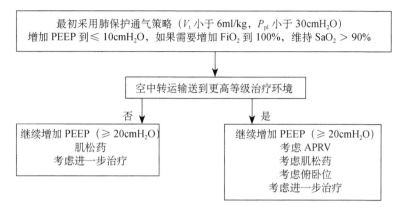

图 32.2　在战创伤患者中救治难治性低氧血症的方法

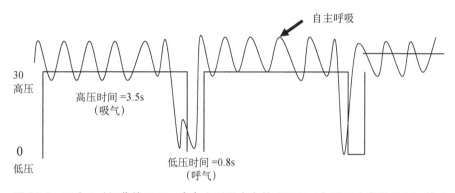

图 32.3　压力 / 时间曲线显示一个自主呼吸患者的 APRV（气道压力释放通气）模式

100%。通过增加 P_{High} 和（或）T_{High}，可以达到进一步增加的氧合效果。一个常见的错误是增加 P_{Low}，认为这等同于增加 PEEP——一般来说，应该把 P_{Low} 放在零上。

早期和积极地实施 APRV 的通气可以避免需要进一步的挽救措施来治疗 ARDS 的顽固性低氧血症。另一种潜在的挽救策略是俯卧位，它能增加有效的呼吸机压力向肺部传播，并通过改善患者背侧来改善通气血流比。俯卧位是有效的，但它是极度劳累的，由于会发生设备的不小心移动和对敏感压力点保护不足，所以没有掌握技能的人操作时可能会发生危险。确保所有的管子（特别是气管）都是安全的，患者在容易发生压疮的位置应有足够的衬垫。以 4 ~ 6h 的间隔开始一个交替循环。记录每个 $P:F$，当 $P:F$ 的改进程度降低时（10% ~ 20%）停止俯卧位。只有在相对稳定的患者中才使用这种方法，因为俯卧位时无法进行心肺复苏术或其他紧急干预措施。

六、小结

有效的创伤治疗增加了从原发中存活下来的危重患者的数量，并交给上级救治机构战地医务人员来治疗。早期插管和机械通气在持续的伤害控制和复苏过程中是必不可少的，如果正确使用，可以支持大部分的 ALI/ARDS 患者从爆炸伤害和其他损伤中恢复。在战场上提供机械通气是一个复杂的问题，需要协调和训练多学科的人员，包括提供者、呼吸治疗专家、护士和生物医学技术人员，以确保持续的治疗。

（刘　凯　王　培　王　婧　王志农）

第 33 章

战斗相关感染与抗生素应用策略

Clinton K. Murray

概要框

1. 在 6h 内医疗后送到外科救治。

2. 除了眼、脑、脊柱等部位，所有容易到达的伤口应积极清创，清除所有坏死组织和异物。

3. 用无任何添加物的生理盐水或无菌水、低压（< 96.53kPa）冲洗伤口至清洁。

4. 受伤后 3h 内注射抗生素；避免过度使用广谱抗生素，尽量缩短使用时间；抗生素应针对污染最严重的部位；静脉注射抗生素是最理想的。

5. 视情况注射破伤风免疫球蛋白和类毒素。

6. 不用进行常规的术前或术后微生物培养；仅在已经有感染的临床证据时培养。

7. 肢体伤口应延迟一期缝合；有结肠损伤，或因严重感染并发症造成的大片失活组织时不应缝合皮肤。

8. 若 3 ~ 5d 仍未后送，无感染证据时考虑缝合伤口。

9. 所有前线医院都是滋生耐药菌的温床，这无关乎于土壤、投射物或水……而是所用的设施！

手术中的每一操作都是一次细菌学试验。

Berkeley Moynihan（1865—1936）

从伊拉克战争和阿富汗战争中回来的伤兵到美国各个医疗中心后不久，就有传言说伤兵从前线带回了一种超级细菌。在 2003 年，一系列奇怪的耐药菌（但仍对亚胺培南敏感）的传染病在海军医院船"US Comfort"号上发生。而后相继在美国军队医疗中心、德国兰施图尔Ⅳ级阶梯医院和许多接收伤兵的平民医院暴发。更令人担忧的是很多暴发是因为一种有很高耐药性甚至对亚胺培南也耐药的不动杆菌。传言说这种细菌是伊拉克土壤和水中特有的，被装入简易爆炸设备从而进入伤口。事实简单得多，他们是在类似巴格达的 Ibn Sina 医院等军队外科医院受到感染的。我们得到的教训是就算在一个"成熟"的军队外科医院里，严重伤口和感染、坏死组织，并不理想的消毒条件，广泛（和不受控）地使用抗生素是感染性病症的组成配方。有些因素是无法控制的，但更多情况下可以采用改良的行为与实践模式，并掌握这些实际规律，从而最大限度地减少患者成为另一种统计学或警戒性故事的机会。

一、引言

有史以来，感染使整个战争中受伤者的救治复杂化。在 OIF/OEF 期间，将近 1/3 伤员发生感染并发症，而脓毒症则是可逆性病死率的第 4 位常见原因。战斗相关创伤感染风险包括一开始的伤口污染和与长期救治有关的院内感染。后一种情况总是会发现多重耐药菌（multidrug-resistant organism，MDRO），如鲍式不动杆菌和铜绿假单胞菌等革兰氏阴性细菌，产生超广谱 β - 内酰胺酶的大肠埃希菌和肺炎克雷伯菌及革兰氏阳性细菌如耐甲氧西林金黄色葡萄球菌（methicillin-resistant Staphylococcus aureus，MRSA）。

管理此类战斗相关创伤感染最全面的治疗策略可以在 Borden Institute 出的 *Emergency War Surgery Manual* 一书和美国军方制定并出版的指南 *Journal of Trauma*（2008；64：S211）中找到。这些出版物突出不同损伤模式与建议证据权重。这个章节提供的防治战斗相关创伤相关感染的建议就是根据这些指南和战术战伤救治（Tactical Combat Casualty Care，TCCC）委员会提供的建议编撰的。值得注意的是，这些建议不是用来处理院内感染的。另外，即便是处于战争中，认识到感染控制的重要性是生死攸关的，而在最开始稳定患者的时候就开始了。总的来说，军医应当试图重复标准化美国外科医院相同的环境：有专用手术室、良好的手卫生、在手术室内穿新的衣帽鞋，适当集中的感染患者，对患者救治设备的消毒和（或）灭菌的方案，以及适当的环境清洁。

防止穿透伤感染最基本的方法是快速地做外科评估和处理，而不是依靠抗菌疗法给伤口"消毒"。这是一个从抗生素在战场上应用开始就不断被重新认识到的教训。治疗策略根据解剖位置的不同而变化，但总的策略包括强调冲洗、清创、抗菌治疗、创面覆盖和皮下骨骼结构固定。第二重要的干预包括输血量最小化、控制高血糖、避免体温过低和足够的供氧。另外，战区内需要有抗生素控制计划以限制广谱抗生素的使用。非常关键的是让整个医疗团队都参与感染控制程序和理解合理应用抗生素往往意味着减少抗生素的覆盖范围或干脆停止使用抗生素。

二、感染预防

（一）受伤点救治（Ⅰ级）

在交战区域里提供的受伤时或伤后不久的急救遵循 TCCC，重点是伤员和救治人员的安全、控制出血、稳定呼吸和气道。此时伤口救治包括用无菌绷带包扎伤口和稳定骨骼结构，并尽可能在 6h 内将伤员快速后送到军医处进行下一步处理。如果预判医疗后送将超过 3h 完成，就要尽快给予抗生素（表 33.1）。这些药剂的选择依据为抗菌谱、便于管理、稳定性和

表 33.1　在预计后送延迟（> 3h）的战斗中，在伤员救治期间，预防战斗相关创伤感染的抗菌药物治疗

TCCC	首选治疗	替代治疗	持续时间
开放性肢体伤口	莫西沙星 400mg 口服	左氧氟沙星 500mg 口服	一剂
穿透腹部损伤、休克或不能耐受口服药物治疗	厄曲他宁 1g 静脉注射 / 肌内注射	头孢西丁 2g 静脉注射 / 肌内注射	一剂

TCCC 关于使用抗生素 3 个阶段的标准：①"火线救治"指医疗兵或第一发现人在仍受到敌方火力攻击时提供的救护；②"战术区救治"指医疗兵或第一发现人在停止受到敌方火力攻击但医疗设备仍被限制立刻提供的救护；③"战伤后送救治"指伤员被后送交通工具接走但还没到达更高级别的救护场所如 BAS 或前线外科手术队（FST）时提供的救治

储存限制。这些抗生素的建议不适用于可以被迅速转移出战场或到营救护站（battalion aid station，BAS）或战斗支援医院（CSH）等医疗机构的患者。根据任务，口服莫西沙星已放入一些个人医疗包（里面装有止血带、绷带、镇痛药等个人使用的物品）和医师 / 陆军医护兵的医疗包。

（二）无外科支持下的专业医疗救护（Ⅰ级和Ⅱa级）

在营救护站（Ⅰ级）的救治通常是由没有患者稳定能力的医师助理和（或）总医务官提供的。在伊拉克，患者于受伤 1 ～ 2h 从这些机构后送，在阿富汗则稍久一点。尽管营救护站可以提供更高水准的伤员救治，但多数患者首要目标还是稳定和在受伤后 6h 内后送到外科医师处。主要伤口处理就是冲洗去除严重污染。应用无菌敷料包扎伤口、固定体表下骨骼结构以避免二次伤害。抗生素通常是静脉注射，应在受伤 3h 内给药（表 33.2）。药剂的选择应该反映出受伤部位，需要最广泛的细菌活性谱，避免过多根据经验抗菌治疗。如果有指征应给予破伤风免疫球蛋白或类毒素。在软组织中留有小的保留的金属碎片是可接受的，但需要 X 线检查以充分确定位置和损伤程度。

表 33.2　用于预防与战斗相关创伤感染的抗菌治疗选择和持续时间

损伤	优先治疗	替代治疗	持续时间
皮肤、软组织、骨			
皮肤、软组织、闭合骨折	头孢唑林 1g IV q8h	克林霉素 900mg IV q8h	72h
皮肤、软组织、开放骨折、骨外露、关节腔开放	头孢唑林 1g IV q8h[a]	克林霉素 900mg IV q8h[a]	72h
胸腔			
穿透性胸部损伤，有胸腔引流管	视伤口情况定（见上述皮肤、软组织）	视伤口情况定	不适用
腹部			
穿透性腹部损伤，怀疑 / 明确空腔脏器损伤和污染	具有广谱活性的抗生素，包括厌氧活性。选项包括头孢西丁 1 ～ 2g IV q6 ～ 8h，或哌拉西林 / 他唑巴坦 4.5g IV q6h	左氧氟沙星 750mg IV 每日 1 次，或环丙沙星 400mg IV q8 ～ 12h 和甲硝唑 500mg IV q6h，或莫西沙星 400mg IV（单药治疗）	确定性清创后 24h
颌面			
开放性颌面骨折，或有异物或固定装置的颌面骨折	头孢唑林 2g IV q8h（因 500mg 无效，推荐使用较高剂量）	克林霉素 900mg IV q8h	24h
中枢神经系统			
穿透性脑损伤	头孢唑林 1g IV q8h。如果明显污染考虑细菌活性增强。选项包括头孢唑林、庆大霉素和青霉素	头孢曲松 2g IV q24h。如果明显污染考虑细菌活性增强。选项包括头孢唑林、庆大霉素和青霉素。对于青霉素过敏的患者给予万古霉素 1g IV q12h 和环丙沙星 400mg IV q8 ～ 12h	5d

续表

损伤	优先治疗	替代治疗	持续时间
穿透性脊髓损伤	如上所述，如果涉及腹腔，添加厌氧细菌活性。选项包括甲硝唑 500mg IV q6 ~ 8h	如上所述。如果涉及腹腔，添加厌氧细菌活性。选项包括甲硝唑 500mg IV q6 ~ 8h	5d
眼			
眼损伤、烧伤或擦伤	局部：眼睛，红霉素或杆菌肽软膏 QID 和 PRN 用于缓解症状 全身：无须全身治疗	氟喹诺酮 1 滴 QID	直到上皮愈合（无荧光素染色）
眼损伤、穿透伤	在初次修复前，除非眼科指导，否则不得使用外用药物	左氧氟沙星 750mg，每日 1 次 IV / PO	3 ~ 5d
烧伤			
烧伤	局部：大范围全层和污染的烧伤应用醋酸米非那治疗，每日 1 次（早上）和磺胺嘧啶银每天（下午）外涂 系统性：无须全身治疗	将醋酸马萘尼或磺胺嘧啶银于伤口处每天 2 次外涂。有限（干净）的全层烧伤可以用银浸渍敷料，Biobrane 可以用于部分厚度灼伤	

a 这些指南不主张在Ⅲ型骨折中增加（环丙沙星 400mg IV q8h 或阿米卡星 15 ~ 20mg/kg IV，每日 1 次）抗革兰氏阴性细菌活性

（三）有外科支持的救治（Ⅱb级和Ⅲ级）

在战区内Ⅱb级机构（前线外科手术队）可以提供外科救治，这些外科治疗被设计为损害控制性手术和短期的留滞。而战区内Ⅲ级结构（战斗支援医院）提供三级转诊救治。虽然伤员应当在受伤 6h 内送至外科医师评估，但在这个时间窗内没有要求进行手术。

在初次手术处理中并无术前或术后微生物培养的必要。即便在随后的清创中，除非有显而易见的感染证据，伤口培养并不是足以预测之后的感染或感染病原体的办法。不正确的微生物培养可能导致不必要的抗生素应用，甚至是广谱抗生素。

初次外科处理时应积极清创。因为过多的感染并发症，多数情况下不缝合皮肤。对于腹部损伤，清创所有无生机的实质性和空腔，实质性脏器损伤（肝和胰腺等）多数应引流。空腔脏器小的穿孔可以一期修补。战区外科医师应当能正确熟练地处理需要切除吻合的毁损性结肠损伤。需要切除术的结肠损伤应当考虑造口转流，特别是多发伤或是需要输血的患者。应尽快在围术期给予合适的抗生素（表 33.2），但胃肠道损伤情况下连续给药数天有害无益。围术期应用抗生素一般为 24h，在此之后的抗生素使用应以标准感染指征为依据。

某些损伤，特别是眼、脊椎和脑，被没有经过训练的专科医师立刻进行手术干预会有更高相关并发症发生率，感染并发症增加，限制了即刻清创的优点。只要可能，立刻将患者送至有眼和（或）神经外科专家的医疗机构。

充分地冲洗伤口，对于四肢创伤，通常 I 型骨折用 3L，II 型用 6L，III 型用 9L。对于其他伤口则建议冲洗直到伤口"干净"，腹部创伤通常用 6L。推荐的冲洗伤口的液体是生理盐水或无菌水，但也可用饮用水，低压冲洗（通常低于 96.53kPa）。最近的组织和微生物学数据表明运用高压冲洗系统（如脉冲灌洗）会阻碍伤口愈合，且有更高的感染率。

对伤后尽可能早地给予抗生素，受伤 3h 内静脉注射抗生素。使用受伤时能覆盖可能污染伤口病原体的药物，这些病原体可能包括葡萄球菌、大肠埃希菌和消化道厌氧菌等正常皮肤与肠道菌群。一定不要在初期直接针对如鲍氏不动杆菌、铜绿假单胞菌或肺炎克雷伯菌等多种耐药细菌（MDRO）用药，因为它们通常不会在受伤的时候感染。鉴于 MRSA 感染少见，MRSA 皮肤和软组织感染的主要治疗方法为引流而不是抗生素的研究，经验性应用万古霉素治疗 MRSA 的需要少之又少。药物应积极对抗需要广谱细菌活性的损伤。有数据表明运用广谱抗生素常导致发生耐药性病原体的继发感染。另外，有英国的研究表明，青霉素类治疗方案对四肢创伤也足够。如表 33.2 所示，抗生素治疗的持续时间应当尽可能短。延长治疗时间会使治疗结果变差。不能仅因为伤口是开放性的或者进行了引流就使用抗生素，包括仍在胸腔内的胸管。对于烧伤患者进行局部抗菌疗法的作用非常清楚。对开放性骨折抗生素链珠可能是未后送出战斗区患者合适的治疗方案，他们的后续情况也可进行恰当的随访。它们的作用对于在受伤 1~3d 后被后送的美国人员并不清楚。烧伤患者并不需要广谱抗生素，除非有感染的证据或者有其他创伤需要使用抗生素。

战争创伤的管理包括四肢创伤的延期缝合，但面部和脑部的创伤则需要尽早缝合黏膜层或硬脑膜以减少感染。封闭负压引流技术（vacuum-assisted closure，VAC）对没有撤出战斗区人员的四肢及腹部伤口很有效。记住：根据情况开放及引流（或封闭负压引流术）的局部软组织感染不要求延长使用抗生素，除非有全身感染的表现。

皮下骨骼结构固定有助于防止继发感染。四肢创伤推荐外固定，但经皮插针可能有感染并发症，故需要密切的临床监测。

需要脾脏切除术的患者要接受包囊生物体免疫（如流感嗜血杆菌、肺炎球菌和脑膜炎球菌疫苗），最好在受伤 14d 内以达到最优免疫重建。但最好在患者由你管理时就为他注射疫苗，而不是指望后送后的其他人做这件事。在从你们医疗机构离开之前注射，并且建议患者在有任何感染征兆或需要日常流感或肺炎球菌疫苗时立刻寻求医疗帮助。

（四）人员无法迅速从战斗区后送时的救治

有大量没有后送到更高级别阶梯的非美国伤员接受损害控制手术和确定性的治疗。患者住院大于 72h，则按照院内感染（非社区感染）的标准来处理这些患者。因为住院时间的延长，这些患者可能有 MDRO 定植和感染的显著风险，尤其是在没有实施积极的感染控制程序的情况下。战斗区里，评估患者的感染征兆和进行正确的细菌培养。治疗应依据细菌培养结果针对特殊病原体，有条件的话做药敏试验。直接的经验性治疗基于医院抗菌谱，后者应定时更新。

美国军队医疗单位实施医院感染预防综合管理对策。其中，应该包括感染控制程序和积极的抗生素控制程序。每个单位，不论大小，都应该至少有一个指定的感染控制的主管，最好有一个委员会。记住那些简单却重要的干预措施，如手卫生提醒、高敏感区域（ICU 和烧伤区）的交通管理和 ICU 的每日任务的检查清单（参见第 29 章）。图 33.1 显示了一个简单的有针对性的提高感染控制意识的项目，对于伊拉克一个空军医院的呼吸机相关性肺炎的患病率的影响。每个战斗医院都可以做到！

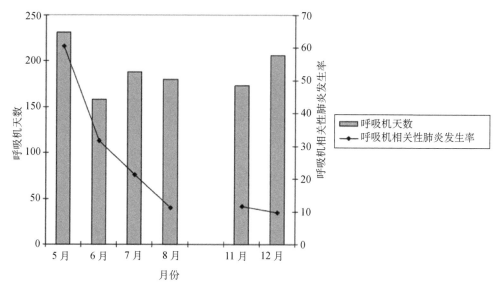

图 33.1　显示在空军战区医院（Balad，伊拉克）实施有针对性感染控制程序后呼吸机相关性肺炎发生率急剧下降的曲线（黑圆圈的线）。呼吸机相关性肺炎发生率表示为每 1000d 呼吸机的感染数（经许可转载）

三、小结

子弹和炸弹是与战争伤亡有关的最常见的画面，感染却是任何一个战斗医院前三名的杀手之一。这些战斗相关创伤的常见并发症需要一个多方面的实际措施来管理，包括冲洗、清创、包扎和稳定皮下骨骼结构，用抗菌疗法作为这些策略的辅助措施，伤口消毒不能依赖抗生素。依伤口部位调整抗生素的种类，避免过广谱抗生素覆盖范围，发生创伤后的有限时间内使用抗生素。如果患者发生院内感染，抗生素的选择应该依据与此感染有关的病原体和它的药敏规律。不论在不在战斗区里，避免继发 MDRO 感染的基础是积极的感染控制策略。做一个感染控制和管理的领导者，并以你的榜样鼓励别人，你可以且将会有所作为。

（王耀丽）

第34章

远离前沿环境的转运及稳定

Shawn C. Nessen

概要框

1. 建立一支有效的高级创伤生命支持和外科手术队。
2. 清晰明确每名队员的职责。
3. 止血和保持每名患者体温！
4. 复苏患者！避免过度输注晶体液。
5. 远前沿手术成功的关键是做稳定患者所需的最小手术。
6. 早期 1：1 输注浓缩红细胞（PRBC）和新鲜冷冻血浆（FFP），预防出血性凝血病和酸中毒，并挽救生命。
7. 患者如需10个单位或更多的PRBC时，可用温暖的新鲜全血（WFWB）作为血小板替代品。
8. WFWB 获得需要1h，FFP 解冻需要30min。你必须预测这些制品的需求并采取恰当的行动。
9. 前沿外科手术队（FST）可能没有 X 线设备，但你可以不用它们！
10. 战场情况与临床环境一样影响着是否决定手术。
11. 基于大规模伤亡计划开发和练习有效的前沿手术能力。

尽可能靠近前沿做优良的手术。如果它足够好，应该具备尽可能精良的装备，它将不足够靠近前沿；如果太靠近前沿，它将不会足够好。

William H. Ogilivie（1887—1971）

事件概述：右大腿受伤的患者伤后 30min 到达 FST。止血带完全控制了股浅动脉损伤处的出血。FST 外科医师决定现场修复动脉，据称 3h 的手术完美。患者输入了 4 个单位 PRBC 并接受了逆转隐静脉移植修复损伤的股浅动脉手术。然而当去除远、近端阻断钳后，患者所有伤口开始大量出血。没有血浆，开始寻求新鲜全血，但是不能很快获得。患者被紧急从 FST 后送到战地支援医院，但在飞行途中心搏骤停，患者拯救失败。患者飞往战地支持医院 45min 后宣布死亡。

不幸的是，绝大多数在战地工作的外科医师听过这个故事或其他同样结局的故事。外科医师通过手术实施救治，但是在战争情况下，知道什么时候不能手术是一个重要的决定，需要合理的判断。FST 及其他类似单位在战场严峻环境下开展工作。他们被设计为轻装和机动性强，以便随着战斗单位一起移动，如果需要可以提供快速的拯救生命的外科干预。FST 的任务可以被认为是挽救生命、肢体和视力。一个更简明的描述是快速简单地止血！FST 的任务就是控制颈部、胸部、腹部、腹膜后和肢体的出血与污染，也包括固定骨折。除了便携式超声和血气分析仪，他们几乎没有配备放射学或实验室设备。环境通常是恶劣的，这个环境需要快速有效的外科手术和尽早安全的后送。有效治疗的关键是快速输入包括新鲜全血和血浆在内的血液制品的能力。

FST 在阿富汗和伊拉克战争中发展成熟，已经增强配备了新型冷冻血浆、冷沉淀、固定装备、机械化手术台、便携式胸部 X 线机器和便携氧源。创造性的指挥官还获得了其他高技术性设备。尽管有更多复杂设备的优势，不幸的是大多数 FST 被拆分，人员数量从 20 名减小到 10 名，显著降低了有限的能力。尽管能力是有限的，FST 通过遵守一些基本原则对全球的反恐战争产生了显著影响。

一、高级创伤生命支持

训练有素的 FST 成员可提供战场改进版的 ATLS。ATLS 的基本原则是气道、呼吸、循环、失能和环境（ABCDE）。FST 水平强调的步骤如下：

（1）气道：麻醉师在床头管理气道，协助转运到手术室。你应该预先在床旁准备气道设备和外科气道托盘。4 号 Shiley 气管切开导管用于建立气道最理想。

（2）呼吸：如果患者胸壁有穿孔，则放置胸腔导管。如果有张力性气胸的证据，则穿刺减压并放置胸腔引流管。胸腔闭式引流管是拯救生命的最简单的方法，采用这个方法可以控制 70% ～ 90% 患者的胸部出血。

（3）循环：在转运前，控制出血（压迫、止血带），建立稳定牢实的静脉通道。

（4）失能：记录格拉斯哥昏迷评分。如果小于 8 分，给予气管插管。检查患者所有肢体的运动功能，用触摸检查粗略的感觉功能。

（5）环境/保暖：充分暴露并检查每处——粗心的检查可能会遗漏小的伤口。确保你的单元有足够的加热器并且房间温暖。

重要的是每个队员了解他们在 ATLS 中的职责。麻醉护士负责评估和维护气道。外科医师进行初步评估时，两位卫生兵建立静脉通道。一位注册护士记录复苏，同时另外一位队员跑向实验室。一位卫生兵负责用快速输血器输血，然而另一名负责提供所需要的设备。ALTS 如何协调和实施取决于指挥官，但必须有精心演练的计划。

二、二次评估

严峻环境中的二次评估依旧是关注出血的部位。有效控制出血前威胁生命的出血来源，包括胸部、腹部、腹膜后、下肢筋膜室及野战现场的外出血。伤口通常将引导你找到出血来源。如果有胸部 X 线或胸腔闭式引流可以明确有无胸腔出血。如果胸腔引流超过 1000ml 则需要剖胸手术。运用联合战区创伤记录识别和记录所有的损伤。决定患者是否将需要手术和开始计划后送，即使患者首先将去手术室。典型战伤患者的初步评估应该在 5 ～ 10min 完成。应该识别所有危及生命的损伤，如果需要复苏应该立即开始。应减少晶体液的输入。休克患者应该用血液制品复苏。

三、复苏

一位 24 岁男性美国战士将被送入 FST。他约 20min 到达。据报告他有右胸部和双下肢的枪伤。心率为 150 次 / 分，收缩压为 100mmHg。医师报告患者有意识但是嗜睡，此外没有其他信息。立即呼叫"新鲜全血运输车"（译者注：指献血者），预计需要新鲜血浆，即开始融化 4 个单位 FFP。患者到达时，嗜睡状，血压为 88mmHg，心率为 144 次 / 分。左上胸部有一入口，腹部膨隆。安置左侧胸腔闭式引流管，引流出了 100ml 血液。安置 8 号锁骨下静脉置管并建立 2 条大口径的静脉通道。患者立即输入了 4 个单位红细胞及 4 个单位 FFP。没有发现其他威胁生命的损伤，患者到达 15min 后送入手术室进行剖腹手术。

患者有效的复苏开始于好的计划。FST 常规携带 20 个单位 PRBC 以方便使用。新鲜冷冻血浆有时也是需要的，但是需要存储在 -20℃ 冰箱中，需要花费 30min 溶解。血小板仅能存储 5d，不能常规在远前沿使用。在战争中新鲜全血通常作为血小板替代品使用，同时也是一个有效的复苏液体，但是需要从献血者临时采集，制作一个单位需要 1h。你必须预期这些制品的需求。开发一个移动的血库，在你实际需要他之前演练几次。表 34.1 列出了有效的紧急新鲜全血采集程序的组成部分。图 34.1 显示了需要的设备，图 34.2 显示了全血采集的过程。O 型血是唯一 FST 可以获得的 PRBC 血型。O 型阳性血通常用给男性患者，O 型阴性血通常用给女性患者。FFP 的万能供血者是 AB 型。当必须输入大量血浆时，A 型 FFP 通常考虑作为 AB 型一个安全的替代品。

表 34.1　紧急新鲜全血采集程序

1. 开发一个预筛献血者名单。任何情况下，献血者完成 DD 型 572 献血记录。除外高危献血者。预备献血者应先行可传播疾病筛查。近期行实验室检查确认献血者血型更恰当，因为军籍号码牌有 2% ~ 11% 是错误的
2. 用聚乙烯吡咯酮碘氯己定溶液消毒献血者上臂 1min
3. 从手臂静脉抽出血液到含有柠檬酸盐、磷酸盐、葡聚糖、腺嘌呤溶液等抗凝剂的单个献血者血液采集袋。采集约 450ml 直至袋子几乎装满
4. 采集管取血查血型和交叉配血（乙二胺四乙酸，紫色盖），进行血液传播疾病检测（2 个血清分离管，红色和灰色盖）。血浆分离管应该在装载前离心 20min
5. 告知手术室人员（输血前）将输入紧急采集的新鲜全血，确定血型和相关病史
6. 清晰记录血液制品的捐献者和输注者
7. 获得并遵守新鲜全血输注的其他手术室指南和原则

新鲜全血采集的必要装备
1. 血液容器（采集袋），间接 Tx Y 型
2. 活塞、静脉治疗三通、Luer 接头
3. 血浆分离管
4. EDTA 管
5. 离心机

四、前沿手术干预

之前提到的 24 岁胸部枪伤的男性已经输入了 4 个单位 PRBC 和 4 个单位 FFP。在手术室，患者在麻醉诱导前已经完成消毒和铺巾。外科医师穿好手术衣准备开始手术。可预料的，患者在接受麻醉期间和开腹过程中，血压下降非常明显。从出血来源明显的肝脏区域开始，填塞所有腹部 4 个象限。填塞肝脏仅仅减慢了出血，同时进行 Pringle 手法阻断肝门。游离肝脏并填塞后方仍未能止血，但是出血减慢了。需要持续输入 FFP、PRBC 和 FWB 维持血压。最后，通过结扎损伤组织的主要血管止住了肝脏出血。胃、十二指肠、小肠和结肠的损伤通

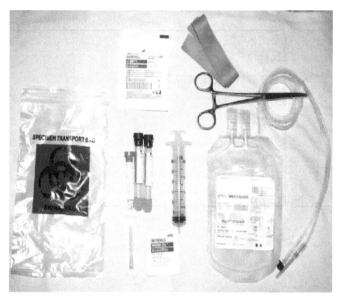

图 34.1　战伤输血和复苏的温暖新鲜全血采集套装

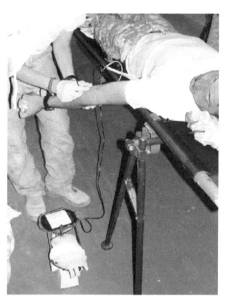

图 34.2　在 FST 全血捐赠

过使用胃肠缝合器快速关闭，没有重建肠道的连续性。冲洗并暂时关闭腹腔。手术期间，患者共输注了 12 个单位 PRBC，13 个单位 FFP，12 个单位 FWB。碱剩余是 − 3mmol/L。

战伤患者的复苏至外科手术的转运必须很好地协调并无缝衔接。需要预料到大多数严重创伤患者在麻醉诱导插管和手术时会有一段时间的重度低血压，特别是在开始体腔填塞的时候。可靠的大口径静脉通道，所有液体通过 Belmont 或 1 级快速液体输入器输入，加温所有液体至 40℃，维持患者体温，早期给予 rF Ⅶ a，确保需要的血液制品的获得是关键因素。记住给患者使用抗生素和预防破伤风药物。在引用的例子中，团队能够跟上血液的丢失至关重要。很难预料患者是否需要大量输血，但图 34.3 是血液供应有限的远前沿队伍的合理流程。

本章不能描述 FST 需要执行的外科手术所有的相关细节，但是如果掌握一部分操作将会产生最佳的结果，表 34.2 列出了设计 FST 开展的救命和保肢手术。如经典的任务，第 541 FST 在阿富汗的 15 个月治疗了 761 名创伤患者。其中，327 名患者需要外科手术。大多数损伤是穿透伤，超过 40% 来自大型爆炸事件。108 名患者创伤严重度评分（injury severity score，ISS）严重或非常严重，总的伤后死亡率（overall died of wounds，DOW）比例为 2.4%。这些数据达到了其他创伤中心的水平，而且是由最少人员、有限供给和装备的恶劣环境取得的。这是一个专业的领导有方的专业队伍才能够达到的。

表 34.2　远前沿外科手术常见操作举例

高级创伤生命支持（ATLS）	胸部
胸腔闭式引流术	前路剖胸术
环甲膜切开术	心包切开术
中轴位固定	束切断术
骨盆带固定	**腹部**
颈部	剖腹探查术
颈部探查	脾切除术

续表

肝游离、填塞、Pringle 肝门阻断法	分流器安置
右侧、左侧内脏旋转	**四肢**
肠道切除术	长骨骨折外支架固定术
肾切除术	筋膜切开术
耻骨上膀胱穿刺造瘘术	焦痂切除术
腹腔填塞术	清创和冲洗
腹腔暂时性关闭术	夹板固定
血管	截肢术
血管损伤探查	

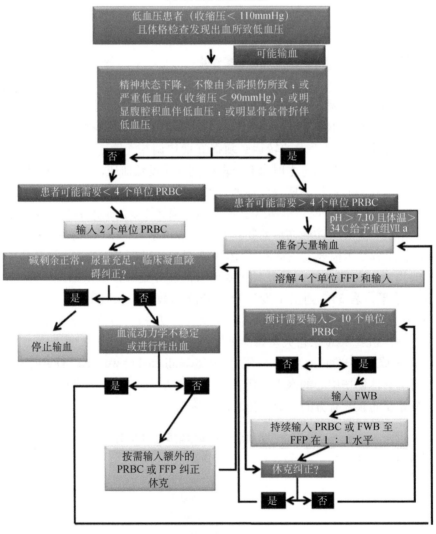

图 34.3 远前沿环境中大量输血流程

五、后送

无论是在非常小的 FST 或一个更为齐全和更大的战地支援医院，你必须认识并预先避免处于"危险地带"。对患者来说，从一个机构到另外一个机构是最容易受到攻击和最危险的时间，伤越重越危险。几乎不参加后送行动的医师常忽视这一事实。这些危险给你们特别是外科医师，留下了深刻印象，确保你有避免飞行灾难的标准化转运方法。

最好环境下的 FST 也不收纳和管理战伤患者。战区医疗指挥官必须明白 FST 收纳患者将严重影响部队接受新患者的能力。术后即刻后送患者是前线外科手术成功的关键。在伊拉克和阿富汗，几乎所有战伤患者都通过 MEDEVAV 直升机后送。这些飞行人员非常的专业和有奉献精神，如果患者即将安全的后送，他们必须避免一些陷阱。在运输过程中通过将问题最简化以实施完美的损害控制手术，预防的关键是未雨绸缪。

由于一些原因，后送期间的气道管理特别困难。药物麻醉的患者会发生不可预料的脱管。这些事件会导致可生存战伤患者的意外死亡。直升机的配置使得医疗人员很难评估患者的气道，噪声使得呼吸音几乎不可能听见。除了飞行中插管困难这一技术难题外，大多数飞行医疗人员的经验不足也使问题更突出。一个非常好的安全技术规范是术后患者尽可能在转运前拔管，并在转运前短期观察确认气道和呼吸的稳定性。

E 型氧气瓶通常用于转运患者。装满后氧气流量为 10L/min 可以持续 60min，流量 6L/min 可以持续 2h。通常飞行中需要切换氧气瓶，应确保转运患者的人员得到充分训练。如果你没有预料到飞行时间长于预期或患者需求更多，氧气用完了，那么你（和患者）将非常不幸。

后送期间低体温是战伤患者主要的危险。美军已经研发了一套预防这个严重并发症的低体温预防和管理装备（HPMK）。图 34.4 显示出穿着 HPMK 的患者，甚至在沙漠的夏天，也把整个患者装入设备内。甚至在 40℃ 温度下，伤员依然可能发生低体温，特别是在飞行的直升机上。

偶尔患者非常严重的创伤，队伍中的一个成员需参与到患者的后送。团队的精干特征，以及外科医师和麻醉护士的相对重要性使得他们很难决定谁执行医疗后送任务。人员的缺失导致团队分离将使他们在返回之前无法完成任务。合理的方案是选择一名或两名注册护士参加飞行护士课程，由他们来应付这种需要的情况。然而，非常不稳定或高危患者可能需要专业人员陪同，麻醉人员需要随时准备承担此项工作（图 34.5）。或者，重新评估是否需要立即转移患者，或者是短暂的延迟是否可以改善病情。不同于平时操作，你可以直接将患者从手术台转到等候的转运直升机上。

飞行期间患者治疗最大的限制因素是狭窄的区域，限制患者进入，而且照明昏暗和能见度低（图 34.6）。由于安全原因，这些任务通常在夜里执行，这有利于飞行员和队员，但是却不利于你和患者。不允许使用标准白色光源，你将依赖（记住携带）过滤光源（通常是绿色或红色）。低光照的夜晚对于医疗后送患者特别危险。这些高危任务应该仅在非常必要时进行飞行。复杂的气象条件也有损后送患者的开展。不要把飞行人员置于不必要的危险中。如果你能等到早晨或直到天气晴朗有利于后送患者，就这样做。

为了在战场环境成功转运严重创伤患者，训练和准备是非常有必要的。确定飞行医务人员，并让他们都完成飞行医学培训课程。如果后送程序流程没有到位，那么完善它们。这应该包括患者准备后送（图 34.7）和飞行中治疗（图 34.8）的标准命令系统。在标准位置放置

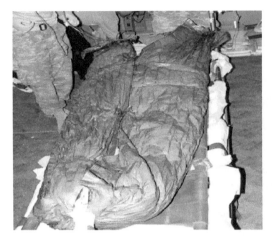

图 34.4　从前沿外科单元转运时患者穿着低体温预防和管理装备（HPMK）

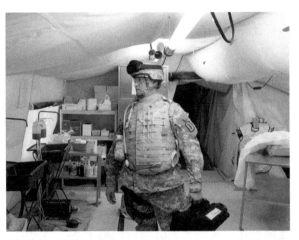

图 34.5　注册麻醉护士（certified nurse anesthetist, CRNA）随时准备直升机转运危重患者，其马甲和预备好的飞行药袋中有现成的重要物资和药物

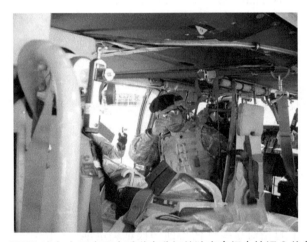

图 34.6　CRNA 准备在黑鹰医疗后送直升机的狭窄空间中转运 2 位危重患者

装有重要药品和物品的预备好的飞行袋（表 34.3），这样飞行军医就可以拿起就走。最后也是最重要的是记录所有的飞行数据和不良事件，以便你能持续监控并改善流程。

　　当前作战行动中，医疗记录和重要信息的传递是一个明显的问题。不要指望在远前沿有互联网或任何计算机和打印机，特别是在早期的作战行动中，甚至电话或接受无线电设备将会被限制或不可使用，常需用手写记录，但转运期间通常损害或完全丢失。确保关键信息的技术含量低但有效的备份方法之一是将其保存在患者身体上。用油性记号笔把重要的信息大大地清晰地写在患者衣服上（图 34.9）。这将有助于患者的后续救治，并会得到医师的极大赞赏。

六、指挥

　　FST 的指挥官通常是一位外科医师。担任这个职责对于普外科医师来说非常重要。特别配置的外科医师训练和部署特定任务的团队。外科医师指挥官的优先权必然是提供最好的创

救援直升机飞行前核查表

一旦决定转运一位患者，主治医生就位，将进行以下步骤准备转运患者：

签字	评估步骤
	1. 护送医师确认：（印刷体签名）＿＿＿＿＿ 飞行护士确认并到达：（印刷体签名）＿＿＿＿＿
	2. 如果有插管必要，通知麻醉师到场。气管内插管的保护
	准备步骤
	体位摆放和妥当的监测见以下九线信息
	1. 患者移动至担架（可折叠把手），摆放体位，填塞安置衬垫，束带固定，添加设备（带必要附件）确保安全
	2. 头部损伤患者在镇静前行神经系统检查。这个评估将记录在途中治疗表格上，这个表格的备份将随患者留在战区
	3. 通气设备标准设置（切换到控制通气模式）或直接按照监护室调整
	4. 静脉通路确认，安全且可用
	5. 如果可以置入动脉导管，传感器正常
	6. 检查呼吸机管道没有阻塞，准备备用管道。连接二次管路
	7. 除非禁忌，插入口或鼻胃管用胸部 X 线确保位置，间断吸引直到从 CSH 启航
	8. 胸腔导管用水密封（如果可行）
	9. 由飞行护士检查九线信息
	装备、药品、表格和人员准备
	10. 飞行期间需准备和放置的药品（见医疗后送标准流程）： ＿＿＿＿＿镇静药＿＿＿＿＿镇痛药＿＿＿＿＿血管活性药＿＿＿＿＿静脉液体＿＿＿＿＿ACLS 药品 ＿＿＿＿＿麻醉药＿＿＿＿＿神经用药
	11. 携带和检查飞行装备包，备用脉氧仪
	12. 完成检查报告复印（包括 X 线 CD），收集患者财产（包括奖章）
	13. 给患者和飞行护士戴上防噪耳塞
	14. 无线电统一查对。伤员的军服，Kevlar 头盔，DAPS 的 IBA，武器，ID 卡和 CSH 联系信息。如果可能携带运动装备返回的包
	呼吸机管理
	15. 开始机械通气 15min 后,检查血气（最好是动脉血气）。尽最大努力在飞行中每 30min 进行血气检查（最好是动脉血气）
	16. 调节呼吸机参数进行呼吸治疗：呼吸机治疗师（RT）姓名＿＿＿＿＿ 常规检查氧气罐是否足够飞行。PSI：＿＿＿＿＿，急救气囊放置在患者头下，管路连接氧气源，确保管道没有阻塞
	最后确认
	17. 内科医师、救援直升机护士和呼吸治疗师核对行动计划
	18. 复核医疗后送命令并由医疗后送医师签字，任何额外命令应在同一命令表上标记
	19. 飞行前资料与途中治疗表格齐全
	20. 再次评估装备功能，飞机到达前必要时进行故障排除
	21. 救援直升机护士和内科医师出发前即刻评估。记录在途中治疗表格上
	22. 发"九线信息"并向战区指挥中心报告

图 34.7　患者准备后送飞行前的标准化命令

医疗记录 - 医疗人员流程 本表使用见军队医疗命令指令单 40-5	
指示：医疗人员将记录每个或每套操作的日期、时间和签名。每行只有一个操作。完成后在毗邻处签字，不需要再重复记录其他 ITR 的表	
日期 / 时间	操作 （每个 / 每套操作签名。签名必须清楚，医疗人员将使用签字印章或签名）
	医疗后送标准命令集　　　　　　　计划飞往_____
	诊断：_____护送主治医师：_____
	生命体征：[ ] 每 5min　　　　　[ ] 每 10min
	护士：[ ] 伤口负压吸引压力调至 150mmHg
	[ ]NGT 吸引 / 夹闭
	[ ] 胸管连接 20cmH$_2$O 吸引压力的水封瓶
	静脉液体：[ ]LR_____ml/h　[ ]NS_____ml/h　[ ] 3% 盐水_____ml/h
	镇静镇痛
	[ ] 必要时按照 1 ~ 5mg/10min 速度泵入咪达唑仑至镇静程度至 Ryker 评分 1 ~ 2 分
	[ ] 必要时按照 5 ~ 20mg/20min 速度泵入氟哌啶醇至镇静程度至 Ryker 评分 1 ~ 2 分
	[ ] 必要时按照 1 ~ 6mg/20min 速度泵入劳拉西泮至镇静程度至 Ryker 评分 1 ~ 2 分
	[ ] 必要时按照 25 ~ 200μg/10min 速度泵入芬太尼镇痛
	[ ] 必要时按照 1 ~ 10mg/20min 速度泵入吗啡镇痛
	麻醉：[ ] 维库溴铵_____mg 静脉泵入麻醉剂确保途中患者安全
	颅内高压：[ ] 有任何脑疝迹象静脉滴注 3% 高渗盐水 250ml
	血管活性药物
	[ ] 去氧肾上腺素静脉滴注_____μg/min，使 MAP >_____
	[ ] 去氧肾上腺素 40 ~ 300μg/5min 静脉滴注，使 MAP <_____
	[ ] 多巴胺_____μg/（kg·min）静脉滴注，使 MAP >_____
	[ ] 多巴酚丁胺_____μg/（kg·min）静脉滴注，使 MAP >_____
	[ ] 去甲肾上腺素_____μg/min 静脉滴注，使 MAP >_____
	[ ] 加压素 2.4U/h
	[ ] 其他_____
	检验：[ ] 离开第 28 战斗支持医院前 15min 动脉血气 　　　[ ] 到达战区医院时动脉血气
	呼吸：[ ] 通过 NC 或面罩吸氧保持氧饱和度 > 95%
	[ ] 呼吸机设置：MODE, SIMV/AC；频率_____ 次 / 分；TV_____；PEEP_____；PS_____；FiO$_2$_____%
	[ ]TXP 呼吸机：频率_____ 次 / 分；PEEP_____；PIP_____
患者身份（用于打印或手写记录：姓名、年龄；出生日期；医院或医疗机构）	由医疗人员在第一页填写以下信息，任何变化记录在后续页面上 诊断： 身高：_____体重：_____饮食：_____ 过敏：

护理单元	房间号	床号	第_____页

美军医疗司令部表格 688-R (TEST) (MCHO) 6 月 3 日以前版本废除　　　MC V2.00

图 34.8　在医疗后送任务中指导飞行中救治的标准化命令

表 34.3　飞行包装箱单

右侧口袋	10ml 注射器 5 个
1″ 丝绸胶带 -1 卷	10ml 生理盐水预冲注射器 4 个
2 个止血带	昂丹司琼 8mg
酒精棉 5 个	**左侧中间口袋 - 药物**
1 个注射器	100ml 生理盐水和 10mg 去氧肾上腺素
16′ 静脉置管 2 个	20mg 利多卡因 2 支
18′ 静脉置管 2 个	1mg 阿托品 3 支
20′ 静脉置管 2 个	13.6mmol/L 氯化钙 2 支
左侧口袋	1mg 肾上腺素 3 支
加压带	**有盖的口袋**
水平仪	解剖刀 2 个
500ml 羟乙基淀粉	吸痰管 16 号 2 个
右前口袋	压舌板 2 个
1″ 丝绸胶带	鼻咽通气道 2 个
1 卷 Kerlix 敷料	口咽通气道 1 个
2cm × 2cm 纱布 4 块	NRB1 个
1 卷 Coban 敷料	**背部主口袋**
两双医用手套	带套筒的吸引管 1 个
4cm × 4cm 纱布 4 块	加压给氧面罩
左前口袋	Toomey 注射器
2 台便携式血氧仪	呼气末 CO_2 测量仪
氧气筒扳手	3% 盐水（按需）
医疗剪刀	40μg 抗利尿激素
右侧中间口袋	10ml 生理盐水 2 支
18′ 针头 10 个	10ml 灭菌水 2 支
过滤器针头 2 个	10mg 维库溴铵 2 支

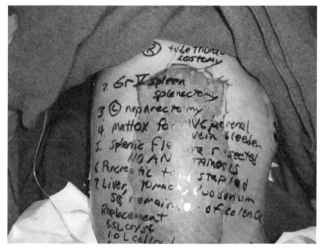

图 34.9　损害控制手术和复苏的关键细节是直接用永久性墨水笔写在患者的敷料上

伤管理，但指挥的许多其他组成部分也是非常重要的。表 34.4 列出 FST 关键指挥官的情报需求（critical commander's intelligence requirements，CCIR）。

表 34.4　建议 FST 关键指挥官的情报要求

1. 医疗后送的可用性
2. 医疗后送范围和飞行时间
3. 从前线位置到战斗支持医院的医疗后送飞行时间
4. 可获得的血液制品和有效日期
5. 医疗设备的可用性和准备状态
6. 医疗供给短缺
7. 持续战术行动的常识

照顾好你的人员。花时间好好训练他们，并毫不吝啬地评价和奖励他们。奖赏和评价在军队中非常重要，应该努力使你优秀的团队百尺竿头更进一步。另一方面，必须有勇气从你的队伍中开除不能胜任工作的人。FST 不能保留任何跟不上节奏的人。

在部署前开展一个综合训练。只要有机会，就在手术室内和同事一起开展手术。安排好医师和护士在医院值班，以便把你的队伍带到美国创伤训练中心训练或进行其他类似训练。在展开前，训练你的队伍如何进行 ATLS、复苏和当前先进的创伤理念。使训练切合实际，但不要让任何人在部署前浪费你的团队时间进行非生产性的训练。你的团队还需要时间与他们的家人和朋友相聚。

管理好你的财产，早期运送你的设备到战区。知晓战区指挥链和前线手术基地指挥官联系方式。展示出团队的信心，让他们知道他们的士兵将被很好地照顾，让他们看到你的工作。他们会很感激你的努力。

有并演练一有效的 MASCAL 计划。战斗中同时有多名严重患者。当这个情形发生时，小的医疗队将不堪重负。过度检伤分类是将许多不严重的创伤患者送到医院的现象。这也是战斗中需要快速清理战场的结果。MASCAL 计划的关键是有有效的检伤计划，识别真正需要 ATLS 的患者。这个计划需要协调前线手术基地和患者溢出的位置、无医疗人员随行的患者转运、FWB 捐献和战术区人员安全，以及可用的战斗救生员和医护人员。

七、小结

远前沿环境中救治战伤患者可能是一项令人畏缩的任务。专业的 ATLS，PRBC、新鲜冷冻血浆和新鲜全血的早期使用，恰当的及时的复苏手术将拯救患者生命。安全早期后送计划将会使你的严重创伤患者得到更好的救治。遵循命令和职责，永远记住，为我们的士兵和国家服务是多么难得的机会。

（唐　昊　李　阳　张连阳）

第 35 章

人道主义与地方救护

James A. Sebesta

概要框

1. 赢取当地居民支持最快、最有效的方式就是为他们提供高质量的人道主义医疗服务。

2. 必须根据执业医疗规范（medical rules of engagement，MROE）提供人道主义地方救护，但可以根据特殊情况适当调整。

3. 当地居民往往因缺乏现代医疗服务而求助于美军的医疗单位，因此推广建立这些医疗项目并不费力。

4. 每一个美军医疗单位都应当配备一名专业人员来负责协调转运当地居民去当地医院或门诊医疗系统就诊。该职务通常应由具有医疗经验且擅长沟通交流的当地人担任。

5. 开放当地门诊能够惠及当地患者，并能迅速提高当地医疗救治和外科水平。

6. 尽可能多地提供医疗服务，但不能因此影响到救治伤员的主要任务。

7. 有必要补充所在单位的库存清单以提供更多类型的手术医疗服务，尤其是一些儿科手术。

8. 组织当地居民参加教育及培训项目是你能够为他们提供的最好礼物。

> 永远不要低估那些微小但充满决心的群体改变世界的力量。
>
> 毋庸置疑，这件事已经发生过。
>
> Margaret Mead

一个外科医师能够从军事医疗任务中获得非常丰富的经验。不同的地方差别很大，有的地方患者多到让你感觉忙得不可开交，有的地方患者很少以至于大部分时间你都在上网和健身。一些地方可能遇到患者数量急剧增加和长时间空闲交替出现的情况，这由周边部队的行动周期所致。给予当地居民的医疗救助是提高手术技能、保持手术熟练度的方式之一。手术救助能够帮助赢得当地居民的人心，即拯救他们的生命并赢得他们内心的支持。快速赢得当地居民友谊和尊重的最好方式就是救治他们及其亲属。这种方式能够帮助提高情报工作，改善美国及同盟的作战环境（图 35.1）。

人道救援和地方救护包括多种形式，包括救治符合 MROE 的患者、公民医疗救援计划及为当地医护提供门诊和继续教育机会。计划的数量和前期的协作需要根据拟提供的救护种类而定。你能够提供的救护级别取决于你所处的医疗单位级别及你能够使用的器械和耗材数量，同时你必须始终优先救治美国及盟军人员，而且必须确保人道主义救护不会影响这一点。赢得上级支持参与人道医疗和外科治疗的最好方式是充分开放的沟通。如果你能够通过人道主义救援工作提高单位完成本职工作的能力和整体士气，你将发现反对的声音会逐渐消失，并且更多的人愿意参与到这个工作中来。

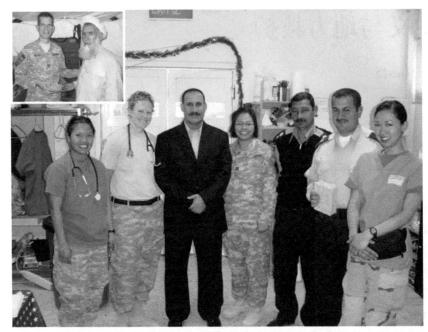

图 35.1　伊拉克政府及文职官员向伊拉克提克里特第 47 战斗支援医院（CSH）的工作人员赠送礼物并感谢他们救治受伤的当地警察。小图，阿富汗居民向前线外科手术队（FST）成员 Craig Shriver 中校赠送纪念品

一、符合条件的医疗规范

交战医疗规范是由负责区域医疗救护的特别小组制定的医疗标准。严格的规范明确了能够治疗的创伤种类及能够提供的救护数量和类别。符合 MROE 的伤情通常仅限于威胁生命、肢体或视力的损伤。联合行动导致的创伤通常符合 MROE 标准，但可能因环境不同而存在差异。在一些情况下，MORE 标准规定了应该给予何种治疗。例如，一项规范规定烧伤面积超过 50% 的居民在美军医疗单位只能被给予安慰治疗。这是由于大面积烧伤需要消耗大量的医疗资源，而且当地往往缺乏烧伤治疗手段和康复设施，使得大面积烧伤死亡率极高。这些规定通常要求当收容量达到 80% 或 90% 时，应当拒绝收治或分流当地病患，以预留足够的空间用于伤员的紧急救治。

某一层级医疗单位会根据 MROE 标准救治患者，但不确保患者能够接受更高一级的救治，而且并不能保证接下来的随访治疗。这种情况可能导致一些较小规模的医疗单位处理患者时面临可怕的压力。一些情况下，你的队伍为一名受到致命创伤的患者提供医疗服务，这名患者需要持续住院治疗，而高一级的医疗机构由于床位限制拒绝接受这名患者。这时需要随机应变，并且要提前和各级医疗救治单位协调。如果患者家属有能力支付医疗费用，当地小的医疗机构有时也愿意接受这些患者。如果患者家属与军队或警察医院有联系，可以安排这些医院收治。有时，这些患者需要在你的机构滞留，直到他们能够出院。

与当地医院或其他医疗机构建立良好的沟通和处置政策至关重要，这样能够帮助你转运或随访你所治疗的患者。当你救治一位需要密切随访和术后康复治疗的患者时，需要保证你的单位或当地社区能够提供后续治疗。不要想当然地认为患者在接受你救治后仍能够继续接受最基本的治疗，如物理治疗、肠造口、义肢、局部伤口护理。另外，由于当地缺乏患者疏散链，你必须要制定相应的安置机制。否则，你的机构很快会被这些患者填满，从而丧失执行主要任务的能力。在之前的战争中，医疗机构已经吸取了这方面的教训，使得目前大部分机构都雇佣当地医疗联络人员。医疗联络人员是最重要的资源，能够帮你在当地混乱的医疗体系中完成患者转运和随访治疗。

二、公民医疗救援计划

所在单位定期会协助你的队伍完成医疗救援计划（Medical Civic Assistance Programs，MEDCAP）的任务。这些任务用于为缺乏医疗条件的小城镇或偏远地区提供医疗协助。这是另一种被许多单位使用的以提高美军和联合部队生存环境的另一种方法。MEDCAP 任务通常需要医疗兵、护士和医师来完成对患者症状的快速检查，为其进一步提供救治以改善症状（图 35.2）。在这样的背景下，由于时间和检查条件所限，通常需要根据病史和简单的体格检查完成初步诊断。大部分情况下，只能在缺乏明确诊断的情况下，先给予患者对症治疗。相当数量的患者症状相似，而他们的治疗也相对快速直接（表 35.1）。一些复杂疾病如肝硬化、肾功能不全、心力衰竭、糖尿病等，不需要给予其高级治疗措施，因为在战争条件下，并不具备监测治疗效果或潜在副作用的能力。如果一个患者治疗后出现不良反应甚至死亡，可能被误解为医疗队伍谋害了患者，或者提供了低水平的治疗。

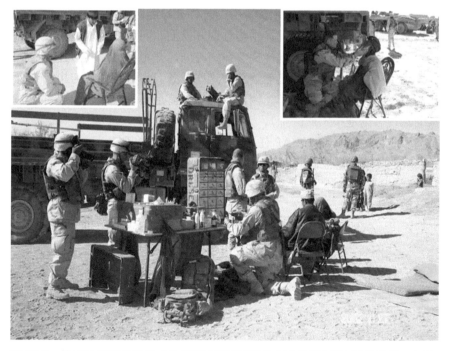

图 35.2　第 102 前线外科手术队（FST）在阿富汗坎大哈执行 MEDCAP 任务。小图：队伍成员通过翻译（左上）完成病史询问，并为当地军民进行局部体格检查（右上）

表 35.1　执行 MEDCAP 任务时常见的医疗问题

头痛	关节炎
胃食管反流	消化性溃疡
寄生虫感染	尿路感染
感冒 / 流感 / 中耳炎	骨髓炎
恶性肿瘤（乳腺 / 皮肤 / 口腔）	口腔感染
腹泻	妇科疾病

　　MEDCAP 药物通常由请求执行任务的单位提供。这些单位具有从当地供应商处购得药物的资金。这些药物通常是那些当地居民无法获得的 OTC 药物。这些机构需要你帮助决定购买哪些药品及药品形式。当确认药品清单时，由于患者有男有女、有老有幼，因此准备片剂、液体等多种形式的药物非常重要（表 35.2）。额外的物品包括牙刷、牙膏、肥皂、毛巾及娱乐或体育用品。足球等运动能够到达这个世界上最远的角落，并在那些角落培育出善良的种子。

表 35.2　MEDCAP 药物

泰诺	布洛芬
H₂ 受体阻断剂 / 质子泵抑制剂	氢化可的松乳膏
复合维生素 / 产前维生素	甲苯咪唑
抗生素	口腔清洗剂
抗真菌乳膏	抗疟药

　　为了保证执行这项任务的单位能够获得最大程度的回报，应当在执行任务时确保提供全方位的医疗服务。有时你需要与兽医合作，为当地牲畜执行驱虫和疫苗注射等服务，从而提高牲畜质量，减少因牲畜疾病导致的损失。有时你需要口腔医师帮助清除腐败或感染的牙齿，因为这能够显著改善患者的生存质量，预防远期并发症。同时你必须尽量让自己熟悉常见的疾病及当地人口常见的感染类型，这样能够节约时间，并定制自己的医疗和服务清单。经过感染性疾病或热带医学培训的医师更能够胜任这些任务。你必须能够与患者进行清晰、迅速的交流，才能够保持足够高效的工作。因此，确保你有足够的翻译，如果可能的话尽量使用有医学背景的翻译（当地护士或医师）。

　　为了安全、成功地完成 MEDCAP 任务，有几件事情非常重要。一是需要前线单位提供运输、安全和供应保障。这是他们的任务，也是我们的需要。二是由前线单位决定 MEDCAP 的位置。当建立营地时，尽量挑选建筑内或有围墙的位置，以减少狙击手和间接火力可能带来的损失。所有的患者均需要经过一次以上的安检。首先利用外部围墙，由当地警察或军队完成初筛，之后在进入营地前进行第二次安检，以防止武器和爆炸物接近治疗区域。

　　作为医师，我们通常忽略了自身的安全问题，即使是简单的护航行动也可发生严重的安全问题。尽管心怀善意，医疗单位却是敌军袭击的重要目标，可能受到间接火力或自杀性爆炸袭击。所有旨在提高与当地军民关系的行动在敌人或恐怖分子看来都是直接的威胁，因此他们通常会加大力度破坏这些行动。不要宣传行动的日期或地点，广而告之会增加遭受爆炸袭击或有组织袭击的机会。在每一个安检点均应布置一名翻译及一名供应商。翻译能够在你沟通交流时提供帮助，并在药物使用方面提供口头或书面指导。如果没有这些支持，救治大量患者的能力会受到限制。

三、当地居民门诊

在执行部署任务中最有意义的经历应该是帮助当地居民建立门诊以提供医疗服务。这些门诊能够为当地居民提供原来无法得到的或原来不安全的医疗服务，而且能够让外科医师遇到日常工作中不曾遇到的病例。这些病例包括狂犬病、皮肤结核病、巨大腹股沟疝、巨大甲状腺肿、棘球病和各种形式的晚期肿瘤（图 35.3）。门诊还能够稳定地为你持续输送手术病例，在很多情况下，你可能遇见很多你在典型病例中从未遇见的病理类型或疾病种类（图 35.4 和图 35.5）。

最有效率的当地门诊需要与当地医师合作。这能够让当地医师为患者提供他们之前无法提供的治疗，更重要的是，这能够为驻扎的外科医师提供培训、拓展当地医师业务能力的机会，而且能够避免削弱当地医师的作用。在一些地区，医学生和外科住院医师愿意作为翻译志愿者，从而换取与驻地医师共事的机会。这些人也能够提供额外的患者来源，因为他们能从自己的社区带来患者。

当地居民门诊规模可大可小，但需要在门诊工作强度、创伤患者的治疗，以及在保障团队足够的休息和正常值班的时间中维持有机平衡。总体而言，一旦门诊开业，消息就会不胫而走，大量的患者就会蜂拥而至。更重要的一点是，提前确定你能够处理的疾病种类和数量。很多家庭可能从数百千米远的地方赶来就诊，因为他们听说这些医师可以有"奇迹般"的医术。大面积脑梗死、脊髓损伤、冠心病及需要移植的患者可能来到你的诊所希望得到治疗。事先制订指南能够帮助减少这样的问题。

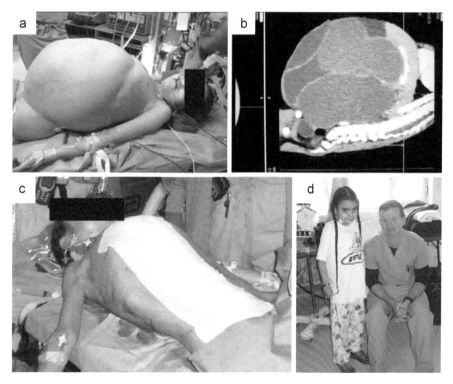

图 35.3　（a）年轻的伊拉克女性，严重腹部扩张；（b）CT 检查提示腹部巨大囊性包块；（c）同一例患者接受开腹肿物切除；（d）病房里，术后患者与主刀医师 Tommy Brown 上校合影

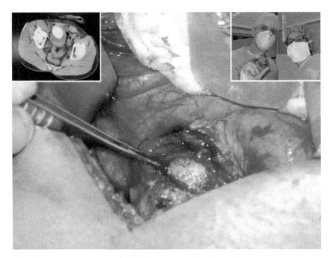

图 35.4　伊拉克当地居民膀胱切开术见巨大膀胱结石，第 28
战斗支援医院（CSH）门诊；CT 扫描提示巨大膀胱结石（左
侧小图），主刀医师展示膀胱结石（右侧小图）

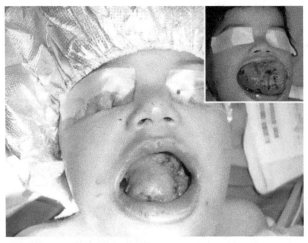

图 35.5　4 岁伊拉克女性舌部巨大淋巴瘤（小图），战斗
支援医院外科医师行舌次全切除术（主图）

　　制订门诊治疗种类标准的首要原则是患者治疗后无须继续接受住院治疗和康复。在患者
选择上，较大规模的战斗支援医院可以相对宽松，但小规模的医院在选择救治对象中应当非
常谨慎。因为即使你愿意提供必要的药物和治疗，也不能保证你的后继者同样愿意这么做。
大多数患者没有能力支付药物或额外治疗的费用。

　　成功建立当地居民门诊的关键在于治疗这些患者前已经预先设置好应对方案。对于较小
的处置，这一点不成问题。但对于较大的操作，提前准备好计划，并获得患者及家属知情同
意，有利于避免灾难性处置的发生。如果当地医师能够参与到医疗工作中，那么这一过程会
明显简化。术后，当地医师可以携带患者返回自己的医疗机构，也可以在患者需要后续治疗
时将其送回。家属可以与当地医院沟通是在医院继续治疗还是回家治疗。在当地医院、家属、

联合治疗机构的努力和协作下，即使总烧伤面积达 30% ~ 40% 的门诊患者也可获得良好的预后（图 35.6）。

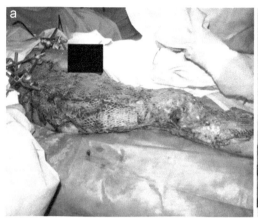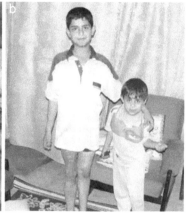

图 35.6　（a）一家战斗支援医院救治一例右下肢骨折、严重烧伤的伊拉克儿童，给予刃厚皮片移植；（b）在院和出院康复后恢复良好

　　建立当地居民门诊另一项需要考虑的问题是治疗每名患者所需的资源量。这些资源包括血液、敷料及工作人员的时间。在 FST 等较小单位，应当做好预案确保所需的物资随时可用，这样能够提高 FST 队伍执行手术操作的能力。FST 并不常规装备人工补片、直肠镜/阴道镜及用于制作抗生素珠的黏合剂等装备。对于缺乏足够人手轮班的小单位，应当避免开展需要延长住院时间的手术。那些需要 24h 看护的患者会严重消耗你的人手，并在你需要救治伤员患者的时候影响你的救治效果。战斗支援医院拥有相对充分的供应体系和人力资源，从而可以接受更为复杂的病例和手术（表 35.3）。准备治疗当地儿童所需的充足人手和耗材是一个极具挑战性的工作。特殊的仪器设备及儿科患者所需的耗材经常会出现不足或缺乏的情况，而大部分部署前线的医师对于儿科治疗并不熟悉。实际上，你必须预料到每一个部署单位都可能参与救治生病或受伤的儿童。尽管条件有限，部署医疗单位还是克服了这些困难，并为这些患者提供了难以置信的医疗和服务，从看护早产的婴儿、急诊剖宫产手术到治疗战斗中受伤的青少年（图 35.7）。

表 35.3　**手术类型**

前线外科手术队	**战地支援医院**
疝	腹腔恶性肿瘤
皮肤软组织肿瘤	胆囊切除术
直肠肛管疾病	口腔颌面部手术
骨髓炎	甲状腺肿
烧伤后挛缩	阑尾切除术
骨折夹板与固定	脾切除术
	剖宫产手术

　　为当地居民手术之前需要外科医师对患者进行全面的评估。很多患者甚至连自己的年龄都不清楚，在遇到你之前甚至从未见过医师。你遇到生涯中一些简单的、从未出现过问题的

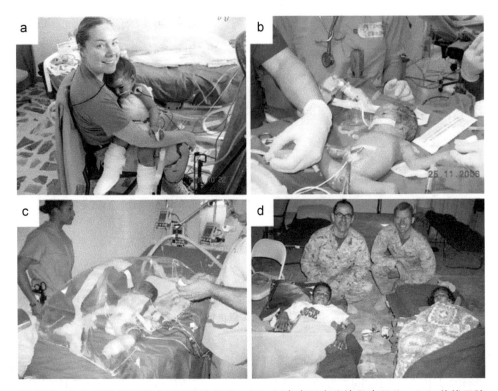

图 35.7 （a）军队 ICU 护士照顾烧伤婴儿；（b）剖宫产手术分娩早产婴儿；（c）前线医院 儿科 ICU 护理；（d）Carlos Brown 中校和 David Junker 少校在一次爆炸袭击后和 2 名伊 拉克儿童在海军医疗单位庇护

事，在前线救治时很可能变得非常重要。你会经常看到各种各样的营养问题，从维生素缺乏 到矿物质缺乏。患者无法保持敷料和伤口干燥、清洁。患者无法更换敷料或服用药物，更要 命的是他们不懂得遵守服药或伤口护理的指导。全身系统性回顾不可能通过翻译来完成。文 化的差异也会导致并发症的发生。例如，术后禁食及术后卧床 1 周等指示往往不能够得到执 行。完善的咨询及书面的指导有助于减少这些问题。

四、教育机会

最后，为当地医疗服务者提供继续教育的机会也是改善关系的措施之一。继续教育可以有 多种形式，包括讲座和临床实践。根据队伍位置的不同，医疗服务者可以包括护士、助产士、 医学生、住院医师和执业医师。利用本单位护士和医师的职业优势，可以为那些没有继续教育 机会的地区提供多种教育活动。为确保安全，这些教育活动最好在本单位场地进行，但有时也 可以去当地医院或其他机构进行。课程可以以讲座的形式进行，通常配备翻译或利用动物模型 完成基础创伤生命支持课程。根据特定疾病发病率的不同，在患者身上的实践锻炼可以帮助医 疗从业者提高不同阶段的治疗能力。例如，烧伤治疗和基础伤口护理是良好的教学内容。

在任何受到战争或其他内斗影响的作战区域，当地的医疗体系往往受到重创，需要从 头建立。伊拉克是一个很好的例子，基础设施全部被破坏殆尽，而医疗体系更是遭受严重 的"人才流失"，医疗部门领导和医师全部逃离了这个国家。帮助支持和重建毁损的医疗体系成为驻地医疗力量的主要任务之一，而这一切都要以教育新一代医疗服务者为起点。初始的教育应该关注于培训护士和医师治疗常见与紧急的情况，如创伤损伤。这方面很好的例子是美军在伊拉克巴格达伊本西纳医院建立的伊拉克创伤培训计划。他们仅仅用了很少的投资，即建立了一个创伤中心，从而在当地医护完成基础医疗和 EMT 训练后，为其提供多周的培训课程。该课程一直由分配到医疗单位的轮转医护人员完成。这个项目的结业者能够把他们所学的新知识和技能应用到当地医院与门诊的工作中，并且为其他医疗服务者提供培训。

　　这些教育机会为医疗从业者更新了知识，在此之前，他们从未接触过这些新的方法。同时也为你提供了和当地医疗机构发展友谊的平台。在他们的社区，医师是非常受尊敬的职业，与他们的友谊能够帮助你与联军、社区领导建立同盟。这些经历也是驻扎医护在日常工作中很少接触的，而且能够带来丰富的回报。

五、小结

　　部署到作战区域工作会成为你职业生涯中最值得铭记的一段记忆，不管它是美好的，抑或是糟糕的。从一片废墟和战争的痛苦中获得美好经历的最好方式就是积极参与到你能够参加的人道主义工作中去。如果没有这样的机会，那么你有很大的机会去建立这样的项目，真正造福你的患者、同事和单位，还有你自己。也许你想要忘记这段战争回忆，但这些患者和这些经历你恐怕一辈子都难以忘记（图 35.8）。

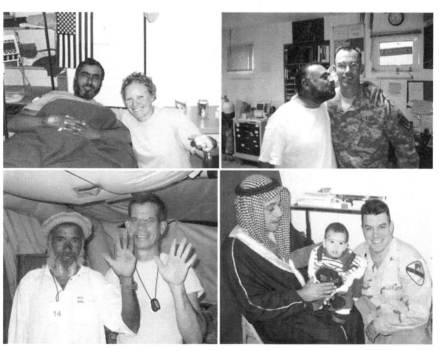

图 35.8　军医、军护和值得他们回忆的当地患者

（乐士冠　奚　望　王　挈　王志农）

第 36 章

战区期待治疗与临终关怀

Robert M. Rush Jr. and Matthew Martin

概要框

1. 在严峻的医疗环境中，没有比"上帝情怀"更好的治疗方法。
2. 你不可能有无尽的医疗资源和后送机会，因此不得不做出一些艰难而关乎生死的抉择。
3. 严重颅脑损伤及严重烧伤（＞50% BSA）是期待治疗最常见的两大适应证。
4. "期待治疗"并不等同于放弃治疗。不要无视或遗忘接受期待治疗的患者。
5. 为接受期待治疗的患者提供一个独立、私密且能充分获得医务人员帮助的空间。
6. 舒适、同情、尊重应是期待治疗的基石。
7. 记得关心你身边的医务人员，期待治疗会为他们（尤其是护理人员）带来沉重的精神负担。
8. 在患者死亡后进行聚集讨论对于个人和团队都大有裨益。
9. 如果你有可以救活数个生命的宝贵医疗资源，不要将它浪费在救治一个存活希望很渺茫的生命上。

最重要的是，记住我们对患者的责任只有在他们死亡时方才终止，在他们的弥留之际，我们还可以为他们的舒适离开做很多事。至少，我们可以支持鼓励他们。

Alfred Worcester（1855—1951）

一名士兵受了重伤，直升机将其后送至你的战略支援医院或前线外科手术队。他的一侧腹壁缺失，内脏显露，并伴有活动性出血。他在到达时心搏已经停止，你通过行紧急开胸手术钳夹主动脉使他心搏恢复。在手术室里，你从腹部开始手术，同时进行输血复苏。他有多处伤口，你无从下手，却又不得不采取措施。当你终于开始着手处理时，寻呼机又响了，7个需"紧急手术"患者刚被送达。麻醉师告诉你这个患者刚刚输注了第十个单位的全血，而这是你们血液库存的一半。所有的目光都注视着你——你要做什么？你会继续把血液供应给这个存活希望渺茫的患者吗？还是会停下来，让这个患者接受"期待治疗"，任由他死去，这样你就可以去治疗其他受伤的患者？

在日常行医中很少会遇到这种情况，无论结果如何但在战争环境中经常需要做出诸如是否提供、继续维持或终止积极治疗的决定（图36.1）。你习惯于为患者竭尽全力，直到在这场与死神的斗争中取得胜利。而在战场环境下，你必须同样考虑到所处处境、能力和可用的资源。你是在处理个别患者还是大规模的伤亡事故后的批量患者？是否有另外一个机构愿意并能够提供所需的治疗？你是否有救伤直升机可以将患者后送至上级医院？你是否有必要的

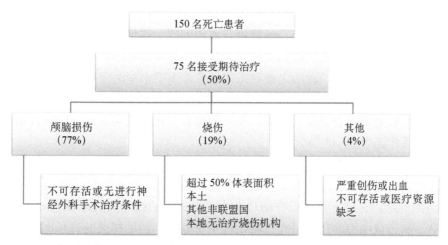

图 36.1　超过 1 年时间内战斗支援医院死亡的 150 名患者情况分析。其中，50% 以上的患者接受期待治疗且主要死于颅脑损伤和烧伤

专业知识、设备和技能来救治这个患者？你的医疗设施是被占用 10% 还是已满负荷运转？这个患者是否需要一些你没有的资源或是其他患者可能也会需要的稀缺资源？在大多数情况下，你不得不承认，你无法继续提供或需要停止积极治疗，而采取期待治疗。本章的目的是让你了解在期待治疗中可能会遇到的常见状况、相关抉择及治疗关键。

一、战场救治和"上帝情怀"

在电影 *Malice* 中，一位傲慢的外科医师因医疗事故被起诉。当询问他是否有上帝情怀，他回答说："如果你寻找上帝，我 11 月 17 日在第二手术室做手术，并且我不喜欢被质疑。你想知道我有没有上帝情怀？那我告诉你——我就是上帝！"尽管这是一个极端的比喻，可我们中的许多人或多或少也会有这种思维。处于严峻的医疗环境中，没有比"上帝情怀"更好的治疗方法。你很快就会意识到，当没有习以为常的技术支持和医疗设施，你个人的技能、所学，奉献精神所能发挥的作用微乎其微。这是一个发人深省的时刻，真正让你意识到你之所以能够提供高质量的救治，离不开周围所有人的贡献及完整的医疗体系。

类似的情况包括，你可能没有参与重大创伤救治；或者可能你的整个职业生涯都在 I 级创伤中心度过；你也许刚刚结束培训，或是一位有着几十年丰富经验的外科医师。无论哪种情况，你都需在很短的时间内掌握繁杂的战场救治的方法及当地医疗设施的情况。战场上可能会有各种治疗方法的完善指南，包括由你的前辈基于经验和教训制定与完善的期待治疗。我们需认真学习前人的经验，而不是认为自己能做得比前人好，就忽视这些经验教训。否则，这种错误的观点会在每 6 ~ 12 个月的人员周转中导致同样的错误不断发生，而无法得到进步与改善。正如一位明智的中士曾经对我说："我们没有经历 6 年的战斗，但我们已经有了 6 年的战斗经验。"

二、期待治疗适用条件

一般来说，对于那些受伤严重，以至于不太可能存活的患者，可采取期待治疗。除非当时的战场环境有前线手术组的保障，否则是否遵循这一原则取决于众多因素。在阿富汗和伊拉克战争中，那些体表烧伤面积大于 50%，颅脑损伤初始格拉斯哥昏迷评分小于 5 分，以及在野外或在后送链中因钝性伤造成心搏骤停且原因不明、伤情不易纠正的患者，应采取期待治疗。事实上，北约的指南上明确指出应对符合前两项条件及不符合接受医疗救治条件的患者采取期待治疗。在进行战场救治之前熟悉战场条件下手术室医疗规范（MROE）十分必要。MROE 旨在就现有军事行动部署的后勤资源条件下，确保最大限度上增加接受救治患者的可存活数量。MROE 也综合评估了当地的，如在海地救治地震受害者或在阿富汗前线进行手术的疏散能力和医疗能力。

还有其他潜在的情况，可以使用期待治疗。正如本章开始处的例子，最初被分类为接受救治的患者可能需要根据状况的改变（如更多的患者到达、患者状况不佳、医疗资源耗竭等）重新采取期待治疗。这对于那些正在竭尽全力救治患者的医务人员来说是一个艰难的决定。检伤分类员、主刀或医院的指挥员在这种情况下可能需要帮助相关的外科医师做出"停止进一步复苏"的决定。另一个应采取期待治疗的情况为战斗人员需要紧急或长期接受如透析之类的专科治疗，而现有医疗设备不支持的情况。这些患者被认为应接受无痛苦但不积极的救治。在这些情况下，期待治疗的适用范畴类似于在非紧急条件下对患者采取 DNR / DNI（不复苏 / 不插管）原则。

如果一种医疗服务或治疗方法可在当地的国家医疗机构得到实现，则应将患者尽早后送。一些特殊的治疗（如腹膜透析）已在美国及联合机构使用，以减少在将患者后送至国家医疗机构前发生的某些特定情况（如急性肾衰竭）导致的伤亡人数。这种疗法应该在综合考虑到治疗的最终目标、患者的短期和长期需求及当地的医疗能力之后，有节制地使用。战场的医疗规则是根据当地医疗情况及假使患者在受伤当地接受治疗后其存活的可能性而制定的。若患者预后良好且在稳定后可以后送至国家医疗机构，条件允许时也可用当地医疗设施的最高标准来指导该患者的治疗。后送应在 48h 内进行，但如果患者存活机会较大，则可无时间限制。

你将面临的最大挑战之一就是在军事演习中指导指挥官和各作战单位正视接受期待治疗。其中的困难之一也许是向他们解释为什么不投入所有可用资源来救治如在本章一开始时描述的那位战士——一个需要接受胸廓切开术、大量输血等待救治，然而无论你做什么都存活可能性极低的人。此外，那些既非医疗也非战斗单位的人员可能无法理解战场的医疗规则是什么，以及如何执行才能完成这个任务而不给当地居民留下受伤的居民没有得到任何救治的印象。肢体或视力受伤的患者可能没有生命危险，但如果上级医疗机构的指挥员反映上级医院中已没有足够的医疗资源接纳这个患者，则也不能将其转移到上级战斗支援医院或战区医院。为了迎接这些挑战，医疗机构的指挥官们应与机动司令部建立联系（最好是通过营级或旅级医师），以增进交流，促进理解。

三、期待治疗地点

重症监护病房可为患者提供接近一对一的护理，因而成为期待治疗的最佳的护理地点。远离战场、用帘子分隔、家人或其他人员可以陪伴患者的安静场所是一个适合的区域。其他地点可以是单独的帐篷、帐篷区或房间。在应对大规模伤亡事件的方案中也应体现对该场所的详细说明并加以分层——因为当发生大规模伤亡事件时，接受期待治疗的患者可能需要离开 ICU 或急诊室，以便为可以救活的大量的伤亡人员腾出空间。然而，把他们转移到一个孤立的安静区域并不等于忽视他们，也需分配相应的护理人员给予照顾。

你也会经常遇到在目前的设施条件下应该为患者提供救治或是后送的抉择。你可能会发现很多救治单位，特别是前线单位，对上级医院医疗资源的限制或期待治疗政策并不是十分了解。如果患者明显适合期待治疗，你应该向相关机构传达明确的信息。避免对接受期待治疗的患者进行直升机后送，因在战斗环境中可能会导致后送医疗人员不必要的伤亡。此外，阵亡的战士遗体不应与患者一起后送，因为这既不利于士气也会占用后送患者所需空间。

四、期待治疗患者后送

制订并科普期待治疗的治疗方案十分必要（图 36.2），包括期待治疗的适应前提和具体操作流程。对于一个患者来说缓慢而痛苦的死亡是最不愿遇到的结果，而你也不愿执行安乐死。这些场景在官方政策及战场医疗规范中从未涉及，因此需要你来制定。在每一个可进行前线外科手术的救治单位，特设或正式的伦理委员会都应存在并在必要时执行决策。

<u>期待治疗范例</u>

患者姓名：　　　　　　　　　　　　　　　　　证件号：
收入＿＿＿期待治疗区
诊断：
状态：DNR/DNI
医师：　　　　　　　　　　　　　　　　　　　寻呼机号：
药物：

1. 硫酸吗啡 5mg/10ml（100mg/200ml）
步骤 1：每 5min 静脉注射 5mg，直至患者舒适或呼吸频率小于 20 次 / 分
步骤 2：静脉滴注，每小时的用量为步骤 1 中患者达到舒适的用量
步骤 3：如果患者痛苦或焦虑，重复步骤 1，治疗焦虑

2. 咪达唑仑
步骤 1：如有焦虑 / 激动，每 30min 静脉注射 2 ～ 4mg
步骤 2：如持续焦虑或注射频繁，可以 4mg/h 剂量静脉滴注

3. 氟哌啶醇　每 10min 5 ～ 10mg 用于持续焦虑

4. 沙丁胺醇雾化剂　每 2h 一次用于喘息
5. 东莨菪碱片　1.5mg 一日两次用于分泌物过多
6. 格隆溴铵　每小时静脉注射 0.1mg 用于分泌物过多

治疗：

1. 非再呼吸面罩用于支持血氧饱和度 >92% 的患者
2. 疼痛或焦虑得到控制后方可拔管
3. 终止任何实验室检查或抽血医嘱
4. 终止任何放射性检查医嘱
5. 以 10 ～ 20ml/h 的生理盐水代替静脉液体
6. 移除不必要的管子及导线，如鼻饲管、中心静脉导管等
7. 关闭患者区域所有的监护仪警报
8. 非 24h 探访时间，家人及朋友只有在指定时间可以探访
9. 保持环境舒适——安静、温度、光线、布置宜
10. 呼吸频率 > 30 次 / 分、不适、焦躁及焦虑等情况药物控制无效时呼叫 MD
11. 患者或陪护要求时，通知牧师或寻求其他宗教支持
12. 患者死亡时，通知医师或患者管理者

图 36.2　期待治疗及临终关怀的操作范例

在战场条件下，由主治医师或团队指挥官迅速检查该患者的所有已知信息并大声地通知团队的所有成员，主治医师或另一团队成员可以提出期待治疗的选项且需所有人表示同意；或者，团队领导说明为什么要将其归入接受期待治疗患者的范围，并制订一个快速治疗计划和短期的重新评估时间，以确保患者如果出现任何好转都能在第一时间发现。患者应尽可能被安排在远离重症监护病房或急诊室等繁忙区域的空间，在家人或战友的陪伴下度过最后的生命时光。

理想情况下，一名执业护士应被指派给患者来监测疼痛并提供安慰。有时候这会很困难，因为患者的家人、其他护理人员或者战友可能无法理解临终患者的一些举动及生命体征的改变。家人或朋友的陪伴有助于患者度过最后的生命时光，他们可以去宽慰患者，安抚他们并与他们交谈，如果他们察觉到患者表现出任何疼痛或焦虑的迹象，应立即通知护士。通常，镇痛药和抗焦虑药是期待治疗的关键药物。在需要的情况下，也可以使用控制滴速的吗啡泵外加持续或间断静脉注射苯二氮䓬类药物（如中氮平、洛西泮）。芬太尼或氢化吗啡酮是其他常用的可以缓解疼痛的药物。苯二氮䓬类药物、右美托咪定、氟哌啶醇及氯胺酮等抗焦虑药物/镇静药在必要时也可充分使用。注射大剂量的药物以结束生命（即安乐死）是禁止的。给予任何必要的剂量以减轻患者的疼痛和痛苦（主要效果），即使副作用将会加速患者的死亡。这样做的目的是让患者有尊严地死去，并且让他们在这个过程中尽可能地舒适。然而，随着患者情况的改变，采取期待治疗的患者也有可能被治愈，这就需要护理团队不断地对这类患者进行重新评估，并对治疗方案进行调整。

在战场上的任何地方都可以提供精神关怀——美国军队在营级及更高级别的水平都有军队牧师配备。除满足宗教人士的特殊需求外，军队牧师也需对受伤的病员、前线战士及伤亡人员的家人给予精神关怀。当地的宗教领袖可以在涉及当地风俗及当地患者进行期待治疗或进行 DNR 评估的伦理讨论中提供帮助。有时这些人来自你工作的基地或机场；还有一些可能出自当地居民，但是在被带到前线之前必须通过层层筛选。

五、期待治疗后果

伤员对所有人员带来沉重打击。你需清楚每个人都在做什么——尤其是护理人员——因为她们需在患者的床边执行精确到分钟的护理。在大多数情况下，患者身边不会有朋友或家人的陪伴，因此，护士既要负责护理，又要负责安慰。另一个需要你特别关注的人群是年轻的医务工作者，如医学生、护理助理、手术室的技师等，因为创伤科医师和护士已经习惯的一些场面可能会对刚投入到战伤救治的年轻人造成精神上的巨大打击。

对于大量人员伤亡的事件及任何患者在你的机构中死亡事件都需对具体情况进行说明。尽管你明知患者是无法存活的，但团队中的其他成员可能会认为患者的死亡是他们的过错，或者是因为患者没有得到足够的救治。他们可能对你的想法一无所知，因此应该由医师带领团队讨论发生了什么，下次怎样能做得更好，以及最重要的是为什么这些患者的死亡不是他们的过错。团队有一个可以宣泄这件事情带来的不良情绪的渠道十分重要，这对提升团队士气、促进心理健康和减轻麻木感都有很大的帮助。

住院患者，尤其是那些年轻、战前身体健康的住院战士的死亡，必定会对医护人员产生很大的影响。你身边会有很多为照顾伤病员而奉献一生的人，他们不会轻易言败。整个医院的人都聚集在一起悼念在机构中死去患者的场景并不罕见（图 36.3）。我很荣幸能与这些人一起工作，共同救治伤情不一的患者，认知生命的终结，并在最需要时尽可能地提供最好的关怀。

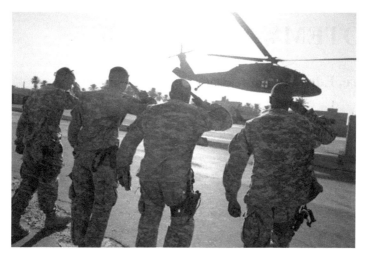

图 36.3　战略支援医院的医务人员向运送一位战士遗体的直升机（"天使之翼"）敬礼致敬

（初　坤　王苏豫　李　文　王志农）

第 37 章

TEG / ROTEM导向性创伤复苏

Hunter B. Moore, Eduardo Gonzalez, Ernest E. Moore

概要框

1. "止血"需要物理（手术）控制和凝血系统生理功能恢复正常。

2. 凝血是细胞介导的过程，依赖于组织因子细胞、血小板和可溶性凝血蛋白。

3. 黏弹性检测提供的信息与传统的五种临床分析提供的信息一样多。

4. 黏弹性检测应仅用于有活动性出血的患者。

5. 用于黏弹性测定的血液应收集在柠檬酸盐管中，以防在进行测定之前血液凝固。

6. 快速血栓弹力图（TEG）和 EXTEM ROTEM 检测能快速提供结果，是活动性出血患者的最佳选择。

7. 大于 128s 的快速 TEG ACT 结果或大于 80s 的 EXTEM CT 结果是活动性出血患者需要输注血浆的指征。

8. 小于 65° 的快速 TEG 角度或小于 30mm 的 EXTEM A10 是需要输注冷沉淀或纤维蛋白原的指征。

9. 小于 55mm 的快速 TEG MA 结果或小于 45mm 的 EXTEM MCF 结果是需要输注血小板的指征。

10. 高于 5% 的快速 TEG LY30 结果或低于 70% 的 EXTEM IL30 是考虑给予抗纤维蛋白溶解药物的指征。

> 多流一品脱的汗，能省下一加仑的血。
>
> George S. Patton 将军

  个体化医疗采用诊断性检查来针对单个患者提供最佳救治。虽然在肿瘤学对恶性肿瘤基因靶向化疗中可见到极端情况的个体化治疗，但是创伤患者没有数周的时间来决定确定性治疗计划。因此，在创伤治疗中用数理化形式做出快速决策很常见，及时干预非常关键。在活动性出血患者中尤其如此。对于战伤出血，在大量输血方案（massive transfusion protocols, MTP）中会明确红细胞、血浆和血小板的经验性比例，及时提供基于血液的创伤复苏。然而，血液制品输注并非没有风险。恰如其分地利用血液制品，同时又不影响止血复苏是至关重要的。在止血过程中临床判断和实验室评估相辅相成。通过物理（手术）干预措施和生理完整的凝血系统来实现止血。

  创伤患者入院时通常有由组织损伤和失血性休克共同引起的凝血障碍，可以通过凝血酶时间的原国际标准化比率（INR）来确定。然而，INR 仅识别具有潜在凝血障碍的患者，不能确定患者具体是哪项凝血功能紊乱。现在认为创伤患者入院时出现的一系列凝血异常，这些凝血缺陷可能与内皮细胞、血小板、凝血因子、纤维蛋白原、红细胞和中性粒细胞有关。要了解创伤患者的全部凝血异常，至少要进行五种传统临床凝血试验(INR、PTT、血小板计数、纤维蛋白原测定、D- 二聚体)。而一个黏弹性检测就可以提供同样的信息。

临床上使用黏弹性检测来分析凝血异常已经有 50 多年了，但由于设备进步和性能提升，近来用于指导创伤救治。这些测试数分钟内就可以提供有指导意义的结果，还可在数小时内提供一个完整的凝血剖面报告。虽然黏弹性检测的结果可能令人生畏，但只需记住四个变量(TEG 的 ACT、角度、MA 和 LY30；ROTEM 的 CT、A10、MCF 和 LI30)，每个都与特定的干预治疗相对应。这使得在目标导向的血液制品输注同时，基于主要凝血异常的个体化复苏方法成为可能。前瞻性数据表明，在接受大量输血创伤患者中，基于黏弹性检测的复苏可以将死亡率降低 50%。

当面对一个活动性出血创伤患者时，有一件事最重要，那就是止血。这需要两个干预措施：物理（手术）控制和使凝血系统功能正常化。其中物理止血将是最耗人力的，使凝血功能正常化的步骤可以简单到实施一个单一的检测，来针对凝血缺陷患者特定出血表型，个体化进行基于血液的复苏。虽然全球采用黏弹性检测来指导复苏之前可以说需要先进行研究，但这些检测的结果可以很容易地被理解并且是提供降低大量出血创伤患者死亡率的输血策略的唯一 I 级证据。本章的目的是提供从基础科学角度出发，使用这些检测方法的基本原理提供一个理解黏弹性检测的框架，概述这些检测中有哪些指标对指导复苏非常关键，并讨论如何在创伤中心临床上实施黏弹性检测。

一、凝血不像 INR 那样简单：基于细胞的止血模型

在医学院讲授的酶途径不能准确评估功能性凝血系统。对于凝血的评估来说，基于血浆的试验旨在测量个体凝血因子缺乏（如血友病）或治疗性抗凝血，如 INR 或部分促凝血酶原激酶时间 (PTT)。这些存在已久的检验方法在评估凝血状态方面具有临床作用，但在满足出血创伤患者需求时有几个重要的局限性。首先，这些分析将凝血以血液细胞成分分离成几个部分。其次，这些检验方法是用于测量凝血因子缺乏，而不包括血小板、纤维蛋白原和纤维蛋白溶解在内的凝血功能的整个状态。最后，INR 和 PTT 不能用于评估高凝状态。全血分析不仅包括这些分析所评估的蛋白质，还包括在产生止血凝块中起重要作用的细胞成分。Hoffman 和 Monroe 的工作强调用细胞成分评估凝血的重要性，其中阐述了如何基于细胞的相互作用以协调止血。以下是细胞止血的简要概述，为更全面地了解止血的复杂性，读者应参考原文献。

止血始于开始。衬在血管外的细胞含有组织因子 (tissue factor，TF)。TF 是凝血的有效活化剂，同时还存在于血管外和血管腔中的较小的凝血因子（Ⅱ、Ⅶ、Ⅸ、Ⅹ、Ⅸ和Ⅻ）。然而，另外的大凝血蛋白（如 vWF、Ⅷ）和血小板只存在于血管腔内。如果发生损伤，这种划分可防止血管内血栓形成，同时引发血管外凝血（图 37.1）。当血管受伤时（图 37.2），大血管内凝血蛋白和血小板的释放与富含 TF 的环境相互作用，在第一代凝血酶的作用下凝血开始。

能否增强凝血取决于血小板。有许多额外的酶促反应调节这一过程，但最终当血小板与损伤区域结合时，凝血开始迅速进行。该过程被认为是由来自胶原（损伤的结合位点）和凝血酶（凝固的局部起始）的双重活化血小板介导的。这导致血小板聚集和凝血因子的组装。血小板通过在其表面上定位凝血因子来协调凝血酶破裂，从而导致血凝块增强。

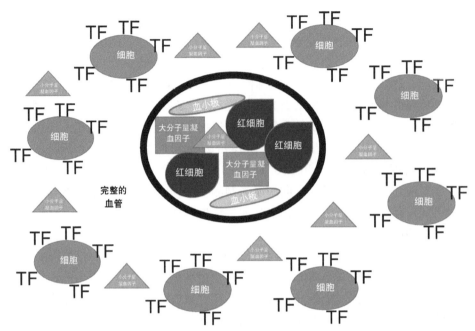

图 37.1 完整血管和凝血的分区。 在血管内，较大分子量的凝血因子（Ⅷ和 VWF）只存在于血管内空间，除非发生损伤，否则不能离开血管内。血小板也是如此。另外的较小分子量凝血因子（Ⅱ、Ⅶ、Ⅸ、Ⅹ、Ⅺ和Ⅻ）可以自由地扩散进出血管并且可以与组织因子包被的细胞相互作用。这在血管周围产生了促凝血环境。通过区分凝血因子和血小板，在健康条件下血管内将发生最小的凝血

TF. 组织因子

　　这导致高水平的凝血酶裂解纤维蛋白原，并强化形成止血栓，这个过程又通过因子ⅩⅢ的纤维蛋白交联被进一步强化。当解释常规凝血测定的结果时，血小板和凝血因子之间的这些重要的相互作用是理解的关键，因为 INR 和 PTT 都排除了关键的血小板成分。

二、什么是黏弹性测定？

　　在凝血期间，血液从液体转变为固态（血栓形成），并且自然地降解回液体（纤维蛋白溶解）。这些变化可以使用黏弹性测定来评估。黏弹性是由引起变形的力来量化黏度和弹性的综合测量。简化的类比是用棍子将水泥搅混。随着水泥硬化，推动棍子所需的力增加。这种力的增加代表了水泥从液体到固体的转变。因此，在硬化水泥中移动棍子所需的力是水泥随时间的黏弹性强度的粗略量化。这是一个过于简化的解释，但说明这些机器如何运转而涉及的物理学知识超出了临床医师用来理解黏弹性测定的需要。

　　引起血液变形（水泥中的棒）的最常见方法是使用针和杯。TEG 使用旋转杯来使血液变形，而 ROTEM 使用旋转固定杯中的针。也可以使用其他方法，但超出了本章的论述范围。当血液从液态转变为固态时，通过聚合纤维蛋白和血小板聚集（增加黏度）产生的剪切应变而传递到装置。然后通过机器量化电阻，其在显示器上可视化为单线分裂成两条线（图 37.3）。两条线之间的距离与从凝血块传递的黏弹性阻力成正比。随着时间变化测量该阻力，直到凝血块形成其最大强度，由达到最大振幅和距离的两条线表示。结束装置的凝血块形成之后，通过纤维蛋白的裂解，凝块开始通过纤维蛋白溶解失去强度。两条线的幅度减小，并随时间量化。黏弹性测定最终结果是沙漏形追踪，具有许多性质，可以近似计算凝固的不同组分异常。

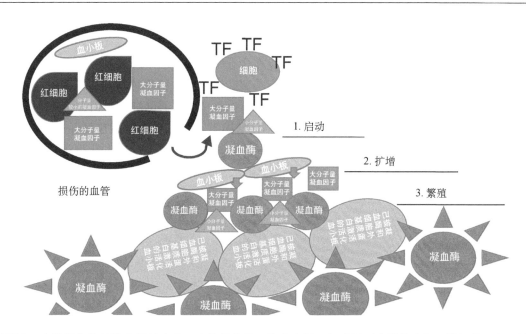

图 37.2　**血管损伤和细胞介导的止血。** 大的凝血因子和血小板已经渗漏到血管外空间。曾经被隔离开的大凝血因子现在可以与携带组织因子的细胞和小凝血因子相互作用，产生少量凝血酶。凝血酶是凝血中的活性酶，其将纤维蛋白原裂解成纤维蛋白，从而形成凝块。这表示凝块开始形成（1）。血小板开始在受损血管周围聚集，并且在凝血酶和其他活化因子的作用下释放增加凝血酶产生的另外的凝血因子（如凝血因子 V）。凝血的这个阶段称为扩增（2）。在扩增期间，产生更大量的凝血酶，并且血小板从其表面上的受体呈现活化形式，其被凝血酶和细胞外基质蛋白激活。这些活化的血小板形成磷脂膜的支架，其能够产生大的凝血酶，称为"凝血酶爆发"并引起凝血，为繁殖的第三阶段（3）。这种基于细胞和蛋白质的相互作用强调了从全血的角度评估凝血重要性。分析凝血需要仔细解释，因为它们忽略了这些相互作用的原因。这代表凝血的前半部分称为血栓形成。凝血的第二阶段是纤维蛋白溶解，其中凝血块破裂，这是防止凝血块阻塞血管的自然生理过程

TF 组织因子

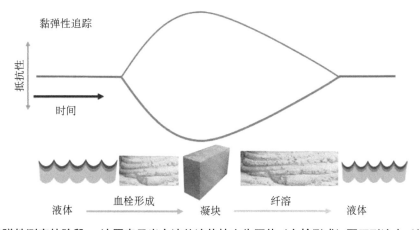

图 37.3　**黏弹性测定的阶段。** 该图表示当血液从液体转变为固体（血栓形成）再回到液态（纤维蛋白溶解）时的黏弹性读数。在黏弹性测定中，Y 轴表示时间，X 轴表示电阻（相对凝块强度）。该图中，液体形式的血液与单条线相关联。随着凝结引发线分裂。线之间的分裂越大，凝块产生的黏弹性阻力越高。这些线将继续分裂，直到凝块形成其最大强度。这代表血栓形成。然后凝血块将在称为纤维蛋白溶解的过程中开始随时间退化。随着凝血块强度开始下降，线条越来越紧密。一旦凝血块恢复到液态，线就会相交成为一条线

三、什么类型血标本管最适合黏弹性分析？

在黏弹性测定中运行的血液样品可以储存在含有柠檬酸盐（浅蓝色盖）、肝素（绿色盖）和没有抗凝血剂（白色盖）的真空密封容器中。制造商对血液样本抽取和检测的时间安排有具体建议。基于肝素杯 TEG 主要用于心血管外科手术，本章不再进一步讨论，但在治疗需要全身肝素化血管损伤患者时使用。在急性创伤情况下，可以用柠檬酸盐样品或非抗凝管。尽管担心在抽血后早期运行柠檬酸盐血液样本会改变结果，但这方法有利于保证患者检测顺利完成。非抗凝血标本是有问题的，特别是在急诊科评估使用过程中，因为大量样本在测定之前就凝固。在健康个体中，非抗凝样品可以在凝固开始前静置超过 5min，大多数创伤患者将具有引发凝血系统，并且更快地引发凝块形成。如果血液样本作为收集血液的第一管获得，收集的血液则尤其如此，因为它可以包含来自周围静脉组织穿刺携带 TF 的细胞。在研究环境中，静脉穿刺后第 1ml 血液总是被丢弃，以降低 TF 污染风险。

解释 TEG 结果时，抽血位置也是相关的。动脉血液样本常比静脉样本更加高凝，由于早期动脉血液抽取在低血压创伤患者中具有挑战性，因此作者建议尽可能在静脉抽血。在更稳定患者中，虽然新鲜静脉是理想的，但是现有动脉和中心静脉导管可用于血液采样。在复苏期间趋向于血液制品效果时，血液采样点之间不能交替是最好的。最后，采样点之间差异可能更多是一个学术论点，作为临床上低凝固性患者无论抽血源如何，都可表现出异常。

四、基于 TEG / ROTEM 测定的激活

可以通过各种机制启动全血凝块产生。凝血两种经典途径是内源性激活途径和外源性激活途径。实际上止血是由这两种不相互隔离的途径驱动。然而用不同激动剂激活血液可以通过黏弹性测定产生不同结果，这需要进入临床考虑。外源性激活途径通常通过组织因子激活，而内源性激活途径又称为接触途径，通过高岭土激活。ROTEM 简化了其分析命名，如基于组织因子活化的外源和基于高岭土活化的内源。TEG 在快速 TEG（rTEG）中使用组织因子和高岭土以加速凝血，并使用高岭土 TEG（kTEG）进行内源性激活。

进行哪种检测取决于临床情况。例如，由于凝血的快速激活，在 rTEG 中获得凝血指数以指导复苏时间比 kTEG 快 10min。因此，rTEG 最适用于急诊科和手术室血流动力学不稳定患者。与 INR 和 PTT 不同，黏弹性测定检测高凝状态。用高岭土激活试验可以更好地评估重症监护病房中高凝状态检测。kTEG 还表明大多数创伤患者在医院时具有高凝状态的因素，而 rTEG 无法理解。这可归因于凝血系统激活与超生理水平组织因子饱和。作者通常使用 rTEG 指导血液输注和 kTEG 指导重症监护病房抗血小板治疗，用于伤后深静脉血栓形成预防。ROTEM 和 TEG 参数之间差异的一个重要警告是，尽管针对特定凝血途径测定，但这些测定中试剂组成不同，因此指数不可互换。

五、黏弹性指数与凝血异常相关性

黏弹性指数与凝血系统特定异常相关。然而，假设这些过程彼此独立以指导复苏，但实际情况是这些变量代表同时发生相互依赖的过程。在 TEG 和 ROTEM 中，特定指数回归分析与纤维蛋白原（凝血因子）与血小板对凝块形成贡献相关。有趣的是，血小板被认为占最终凝块强度的 80%。尽管这些测定存在限制，但可以在 TEG 和 ROTEM 中确定可重复结果，以预测具有大量输血风险患者并指导特定血液制品复苏。TEG 报告正常极限值（表 37.1）

和 ROTEM（图 37.4）的异常可用作血液产品输注的相对指征。然而，基于创伤中读出这些测定输血最佳阈值尚未定义。以下部分剖析黏弹性测定（图 37.5）及与血液产品使用的相关性。

六、从液态到固态的转变：血浆

如前所述，血液从液相转变为固相，通过黏弹性试验测量指数与血液凝固特定组分相关。从血液液体到固相开始初始转变，理论上代表了患者凝血因子状态。使用肝素进行全身抗凝治疗旁路手术患者将形成扁平线并且没有凝块迹象，除非他们的血液在专门肝素酶测定（肝素酶杯 TEG 或 ROTEM hepTEM）中运行，从而逆转该抗凝血剂作用。在消除外源性肝素作用后，该初始时间的延长表明患者可能从血浆输注中获益，以补充其凝血因子。该指数名称因公司和使用的激活剂类型而异。

表 37.1 制造商推荐的 TEG 5000 设备的正常限值

试剂 / 检测	样本类型	TEG 活化凝血时间（s）	反应时间（min）	角度（°）	最大振幅（mm）	MA 后 30min 血凝块幅度减少百分比（%）
高岭土	全血	n/a	4 ~ 9	59 ~ 74	55 ~ 74	< 7.5
高岭土	枸橼酸化	n/a	5 ~ 10	53 ~ 72	50 ~ 70	< 7.5
快速 TEG	全血	86 ~ 118	22 ~ 44[a]	64 ~ 80	52 ~ 71	< 7.5
快速 TEG	枸橼酸化	78 ~ 110	17 ~ 38[a]	66 ~ 82	54 ~ 72	< 7.5

注：n/a. 正常 / 不正常；MA. 最大振幅；[a] 快速 TEG 的反应时间以为单位

ROTEM® 参考值

检测名称（试剂）	凝血时间（s）	血栓形成时间（s）	α 角	A10（mm）	A15（mm）	A20（mm）	A25（mm）	最大血凝块强度（mm）	MA 后 30min 血凝块溶解剩余百分比（%）	血凝块最大溶解度（%）
内源性凝血途径旋转式血栓弹力检测	100 ~ 240	30 ~ 110	70 ~ 83	44 ~ 66	48 ~ 69	50 ~ 71	50 ~ 72	50 ~ 72	94 ~ 100	< 15
肝素酶 + 内源性凝血途径旋转式血栓弹力检测	同内源性指标比较。若结果显示血栓质量优于内源性指标，表明样品内含有肝素或肝素样抗凝剂									
外源性凝血途径旋转式血栓弹力检测	38 ~ 79	34 ~ 159	63 ~ 83	43 ~ 65	48 ~ 69	50 ~ 71	50 ~ 72	50 ~ 72	94 ~ 100	< 15
纤溶蛋白抑制剂 + 外源性凝血途径旋转式血栓弹力检测	同外源性指标比较。若结果显示血栓形成由于外源性指标，则为高纤溶的早期表现									
纤维蛋白原功能性旋转式血栓弹力检测	未检出	未检出	未检出	7 ~ 23	未检出	8 ~ 24	未检出	9 ~ 25	未检出	未检出
	最大血栓强度 <9mm 提示纤维蛋白含量减少或血栓聚合障碍 最大血栓强度 >25mm 提示纤维蛋白含量增加（即使伤员出现血小板减少，外源性或内源性检测均可显示正常）									
非活化旋转式血栓弹力检测	300 ~ 1000	150 ~ 700	30 ~ 70		35 ~ 60		40 ~ 65		94 ~ 100	< 15

图 37.4 制造商推荐的 ROTEM delta 设备的正常限值

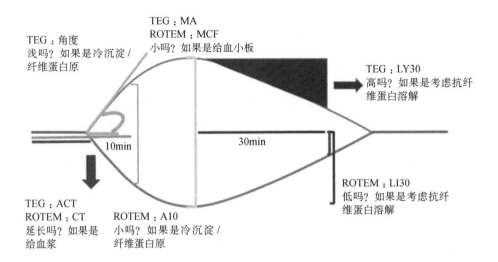

图 37.5 rTEG 和 EXTEM ROTEM 黏弹性测定剖析。图形代表从快速 TEG 和外源 ROTEM 测定中获得不同可操作数值。而 TEG 和 ROTEM 提供了许多输出，有四个主要变量可用于指导复苏。① rTEG ACT 或 EXTEM CT。延长的 ACT 或延长 CT 是活动性出血创伤患者血浆输注指征。② rTEG 角度或 EXTEM A10。浅角度或小 A10 是冷沉淀指征 / 在积极出血创伤患者中输注纤维蛋白原。③ rTEG MA 或 EXTEM MCF。小 MA 或 MCF 是创伤患者血小板输注指征。④ rTEG LY30 或 EXTEM LI30。LY30 表示 MA 值后 30min 内血凝块幅度减少速率。LI30 表示 MCF 后 30min 保留凝块强度的百分比。高 LY30 或低 LI30 是考虑在活跃性出血创伤患者中抗纤维蛋白溶解指征。ACT，rTEG 中激活凝血时间；CT，凝血时间；A10，10min 时 A10 振幅；MA，最大振幅；MCF，最大凝块硬度；LY30，30min 时裂解，LI30，30min 时裂解指数

R 时间是 kTEG 中凝固初始阶段测量值。R 时间表示从基线追踪到分裂所需时间，并且振幅 > 2mm。虽然 TEG 也会记录实际分割时间（初始线分成两条线时间），但 R 时间更可靠，因为在具有正常 R 时间样本中，小气泡可以人为地缩短分割时间。rTEG 中 R 时间被描述为激活凝血时间（ACT）。由于 ACT 在这些其他测定之前数分钟就可用，因此在紧急情况下使用 kTEG 效用价值有限。然而，这些较慢测定可用于检测损伤后早期高凝状态。

ACT 是 rTEG 第一个可操作数据。获得 ACT 时间在数分钟之内，并且为使数据分布标准化，实际时间被转换为称为 ACT 数字。TEG 中 ACT 与床旁 Hemochron®ACT 测试不同，不应互换使用。基于 ACT 血浆输注的最佳阈值仍有待前瞻性数据验证，但似乎是 128s。显著延长的 ACT（> 140s）表明血小板和纤维蛋白原额外功能障碍，并且是在血流动力学不稳定患者中获得额外 TEG 指数之前，输注冷沉淀物和血小板的指征。重要的是要考虑到快速 TEG 使用超生理水平组织因子。快速 TEG 采用的是超生理水平组织因子，该方法势必导致凝血功能正常的患者快速形成血栓，而对于创伤严重的患者而言，若行快速 TEG 检查后出现血凝块延迟活化的现象，则应立即引起重视（根据作者个人经验，尤其是对 ACT 超过 20s 的患者）。

ROTEM 可比较变量称为凝血时间（CT）。CT 通常不用作输血阈值。这可能是由美国和欧洲之间输血实践差异造成的。欧洲创伤中心更经常使用 ROTEM 并且经常使用 A5 和 A10（CT 后 5min 和 10min 后凝块振幅）作为指导纤维蛋白原替代复苏第一指标（下面讨论）。使用这些变量基本原理是它们可以作为创伤患者加速预测最大凝块硬度替代指标。然而，在早期基于血浆复苏策略中，外源中的 CT > 79s 可用作血浆输注的输血触发器。

七、凝块强化：纤维蛋白原

在凝块转变为固态后，其强化速率可以通过达到最大凝块强度所需速率来量化。为在不等待凝块达到其最大强度情况下加快实现结果时间，通过 2mm 偏转点生长凝块产生曲线切线与基线追踪形成角度。在 TEG 和 ROTEM 中，两条线之间产生角度称为 α 角度。已经提出小于 65° 是使用 rTEG 创伤患者中冷沉淀输注的阈值。ROTEM 角度也与创伤后纤维蛋白原功能障碍有关，但其用于指导纤维蛋白原补充用途较少见。用 ROTEM 指导纤维蛋白原替代优选方法是外源 A10 < 30mm。TEG 和 ROTEM 存在额外的动力学参数，称为 K 时间和凝块形成时间（CFT），但在临床上很少用于指导复苏，尽管它们与凝血病和大量输血相关。

八、最大凝块强度：血小板

称为 TEG 中最大振幅（MA）最大凝块强度和 ROTEM 中最大凝块硬度（MCF）代表对止血的最终凝块贡献。MA 小于 55mm 已被用作创伤血小板的输注阈值。已经鉴定 MCF <45mm 也可以用作血小板输注阈值。然而，基于 ROTEM 血小板输注的欧洲阈值更严格，并且取决于低血小板计数（< 50 000）和确认低 MCF 或 A10。在基于 ROTEM 医院中，大多数公布输血触发器使用血小板计数来指导血小板输注。输血实践中的这些差异主要为复苏期间使用黏弹性测定混乱。因此，使用 MCF 指导血小板复苏取决于这些医院。

九、纤维蛋白溶解：氨甲环酸

基于 ROTEM 和 TEG 检测均已用于检测创伤患者纤维蛋白溶解增加，这与大量输血和死亡率有关。TEG 在 MA（LY30）后 30min 量化纤维蛋白溶解量。ROTEM 将纤维蛋白溶解量化为 MA 后 30min 时凝块强度降低百分比 [LI30，其与 TEG CL30 变量相当（临床上不常报道）]。这些指数也可在 60min 时测量。虽然人们认为目标导向抗纤维蛋白溶解药应该用于纤维蛋白溶解过多患者，但最近回顾性数据未能确定生存优势。目前，正在进行几项多中心随机试验以解决这一问题。此外，调查急性损伤后纤维蛋白溶解已经确定大多数患者在受伤后 1h 内纤维蛋白溶解受损（纤维蛋白溶解停止），这与死亡率增加有关。这些数据表明，抗纤维蛋白溶解剂如氨甲环酸(TXA)应该有选择地被使用，但最佳患者人群尚待定义。然而，在有或没有黏弹性测定指导情况下，抗纤维蛋白溶解给药不应在损伤后超过 3h 给予，因为这与 CRASH-2 研究中死亡率增加有关。作者使用 TEG LY30 > 5%作为指标，在积极出血创伤患者中使用 TXA。ROTEM 中的 LI30 < 70%也可以用作考虑 TXA 阈值。

十、目标导向复苏的基本原理

创伤诱导的凝血病不是特定可确定病因的结果。通过使用基于血浆测定和黏弹性测试主成分分析，已经鉴定损伤后凝血异常的独特表型。虽然高损伤严重程度和低血压通过 INR 增加确定凝血病，但这些患者继续出血原因是多因素的。基于凝血出血评估主要是描述性，与大量输血或死亡相关，并且先前研究未能描述患者是否实际上因其凝血病而出血，或者他们因受伤而流血致死。根据伊拉克军事经验，人们对出血患者血浆与红细胞的高比率产生热情，美国最新随机对照试验在使用经验性高比例血浆、血小板与红细胞时，没有表现出总体生存优势。回顾性研究表明，TEG 个体化复苏优于大量出血患者固定比例。

　　TEG 引导复苏证据已经在一项有大量输血风险患者的随机对照试验中进行了前瞻性验证。TEG 复苏组与标准治疗组相比，前者死亡率为 19%，后者为 36%。值得注意的是，在试验结束时，治疗外科医师优先对研究进行揭盲以获得 TEG 结果指导复苏，并且 TEG 生存获益率更高（死亡率 18% 对 40%）。与标准治疗组相比，TEG 引导复苏不会导致较少红细胞输血，但导致患者接受较少血小板和血浆。虽然导致生存优势确切机制尚不清楚，但本研究表明了目标导向复苏的重要性。自本研究发表以来，作者在满足我们大量输血方案激活患者中采用了红细胞与血浆的初始经验比例为 2：1，其次是 rTEG 引导复苏以获得额外的血液产品（图 37.6）。在全球采用该协议之前，有必要对这些发现进行多中心验证，但由于存活率很高在我们的创伤中心受到赞赏，rTEG 引导复苏是标准治疗。

　　另外还存在 ROTEM 指导复苏算法。如前所述，由于输血实践差异，基于 ROTEM 指数采用不同策略来实现止血，ROTEM 指数也强调功能性纤维蛋白原测定以指导纤维蛋白原、PCC 和氨甲环酸替代（图 37.7）。使用 ROTEM 与 TEG 是基于医院、外科医师、麻醉偏好和当地输血实践。虽然 TEG 和 ROTEM 之间结果不可互换，但两者都有助于确定凝血功能障碍和输血需求。

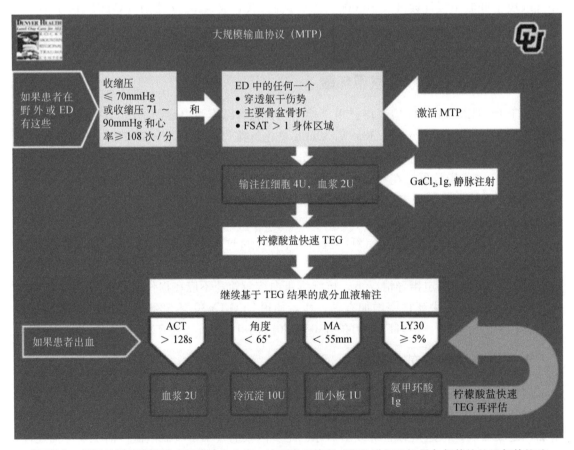

图 37.6　美国丹佛健康医院大规模输血方案。该图表示使用 rTEG 进行目标导向复苏的美国复苏策略

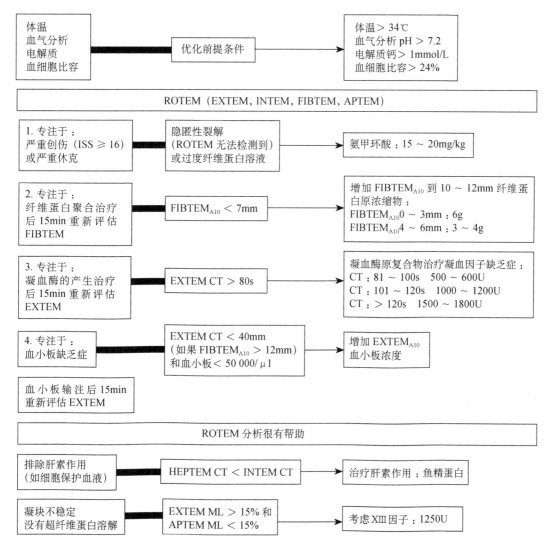

图 37.7　奥地利 AUVA 创伤中心大规模输血协议。该图表示使用 ROTEM 进行目标导向复苏的欧洲复苏策略（转载自 Schöchl 等，得到 John Wiley 和 Sons 的许可）

ROTEM. 旋转式血栓弹力检测；EXTEM. 外源性凝血途径旋转式血栓弹力检测；INTEM. 内源性凝血途径旋转式血栓弹力检测；FIBTEM. 纤维蛋白原功能性旋转式血栓弹力检测；APTEM. 纤溶蛋白抑制剂 + 外源性凝血途径旋转式血栓弹力检测；CT. 凝血时间；A10. 10min 时振幅；ML. 血凝块最大溶解度

十一、在临床环境中使用黏弹性检测

　　黏弹性测定需要额外的后勤工作。目前黏弹性测定需要训练有素技术人员来运行血液样本，并且必须及时进行，以获得可操作的结果。在大多数情况下，需要 24h 覆盖能够运行这些测定的技术人员。然而，新一代 TEG（6s）和 ROTEM（sigma）设备在临床上被批准使用，并且具有自动化过程，需要最少培训来执行这些测定。在院前、急诊室和手术室进行即时便携式检测的可能性令人兴奋。

　　尽管文献中有许多建议，但目前尚未就创伤中 TEG 和 ROTEM 达成一致输血阈值标准。作者最近根据对高水平创伤激活和血液产品要求分析，以及与大型健康志愿者研究比较，发布基于 rTEG 复苏的输血触发器。使用黏弹性测定中心必须就输血阈值达成一致。在使用黏弹性试验来减少失血和死亡成功方面，非创伤患者群体先前研究结果不一。证明实施黏弹性测定优势研究的共同主题是明确定义算法，以基于预定阈值给出血液特异性产物。所有采用黏弹性测试中心都应该在血库和创伤服务之间就这些特定的输血目标达成协议。

　　虽然这些设备有大量文献报道，但保持复苏工作简单性是临床实施的重要组成部分。报道称与特定血液产品相关的变量是合乎逻辑的。作者在复苏期间使用四个变量来指导复苏。这些包括 ACT、角度、MA 和 LY30。临床实施重要性在于在复苏过程中对创伤外科医师和麻醉师显示黏弹性曲线的适时追踪。具体的 TEG 可以早于这些设备数字输出，可以加快血液制品管理。图 37.8 显示与不同凝血缺陷相关不同 TEG 模式。最后追踪代表"死亡钻石"黏弹性追踪，其与中等规模临床研究中 100% 死亡率相关。

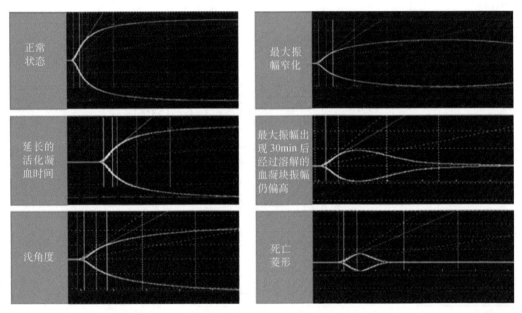

图 37.8　可视化的不同 TEG 模式。该图表示损伤后创伤患者中凝血异常谱。左上方面板表示创伤后相对正常 TEG。随后每个面板代表与之前提到四个相关 rTEG 异常以指导输血。右下角最后一个面板代表死亡，这是一个广泛凝血功能障碍的患者，纤维蛋白溶解量极高

　　黏弹性测定最重要组成部分是制定如何及何时使用它们的计划。在血流动力学稳定且没有活动性出血风险创伤患者中进行黏弹性测定没有益处。我们目前做法是在所有创伤激活或已激活大量输血方案患者中获得 rTEG。在给予适当血液制品后重复测试，一直持续到患者临床上止血。这种做法导致约每小时获得一个 TEG，或者如果患者大量出血则更频繁地获得。

　　购买黏弹性试验本身不会挽救生命。作为一个整体创伤社区，我们努力进行基于血液复苏工作。最近对美国 125 个 I 级和 II 级创伤中心调查中，98% 的人有大量输血方案，但激活该方案迹象仅在 7% 时间基于经过验证评分系统。在这项调查中，凝血试验仅在 1/3 时间内进行常规检测，黏弹性试验仅在 9% 的中心中可用，而超过 1/4 的患者继续使用活化因子Ⅶ，超过 1/2 的中心使用氨甲环酸。在欧洲，存在类似于在出血性创伤患者中引导复苏缺乏共识的担忧。因此，迫切需要研究来理解驱动 TIC 和临床试验机制，以确定血液成分治疗的最佳时机和组成。

（王耀丽）

第 38 章

故意的枪手和大规模伤亡事件

Alexander L. Eastman and Matthew L. Davis

概要框

1. 美国正处于前所未有的来自故意犯罪的枪手或其他蓄意大规模伤亡事件的威胁之中。
2. 包括医院在内的各个地区和各种环境中，故意犯罪的枪手或蓄意大规模伤亡事件的频率都在上升。
3. 军事基地和环境尚未幸免，如 Fort Hood 大规模枪击事件等专门针对的是军事基地和相关人员，而且可能会继续发生。
4. Hartford 共识系列的四个文件有助于将 TCCC 的概念应用于平民应对故意犯罪的枪手。
5. 控制出血是所有执法人员（LEO）必须掌握和具备的核心执法技能。
6. 为了实现无缝响应，必须大规模地向公众传授控制出血方法，这就是 21 世纪的心肺复苏术。
7. 消防救援一体化必须以标准化的方式进行，但允许在实践和操作程序中进行局部调整。
8. 针对公众控制出血的培训必须是免费和实用的，并允许旁观者转变为即时响应者。
9. 出血控制设备应预先安置在社区内的大型公共场所，类似于放置自动体外除颤器。
10. 必须准备随时应对故意犯罪的射击事件。准备和训练将防止临阵"怯场"，知道应对故意犯罪的射击事件中的 THREAT（图 38.1）。

勇气就是哪怕被吓得要死，但也要准备好。

John Wayne

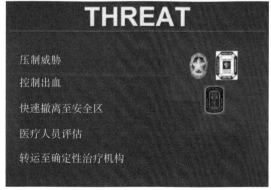

图 38.1 THREAT 首字母概述了在故意犯罪枪击事件中为公众推荐的动作 / 反应

一、纪念 Matthew L. Davis，医学博士，FACS（1974—2015）

本章是为了纪念合著者 Matthew L. Davis 博士，他在 2015 年 9 月的一次登山事故中不幸遇难。本书的编辑和许多作者都有幸了解 Matthew，我们也都知道他在救治受伤患者的整个过程中有不可思议的奉献精神。作为 Texas 州的 Scott and White 医疗中心的创伤主任，Matthew 领导该机构负责处理附近的 Fort Hood 发生的两起大规模伤亡故意犯罪枪击活动，主要涉及军事服务成员。通过这两项活动，Matthew 的冷静和专业领导能力得到了当地和全国人士的认可，并在这两个黑暗的日子里挽救了许多生命。

Matthew 完全是为了能从这些可怕的事件中学习，以便在我们的工作中做得更好，如何关心创伤受害者并努力防止未来发生类似事件。他慷慨开朗地传授自己的知识、专业知识和经验，并且在这些活动中始终谦虚地发挥他的领导作用。Matthew 也是一位伟大的家庭男人、父亲、丈夫，也是我和本书其他作者的亲密朋友。我们希望他能够在这里看到他对这个项目贡献的最终成果，并且这里每个人都深深地怀念他（图 38.2）。

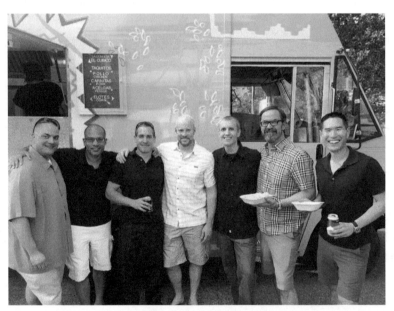

图 38.2　本书的 7 位特约作者，包括 Matthew L. Davis（中）

二、引言

最初看似罕见的事件震惊了国家，然而最近屡见报道的一系列无特定目标枪击事件（active shooter，AS）和蓄意大规模伤亡案件（intentional mass casualty events，IMCE）更像是报纸第二版故事的重复，而非一桩桩真实的突发事件。

不幸的是，在现代美国人的生活中，救援人员、创伤外科医师和其他人不仅要从事他们的日常工作，而且必须不断为 AS / IMCE 做好准备。作者对这类事件有一个相对独特的看法，因为作者目前是 Dallas 警察局的一名警官，同时也是一名创伤外科医师。就个人而言，作者最近在 Dallas 参与了一起导致多名警察死亡的枪击事件，并从中得到了真实而深刻的教训，扩大实施可能有助于改善生存状况。

三、Hartford 共识

战术战伤救治（TCCC）最初计划是为了实施战术计划而召开的，正式名称为联合委员会，旨在制定一项国家政策，以提高人们在蓄意大规模伤亡和故意犯罪射击事件中的生存能力。Hartford 共识最初由美国外科医师协会、联邦调查局、主要城市首长协会（警察）和战术战伤救治委员会等组成。HC 最初在 2013 年举行了两次会议，并继续就此主题开展工作，最近一次会议于 2016 年 1 月 7 ~ 8 日在 Texas Dallas 举行。目前 Hartford 共识的成员名单见表 38.1。

表 38.1 Hartford 共识创始成员

Lenworth M. Jacobs，MD，MPH，FACS：主席
David B. Hoyt，MD，FACS：美国外科医师协会执行理事
Richard Carmona，MD，MPH，FACS：第 17 任美国军医署署长
Norman McSwain，MD，FACS：院前生命支持委员会医学总监
Frank Butler，MD，FAAO，FUHM：战术战伤救治委员会主席
Andrew L. Warshaw，MD，FACS，FRCSEd（Hon）：美国外科医师协会前任主席
Jonathan Woodson，MD，FACS：国防部长助理（卫生事务）
Richard C. Hunt，MD，FACEP：白宫医疗预防政策主管
Ernest Mitchell：美国消防管理局局长
Alexander L. Eastman，MD，MPH，FACS，DABEMS：大城市警长协会医疗顾问
Kathryn Brinsfield，MD，MPH，FACEP：美国国土安全部首席医疗官
William Fabbri，MD，FACEP：联邦调查局紧急医疗服务主管
Matthew Levy，DO，MSc，FACEP：约翰·霍普金斯大学
John Holcomb，MD，FACS：得克萨斯大学休斯敦健康科学中心急诊外科
Ronald M. Stewart，MD，FACS：美国外科医师协会创伤委员会主席
Doug Elliott：哈特福德保险主席

四、Hartford 共识 I

无论事件类型和范围如何，执法人员（LEO）均是每一起 AS/IMCE 发生时的第一响应者。即使采用最积极的综合处理计划，对这些事件的响应也必须从 LEO 开始，因此将 LEO 置于成为第一个对生存产生影响的专业响应者的位置。由于这一特殊作用，出血控制技术必须成为与降低事件的范围和强度、驾驶技能及使用枪支技能一样重要的核心执法技能。尽管在装备、防弹衣、车辆设计、战术及现代创伤和重症救治方面取得了重大进展，但在减少执法人员伤亡方面的能力几乎没有提高。为了解决这两个问题，必须为官员配备相应的知识和工具，以减轻和减少伤害发生的后果。

我们必须准备再准备，必须向所有警察传授拯救生命的技能。从历史上看，对战术团队医师或民用消防 / 救援或 EMS 机构的物资，现在必须交给每一个有可能与敌方接触的警察。这也正是为什么我们国家最大的执法机构一致支持 Hartford 共识的调查结果。

认识到这一点，Hartford 共识 I 呼吁将出血控制技术作为核心的执法技能，并将 THREAT 首字母缩略词（图 38.1）概述为提高 AS / ICME 生存率的核心响应步骤。

五、出血控制技术和执法人员

虽然在每位警察受伤时都有创伤外科医师在身边是最佳的，但这显然是不可行的。在推动医疗技术方面，执法部门（law enforcement，LE）医务人员发挥了重要作用。此前人们认为，只有经过基本培训的医师才能可靠、安全地使用经过认证的医疗技能。将教科书内容转变为具有广泛适用性并可被非传统意义上的救援人员所实施的创伤急救策略，已然并将继续发挥挽救生命的作用。

根据 TCCC 计划中制定的原则，这些出血控制技术经过战场测试，并得到以下军事和民用数据的支持，发现通过它们的广泛应用，在一些战场上消除了可预防的死亡。警察接受出血控制方面和其他医疗技术的培训后可以治疗伤员，直到患者能得到更先进的医疗救治。LEO 出血控制计划必须包含简单、易于复制、易于传授和学习的技能，并且必须关注那些可以由警察应用于伤员的干预措施。

由于预防战场死亡的主要原因是控制肢体出血，使用止血带和其他出血控制技术在这些类型的伤员的处理中起着重要作用。表 38.2 列出了发给 Dallas（Texas 州）警察局每个 LEO 的基本野战警察工具包（downed officer kit，DOK）的内容。正如您所看到的，内容与 TCCC 计划的内容相同，每位警察接收 DOK 后都会接受培训，以便成为在严峻环境中使用这些设备的专家。

六、Dallas 经验

虽然一些批评者最初认为，将这些技能引入 LEO 的装置会分散其他 LE 更传统的职责，但事实证明这些技能是互补的，特别是应对故意犯罪枪击事件。2015 年 6 月 12 日，一辆驾装甲车的袭击者用自动武器和简易爆炸装置袭击了 Texas 州 Dallas 警察局总部大楼。警察迅速还击，通过谈判发现了含简易爆炸装置的可疑包裹，并疏散了处于危险中的平民，其他警官确保没有人受伤，并且积极救治受伤伤员，最终确保当天唯一的死亡人员就是犯罪嫌疑人。即使在最严重的危机时期，LEO 不仅能够履行传统职责，而且能够为需要它的人提供救治。

2016 年 7 月 7 日晚，一场和平的抗议活动正在穿过 Texas 州 Dallas 市中心商业区。由下一代行动网络（Black Lives Matter 组织的分支机构）组织，数百名抗议者在市中心的街道上行走，抗议最近的执法人员枪击事件和其他执法行动。数百名 Dallas 警察采取交通、固定和其他措施保护抗议者的安全，并确保他们享有美国宪法第一修正案赋予的言论自由和自由集会的权利。虽然有喊叫和举牌，但没有一个抗议者采用任何暴力方式。

21：00 之前，一名年轻的成年男子在 Dallas 县社区学院大楼的 Lamar 街一侧停放了一辆 SUV。他穿着防弹衣并装备了 AKS-74 步枪。在向南走了半个街区后，警察拦住街道以容纳抗议者的徒步交通，嫌疑人向一群 Dallas 警察开火。在最初的枪声中，六名警察、三名平民死亡，两名平民受伤。枪手向北撤退，在 Lamar 街杀死一名 Dallas 地区快速公交警察，然后在 El Centro 大楼周围移动，最终进入内部。在内部枪战中，两名 Dallas 县社区学院区警察受伤，但继续向嫌犯靠近。在进入 El Centro 二楼后，枪手从高处向街道开火。在这次事件中,最后一名警察因此受伤,另外的警察和一名平民受伤。随后发生了大规模的执法行动。

从创伤救治的角度来看,所有 LE 伤员都得到了由 TCCC 为基础的自救 / 互救（SABA）,除一人外,其余伤员均由警车运送,所有伤员在受伤后 7min 内都接受了治疗,并后送至两个当地创伤中心。虽然从穿透伤的现场治疗的角度来看是最佳的,如通过尽可能快速的手段将受伤者运送到创伤中心,但在通知创伤中心工作人员方面出现了一些挑战。

这类事件具有动态性,可能有多个不同的场景、持续的枪战、多个简易爆炸装置存在,还可能有多个商业和住宅的居民等风险,这些场景对于非执法人员如消防、救援、EMS 等来说是无法进入的,如果伤者继续增多,当时的警察将负责照顾他们。显而易见的是,Hartford 共识中描述的救治是在执法、创伤外科和公共卫生的独特关系中最有效的应对措施,而这必须基于 TCCC。

七、Hartford 共识和主要城市首长协会

自成立以来,由主要城市酋长协会和美国及世界各地的许多其他执法机构的代表一直是 Hartford 共识的支持者和贡献者。除了采用 THREAT 首字母缩略词所代表的反应概念之外,许多人还认为出血控制技术可作为核心的执法技能。虽然关于故意犯罪枪击事件情况的数据很少,但全国各地的机构正在报告使用这些技术已挽救多人生命。

在 AZ 州的 Tucson 市,警方和治安官的部门有着长期的出血控制培训,多年来,它拯救了超过 75 人的生命,它被誉为改善社区安全的一个真实例子。执法人员能够在受伤的现场提供有效的出血控制技术,而不仅仅是从其他公共安全机构寻求帮助。Texas 州各地的执法机构仅在相对较短的时间内就拯救了 100 多人的生命。

在 2013 年 10 月的主要城市首长协会会议上,Hartford 共识中的概念被一致认可。自那次会议以来,由 MCCA 代表的 70 家机构中,有 50 多家已经或正在为其 LEO 培训和装备出血控制技术所需的设备。这意味着美国最大的城市（或约 1∶5 的美国 LEO）中有超过 180 000 名 LEO 可以在故意犯罪枪击现场来拯救受伤的平民或其他受伤的人员。这些警察目前为近 8000 万美国人提供这种保护。

八、Hartford 共识 Ⅱ：行动呼吁

在对 Hartford 共识的原始报告做出压倒性反应之后,该小组再次召开会议,并编制了第二份文件,作为采取行动的呼吁。在休会期间,随后的 AS / ICME 活动表明,有必要就这一专题开展进一步的工作。Hartford Ⅱ 第一次认识到有一种尚未开发的资源就是 AS / ICME 现场那些没有受伤的旁观者。包括这些"即时响应者"在内,Hartford Ⅱ 呼吁公众,执法部门,EMS / 消防 / 救援系统和创伤系统共同努力,制订新的教育材料和项目,继续按照 20 世纪 70 年代制定的应对院外心搏骤停的方案发展出无缝的应对措施。与来自 Hartford Ⅱ 的回应和教育呼吁同样重要（也许更重要）的是对回应评估方法的呼吁。引用 Hartford Ⅱ 的内容,对 Hartford 共识概念实施情况的科学评估必须确保未来的努力集中在有效的理念上。会议特别呼吁对以下方面进行衡量：

- 出血控制设备的可获得性。
- 使用出血控制设备的文件。
- 建立国家登记册。

- 相关供应商应用 THREAT。

在第二次 Hartford 共识会议结束时，虽然在执法基础的出血控制计划（stop the bleed，STB）和 LE / 消防救援一体化方面取得了一些进展，但显然还有更多工作要做。

九、Hartford 共识Ⅲ：无缝衔接的救助体系

Hartford 共识中一个较为清晰的事实是，即使是在对枪击事件具有最好的整合应对方案的社区，在等待专业救援人员的过程中，伤者仍在继续失血，而这部分时间都被浪费掉了。基于此，Hartford 共识Ⅲ在之前工作的基础上，寻求利用既往多被忽略的资源：一同被困在枪击或批量伤亡事件的现场，且愿意为伤者提供帮助的人员。这部分人员在 Hartford 共识中被称为"即时响应人员"（伤亡战略急救委员会则称为一线救治人员）。最终，Hartford 共识Ⅲ呼吁为这些救助人员提供更好的装备、培训材料，以及为社区的失血控制项目提供更好的资源。为进一步推动这些理念，白宫国家安全委员会协同各种相关的机构进行了一系列的圆桌讨论，最终达成了一个横跨联邦政府和许多其他社区机构的 STB 倡议。STB 代表着共同努力，以真正地提升公共的失血控制能力，从而增强美国的居民社区应对多种危害事件的抵御能力。

十、Hartford 共识Ⅳ：出血控制基础

Hartford 共识的第四次也是最近的一次会议于 2016 年初在 Texas 州的 Dallas 举行。从目前来看，一个基本的、适应性强且易于教授和理解的出血控制培训体系已在 21 世纪变得和心肺复苏同等重要。随着枪击、批量伤亡及恐怖事件的不断增长，对出血控制相关培训的呼声越来越高。Hartford 共识、美国外科医师协会和其他几个组织顺应了这种对组织培训项目的需求，成为 STB 计划的核心部分。一个被命名为"出血控制基础"（bleeding control basic）的项目旨在为一类新的现场响应人员提供指导。已有证据清楚地表明，在枪击或批量伤亡事件中，有少数人留在现场帮助在袭击中受伤的同胞。他们以前被称为"旁观者"，而"出血控制基础"项目旨在将这些人变成真正的"即时响应人员"。

十一、超越个体响应人员之外：对枪击事件全面主动地控制

对创伤外科医师、急救人员及普通民众来说，他们的注意力常集中在枪击事件中的医疗干预和对威胁生命的严重创伤的初始治疗上。但应当了解这只是应对（甚至是防御）此类事件的理想的、多维度的体系中的一环。图 38.3 概述了综合性枪击事件管理体系（CASIM）的关键构成，包括事件发生之前的行动，重点是准备工作和人员培训上，也包括事件发生过程中的预防和缓解策略，以及事件之后"恢复/巩固"阶段的行动。所有这些对最大限度地提高我们对事件的准备程度和最大限度地减少伤亡人数至关重要。作为医师，特别是创伤外科和急诊医师，可以通过与当地负责人和相关机构（如警察和消防部门、急救中心、暴力预防部门、应急事件指挥部门等）合作，来对综合性枪击事件管理体系（comprehensive active shooter incident management，CASIM）的各个方面做出重要贡献。

缓解措施：
- 工作场所暴力
- 政策
  计划
  程序
- 风险评估

恢复：
- 心理急救
- 创伤处理
- 调查
- 业务连续性

准备：
- 意识
- 培训
- 团队发展
- 练习 / 演习

响应：
- 威胁处理
- 通知
- 紧急行动

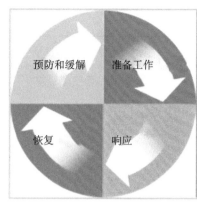

图 38.3 综合性枪击事件管理体系（CASIM）

十二、结论

美国前所未有的面临着来自外部和内部的威胁。不幸的是，可以预见枪击及批量伤亡事件将不断地发生，个人和社区需要做好准备，保持警惕并随时做出响应。Hartford 共识做了出色的工作，它通过近期的冲突事件，成功地将 TCCC 的理念传播给了以前不熟悉或不愿意了解该领域的民众。Hartford 共识的下个目标是在全国范围内研究和建立一个无缝衔接的出血控制系统，进而提高对事件的整体适应和准备能力。

（刘　冬）

第 39 章

下一代出血治疗方案

Vahagn C. Nikolian, Hasan B. Alam

概要框

1. 出血仍然是战时和平时创伤中可预防性死亡的主要原因。非压迫性躯干出血（non-compressible truncal hemorrhage，NCTH）是待解决的最后一个"圣杯"问题。

2. 早期有效的出血控制对于战创伤而言可能比任何其他干预措施都能挽救更多的生命。

3. 采用止血带、交界区止血带和先进的止血敷料是目前治疗肢体和交界区出血的方法，然而对于 NCTH 仍显得捉襟见肘。

4. 救治时机很重要。每多 1min 的持续出血都会使预后恶化。由于有充足的液体、血液、药物来治疗，在设备齐全的医院里，伤员几乎不会死。死亡病例的生命也大多由于出血控制而延长。

5. 复苏是出血控制的辅助手段，而不能取代出血控制。不能想着去灌满一个开着洞的水箱。在努力控制出血的同时，谨慎地进行复苏是合理的（使用适当比例的血液制品）。然而，在缺乏出血控制的情况下，早期过于积极地行液体（特别是晶体液）复苏是一个坏主意。

6. 复苏性腹主动脉球囊阻断术（REBOA）是 NCTH 早期出血控制中比较有前途的新型辅助手段，但是需要记住使用它会导致缺血和再灌注的代价。

7. 自膨胀注射泡沫可能是在作战区域之外控制躯干出血的下一个重大进展之一。进一步的研究需要确定最佳的适应证和最佳的技术，以确保腹腔注射泡沫的安全。

8. 新的发展（促生存药物、人工低体温等）在不久的将来可能得到应用，它们通过延长身体在休克状态的存活时间，作为救护的桥梁。

9. 丙戊酸是一种很有前途的药物辅助剂，在大型动物模型中，丙戊酸能显著提高大出血伤员的生存率，目前其正在创伤伤员中进行初步研究。

> 每个外科医生体内都有一小块墓地，他时常去那里祈祷。
>
> ——René Leriche

一、编者序

在过去 12 年的作战部署中，我们每个人都不幸经历了多次同样的情况。伤员因失血性休克而来，我们尽了最大的努力，但最终还是没能挽救伤员的生命，伤员或死于复苏室，或死于手术台上，或死于深度休克。院前人员已经非常擅长控制任何可见出血（肢体或交界性出血），但是依旧难逃我们的"圣杯"问题，即不可见的、不可按压的出血，它通常来自

胸部或腹部 / 骨盆。除了快速转运和快速手术的探索，目前几乎没有为这些伤员提供任何有效的早期干预或治疗措施以提高他们的生存能力。目前，在这一对于战时和平时创伤都具有重大意义的主题上，正在进行着一些非常令人兴奋的积极研发。Michigan 大学研究团队的 Hasan Alam 博士是该领域最受尊敬、最有远见卓识的研究人员和思想领袖之一。Alam 博士孜孜不倦地寻找解决大出血问题的新方法，包括新的止血敷料、人工低温复苏技术，最近他们还研究了新的药物策略，即诱导一种"有利于生存"的状态，以提高对出血的耐受性。基于这些原因，我们邀请 Alam 博士和他的同事 Nikolian 博士来撰写这一章，回顾治疗和抢救大量出血或失血过多伤员的最新尖端设备、干预措施和药物疗法。

二、引言

Trunkey 及其同事于 1983 年描述了创伤死亡的经典三峰分布。在该报道中，近 50% 的死亡发生在受伤后数分钟内，原因包括主要血管破裂、中枢神经系统严重损伤或多种原因的综合作用。在第一高峰（即受伤数分钟内）之后，由持续出血和中枢神经系统损伤导致死亡率升高产生第二高峰，产生第二高峰的两种因素发挥的作用几乎同等。这一阶段一直是创伤救治阶梯有所作为的关键期。第三高峰出现在损伤后数天至数周，由感染、多器官衰竭和其他各种晚期并发症所致。在最新的研究中，三峰分布已经演变成一种双峰分布，其中 61% 的死亡是直接死亡，29% 是早期死亡，只有 10% 是晚期死亡。晚期高峰已经明显减少，这很可能是由于外科全面救治的显著改善，已经"平复"了的第三个高峰显示了"拯救"即使出现并发症的伤员的能力。目前，在大量出血的伤员中（没有头部受伤），超过 24h 的伤员的死亡率只有 10% 左右。不幸的是，始终未能改变受伤之后一段时期的死亡率，包括院前阶段，其中很大一部分死亡是由出血造成的。

尽管致伤机制存在明显差异，但出血不仅是平时创伤伤员死亡的主要原因，也是战时创伤伤员死亡的主要原因。对于这一部分，有效的治疗策略有可能挽救许多在战场上受伤的人。应该强调的是，这些伤员的生存需要明确的出血控制。出血控制的挑战在严峻的环境下（如战场）将更加复杂，87% 的死亡发生在伤员到达医疗救治机构之前，其中近 1/4 的伤员被认为是有可能存活下来的。因此，新的治疗方法可以改善出血控制，使受伤的伤员活到足够长的时间，以获得更高级阶梯的救治，最大限度地逆转结局。同样，如果能够在院前环境中采用新疗法或辅助药物保持细胞活力，从而延长持续大出血伤员生存期，可能对这一人群的预后产生重大影响。在本章中，我们将重点介绍最近在出血伤员救治方面令人兴奋的进展和未来的前景。

三、目前在该领域发展的技术

（一）肢体止血带止血

肢体止血带是最古老的急救方法之一，但也存在争议。当发现孤立的损伤时，直接按压出血部位可以有效地控制出血。如果正确并及早应用止血带，可以显著提高生存率。当使用肢体止血带时，确保压闭动脉是最重要的。记住，仅阻塞静脉（动脉同时有血液流入肢体）可能会加重出血和增加并发症。最新的止血设备和使用方法将另行阐述。对于下一代止血设备——智能止血带正在进行开发，它可以检测动脉流量（通过超声波），并自我调整压力，以确保最好的动脉闭塞效果，并能随着收缩压的变化而持续闭塞血管。未来的制服设计还可能在袖子和腿上内置止血带，在肢体出血的情况下可以随时使用，这样就不需要携带单独的止血带。

（二）交界区止血带

鉴于肢体止血带在控制出血和提高生存率方面的成功，人们的注意力已经从其他部位的出血控制转移到交界区出血控制上。近 1/5 的致命出血发生在交界区，也就是四肢与躯干相连的区域（如腋窝和腹股沟区域）。这些部位控制起来很有挑战性，由于离躯干太近，无法通过肢体止血带控制，而且这一区域通常难以手动压迫。理想的止血带应能安全控制出血，易于部署到现场，使用简单、迅速，并使用后可在躯体上保持机械稳定性。

目前已有几种交界区止血带获准使用，包括 Sam 交界区止血带（如 SJT）、战备钳和交界区紧急治疗工具（图 39.1）。这些装置主要用于腹股沟出血的治疗。CRoC 可用于单侧出血，当确定双侧出血源时，可使用 SJT 和 JETT。这些止血带装配相对较快（使用时间不到 2min），使用方便（正确使用步骤小于 10 步）。JETT 和 SJT 在设计中加入了骨盆固定的作用，以帮助控制盆腔出血。在尸体和猪的出血模型中，这些装置能够在 1min 内控制腹股沟韧带远端动脉出血。目前已经有超过 20 个记录在案的在战斗环境中使用这些装置的案例，据说效果很好。

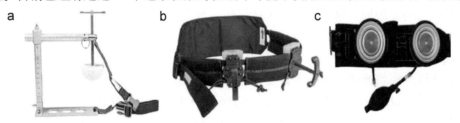

图 39.1　已批准现场使用的止血带
（a）战备钳（CRoC）；（b）交界部急救设备（JETT）；（c）Sam 交界区止血带

不幸的是，这些装置在治疗起源于髂血管、主动脉或下腔静脉的出血时作用有限。腹主动脉止血带（AAJT）现在已经开发出来，它可以应用适当的力量来阻塞主动脉和下腔静脉，而不会损伤肠道。当正确地放置于部位时（髂嵴平面上方），这些止血带已被证明可以阻止健康的人体志愿者的股动脉血流。鉴于这些发现，TCCC 指南已经更新，允许在战场上使用腹主动脉止血带。病例报告记录了腹主动脉止血带成功地用于双下肢截肢的伤员。然而，对于多发伤伤员，尤其是腹部或胸部穿透性伤口或怀疑腹部或胸部出血的伤员，应谨慎使用这些设备。通过阻断远端主动脉，可升高主动脉阻断水平以上的收缩压，明显增加出血。

（三）止血敷料

用于非受控性出血的止血材料已存在多年。研究和开发扩大了止血剂的选择范围，使其能够更早地控制出血并提高院前治疗的生存率。研究人员致力于开发符合以下特点的敷料：

- 快速（2min 内）停止动脉和静脉出血。
- 在使用时不会引起额外的疼痛或伤害。
- 对使用药物的个体不构成风险。
- 重量轻，坚固耐用，易于在伤口中填塞和移除。
- 可降解、可吸收。
- 在各种环境条件下都能发挥作用。

- 有效控制不适合放置止血带的伤口。
- 保质期长，性价比高。

基于临床前数据，许多专家认为 QuikClot 是目前止血敷料的标杆（图 39.2）。这种柔性纱布由人造丝和聚酯浸透高岭土制成。高岭土是一种内源性凝血途径的激活剂。敷料被应用后，止血需要一定时间才能发生，因此使用战斗纱布包扎的伤口应手动压迫直到不再出血或至少 3min。新一代的壳聚糖止血敷料 Celox Gauze 是基于 QuikClot 开发的弟二代止血辅料，研究表明这些以壳聚糖为主要材料的止血剂在控制严重出血方面至少与 QuikClot 一样有效。新的 TCCC 建议使用 Celox 纱布或 Chito 纱布作为治疗外出血的可接受的 QuikClot 替代品（图 39.2）。

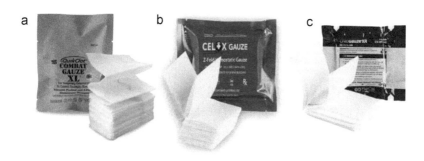

图 39.2　目前支持现场使用的止血敷料
（a）QuikClot 战斗纱布；（b）Celox 纱布；（c）Chito 纱布

（四）压迫性止血海绵

在处理穿透伤时，可视化和识别出血血管可能具有挑战性。大的创口很好观察，小伤道的伤口则很难评估，这使这些伤口无法被纱布妥善填塞。鉴于这些问题，开发出了压缩止血海绵。XStat（图 39.3）现在被 TCCC 指南推荐用于控制止血带控制较差的交界性出血部位的外出血。XStat 被设计用于枪伤或碎片伤，在这种伤情下，伤道入口可能很窄，因此很难恰当地观察出血血管。包裹着壳聚糖的被压缩的、不可吸收的小海绵被放置在一个轻便的注射器中，在注射入创面腔后，微型海绵与血液接触，并膨胀到原来大小的 15 倍以上，有效地增加了腔内压力，消除了现场人工压迫的需要。

与传统纱布相比，XStat 的临床前研究数据显示，该产品更轻，使用速度更快，并对伤口周围空腔提供了更好的压力比。研究人员观察了 XStat 在锁骨下动脉和静脉出血模型中的应用。当出血血管位于锁骨下方被遮挡时，这些损伤尤其难以控制。在这些模型中，所有接受该装置治疗的动物都存活了下来，而接受标准纱布敷料治疗的动物的存活率只有 38%。

四、复苏性主动脉球囊阻断术

虽然交界区和腹主动脉止血带可以控制髂 - 股动脉源性出血，但当怀疑出血源来自躯干较高部位时，应考虑其他选择。复苏性主动脉球囊阻断术（resuscitative endovascular balloon occlusion of the aorta，REBOA）在 20 世纪中期首次用于治疗主动脉弓和盆腔出血。然而，随着血管介入技术的改善，其临床实施最近有所增加。球囊阻断远端血流和出血均增加心脏后负荷和主动脉压力，从而增加对心脏和大脑的灌注。此外，与传统的方法，如急诊科剖胸

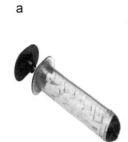

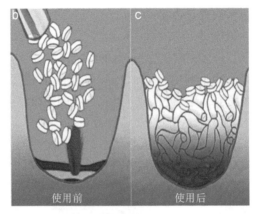

图 39.3 XStat 应用流程

(a) 装有微型海绵的注射器；(b) 将微型海绵注射到伤口腔内；(c) 海绵接触血液后膨胀，对伤口施加压力

手术相比，REBOA 显著提高了患者的生存率，且明显地减少了并发症和生理因素的干扰。

介入通路常通过股动脉插管获得（通过股动脉切开、超声引导或未经成像的经皮穿刺）。在放置和气球展开后，进行各种影像检查（如透视、超声和 X 线片）可用于确定球囊的合适位置。如果无法获得影像，那么在大多数情况下使用基于外部标记的方法进行盲置，都可以可靠地将球囊放置在主动脉的理想区域。当无法进行影像学确认时，球囊充盈导致的收缩压升高可作为正确放置的指标。在最近的一项多中心研究中，与开腹主动脉阻断技术相比，REBOA 使更多的伤员血流动力学稳定。鉴于这些发现，REBOA 在躯干非压迫性出血的治疗中是一个可行的选择。尽管如此，仍有必要进行进一步的研究，以确定其使用的最佳适应证、并发症和不良事件的情况，并改进设备设计，以使放置更容易，并允许控制球囊的放气，以便在球囊完全放气之前部分恢复流量。

五、出血控制新技术

（一）血浆蛋白敷料

正如我们前面所描述的，许多止血剂和敷料已被开发出来，并被证明在控制动脉出血方面有效。

目前使用的效果最好的产品主要是浸有凝血物质的纱布，这些物质与伤员的血液发生反应，并激活凝血或血小板血栓形成。不幸的是，在严峻的环境下，大出血往往伴有大量晶体液复苏后的血液稀释、过长的转运时间及持续过长的低血容量休克，从而导致创伤性凝血障碍的发展。考虑到传统敷料对伤员受损凝血系统的依赖，不难发现这些药物在现场使用时并不总是那么有效。

新的敷料正在研制，以更好地抵消凝血障碍引起的大出血。具体地说，目前的研究正在评估含有凝血因子的生物敷料（如凝块酶、纤维蛋白原和 XIII 因子）。与传统止血敷料相比，血浆蛋白敷料在血液稀释和低温凝血条件下对动脉出血的治疗更有效。

（二）自膨胀泡沫

利用类似于腹主动脉交界区止血带的原理，人们正在探索其他可能对躯干出血提供机械填塞效果的方法。研究人员正在使用微创方法来提供更明确的腹部主要血管出血控制。目前正在研究的一种治疗非压迫性腹腔出血的方法是使用膨胀的聚氨酯泡沫塑料，这种泡沫塑料可以经皮注入腹腔。一旦注入，泡沫膨胀到原来体积的近 30 倍，并提供一个填塞效果以减缓或停止出血。此外，泡沫可以与腹膜腔内的液体交联形成固体，为出血血管提供更有效的压力，并简化了后期泡沫的清除。

在门静脉和髂静脉出血模型中，与单纯复苏相比，泡沫的使用已被证明有效。然而，这些发现与使用泡沫有关的潜在安全风险相比显得微不足道。考虑到注入腹腔方法、腔隙综合征、肠损伤、热损伤及残留泡沫的长期影响，有必要进行进一步的研究。最近的研究表明，应用膨胀泡沫可能增加生存时间和救治成功率。未来与泡沫使用相关的工作可能将集中于泡沫产品的长期安全性及人体使用安全剂量。如果这些未知因素得到解决，膨胀泡沫产品有潜力在院前和医院配置及使用。

六、出血控制的创新方法

（一）人工低温治疗和假死状态

在临床环境中，低温治疗的应用已被评估并确定可用于移植及心脏和神经外科病例。然而，由于伤员体质和损伤模式的多样性，在创伤环境中的应用具有挑战性。创伤后心搏骤停的预后很差，即使在高级创伤生命支持流程和有创床旁操作盛行的时代也是如此。当伤员出现严重的血管损伤和耗竭性出血时，大脑和心脏损伤可在 5min 内发生。在 20 世纪 80 年代，Tisherman、Safar 和他们的同事开发了改良的体外循环系统，允许在犬的出血模型中注入冷盐水来快速冷却心脏和大脑。使用这些技术可以延长体温过低的时间，这有可能为外科医师提供时间来进行损害控制手术，从而让伤员有机会活下来。

在有或没有部分躯体的多处创伤的不同情况下，评估治疗性低温对失血性休克作用的大型动物实验已经开展。虽然十分耗费人力等资源，但这些实验有效地评估了低温治疗的潜力。但对于低温诱导的时间点、达到低温的速度、维持低温的时间及再升温的过程，不同的研究人员得出了相互矛盾的结论。

当诱导低体温时，轻度、中度和重度的低体温均可以显著提高生存率。此外，还没有发现与凝血障碍增加或术后出血相关的不良结果。低温复苏的好处通常归因于整体代谢降低和炎症的减少。低体温环境下代谢需求的降低使得重要器官的供氧增加，能量丰富的分子可用性增加，电解质水平的扰动减少。此外，体温过低会使炎症过程变缓，从而改善功能，减少器官的破坏。

总的来说，在低温治疗成为创伤性出血治疗的现实之前还有许多问题。目前，创伤性心搏骤停（emergency preservation and resuscitation for cardiac arrest from trauma，EPR-CAT）研究是第一个评估低温治疗对创伤性心搏骤停作用的可行性和安全性研究。该研究的主要结局性指标为实验组与对照组都基于现有标准的治疗性复苏条件，出院时是否存在重大残疾。这项研究一旦完成，将进一步扩展我们对挽救耗竭性出血伤员的可延长时间的理解。

（二）丙戊酸与药物复苏

本章所述的许多设备、干预措施和策略都依赖于损害控制复苏的原则，尤其是避免积极晶体复苏这一原则，以有利于出血的快速控制和血液制品的早期使用。成分输血为机体提供了在致命性出血后存活所需的携氧能力和凝血因子。不幸的是，血液制品在许多院前环境中并不具备操作性，特别是在战场上。即使在院前或医疗救护阶段，通常也没有足够的血制品来成功救治正在发生的大出血。这一领域最令人兴奋和最有前途的研究领域之一涉及一些新的药物制剂，这些药物可诱导代谢、生理和遗传／表观遗传变化，以增强机体耐受出血或其他重大损伤的能力。我们认为，在控制躯干出血的院前干预方面缺乏一些革命性的进展，这是下一代研究最有希望的领域，有可能显著提高这类伤员的生存率。

作者的小组关注出血后发生的亚细胞变化，以确定药物治疗是否可能改善预后。出血后，近7%的基因会根据复苏的类型改变其表达。鉴于这些发现，正在探索一些药物使用后发生在亚细胞水平的变化，以诱导一种更利于生存的表型。目前被称为组蛋白去乙酰化酶抑制剂（HDACI）的特殊药物正在被研究，它能够诱导多种蛋白质的翻译后修饰。在小型和大型动物出血模型中，这种药物引起的变化已被证明可以减轻出血的一些不良生理后果。特别是像丙戊酸这样的药物已经被证明可以降低出血性休克后酸中毒、凝血障碍、液体复苏的需要和血管升压剂的使用剂量。2009年，对丙戊酸治疗失血性休克的早期大型动物研究表明，与未接受复苏的对照组相比，丙戊酸对失血性休克动物的治疗显著地提高了它们的存活率。更令人兴奋的是，单独使用丙戊酸（不使用血液制品）的存活率接近于接受全血积极复苏的动物（图39.4）。从那时起，我们已经证明了丙戊酸的有益作用，且在出血、严重创伤性脑损伤模型、多系统创伤和非创伤性败血症方面均能发挥一定有益作用。2012年，在多年的临床前数据支持丙戊酸的使用后，美国FDA批准了第一阶段的单次上升剂量、双盲、安慰剂对照研究，以此评估药物对健康志愿者和创伤伤员的

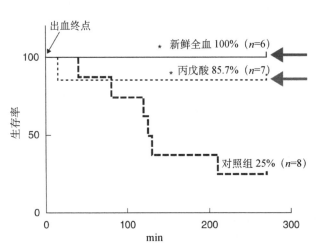

图 39.4　失血性休克的猪模型存活情况。注意对照组 25% 的动物存活，应用丙戊酸后存活率显著提高至 86%（红色箭头），与全血复苏（蓝色箭头）相近（经 Elsevier 授权许可转载自 Surgery, 146, Hasan B. Alam, Fahad Shuja, Muhammad U. Butt, Michael Duggan, YongqingLi, NikolaosZacharias, et al., Surviving blood loss without blood transfusion in a swine polytrauma model, 325-333, Copyright 2009.)

安全性与耐受性。从那时起，近60名健康的志愿者参与了这项研究，确定了丙戊酸的最大耐受剂量。两种最大耐受剂量的丙戊酸将用于试验的第二阶段，以评估其耐受性、药代动力学和对失血性休克伤员的药效学。通过这项工作，丙戊酸发挥作用的机制将有可能被确定，从而为可能在不同临床场景中使用的更具体的药物打开大门。

七、总结

严重出血对于现代创伤团队来说仍然是一个具有挑战性的问题。处置这些问题需要包括医疗提供者、工程师、基础科学家和军队在内的团体合作。研究人员将需要设计策略以帮助第一反应者有效地确定哪些伤员可能受益于新一代的干预措施。为了最大限度地提高未来研究的成果，目前正在努力地进行战场伤亡的持续分析。这种数据驱动的方法允许对现有的创伤性出血处理指南进行基于证据的改进，从而最终降低伤员的死亡率。

（郭　勇　李　阳）

第 40 章

和平与战争期间的军民协作

Kyle N. Remick, Eric Elster, Raquel C. Bono

概要框

1. 军民在创伤教育和培训方面的合作将最大限度地提高国家对军事部署和后方的准备。

2. 高级访问外科医师项目在 OEF 和 OIF 鼎盛时期为 Landstuhl 区域医疗中心的军事创伤外科医师和重症救治人员提供了重要的高级平民创伤外科医师指导。

3. 美国外科医师协会的军事卫生系统的战略伙伴关系是一个基础的军民创伤合作项目，提供指导、战伤外科医师课程开发、质量改进和联合创伤体系的改进。

4. 陆军、海军和空军目前都在民用一级创伤中心拥有创伤训练平台，但这种模式需要扩展以提供最佳的军事创伤准备。

5. 2016 年，美国国家科学、工程和医学研究院发布了一份题为《国家创伤救治系统：整合军民创伤体系，实现伤后零可预防死亡》的报告，特别呼吁军民合作，确保国家做好创伤护理准备。

6. 建立国防健康署和国防部联合创伤体系是未来建立军事与民用创伤体系的基础。

7. 我们必须继续关注我们的可部署外科医师和其他创伤救治者的持续维持能力问题；否则，我们将继续在未来任何冲突或战斗行动的初始阶段提供较差的救治。

> 我们必须团结在一起，否则，毫无疑问，我们都将被分别绞死。
>
> ——Benjamin Franklin

一、引言

希波克拉底说过"战争是外科医生的唯一合适的学校"，作为经历战争的军事外科医师，我们本能地知道这是真的。当你参加战争时，你的个人外科技术会加速成熟。通常情况下，在一次战斗部署中获得的经验足以应付救治在整个职业生涯中遇到的平民创伤患者，因为即使是在短时间的战争中也会出现大量和各种各样的创伤。同样在战争期间，美国军队医疗基础设施的必要性变得高度专注于提供一个最佳的创伤救治系统，从受伤现场到最初的挽救生命的野战医疗机构的救治，一直到美国（或盟国）本土的恢复和功能康复。

但是，对于那些可能没有机会在战争期间磨炼技能和获得这种集中经验的当前受训人员及年轻外科医师来说，这意味着什么呢？在这个关头，这确实是一个需要提出的重要问题，在历史上，这一问题并不是第一次提出。然而，尽管出发点是好的，但历史表明，当支持这一努力的政治和社会意愿在两次战争之间减弱时，在维持战斗外科手术重点方面几乎没有取得成功。第一次世界大战结束后，Edward D. Churchill 上校曾宣称："当前战争中的外科医师永远不会在前一次战争结束的地方重新开始；他们总是要经历另一个漫长的学习时期。"本章实际上是整本书致力于防止这种情况的再次发生。

在我们当前的现实持续冲突中军民联合协作的目的不仅在国外，还在国内，是传递经验教训，确保外科医师在外国的土地上准备战斗，确保外科医师技能训练得到国内的支持。在本章中，我们将讨论最近和正在进行的军民合作方面的一些努力。

二、高级访问外科医师计划

平民参与救治战争期间伤员是一个值得注意的历史先例。特别值得纪念的是 Edward D. Churchill 上校的领导，他在第二次世界大战期间自愿参加，并在北非和地中海战区担任首席外科顾问。在这个职位上，他领导了哈佛医学院的一个外科小组做出了重要的临床贡献，包括倡导使用全血。

几代人之后，在世纪之交，我们发现自己再次卷入战争，但这次是在阿富汗和伊拉克。早在 2003 年，美国外科医师协会国家超声学院的三名成员（david Wherry 博士、Jon Perlstein 博士和 M. Margaret Knudson 博士）就获准在德国 Landstuhl 区域医疗中心（LRMC）为美国以外的外科医师开设了第一个超声课程。当时，LRMC 正在增加人员和资源以照顾从伊拉克和阿富汗返回的越来越多的战斗伤亡人员。他们亲眼所见了这项工作的规模和复杂性，意识到需要高级文职人员的指导，并推荐了一个项目，派遣高级文职外科医师到 LRMC 合作和指导军事创伤项目。

时任美国创伤外科学会（AAST）主席的 C. William Schwab 博士和时任美国创伤外科学会（ACS-COT）主席的 Wayne Meredith 博士支持向 LRMC 派遣高级文职外科医师的想法，这既是一种教学，也是一种观察角色。这个想法也得到了当时军方领导人的积极支持，他们是退役的美国空军卫生局局长、ACS 前空军总监卡尔顿中将(Lt. Gen . P. K. Carlton)查尔斯·赖斯博士，当时的制服服务大学校长本·艾斯曼博士退休。因此，在 AAST 和 ACS-COT 的共同努力下，高级访问外科医师（SVS）项目于 2006 年成立。该项目的目的是为 LRMC 的高级文职创伤外科医师导师提供为期 2～4 周的参观。C. William Schwab 博士于 2006 年 8 月抵达德国。高级创伤外科医师专业知识的实时存在为 LRMC 的外科医师和整个创伤团队提供了接触美国一些最有经验和最受尊敬的外科医师的机会。这些高级领导参与了受伤军人的临床救治，对初级外科医师和创伤工作人员的教育做出了贡献，同时担任临床导师，并在绩效提升活动中提供专家意见。

Moore 和同事关于这种合作的早期报告提供了几个例子，证明了这种合作的直接好处。大查房向军事外科医师介绍了一种新的腹膜外盆腔填塞技术，并作为盆腔出血的损害控制技术。LRMC 的 ICU 方案改编自美国国立卫生研究院的炎症和宿主对损伤的反应研究成果。最后，SVS 在提高设施提供的创伤护理质量方面的早期努力帮助了 LRMC 在 2007 年从 ACS-COT 获得了二级创伤中心的认证。

在很短的时间内，来自血管外科学会、骨科学会和神经外科学会的外科医师也作为高级导师参与了这个项目。通过对该项目参与者 2013 年的回顾和调查，共有 192 名外科医师参与其中。78 人到 LRMC 一次，13% 到 LRMC 两次，3 名外科医师每人到 LRMC 4 次以上。总的来说，SVS 外科医师每周参与 2～5 次手术，其中最常见的是伤口清创和烧伤护理。值得注意的是，M. Margaret Knudson 博士自愿去了一次伊拉克巴拉德空军战区清理医院，从而扩展了这种认识。多名创伤外科领域的文职负责人同样获得了离开施图尔前往伊拉克或阿富汗，并进驻当地战斗医疗机构的机会（图 40.1）。2014 年，对 SVS 计划的最终审查还强调了在军事行动减少时期使用 SVS 计划所获得的军民交换经验教训。合作开发临床实践指南（CPG）包括复杂伤口管理技术，静脉血栓栓塞预防，损害控制复苏和手术原则。建议在和平时期继续使用 SVS 计划的清单，最重要的建议包括 SVS 导师访问军事医院和在民用创伤中心为军事外科住院医师进行轮调。建议的完整清单见表 40.1。

表 40.1　和平时期高级访问医师计划的潜在贡献

高级访问医师教授访问军队医院

在民用创伤中心的军队人员轮转

参加地方国民警卫队

协助维持外科医师的"战备状态"

与灾害计划合作

协助康复

合作研究

开发战场外科课程

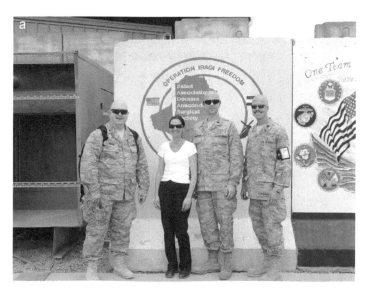

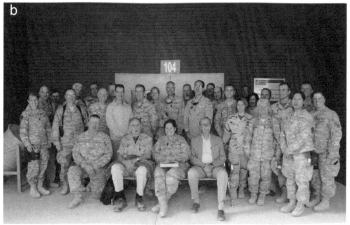

图 40.1　（a）M. Margaret Knudson 博士参观伊拉克巴拉德的空军战区清理医院。（b）几位著名的平民创伤外科医师（前排座位，从左至右依次为 Donald Trunkey 博士、Lynette Scherer 博士和 Ronald Maier 博士）出席了在坎大哈空军基地举行的 2010 年战区联合创伤会议

最后，笔者建议在三个重要领域继续合作。第一，军医应在和平时期在繁忙的民用创伤中心保持战备状态，以确保做好部署的准备，并准备好救治第一个受伤的美国人；第二，军队和民间的创伤领导人应合作，为自然或人为灾害造成的大规模伤亡事件制订最佳的临床救治和创伤体系响应；第三，在战争期间，严重军事战伤救治研究应不间断地进行，并提供适当的资金，以应对紧急情况，为下一场战争和为国内发生大规模伤亡事件做好准备。

三、军事卫生系统与美国外科医师协会结成战略伙伴关系

2014 年，来自美国军方和美国外科医师协会的利益攸关方举行了会议，讨论并巩固了一项重要的伙伴关系，重点是教育和培训、救治体系、研究和质量改进。成功创建和推进的联合创伤体系（JTS），驻扎军事医科大学外科医师经验和教训，以及其他培训项目和加强战时研究实时指导国防部战伤救治研究项目，包括保护和保存由战斗中受伤的美国与盟军军人的血、汗和泪所形成的医学课程、进展和经验。与美国外科医师协会建立军事卫生系统战略伙伴关系，源于这两个组织的合作精神，以教育、创伤体系和质量改进为中心（图 40.2）。

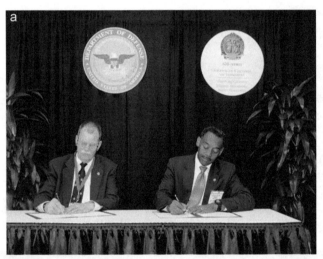

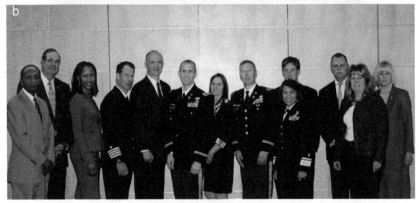

图 40.2　美国外科医师协会和军事卫生系统的战略伙伴关系（MHSSPACS）。
（a）签署伙伴协议的是 Jonathan Woodson 博士和 David Hoyt 博士；（b）MHSSPACS 的第一次会议

四、创建一个"战场外科医师"课程

在作战领域的外科医师教育和培训中，Maryland 州 Bethesda 的美国统一服务大学（Uniformed Services University，USU）牵头 JTS 和美国外科医师协会教育部门的协作创建了一个军事"战场外科医师"特殊课程，教育和培训下一代军事外科医师。除了 San Antonio 军事医疗中心，大多数军事外科住院医师在他们的军事住院项目中没有接触到高容量和敏锐度的创伤救治。随着经验丰富的外科医师退休，我们迫切需要从战场外科手术中吸取经验教训，并将其永久地植入我们的军事外科住院医师文化中。为此目的，该伙伴关系正在开发一套综合军事专用课程，以能力为基础的评估，以确保每个外科医师的最初教育和培训水平。这门课程再加上创伤外科技能的维持，很可能会增加与繁忙的民用创伤中心的合作，甚至可能与乡村外科项目的合作。

五、正式成立联合创伤体系防御中心

ACS-COT 创伤体系委员会正与 JTS 直接合作，以确定该机构在和平时期和战时的结构与形式，并寻求将其发展成一个"卓越防御中心"（Defense Center of Excellence，DCoE）。

六、质量改进

质量改进是外科救治的一个关键因素。美国外科医师协会 / 国家外科质量改进计划（NSQIP）正在与美国军方合作，发展军事卫生系统外科质量联盟。这种伙伴关系将使军方能够利用 ACS 的核心项目，确保为军人及其家属提供最高水平的救治。目前，该伙伴关系正在开发一个工具箱，以协助在军事治疗设施中实施 NSQIP，这是一个独特的挑战，因为军队的医疗系统在全球都有存在。该项目将针对特定的军事医疗质量改进项目。此外，ACS 正在协助 USU 开发高质量的课程，并将其纳入军队驻地项目。

七、国家创伤救治体系

美国外科医师协会正在与国防部战伤救治研究计划（CCCRP）合作，制订国家创伤研究计划。尽管在美国，创伤是导致死亡的主要原因，也是生产力下降的一个重要负担，但目前，由国务院领导的创伤研究项目是美国对创伤研究的唯一持久投资。在短期内，国防部将依靠民用创伤中心的体系开展与军事相关的创伤救治研究。2016 年 6 月，美国国家医学研究院（National Academy of Medicine）发布了一份题为《国家创伤救治系统：整合军民创伤体系，实现伤后零可预防死亡》的报告，推动了中期创伤研究工作的进展。这份报告建议将国家创伤救治计划（包括研究计划）的优先次序和一体化纳入联邦最高级别。从长远来看，这需要一个国家为创伤研究机构提供持久和适当的资金。

八、精益求精协会（Excelsior 协会）

MHSSPACS 复兴了 Excelsior 协会，并使其成为永久性组织。Excelsior 协会是美国外科医师协会旗下的为军事成员设立的一个新组织。最初的 Excelsior 协会于 1945 年第二次世界大战结束后在罗马的 Excelsior 酒店首次聚会，分享战场上的知识和教训。直到 20 世纪 80 年代，它每年举行一次会议，然后就退休了。在 2015 年的年度临床大会上，Excelsior 协会再次召开，这是自那时以来的第一次会议，所有现任和前任军医都被邀请参加这次重新成立的 Excelsior 协会的首次会议（图 40.3）。会议更新从外科医师咨询到创伤救治的现状讲座的邀请、国防部的研究和军事战场外科手术培训的未来展望。也有来自当前军事外科住院医师的研究报告。2016 年，第二届 Excelsior 协会年会召开，包括组织章程与章程的正规化，以及第一批社团干事的选举。这将继续是一个永久性的联合每年的美国外科医师协会会议的年度活动，其终极目标是成为美国外科医师协会军事成员主要的"家"。

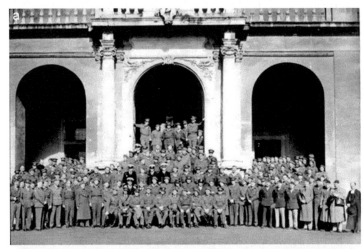

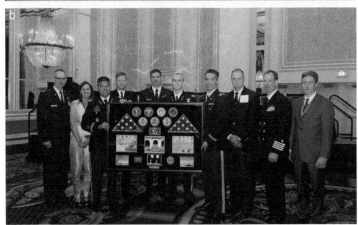

图 40.3　精益求精协会

（a）1945 年在罗马的 Excelsior 酒店举行的第一次会议；（b）于 2014 年重新成立精益求精协会

九、军民创伤训练中心伙伴关系

美国国会总会计办公室 1998 年的一份报告指出，许多军队医务人员既没有接受过创伤患者救治方面的培训，也没有近期的创伤救治经验，目前正在计划将在民用创伤中心对军人进行的创伤培训纳入其中。事实上，1996 年之前的国防授权法案确实需要一个示范项目，促使负责卫生事务的助理国防部长成立了战伤外科委员会。该委员会随后建议在平民中心进行创伤培训。

在 TX Houston 的 Ben Taub 总医院由 LTC John B. Holcom 建立了联合创伤训练中心（Joint

Trauma Training Center，JTTC)。虽然它因不法的保险行为而不得不关闭，但在关闭前 JTTC 显示出其他民用创伤中心的适用性。最终，在 70 个预期的民用创伤中心中，Baltimore Miami 和 Los Angeles 被选中。美国空军于 2001 年 8 月与 Cincinnati 大学、2001 年 9 月与 Baltimore 休克创伤大学及 2002 年 12 月与 St Louis 大学签署了协议。美国陆军在迈阿密建立了一个试点项目，不久之后，海军在洛杉矶也建立了一个试点项目。

十、美国空军 C- 星计划

美国空军创伤和准备技能维持中心（C - 星）项目将训练整合到三个地点。Cincinnati C-星的任务是为重症监护航空运输团队（Critical Care Air Transport Teams，CCATT）进行部署前准备训练。C-star Baltimore 是一个成熟的应急培训平台，为外科医师和其他医师提供紧急救治、急诊医学、手术室和创伤麻醉方面的培训，包括 19d 课程功能教学法、创伤模拟、尸体救生干预训练和重症航空运输队的一个冲刺大规模伤亡训练。C-star St. Louis 一直与空军国民警卫队作为“总力”（现役和预备役组件）平台支持创伤的维护和培训技能。为期两周的课程包括为医师、外科医师和其他提供者提供授课、模拟和患者救治的实际操作。

十一、美国陆军创伤培训部

美国陆军创伤训练部门（Army Trauma Training Department，ATTD）位于 FL Miami Jackson 卫生系统内的 Ryder 创伤中心，主要为美国陆军前线手术队（FST）提供部署前培训。这项训练包括在创伤中心进行为期两周的小组轮训。它强调在紧张的战斗情况和大规模伤亡事件期间的团队合作，以最大限度地提高团队的部署准备。大型动物生理实验室是军事冲刺训练的背景，包括多个患者（麻醉猪）需要损害控制复苏和手术，加上实时战斗场景，包括战场噪声、敌人攻击、资源和人员限制。临床冲刺练习在 Ryder 创伤中心内进行，在此期间，FST 将接管所有到达创伤中心的创伤患者的 48h 治疗。

十二、美国海军创伤训练中心

美国海军创伤训练中心设在 Los Angeles 县 / Southern California Keck 医学院。它为海军前方复苏外科系统（Forward Resuscitative Surgical Systems，FRSS）和舰队外科团队提供为期 4 周的团队和个人培训。在此期间，学员将获得教学、模拟和实践培训经验，培训从学员抵达当天在学员公寓大楼举行的意外大规模伤亡演习开始，以增加团队建设的重点和紧迫性。受训人员完全融入 Los Angeles 县的系统，与军事创伤干部和文职创伤工作人员并肩工作。

十三、专业学会军事委员会

在 2001 年开始的两场战争中，多个专业组织支持军事委员会，以解决其军事成员的关切问题。这些讨论大多集中在部署就绪方面。ACS MHSSPACS 是与专业协会合作的一个典型例子，前面已进行了详细的讨论，因此这里不再赘述。

十四、东部军事委员会

美国东部创伤外科协会（EAST）设立了一个军事部门，以表彰军民合作在创伤教育、培训和研究方面的互惠互利，以及 EAST 为加强这些关系提供的渠道。EAST 在其军事板块中为每年度的军事相关会议发展为"日出对话"，涉及与军事创伤有关的主题。军事科还与东部教育委员会合作，建立了一个部署前网站。该网站是一个一站式的存储库，用于部署军事外科医师访问临床实践指南，国家军事相关课程、推荐书籍及来自《创伤与急性护理外科杂志》的战伤救治相关文章的数据库。

十五、AAST军事联络委员会

AAST成立于1938年，主要目的是领导和促进创伤外科的进步。一艘战舰和一门大炮显著地包括在AAST的印章上，象征着平民和军事成员在这方面的长期合作。AAST军事联络委员会是一个永久性的AAST军事联络委员会，其任务是促进这种军民创伤救治的协同作用，以及对AAST和军方领导层的宣传。在资金和成员志愿精神的支持下，AAST支持LRMC的高级访问外科医师项目，该项目在伤情高峰期间为指定的军事医务人员提供了经验丰富的指导和临床专业知识。这些志愿者在2011年为LRMC成功认证为美国外科医师协会一级创伤中心做出了贡献，并证实为我们国家受伤的战士提供了最高质量的救治。每年，在军事卫生系统研究研讨会上发表的最具影响力的研究论文都会作为补充发表在AAST的《创伤与急性护理外科杂志》上。该委员会还在历年的AAST年会和网络研讨会上提供教育活动。

十六、SAGES军事工作组

在过去的7年里，美国胃肠道和内镜外科医师协会（Society of American Gastrointestinal and Endoscopic Surgeons，SAGES）和几位军医医师在军民外科医师之间建立了一个独特的模式，以帮助克服当今在职外科医师所面临的挑战。SAGES提供了后勤支持，为军医提供了会面的场所，使他们的教育费用更加低廉，并为高级军事领导人提供了与大量军医人员会面的机会。2009年，SAGES成立了军事工作组，并为现役外科医师提供一个论坛，在学术、外科教育、研究、外科创新、军事教育和职业发展方面进行合作。2010年，在SAGES会议期间，军事工作组获批举办了以战场外科、仿真和军事外科教育专家讲座为特色的教育会议。多年来，他们的主要发言人一直是国防部卫生事务助理部长S. Ward Casscells，海军前卫生局局长Adam Robinson中将，医学博士。2013年，军事工作组成立了军事外科医师协会，并在SAGES帮助下举办了第一次三军军事外科研讨会。这是一个为期1~2d的活动，有3~4个不同主题学术活动的全体会议。2016年，主讲人是军事国防卫生机构的主任Raquel Bono中将。在她的请求下，超过75位现役外科人员和员工外科医师能够有超过90min的时间与最高级别的现役医师公开讨论他们的担忧。

十七、其他合作伙伴

此外，还有大量由专业文职医疗和外科组织赞助的伙伴关系、合作、委员会和特别项目，其目的是相互支持和加强战场救治，支持其军事成员或使其军事和文职成员结成伙伴关系。这些组织和努力难以一一列举，但他们都分享了共同主题：①民用外科同事一直努力为他们的军事成员和一般军事医学提供空前的支持；②在这些平民社会军事成员扮演领导角色，建立一个专门的军事论坛，促进这些类型的关系。这些努力和关系有时受到影响，因为军方领导人在提供时间和资金参加这些会议方面缺乏支持。我们认为，当我们将更依赖平民的同事和组织实现与维持高水平的能力及准备战伤救治时，在和平时期这些类型的努力将对军队外科医师获益更多和具有更大的重要性。

十八、"战争之风"和美国国家医学院报告

（一）战争之风

2014 年 10 月，C. William Schwab 博士在 ACS 大会上发表了 Scudder 演讲。他曾在美国海军接受训练和服役，并在 2006 年作为第一个志愿者支持 SVS 项目。在向相对和平时期过渡的过程中，他警告说，历史证明，"战争之风"总有一天会卷土重来，我们必须保持警惕，做好准备。

在他的演讲中，贯穿始终的是对一名"战场外科医师"的需求，一名受过专门和独特训练的外科医师，随时准备在下一个严峻的军事环境中承担创伤救治的负担。支持他随时准备的概念是倡导建立军民创伤培训中心平台，确保持续准备部署创伤团队和外科医师，需要激发和维护职业军事外科骨干，他们可能离开军队到更具吸引力的民间生活，以及建立一个永久性军事战伤外科医师文化，确保甚至在和平时期课程也能传播给下一代。

Schwab 博士在 Scudder 演说的结束语中提出了几个非常具体的建议。首先，在全美范围内开发并扩大军民创伤培训平台的模式。其次，创造一种新型的"战场指定"创伤外科医师。再次，将 JTS 提升为卓越的国防中心，并授权其领导战伤救治准备工作。最后，建立军民医疗智库，指导前三项建议的制定。

（二）美国国家医学研究院的报告

2016 年 6 月，美国国家医学研究院发布了一份题为《国家创伤救治系统：整合军民创伤体系，实现伤后零可预防死亡》的报告。这份由美国国防部赞助的报告是对美国军方医疗体系进行了为期一年的分析的结果，尤其是着眼于为战伤救治做好准备。

在促进军民合作方面，必须在此指出该委员会建议的重要性。报告认为特别要求军事和民用创伤体系合作的国家创伤体系是成功的关键。事实上，委员会指出，军事和民用创伤救治要么共同发展，要么均停滞不前。虽然这些建议是广泛和大胆的，但军民合作伙伴关系成功的关键是高层执行这些建议的情况，这些伙伴关系包括国家准备、为外国土地上的下一次军事冲突作准备及救治国内前线的伤员。报告本身包含表 40.2 中列出的建议。

表 40.2　美国国家医学院《国家创伤救治系统：整合军民创伤体系，实现伤后零可预防死亡》

白宫应制定一个国家目标，实现创伤后零可预防死亡，并将创伤相关残疾降至最低

白宫应领导军民创伤救治一体化，建立国家创伤救治体系

国防部长应确保战斗指挥官和国防卫生机构（DHA）主任负责并对创伤救治体系执行的完整性和质量负责，以支持受伤后零可预防死亡和尽量减少残疾的目标

卫生及公众服务部部长应指定并全力支持卫生及公众服务部内部的一个职责和权力中心，领导持续努力，以实现受伤后零可预防死亡和尽量减少残疾的国家目标

卫生与公众服务部部长和国防部长应共同努力，确保军用和民用创伤体系收集与共享涵盖整个连续医疗系统的共同数据

为了更好发展、改进和传播临床最佳实践，被指定的国家创伤救治体系负责人应设计建立伤员救治全流程实时数据采集系统，并确保救治团队及其支援力量可及时获得精确、高质量专业知识

续表

白宫应该发出行政命令，在美国国防部、美国卫生和人类服务部、美国交通部、美国退伍军人事务部和其他组织间，强制建立国家创伤研究行动计划需要创伤救治研究的资源和协调、协作途径
为了加速实现伤害后零可预防死亡和最小化残疾的目标，监管机构应通过政策声明（如指导性文件）修订研究规定，减少法规的误读
所有军用和民用创伤体系都应参与有组织的创伤质量改进过程
美国国会应与美国卫生与公众服务部（Department of Health and Human Services）磋商，确定、评估和实施机制，确保将院前救治纳入医疗服务的组成部分，而不仅仅是一种运输机制
国防部长应该指导创伤救治职业道路的发展。此外，国防部长应指示军事卫生系统寻求发展综合的、永久性的民用和军事创伤体系联合培训平台，以创建和维持创伤专家队伍

（三）未来军事卫生系统的发展方向

在展望美国军队为救治战争期间伤员做好准备时，我们考虑了美国国家医学院的一项观察，即军民创伤救治将共同发展，否则均停滞不前。近年来，军事卫生系统（MHS）已重新配置其结构和管理流程，以加强在业务和卫生服务提供方面的联合努力。2015年10月，这项改革工作的总体框架——建立国防卫生机构（DHA）——实现了全面运作。在人道主义事务部内设立了十项企业资助的活动（enterprise support activities，ESA）或共同服务，目的是支持军事部门和行动指挥官的医疗特派团需要。其中一些特别与战伤救治准备有关：研究、开发和获取、医学教育和培训及卫生信息技术。

然而，人道主义事务部的设立还有一个更广泛的目的，即在影响军事医学的政策和业务问题上，为军事卫生系统（MHS）与私营部门、其他联邦机构和学术思想领袖之间提供一个具有代表性的接口。当我们从最近的这些战争中汲取和综合经验教训，并将其吸收到我们为未来冲突所做的准备之中时，MHS有一个独特的机会，与我们的平民同事共同创建一个国家创伤准备的合作愿景。MHS必须利用我们最近战争经验中的新知识，利用ESA的能力，并优化我们与校外组织建立强有力伙伴关系的能力，以继续追求创伤救治方面的成功。以不结盟运动报告为模板，通过将人道主义事务部内部的有机能力与公私伙伴关系同步，可以发展、磨砺和实施培训与教育、创伤体系领导及战伤救治研究这三大支柱。

在训练和教育的第一个支柱中，优先保证新的战术战伤救治知识和"战伤外科医师"专业技能。优化创伤救治的关键将是确保军队卫勤体系实施住院医师培训计划，这些计划在规模和复杂性上最适合支持基本的复苏和外科技能培训。同时，军队卫勤体系须优化配置其资源以确保这些确定的培训项目能提供全面的教育和培训，并通过与地方、民间创伤中心建立互补和合作伙伴关系，在全国各地建立联合的、区域化的创伤培训中心来加强这些教育和培训。在军事部门和私营部门之间的理论上结合点可以作为快速反应军事创伤小组的常设训练地点，这些小组将准备立即部署到一个艰苦的地点，以支持初始的军事战斗行动。与此同时，在繁忙的平民创伤中心轮转，处理穿透伤和实施创伤手术，在军队和平民同事并肩救治平民创伤患者的同时，为军事创伤人员提供个人创伤技能维护。

对现有的军事战伤人员的基础技能维护是在服务大学的初始教育和培训中。作为军事医学的学术中心，服务大学的工作人员正在设计和实施为军事外科医师维护收入与能力的项目，该项目从住院医师培训开始，最终将教育、培训和手术操作经验融合到创伤系统学位项目中。

期望最终状态是改变当前的很少或根本不强调持续能力的系统，从而强调在部署之前的"及时"培训。相反，也会强调实现能力、持续保持能力和额外的技能发展，然后集中在医疗机构或特定手术的"及时"培训。

联合创伤体系卓越防御中心（JTS DcoE）是军事创伤系统领导的焦点，也是行动的第二支柱。对这种能力的要求需要编入军事文件以确保其作为军事行动的推动者行动的可持续性。

研究是行动的最后支柱。国防部战伤救治研究计划（CCCRP）规划、执行、预算，并监督国防部在战伤救治研究的总体投资的执行。CCCRP 从如战术战伤救治委员会、现役指挥外科医师和医务人员，以及联合创伤体系卓越防御中心本身等具体实施的相关来源获得指导，利用这些资源的投入，同时与人道主义事务部的研究、发展和采办综合方案相结合，使方案能够以有针对性的、优先的方式最有效地管理研究资金，提供战伤救治方面最需要的知识和物资。以这种方式集中和指导研究工作，支持将实验概念转换为知识和材料输出，以便在战场上快速部署和利用。

另外一个有助于军队卫勤体系的外部组织成功合作的企业支持活动是国防卫生机构部的卫生信息技术理事会，该理事会正在促进在所有医疗机构中部署新的电子保健记录（electronic health record，EHR）。此次部署的关键是通过保健信息交换（Health Information Exchanges，HIE）以实现军方的 EHR 与民用保健记录系统的互操作性，这将是与民用创伤中心合作伙伴共享信息和发展最佳临床实践的关键因素。与 EHR 部署同步进行的是战区内医疗机构中 EHR 的开发，该 EHR 将配置为相同的互操作性标准，以便保留临床信息共享，并可从前线访问医疗机构和创伤中心。

军事医学的主要任务是实现和维持部队全面战备状态和战术战伤战备状态（医疗战备状态）。必须聚焦教育、培训、创伤体系领导、战术战伤救治研究等基础设施建设。必须与民间创伤带头人共同建设国家创伤体系，以便在战争前线和后方为全国创伤救治准备进行合作。

（张连阳）

第 41 章

未来战场复苏

Matthew Martin, Hasan B. Alam, Jeremy G. Perkins, Todd E. Rasmussen

---

概要框

1. 失血是一个"供求"问题。下一代治疗可能会开始着手解决"需求"问题。

2. 如果在受伤现场或转运途中无法大量输血或实施大的手术，那么未来改善战场失血生存率最好的方法或许是提高患者对损伤和出血的耐受性。

3. 失血性休克在很大程度上是一种缺血再灌注损伤。短暂的缺血和再灌注预处理似乎能显著提高对损伤和即将发生的缺血损害的耐受性。

4. 冻干血浆将使损害控制性复苏及前线血浆应用更容易和更有效。

5. 新型血液制品或血液替代品将克服目前输血的许多限制和并发症。

6. 血液药物或在"生物反应器"中生成的新鲜血液制品使按需供应血液成为可能。

7. 新的生物药物正处于不同的研究阶段，有望通过改变基因表达、新陈代谢和细胞对损伤的反应而产生一种"生存前状态"，对损伤和缺血有更强的耐受性。

8. 下一个"游戏改变者"很可能是我们甚至还没有开始考虑或理解的东西，这就是为什么强大的基础科学研究对未来至关重要。

> 预测未来的最好方法就是去创造未来。
>
> ——美国总统 Abraham Lincoln

一、2025 年的未来战场

一个步兵小队准备在一个已知敌人叛乱活动的区域内巡逻。在离开前方作战基地前，他们会进入一个标有"战备"的帐篷，每个士兵都有一个狭窄的弹性臂带，右臂绑着一个数字显示器。除了检查武器、防弹衣和防护服外，他们每个人都喝了一小瓶由班长发放的预先包装好的液体。这是包含了能激活或增强关键蛋白或酶系统的新型药剂，能提高人体对失血的耐受性，增强组织对应激和炎症的保护，使终末器官对低氧有更长的耐受能力。在这段时间里，弹性臂带间歇性地充气和放气，就像血压袖带一样。这些短暂的缺血和再灌注激活了额外的防御机制，提高了组织和器官对低氧的耐受性。

在巡逻中，多名小队成员在一次简易爆炸装置爆炸中受伤。医务人员在现场安置止血带和止血敷料以止血，并建立静脉通路。一种粉末状的血浆（冻干血浆）通过加水进行重组，输注入受伤士兵体内。其中一名受重伤的士兵病情正在迅速恶化，他被注射了含有几种制剂的注射剂，这些药剂可以调节他的炎症反应，使他的新陈代谢减慢 90%。一旦他们到达前线外科手术队就可以输注在生物反应器中"生长"的合成红细胞和血小板。这些血液制品不需要"交叉配对",因为它们与任何患者都是兼容的,并且也没有感染的风险。对伤势最重的士兵进行损害控制性手术以控制内出血和修复伤口,然后给他一种逆转剂,使他慢慢解除"假死"状态,现在他已经稳定下来了。这次事件中没有士兵死于出血或与出血相关的器官衰竭。

二、挑战

虽然这个场景可能看起来像科幻小说,但其中提到的许多复苏的进展和产品现在要么是可用,要么处于积极研究和开发的不同阶段。在伊拉克和阿富汗战争过程中吸取的教训是多方面的。我们应该很好地认识到,在严重创伤中,失血管理和机体凝血功能障碍的改善可以带来最大的生存益处。出血控制的多个重要进展已取得巨大成功,并已在本书的前几章中进行了描述,包括止血带、局部止血和抗纤溶药物。复苏方案经历了一系列演变,现在支持早期均衡输注血液制品(损害控制复苏)和避免过多的晶体液输注。此外,控制不可压迫出血的新策略已经被引入或正在开发中。

然而,这方面的工作还远远没有完成。尽管在民用和军事领域都取得了这些进展,但最近的一项多国民用研究表明,大多数创伤死亡发生在受伤后的最初数小时内。在战伤中,87% 的死亡发生在患者到达医疗机构之前,其中近 1/4 被认为是可以预防的。那些能存活足够时间到达医疗机构的伤者中,50% 可以避免死亡,其中出血占 80%。虽然我们已经在治疗特定类型的损伤和出血方面取得了明确的进展,但仍有军人死于本章所讨论的一些创伤。图 41.1 以图形表示现代战场早期死亡的挑战和问题。大量出血或器官损伤通常进展迅速,导致氧输送不足,可能无法在现场进行治疗,需要血液制品(目前提供的血液制品并不适用于战场使用),并且只提供了一个狭窄的时间窗口进行干预(即"黄金时间")。即使成功的早期干预,复苏和再灌注本身也可能是有害的甚至致命的,称为缺血再灌注损伤。最后,为保障受伤战士用血而储备足够的人类献血产品是低效的、昂贵的,增加了后勤负担,并且存在输血不匹配或血液传播疾病(肝炎、艾滋病等)的风险。

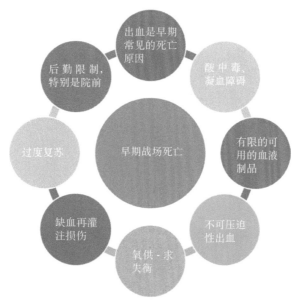

图 41.1　早期战亡面临的多重挑战和问题

氧输送这个问题可以用经济学的"供需"来阐述。血液携带氧气到组织和器官，因此"供应"是循环血液及其携氧量的函数。"需求"是组织维持基本功能所需氧的函数，以及组织耐受低氧的程度。如图 41.2 所示，几乎所有既往和目前治疗出血的策略都集中在增加供给侧：止血，用液体和血液制品复苏，并维持血液高氧水平。虽然这仍然是进一步发展的重要领域，但我们相信，主要针对需求侧的尖端技术或"下一代"技术有可能对战场死亡率和并发症发生率产生巨大影响，并从根本上改变我们对失血性休克的处理方法。通过减少甚至暂时消除伤员对氧输送的依赖，这些疗法有可能扩大严重损伤甚至先前致命伤的生存窗口。

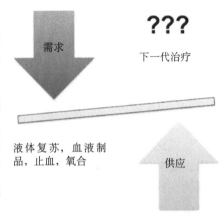

图 41.2 目前出血的主要治疗策略都集中在图表的"供应"侧，而未来的进展可能会越来越多地集中在"需求"侧

三、下一代创新：冻干血浆

血浆是血液的液体成分，含有数千种蛋白质、生长因子、缓冲剂、抗体、激素和酶。大量的临床前和临床资料表明，血浆不仅可以替代失血容量，而且对各种细胞和器官具有保护作用。虽然血浆是非常有效的，但它需要血型和交叉匹配，冷冻储存和解冻后输注，这使得它不适用于严酷的军事环境。这些限制可以通过将血浆转换为冻干、稳定、易于储存的制品来克服，在出血和创伤性脑损伤（TBI）模型中，其性能与新鲜冷冻血浆相同。干燥的血浆可以保存多年而不会失去功效，并且需要时可以在无菌水中很容易地进行重组（图 41.3）。令人惊讶的是，它并不是一项新技术。事实上，冻干血浆是在第二次世界大战期间发展起来的，并且得到了广泛的应用。20 世纪 70 年代，由于担心肝炎（以及后来的艾滋病）的传播（该产品由多个捐赠者的血浆混合制成），该技术被放弃。目前随着使用单一供体血浆和传染病筛查技术的发展，冻干产品与新鲜冷冻血浆一样安全。冻干血浆产品获准在欧洲临床使用，被北约组织用于当前战伤救治，包括北约组织中美国军事人员。然而，它们目前还未被批准在美国使用。FDA 的迅速批准将给平民创伤中心及美国军队带来巨大的后勤益处。

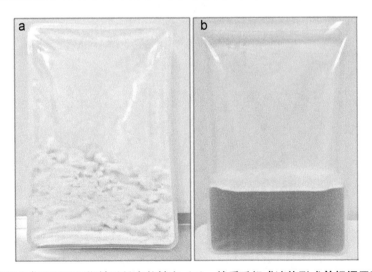

图 41.3 冻干血浆可以无限期地以粉末状储存（a），然后重组成液体形式并根据需要输注（b）

四、冻存和冻干血小板

血小板的保质期有限，在 20～24℃下储存，最多 7d，对于战伤救治来说，这是一个特别具有挑战性的后勤问题。冷冻保存的血小板（cryopreserved platelets，CPP）储存在特殊的防腐剂溶液中，因其可在−80℃～−20℃中保存至少 2 年，可减少这种物流的限制。CPP 已经在心脏手术患者和由于化疗而血小板计数极低的癌症患者中进行了研究。尽管美国 FDA 尚未批准在美国使用，但 CPP 目前已经在欧洲使用。除了血浆，冻存或冻干的血小板也被制造和研究。尽管在当前的冻干过程中部分功能会丢失，冻干血小板仍然保留了大部分的天然功能和凝血功能。它们的作用持续和循环时间较短，表明它们可以通过形成初级血栓并充当"支架"来支持更长期的血栓形成，更多地起到主动和快速止血剂的作用。当血小板从粉末形式中重构出来，冷冻干燥过程中的工艺可以进一步改善和增强这些血小板的功能。综上所述，血小板储存方面的这两个进展有可能极大地扩展血小板产品的可用性和寿命，并增强将血小板携带到最前沿战场的能力。

五、转基因技术

令人振奋的是，目前进展涉及体外生产血细胞以提供安全、有效、容易获得的血液制品，并且不依赖于献血供应源。从理论上讲，可通过生产大量按需、兼容、无同种异体免疫风险的血液制品来替代红细胞或血小板献血。这项技术将利用具有潜力分化为所需细胞类型（红细胞、血小板等）的祖细胞或"干细胞"。这些血液制品将在被称为"生物反应器"的机器上生产，可控制地制造所需的细胞类型，甚至有可能选择性地增强其携氧和止血性能（图 41.4）。因为血液制品是在生物反应器中制造的，所以它们没有已知和未知的传染性生物体。美国国防高级研究计划局（Defense Advanced Research Projects Agency）从 2007 年开始提供资金，用于开发一种自动化培养和包装系统，该系统将从现成的细胞来源产生新的可转染红细胞。虽然还没有临床应用，但这项技术具有无限的潜力，可以彻底地改变血液制品的制造和供应。此外，这些机器也可以缩小和简化，使它们可以成为前线军事治疗设施的一部分。

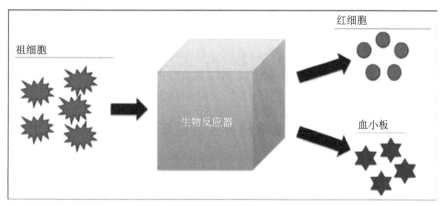

图 41.4　生物制药显示祖细胞或干细胞在生物反应器中分化和增殖，以产生大量所需的血液制品（红细胞或血小板）

六、血红蛋白基氧载体

红细胞的主要功能是运送氧气到组织，携带氧气的蛋白是血红蛋白。在过去的几十年中，一些制药公司已经尝试用化学修饰的人/动物血红蛋白分子合成血红蛋白基氧载体 (hemoglobin-based oxygen carriers，HBOC)。使用 HBOC 复苏很有吸引力，因为它们的使用可以恢复血容量和组织氧合，没有储存红细胞的供应限制和不良影响。这些化合物在初步动物研究中显示出前景，并且在不接受血液制品治疗的人群（宗教原因）中，它们也被用于严重出血的患者。然而，人类使用的安全性和有效性尚不确定。在初步临床试验中，第一代 HBOC 显示了不可接受的副作用。这导致了第二代药物的进一步精制和开发，其副作用得到了改善，同时也在研究寻找血红蛋白的替代分子，这些分子也可以携带氧气。这是一个正在积极研究的领域，如果能够实现安全有效的 HBOC 产品，显然具有巨大的前景。

七、高级止血剂

2001 年 9 月 11 日之后不久，美国国防部重点资助开发先进的止血敷料。这些合作卓有成效，并且非常迅速地开发、测试和部署了许多先进的止血绷带/药剂。从那时起，原来的产品得到了进一步的精制，许多有效的药剂得到了广泛的应用。当前的挑战是如何控制不在绷带覆盖范围内的出血。这些部位通常在胸腔或腹腔内，现在被归类为"不可压迫性躯干出血"（NCTH）。这显然是出血控制研究的下一个前沿，并且正在努力开发能够控制或阻止 NCTH 的药物。其中最有前途的有可注射的自我膨胀泡沫、血管闭塞气球和特殊的腹部止血带。目前还没有一种技术可以在所有解剖学位置起作用，未来很可能需要开发和部署多种互补的方法。

八、缺血预处理

虽然血流停滞和器官/组织缺血通常被认为是有害的，但越来越多的研究表明，短暂控制（数分钟）的缺血和再灌注可以引起机体的许多变化，使其对随后的损伤或缺血具有更强的抵抗力。更有趣的是，这些变化可以由远端组织的短暂的控制性缺血而引起，而不仅仅是在损伤或创伤后的区域。最近在对创伤性脑损伤患者的研究中，与未接受干预组相比，单臂上的充气和放气血压袖带（充气 5min，放气 5min，共 4 个周期）的简单干预显著减少了脑损伤标志物。在本章开始场景中，士兵们通过一只手臂上的血压袖带间歇性充气和放气进行缺血预适应。这种简单和无害的干预对提高创伤与缺血损伤耐受性有很大的希望，尽管还需要进一步的研究来阐明缺血预适应的最佳方法、时间和流程。

九、从复苏性主动脉球囊阻断到可控性区域灌注

复苏性主动脉球囊阻断术（REBOA）是一种相对较新的技术，在创伤治疗中得到了广泛的应用。其他章已经对此进行了详细描述（参见第 39 章），将气囊尖端导管放入降主动脉，然后充气以实现完全阻断主动脉及停止闭塞区域下游的灌注。这是目前在院前或急诊科用于控制不可压迫的躯干出血的唯一选项，但很明显，它的不利之处是造成与闭塞位置和持续时间相关的严重缺血再灌注损伤。在血管内出血控制和复苏方面，正在进行的"下一代"努力集中于使用部分或间歇性 REBOA 或类 REBOA 装置，以实现"靶向的区域灌注优化"。换

句话说，REBOA 技术可行并将继续发展，就像其他内科治疗领域一样，目标将是让这项技术优化主动脉不同分支的灌注（即减少或停止出血区域灌注，增加心脏和大脑等重要区域灌注）。此外，控制远端灌注可以减轻缺血再灌注损伤的程度，并显著延长主动脉阻断的耐受性和生存期，特别是 1 区（指膈肌以上的主动脉阻断）。目前有一些非常引人注目的大型动物模型，成功地实现了部分 REBOA 或受控区域灌注，我们预测新型商业设备将在未来 2 ～ 5 年问世。

本章的一位作者最近被问到："你认为 REBOA、注射自行膨胀泡沫、主动脉连接止血带和盆腔黏合剂哪个会赢？"。他回答，对我们而言，这是一个令人失望但却很有启发性的问题，它们都需要赢！它们不是竞争对手，每种方法都有不同的止血和复苏能力。此外，这些措施的分配和最终使用需要不同程度的培训。我们相信目标不应该是让这些不同的设备相互竞争，就好像其中一个将"会赢"。战伤救治将受益于所有这些领域的创新。

十、关于"假死"

如上所述，与创伤性出血相关的大多数工作都集中在"供应"干预上，包括止血、液体和血液制品管理。正在进行的研究中，最有趣和最有前途的领域之一就是尝试使用新方法调节或中断身体对氧输送的需求，或增强身体承受重大损伤或出血的能力。创建一种暂时性和可逆性的"假死"状态，这将为干预和纠正致命损伤赢得关键时间。虽然我们还没有接近实现"假死"，但在这一领域许多有希望的研究工作正在进行。在 2009 年由美国国防部资助的一项研究中，一种名为丙戊酸的药物被证明可以极大地提高严重出血猪的生存率，即使不使用血液制品也是如此。这种药物现在已经被证实在蛋白质和细胞水平上诱导"生存期"改变，并改善各种创伤的结果（参见第 39 章）。目前正在用其对创伤患者进行研究，它可能成为下一代战场治疗的药物。目前正在研究的一些其他药物或制剂，它们可以改变对损伤的遗传或表观遗传反应，包括激素制剂，如雌激素，修复受损蛋白质的酶或 DNA，以及防止或逆转氧介导的毒性反应（抗氧化剂）。最后，目前正在研究化学诱导类似"假死"状态。一项对老鼠进行的研究表明，一种称为硫化氢的气体可以可逆地引起明显的代谢抑制，随后的工作也证实了"假死"可以通过静脉注射这些药物来实现。目前正在尝试从小动物到大动物和人类的飞跃，这可能是未来创新降低战场死亡率和并发症发生率的最有希望的领域。

十一、复苏的免疫调控

损伤和失血可以引起严重的炎症反应，加剧对细胞和器官的损害。与受到打击类似，不同人的反应区别非常大，这取决于我们细胞中基因和蛋白质对休克的反应。过去几年令人振奋的发展使我们有能力更好地理解这些细胞变化，并设计专门保护和逆转休克不良后果的策略。我们知道，晶体液可以进一步扩大细胞层面问题，而血浆和新鲜全血具有保护作用。目前，我们对每个人的处理基本上都是一样的——输血，没有给予任何特别的促进存活的治疗。在不久的将来，我们将有能力使用快速测试来确定伤者的细胞状态，并提供逆转休克细胞不良结果的特殊药物治疗。例如，较大剂量的丙戊酸（如上所述）可以改善致命性出血、严重脓毒症及合并损伤的预后。一期临床试验已结束，丙戊酸用于创伤患者的二期试验已开始。正在进行的研究工作可能会增加更多这样的治疗。

十二、减轻和预防损伤

上述所有场景和干预措施旨在处理已经发生的伤害后遗症。可以说，最有影响力和最有效的干预措施将是那些完全预防损伤，或者显著减轻损伤严重程度的干预措施。我们已经看到了预防和保护策略（如战斗中的防弹衣和改进的抗爆车辆）的明显影响。这是一个经常被忽视但却极其重要的领域，作为创伤外科医师，我们应该更多地关注它。迫切需要在防护装备、防弹衣和车辆方面继续改进。未来在这个领域的进步很可能包括能够对特定机制（如爆炸或导弹）做出动态反应的防护服和装甲。内置的生命体征和其他身体指标监测器可以提供关于受伤类型和严重程度的即时信息，以及紧急干预和快速后送的分检。最重要的是，我们必须开始着手预防或减轻战场创伤性脑损伤，脑损伤是战场上常见的死因，但被贴上"不可预防"的标签。从轻微到严重的创伤性脑损伤，迫切需要新的保护方法和早期的干预措施。最近一个配备内置爆炸传感器头盔的项目，可以为研究爆炸相关创伤性脑损伤的确切机制提供关键数据。在《特种作战医学杂志》上发表的一篇优秀文章中，Eisenstein 和他的同事描述了"爆炸"干预的概念，这种干预在创伤事件发生之前进行，可以减轻或缓解特定战场机制造成的伤害程度和严重程度(图 41.5)。这些包括营养预适应、凝血预适应、抗生素释放预植入、症状控制、生理监测及药物缓解创伤导致的继发和心理影响。

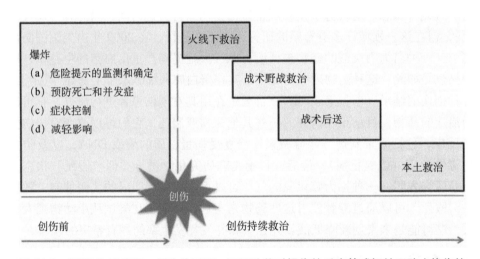

图 41.5 "爆炸"示意图，损伤前干预，可以改善对损伤的反应并减轻甚至防止战伤的许多有害影响（经允许转载自 Eisenstein 等）

十三、潜在影响

Brian Eastridge 上校在具有里程碑意义的论文中分析了战场上的死亡模式和死因。他估计，1/4 的死亡可能是可以预防的，其中大部分是由于出血或出血相关的并发症。伊拉克和阿富汗冲突中最紧迫和最常被讨论的医学问题之一是"出血控制"，这一优先重点导致了新的救生技术、设备、程序和治疗原则的空前爆发。除了继续增强现有的出血控制能力和开发新的复苏方法外，我们相信下一个巨大的飞跃可能来自诱导长时间的"出血和（或）缺血耐受"的能力。这种在一定程度上影响甚至控制生物钟及机体应对损伤的能力可以最大限度地减少甚至消除所谓"潜在可预防"战亡的发生，甚至将有意义生存和恢复承诺扩展到目前感觉完全无法生存的损伤。

最后，我们还必须认识到，这些前沿进展及令人兴奋的研究将对战场和其他军事环境以外的领域产生非常现实与巨大的影响。这些技术和治疗可以在广泛的领域产生革命性的影响。乡村医院通常位于相对偏远的地方，应对重大创伤或紧急外科事件没有良好的供应和设备。此外，他们的血库供应通常十分受限，大多数不能为一个大出血患者提供足够的血液。具有储存冻干产品的能力或具有血液制药技术生产血液制品的能力，对严重创伤 / 出血患者提供初级护理和稳定病情的能力具有变革意义。另一个潜在的应用是在荒野医学领域，在那里提供有效的、易于保存的、易于管理的、重量轻的复苏策略可以挽救生命。急救箱中的促进生存的药物可以在严重创伤后由朋友帮助（或自我注射）使用，可以使伤者在后送到更高级别医疗单位时得以存活。这种"生存注射"对于登山者、冒险家、猎人、极限运动爱好者、徒步旅行者、长途水手或其他在偏远地区面临受伤可能性很高的个人来说将是一个非常有用的工具。最后，在大量人员伤亡超过现有资源的情况下，这些进步可以极大地提高救治水平，即大规模伤亡事件（MASCAL）。在 MASCAL 期间对患者的分类和管理通常涉及基于有限的资源及可用技术的艰难决策。具有更大容量的储存血液制品的能力，从生物反应器快速生产新鲜血液制品的能力，以及提供易于注射的"促进生存"的治疗方法，可以最大限度地减少不必要的或可预防的死亡，并优化所有伤员的结果。

（彭晓玉）

应变、调整、克服：前线环境中的野战权宜之计

在人类历史的长河中（也包括其他物种）能更有效地学习合作和应变者得以繁衍。

Charles Darwin

现代军队具有在极恶劣环境投放全功能医疗资源的卓越能力，尽管如此，在现实中你也别指望如同在家里一样，获得相似的支持、物质补给和现代设备。始终贯穿军事医学历史长河的是那些有才学和专注的人们的应变能力。接下来是笔者在战斗部署期间习得或发展出来的技巧、经验、应变知识。

一、导管与输液通道

如果胸腔引流管被用完或没有儿童或婴儿的合适尺寸，气管内插管可以作为胸腔引流管。

在紧要关头，静脉输液管能用来作为气管内插管和环甲膜切开插管。

Foley 管能被用作胃造瘘术和小肠造瘘术中的导管，用胶带扎紧气囊以防疏忽时泄气。

三腔中心静脉套装可以用于胸腔穿刺术或其他穿刺引流术。

大号中心静脉导管（支架）可作为紧急暂时性气道，用 Seldinger 术置于气管内。

儿童中心静脉导管能用来进行成人桡动脉或股动脉穿刺置管。

剪孔的无菌手套拇指连接在胸腔引流管能作为暂时性 Heimlich 瓣。

通过腹膜的 Foley 导管和盆腔流出道（10mm J-P），应用药师提供的常规透析液可进行腹膜透析。

有 Heimlich 瓣的胸腔引流管连接到 Foley 导管袋，在转运中比传统腹腔引流袋更安全。

可以使用标准静脉输液导管建立快速紧急气道（图 A.1）

对于开放（"吸"）胸部伤口，负压敷料提供了一个良好的密闭环境，并促进胸膜 - 空气瘘闭合术。

二、在手术室里

无菌手套能用来包裹无菌灯的把手。

无菌衣可在手术中用作无菌单。

Petzl 头灯在阅读时非常棒，可以作为手术室备份光源。

鼻胃管和静脉导管可作为临时血管分流。

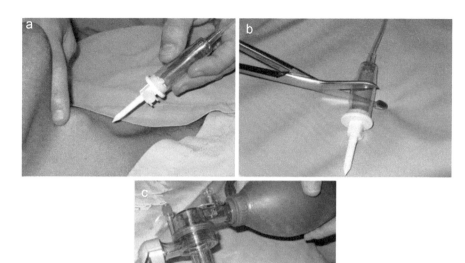

图 A.1 通过环甲膜之间或气管环之间插入锥形端（a），切断储液室后端（b），正好可以连接到 Ambu 气囊或呼吸机（c）

Swan-Ganz 导管紧急情况下可替代 Fogarty 导管用于大动脉血栓清除。

如果你的膝垫用完了，所有无菌用品都能用来包裹，如无菌衣、洞巾、毛巾、手套。

心脏衬垫可取材于心包或腹膜。

皮钉可被用来临时处理心脏破裂。

截肢末端的皮肤可收集用以烧伤移植。

截肢末端的静脉可收集用以血管移植或修补。

如果需要在腹腔中留下多块纱布，将其连接在一起以便全部取出。

如果在压迫下肝脏停止出血，离断韧带，无菌材料包裹肝脏，而不是填塞。

32 ～ 40 号法式胸腔导管能在损害控制模式下作为大动脉分流器，确保两端用粗线捆扎。

横穿胫骨的外部固定针是一种良好的战场适应牵引针。

如果没有手术刀片，一对好的弄弯的 Mayo 剪能打开任何空腔并完成任何切口。一开始横行捏起皮肤，用剪刀剪开，然后开始切割。

如果你想在胸骨切开术后保持胸腔开放，剪切 Boive 固定器的塑料底部呈 U 形并将其置入胸骨切口之间后用负压吸引和 Ioban 进行修复。

用 0 号线快速结扎穿孔的肠道。用 Alice 钳夹闭穿孔或直接横断肠管，大块结扎。在战地外科中效果优于脐带线，由于脐带线不光滑难以用于控制血管。

临时伤口负压治疗：使用手术室备用工具中的棉垫、鼻胃管和 Ioban。

大腿侧边的股筋膜张肌可代替硬脑膜覆盖显露的脑组织。

如果你需要切开骨头而无锯子，打开胸腔包使用当中的 Lebsche 刀。它能用来截肢、胸骨切开、肋骨切开。

将 Coban 包裹防渗布袋两端做圆形的伤口行负压封闭引流。

气管镜或输尿管镜可作为胆管镜使用。

腹 - 腹股沟切口是控制股动脉近段损伤或远段髂动脉损伤好的选择，比剖腹切口显露更好（图 A.2）。

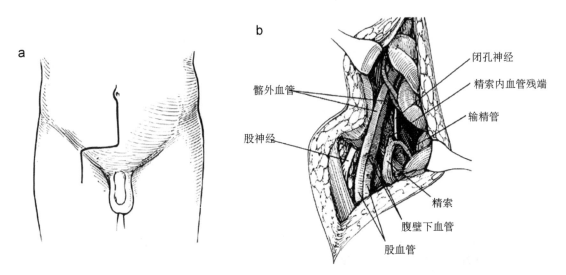

图 A.2 将管间插入环甲膜下或介于环状软骨间（a），剪开水仓的后末端（b），这应很好适配加压给氧气囊或气体循环装置的末端（c）（经 Karakousis C. 允许引自 Operative Techniques in General Surgery 2008；10：94–106.）

如果在严重污染的腹腔内手术，且无法用静脉行髂动脉修复，可以用 1200mg 利福平（多取自 300mg 胶囊）溶入 20ml 生理盐水，将涤纶移植物在其中浸泡 15min 后植入。

无菌手套和 X 线暗箱外壳可用作术中多普勒探针、评估疗效和远端血流的血管内导丝的覆盖。

如无绝对禁忌证，在血管修补后，特别在高危的腘动脉可使用低剂量肝素（300U/h）以减少血栓形成。

一次性呼吸机管路能用作台上结肠灌洗和直肠冲洗。

血管分流术对儿童不适用，要么结扎、要么修复。在修复时尽可能地使用移植静脉，并使用间断缝合，以适应生长造成的血管扩张。

无眼科义眼台可用时，眼球摘除后可以用无菌玻璃球作为空腔填塞替代物。

如果没有，止血钳可代替刀柄（夹住刀片）。

在无其他用具的情况下，Keith 针加 3-0 号或 4-0 号线在"鞭打缝合"大的伤口时的作用是无价的。并且在不需要持针器的情况下仍能快速通过与皮钉相反的单路径，一次缝合关闭多个层次。

训练非外科同事应对创伤案例的紧急救治。这样做可以在类似 MASCAL 的案例中释放一位外科医师的人力，否则你可能将面对无人可提供外科协助。

三、术后及 ICU 治疗

先将灌洗液和静脉注射液注入箱中，后运行与加热的液箱连通的 Baer 牌包裹软管。

储存一定库存的与所有即热食物（MRE）配套的食物加热剂，可用来加热静脉注射液和灌洗液。

清除气道分泌物（特别是儿童），混合等体积的生理盐水和碳酸氢钠溶液并用气管插管进行调整 / 抽吸。还有一种可供选择的方案是高渗盐水混合沙丁胺醇气雾剂使用。

提供喷雾治疗或湿润空气缓解婴儿上呼吸道阻塞的喷雾帐篷（面部或全身）可由导丝支架和干净的塑料袋构成。

当缺乏患者加温设备时，可使用由导管胶带密封的硬纸板包裹患者，并用 Baer 管或便携式吹风机提供暖风。

腰椎支持带和载重带可起到良好的腹带作用。

中心静脉压可由床旁超声进行测量评估（参见第 6 章），也可用直尺测量胸骨切迹至颈内静脉搏动处顶点的垂直距离加 5cm 的方法替代（图 A.3）。

床旁监测腹腔内压力，可以用直尺加 Foley 导管的方法进行（图 A.4）。

替代方法可以用鼻胃管（灌冲 50ml 盐水）或直接将针头刺入腹腔进行测压。

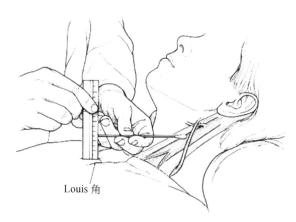

Louis 角

图 A.3 床旁物理方法测量中心静脉压，授权再版于 Felner, J. 的《一个关于心血管系统临床策略的综述》第三版，1990，Butterworth 出版社

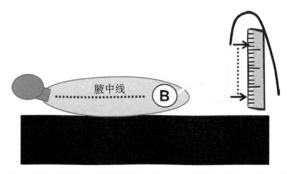

腋中线

B

图 A.4 在无压力传感器的条件下测量膀胱内压，在导管中制作一段液柱并夹闭导管 1h，后松开钳夹并在空气中将导管提起，患者仰卧位，测量腋中线到液柱最高点的垂直距离，记得转换单位由 cmH_2O 至 mmHg 时乘以 0.75

氯胺酮是一种被常忽视的药物，其作为一种出色的常规镇静药，很少伴有低血压症。剂量为 1 ~ 2mg/kg。

Fogarty 导管可作为很好的支气管阻塞器应对肺部爆裂伤或肺部贯穿伤导致的大咯血。在直接支气管镜下，松开气管内插管气囊并推进其导管直至支气管出血部位被隔离。

四、其他

当你即将被部署至严峻环境中时，尝试和已部署的外科医师接触，了解他们缺乏哪些重要补给和物资（如血管移植供体），并携带过去。

首先要做的最重要的事是彻底了解手术供应室，检查所拥有的和所不具备的，两者都会让你惊讶。

在大量患者情况下，带有标记的水壶可以当作小便器使用。

使用 Excedrin 代替咖啡因，以避免咖啡因性头痛。

无法洗澡的日子，可常备抗真菌膏和婴儿湿巾。

指导非卧床和轻微伤伤者按照 MASCAL 流程工作，他们可以给其他患者放置敷料并按压，帮助转送伤者和提供安抚。

一直携带记号笔，用来标记敷料、示意伤情、在伤者身上直接书写医疗记录。

利用 Skype 与美国本土大学或同仁进行临时电视会议。

大多数一次性用品在清洁后可重复使用，留心那些被丢弃的，其中很多可再次使用，特别是手术缝线。

用饮用水进行伤口冲洗和使用无菌液体相同。

在行动前邮寄毛毯、作训服、参考书等重要个人物资，在长距离旅途中，任何负重的减少都是一种赐福。

拍摄照片、记录病历和你的见解，收集数据并参加多路径部署任务。

永远记住在战伤方面谁是一把手（图 A.5）。

最后协助你的同事，对伤者做正确的事，将你的经验和教训传播下去！

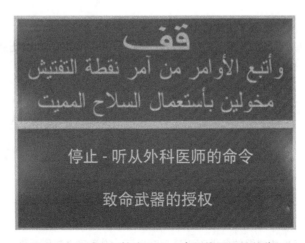

图 A.5 张贴在伊拉克 Balad 空军战区医院的告示

（苏斌虓　贺　晨　董海龙）

战场烧伤患者流和预案

成人烧伤面积评估与图解

总面积前/后（周向）	成人（%）	前面成人（%）	背面成人（%）	首次	第二次	第三次	总体表面积（TBSA）
头部	7	3.5	3.5				0
颈部	2	1	1				0
前躯干	13	13	0				0
后躯干	13	0	13				0
右臀	2.5	NA	2.5				0
左臀	2.5	NA	2.5				0
会阴	1	1	NA				0
右上臂	4	2	2				0
左上臂	4	2	2				0
右前臂	3	1.5	1.5				0
左前臂	3	1.5	1.5				0
右手	2.5	1.25	1.25				0
左手	2.5	1.25	1.25				0
右大腿	9.5	4.75	4.75				0
左大腿	9.5	4.75	4.75				0
右小腿	7	3.5	3.5				0
左小腿	7	3.5	3.5				0
右足	3.5	1.75	1.75				0
左足	3.5	1.75	1.75				0
合计	100	48	52	0	0	0	0

年龄：_____
性别：_____
体重：_____

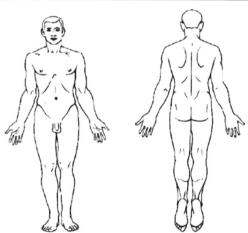

资料来源：Joint Trauma System Clinical Practice Guideline, Burn Care hittp: // www.usaisr. amedd. army. mil / cpgs / Burn_Care_// May 2016. pdf.

儿童烧伤面积评估与图解

总面积前/后 （周向）	1~4岁 年龄（%）	5~9岁 年龄（%）	10~14岁 年龄（%）	15岁 年龄（%）	首次	第二次	第三次	总体表面积 （TBSA）
头部	17	13	11	9				0
颈部	2	2	2	2				0
前躯干	13	13	13	13				0
后躯干	13	13	13	13				0
右臀	2.5	2.5	2.5	2.5				0
左臀	2.5	2.5	2.5	2.5				0
会阴	1	1	1	1				0
右上臂	4	4	4	4				0
左上臂	4	4	4	4				0
右前臂	3	3	3	3				0
左前臂	3	3	3	3				0
右手	2.5	2.5	2.5	2.5				0
左手	2.5	2.5	2.5	2.5				0
右大腿	6.5	8	8.5	9				0
左大腿	6.5	8	8.5	9				0
右小腿	5	5.5	6	6.5				0
左小腿	5	5.5	6	6.5				0
右足	3.5	3.5	3.5	3.5				0
左足	3.5	3.5	3.5	3.5				0

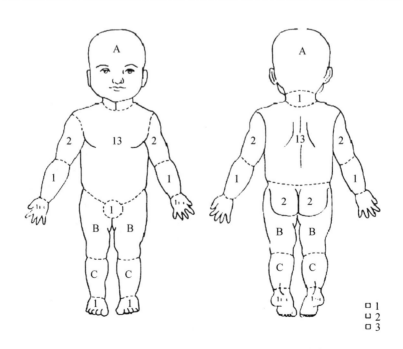

联合战区系统临床实践指南

1. 护理

（1）严格控制液体进出量，对于烧伤面积＞总体表面积 20% 的患者，每隔 1h 都需要在联合战场创伤系统烧伤液体复苏表上记录相关信息

（2）每周更换一次 CVC 透明敷料，并作为长期备用医嘱

（3）采用 Bair Hugger 动力充气型升温仪直到体温＞ 36℃

（4）镇静下每 6h 使用一次 lacrilube 软膏

（5）每 4h 进行一次口腔护理，每 12h 用牙刷刷牙一次

（6）保持床头抬高 45°

（7）指尖针刺每隔 1h 测血糖

（8）造瘘口的常规护理

（9）外固定针周围的护理

（10）气管插管周围的护理

（11）清醒情况下，每小时进行 1 次刺激性肺量测定法，同时每隔 1h 进行数次咳嗽和深呼吸

2. 饮食

（1）禁食

（2）进食，食谱：＿＿＿＿＿＿

（3）完全胃肠外营养，记录每种营养成分的情况

（4）管饲疗法，记录持续滴注 ml/h 或记录顿服（推注）方案

3. 烧伤液体复苏（＞ 20% 总体表面积）

（1）烧伤后 1 ～ 8h，记录静脉输乳酸林格液 ml/h[0.13ml× 体重（kg）× 总体表面积（%）]

（2）烧伤后 8 ～ 24h，记录静脉输乳酸林格液 ml/h[0.06ml× 体重（kg）× 总体表面积（%）]

（3）采用以下方式静脉输液来保证目标尿量 [成人：35 ～ 50ml/h，小儿：1.0ml /（kg·h）]

—如果连续 2h 尿量＞ 50ml/h，将乳酸林格液输入速度调低 20%

—如果连续 2h 尿量＜ 30ml/h（成人）或小于预期尿量，将乳酸林格液输入速度调高 20%

（4）如果 CVP ＞ 10cmH$_2$O，同时患者仍然处于低血压（SBP ＜ 90mmHg），静脉滴注血管加压素 0.02 ～ 0.04U/min

（5）烧伤后第 2 天（记录相关的操作和检查）

继续静脉输乳酸林格液，速度 ml/h

补充不显性失水使用，速度 ml/h

24h 内静脉输入白蛋白 5%ml/h[（0.3 ～ 0.5）×%TBSA× 体重（kg）]/24

4. 静脉输液（%TBSA ≤ 20%）：＿＿＿＿乳酸林格液＿＿＿＿生理盐水＿＿＿＿5% 葡萄糖生理盐水＿＿＿＿5% 葡萄糖乳酸林格液＿＿＿＿5% 葡萄糖 0.45% 生理盐水 +KCl 20mmol/L 或＿＿＿＿ml/h

5. 实验室检查或影像学检查

（1）血常规，Chem-7，Ca/Mg/Phos（每天）

（2）PT/INR TEG（血栓弹力图）乳酸脱氢酶（每天）

（3）肝功能 淀粉酶 脂肪酶（每天）

（4）动脉血气 呼吸机调整后 30min

（5）三酰甘油水平（丙泊酚使用后 48h）

（6）胸部 X 线片情况

6. 镇静 / 镇痛 / 必要时的用药

（1）丙泊酚（Propofol）静脉滴注＿＿μg/（kg·min），对于 SAS 评分为 3 ～ 4 分的患者，滴速不超过 80μg/（kg·min）

（2）咪达唑仑（Versed）静脉滴注＿＿mg/h，对于 SAS 评分为 3 ～ 4 分的患者，滴速不超过 10mg/h；对于急性躁动患者或在做烧伤伤口护理时可以在 15min 内静脉注射 2 ～ 5mg

(3) 劳拉西泮（Ativan）静脉滴注__mg/h，对于 SAS 评分为 3～4 分的患者，滴速不超过 15mg/h；对于急性躁动或在做烧伤伤口护理时可以在 2～4h 静脉注射 1～4mg

(4) 芬太尼（Fentanyl）静脉滴注__μg/h，滴速不超过 250μg/h，对于急性躁动患者或在做烧伤伤口护理时可以在 15min 内静脉注射 25～100μg

(5) 吗啡（Morphine）静脉注射__mg/h，滴速不超过 10mg/h；对于急性躁动患者或在做烧伤伤口护理时可以在 15min 内静脉注射 2～10mg

(6) 注意事项：对于 SAS 评分≥4 分的患者，给予持续静脉注射镇静/镇痛；对于 SAS 评分为 3～4 分的患者，如果需要进一步镇静/镇痛，药物静脉注射的初始计量为之前用药剂量的 1/2

(7) 如感到疼痛，15min 内静脉注射吗啡（Morphine）1～5mg

(8) 如感到疼痛，15min 内静脉注射芬太尼（Fentanyl）25～100μg

(9) 如出现躁动，2～4h 静脉注射劳拉西泮（Ativan）1～5mg

(10) 如感到疼痛，4h 内口服 1～2 片盐酸羟考酮和对乙酰氨基酚片剂（Percocet）

(11) 如感到疼痛，口服布洛芬（Motrin）800mg 疼痛时需口服，每日 3 次

(12) 酮咯酸注射剂（Toradol）静脉注射 30mg，负荷剂量，之后 48h 内每 8h 静脉注射 15mg

(13) 如出现发热或疼痛，口服/鼻胃管/灌肠给予泰诺（Tylenol）__mg/h

(14) 吗啡患者自控镇痛（PCA）

程序（第一循环）：1234

(15) 对于恶心和呕吐的患者，每 4h 静脉注射 4～8mg 昂丹司琼（Zofran）

(16) 如出现便秘，给予口服或灌肠双醋苯啶（Dulcolax）5mg/d

7. 特殊烧伤救治

(1) 采用无菌水或生理盐水（0.9% NaCl）来清洁和清除面部烧伤创面，用毛巾去除焦痂和分泌物

(2) 在进行常规的换药前，采用葡萄糖酸氯己定 4% 溶液（葡萄糖酸氯己定和异丙醇制剂）或者无菌水或生理盐水（0.9% NaCl）清洁和清除躯干与四肢的烧伤创面

(3) 每天或必要时更换筋膜切开术敷料和外层纱布敷料；每 6h 或是必要时使用无菌水湿润纱布，但不能过多导致完全浸透

医生签字　　　　　　　　　　　　　　　　　　　　　　　日期

卫生部表格（试用）2007 年 6 月前一版已淘汰

患者识别	护理单元　　房间号　　床号
	在第一页完成以下信息以提供基本资料，在后续页中记录任何病情的改变
	诊断：
	过敏史：
	身高：
	体重：
	饮食情况：

指南不能替代临床的决策

2008 年 11 月

（奚 望 马 兵）